# こころの治療薬ハンドブック

## 第15版

〔2024〕

### 編　者

井上　猛　　桑原　斉　　酒井　隆

鈴木　映二　　水上　勝義　　宮田　久嗣

諸川由実代　　吉尾　隆　　渡邉　博幸

星和書店

# 第15版刊行にあたって

ここに「こころの治療薬ハンドブック第15版」をお届けします。初版（2000年）は発行と同時に大好評を得て着実に版を重ね，多くの方々にご活用いただいております。

今回追加された新薬は2剤で，抗パーキンソン薬のホスレボドパ，アルツハイマー病による軽度認知障害及び軽度の認知症の進行抑制を効能としたレカネマブです。2023年9月に承認されたレカネマブは12月の薬価収載から日が浅いため，「実際に処方したときのエピソード」に治験結果を記載しました。

剤型や効能追加については，抗認知症薬としてドネペジル経皮吸収型製剤が剤型追加されました。抗精神病薬のブレクスピプラゾールは2023年12月に，うつ病・うつ状態に対する効能が追加されました。投与は既存治療で十分な効果が認められない場合に限られ，抗うつ薬（選択的セロトニン再取り込み阻害剤，セロトニン・ノルアドレナリン再取り込み阻害剤又はミルタザピン）との併用が必要です。

本文中の各薬剤のタイトルは，上段に一般名，下段に商品名を記載し，漢方薬は方剤名を表記しました。ジェネリック医薬品（後発品）は巻末の識別コード一覧に掲載しました。漢方薬に先発品と後発品の区別はありません。

この数年，医薬品の供給が不安定な状況が続いています。2021年，ジェネリック医薬品製造販売企業の一部における製造や品質管理体制の不備に端を発し，限定出荷や製造停止解消のめどがたたない品目もあります。

精神科医療・福祉を取り巻く状況は刻々と変化していますが，よりよい薬物療法への希求は当事者の方をはじめとして関係者全てに普遍的なものであると思います。旧版同様，多くの方のお役に立つことを願ってやみません。

　本書は，精神症状，精神疾患に対する治療薬を使用する方々のためにまとめたものです。中枢神経系に作用する薬剤を「向精神薬」といいますが，向精神薬を処方する医師，服用する患者さん，薬剤の管理に携わる医療スタッフや家族など，幅広く多くの方々に利用していただけるように工夫しました。薬理作用・用量など薬剤の情報とともに，「処方の実際」や「実際に処方したときのエピソード」および「処方の際の留意点」は医師の視点から，また，「服用のしかたと留意点」は服用する患者さんやそのご家族，介護者等の視点から，それぞれに役立つ情報をコンパクトに記載しています。

　薬物療法は治療の選択肢の一つですが，服薬の必要性は人それぞれ異なります。実際に薬物療法を行うかどうかは，種々の要因を考慮して決定されます。すなわち，症状の原因や経過，重症度，症状発現にストレスやパーソナリティーが関与する度合い，服薬に対する抵抗感などがあります。また，薬剤には効果とともに副作用もあるので，年齢，妊娠の有無，身体合併症の有無，薬剤に対するアレルギー反応の既往などの情報を踏まえ，リスク・ベネフィットを総合的に判断して薬剤の種類や用量，剤型などを決定します。さらに，薬物療法の目的により服薬期間や方法も異なってきます。長期間継続して服用する必要のある薬剤，症状の改善後に減量して終了することが望ましい薬剤，症状の出現したときのみ頓服で使用する薬剤など，状況に応じて使い分けます。

　治療は患者さんを中心として，ご家族，医療従事者など多くの人々が関わる共同作業です。薬剤を服薬している期間は，患者さんやご家族などから，効果は実感できるか，身体的および精神的にこれまでと違う症状が出ていないか，無理なく

服用できるか，服薬忘れがどれくらいあったか，頓服薬は何回くらい使用したかなどを治療者に伝えていただくことが大切です。患者さんをはじめ，治療に関わる関係者が薬物療法の目的や方法について情報を共有し，薬剤の効果と副作用を共に確認しながら治療を進めることができると，さらに薬物療法の効果が期待できます。

　薬剤は正しく使用されてはじめて，治療薬としての威力を発揮します。本書がよりよい薬物療法の一助になれば幸いです。

2024年1月

編著者一同

本書では，「一般名」を見出しの中心に掲げ，下部に「商品名」を記載しています。商品名に一般名と製薬会社名を含む場合は，「一般名（製薬会社名）」と記載。

薬剤の分類，薬理作用，作用機序について解説しています。原則として薬剤名は一般名で記載しています。

適応となる疾患・症状や，同種同効薬との作用・副作用の比較について記載しています。

原則として，成人に投与する場合の目安を示しています。用量は患者さんの症状の重症度・年齢・全身状態・合併症の有無などによって異なりますので，ご注意ください。

# トラゾドン (trazodone)

**【商品名】デジレル** Desyrel ／**レスリン** Reslin ／**トラゾドン（製薬会社名）**

(樋口 輝彦)

### 薬理説明

セロトニン受容体(5-HT$_{2A, 2C}$)拮抗作用が中心的な作用機序であり，この拮抗作用を通じて5-HT$_{1A}$受容体を刺激しているとも考えられている。このほかに，弱いセロトニン再取り込み阻害作用とヒスタミン(H$_1$)受容体拮抗作用，アドレナリン($\alpha_1$)受容体拮抗作用もある。

### 処方の実際

本剤の適応はうつ病，うつ状態であり，臨床試験の成績からは三環系抗うつ薬と同等の抗うつ効果が確認されている。しかし，臨床の実際においては，抗うつ効果を得るためには上限200mgあるいはそれ以上の用量が必要であり，このような用量に増量する以前に抗H$_1$作用などによる鎮静・催眠効果があらわれて増量できない場合も多い。むしろ，このような特性を生かした処方のしかた，すなわち就寝前投与が推奨される。この場合の投与量は25mgから開始し，漸増して75〜100mgまで用いる。

### 用量例

●うつ病に対して
1日75〜100mgを初期用量として，1日200mgまで増量する。分1〜分3投与。

●うつ病などの不眠に対して
1日25〜50mgを就寝前に投与。効果をみながら，場合によっては75〜100mgまで増量。

| | 剤　形 | 製薬会社 | 適　応 |
|---|---|---|---|
| デジレル | 錠剤：25mg，50mg | ファイザー | うつ病・うつ状態 |
| レスリン | 錠剤：25mg，50mg | オルガノン | |

・誌面の関係で，見出しに掲げた薬剤のすべてを記載してはいません。
・識別コードについては，「識別コード一覧」(p.364)を参照してください。
・「適応」の欄には，保険適応病名（状態）を記載しています。

トラゾドン

***実際に処方したときのエピソード●*** ……………………………………………………

59歳，男性。軽度抑うつ気分，意欲・気力の低下，熟眠障害が主症状。診断は大うつ病。デュロキセチン40mg投与で抑うつ気分は改善したが，睡眠障害は続いており，眠りが浅く，翌朝も眠気が残り，午前中がスッキリしない状態であった。トラゾドン25mgを就寝前に追加したところ，熟睡できるようになり，翌朝の目覚めも良くなった。約2カ月でうつ状態は改善し，日常生活が元通りできるようになった。

抗うつ薬

（ワンポイント アドバイス）

●**処方の際の留意点**

本剤の抗うつ作用はさほど強いものではない。もし，抗うつ薬として単独で用いるとすれば，かなり高用量を必要とする。認められている用量の上限は200mgであるが，場合によってはそれ以上用いる必要がある。むしろ，ほかの抗うつ薬を日中用いて，本剤を就寝前処方とするほうが合理的であろう。

うつ病の初期には抗うつ薬と睡眠薬，あるいは抗不安薬を併用することが多い。ベンゾジアゼピン系薬剤は軽度ながらも依存が生じやすく，一度服用し始めると，なかなかやめられないことも少なくない。できるだけ早期にベンゾジアゼピンから本剤におきかえていくと，このようなベンゾジアゼピン依存を生じなくてすむと思われる。

●**服用のしかたと留意点**

日中，服用して眠気を強く感じるときには，すぐに中断せずに，就寝前に服用してみること。眠気によい影響があらわれ，そのうちに抗うつ効果がみられることもある。

また，最初から就寝前投与で開始することを考えてもよい。睡眠の質の改善が得られ，その結果として抑うつ症状にも効果が期待できる。

# 索　引

★の付いているものは「一般名」，それ以外は「商品名」です。

X

# 本書掲載主要薬品の写真一覧

（写真編集協力：吉尾　隆／諸川由実代）

◆本書で扱っている主要な薬剤の写真一覧です。近年，ジェネリック医薬品が普及しているため，写真掲載については処方頻度の高い先発品を取り上げ，同一成分でも処方量の少ない剤型や用量のものは省略している場合があります。

◆掲載写真の薬剤は2023年10月現在のものです。
以後，形状・包装など，変更されている場合もありますので，ご注意ください。

◆製版・印刷上，掲載写真の薬剤の色が実物と多少異なっている場合もあります。
また，掲載写真の薬剤は原寸大ではありません。

◆識別コードについては，p.364からの一覧表を参照してください。

薬剤の説明，処方・服薬上の留意点などはこのページをご覧下さい。

一般名

**クエチアピン**
●セロクエル　▶P12

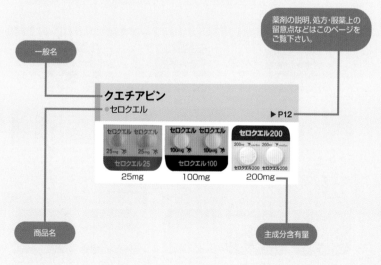

25mg　　　100mg　　　200mg

商品名

主成分含有量

# ■ 抗精神病薬

## アセナピン
● シクレスト　　　　　　　　　　　　　　　　▶P2

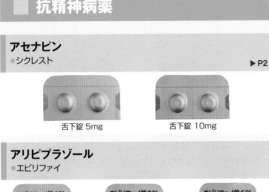

舌下錠 5mg　　　　　　舌下錠 10mg

## アリピプラゾール
● エビリファイ　　　　　　　　　　　　　　　▶P4

エビリファイ錠1mg Otsuka
1mg

エビリファイ錠3mg Otsuka
3mg

エビリファイ錠6mg Otsuka
6mg

エビリファイ錠12mg Otsuka
12mg

OD錠:3mg　　　OD錠:6mg　　　OD錠:12mg　　　OD錠:24mg

## オランザピン
● ジプレキサ　　　　　　　　　　　　　　　　▶P10

ジプレキサ 2.5mg
2.5mg

ジプレキサ 5mg
5mg

ジプレキサ 10mg
10mg

ザイディス錠:2.5mg　　ザイディス錠:5mg　　ザイディス錠:10mg

## クエチアピン
● セロクエル　　　　　　　　　　　▶P12

セロクエル25
25mg

セロクエル100
100mg

セロクエル200
200mg

## クロザピン
● クロザリル　　　　　　　　　　　▶P16

クロザリル 25mg
25mg

クロザリル 100mg
100mg

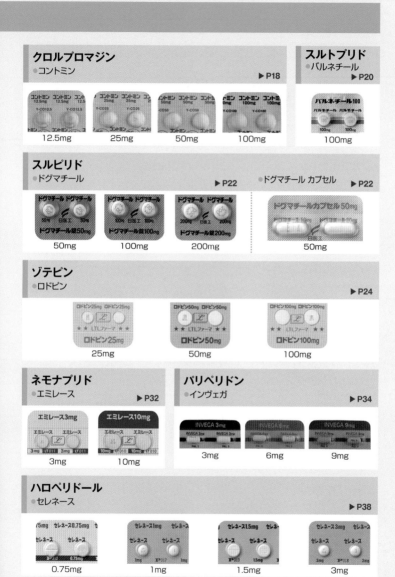

## クロルプロマジン
● コントミン
▶ P18

12.5mg    25mg    50mg    100mg

## スルトプリド
● バルネチール
▶ P20

100mg

## スルピリド
● ドグマチール
▶ P22

50mg    100mg    200mg

ドグマチール カプセル
▶ P22

50mg

## ゾテピン
● ロドピン
▶ P24

25mg    50mg    100mg

## ネモナプリド
● エミレース
▶ P32

3mg    10mg

## パリペリドン
● インヴェガ
▶ P34

3mg    6mg    9mg

## ハロペリドール
● セレネース
▶ P38

0.75mg    1mg    1.5mg    3mg

## ■ 抗精神病薬

### ブレクスピプラゾール
● レキサルティ　　　　　　　　　　　　　　　　　▶ P42

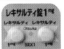   

1mg　　　2mg　　　OD錠:0.5mg　　　OD錠:1mg　　　OD錠:2mg

### フルフェナジン
● フルメジン　　　　　　▶ P40

0.5mg　　　1mg

### ブロナンセリン
● ロナセン　　　　　　▶ P44

2mg　　　4mg　　　8mg

### ブロナンセリンテープ
● ロナセンテープ　　　　　　　　　　　　　　　　▶ P46

20mg　　　30mg　　　40mg

### プロペリシアジン
● ニューレプチル　　　　　　　　　　　　　　　　▶ P48

  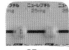

5mg　　　10mg　　　25mg

### ペルフェナジン
● ピーゼットシー　　　　　　　　　　　　　　　　▶ P52

2mg　　　4mg　　　8mg

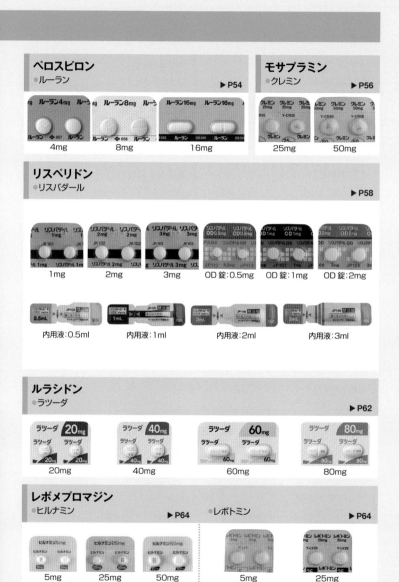

## ペロスピロン
● ルーラン　　　　　▶ P54

ルーラン4mg　4mg
ルーラン8mg　8mg
ルーラン16mg　16mg

## モサプラミン
● クレミン　　　　　▶ P56

クレミン 25mg　25mg
クレミン 50mg　50mg

## リスペリドン
● リスパダール　　　　　▶ P58

リスパダール 1mg　1mg
リスパダール 2mg　2mg
リスパダール 3mg　3mg
リスパダール OD0.5mg　OD錠:0.5mg
リスパダール OD1mg　OD錠:1mg
リスパダール OD2mg　OD錠:2mg

内用液:0.5ml
内用液:1ml
内用液:2ml
内用液:3ml

## ルラシドン
● ラツーダ　　　　　▶ P62

ラツーダ 20mg　20mg
ラツーダ 40mg　40mg
ラツーダ 60mg　60mg
ラツーダ 80mg　80mg

## レボメプロマジン
● ヒルナミン　　　　　▶ P64

ヒルナミン5mg　5mg
ヒルナミン25mg　25mg
ヒルナミン50mg　50mg

● レボトミン　　　　　▶ P64

レボトミン5mg　5mg
レボトミン25mg　25mg

# ■ 抗うつ薬

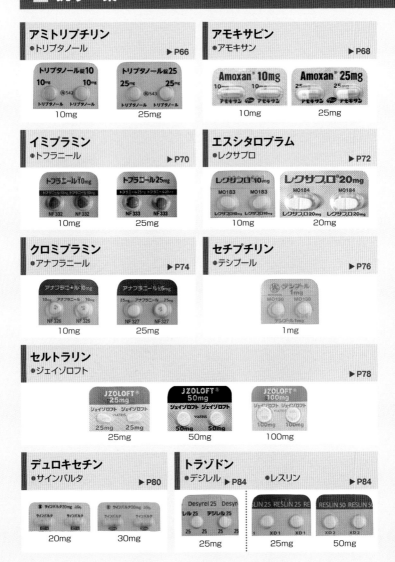

## アミトリプチリン
● トリプタノール　　▶ P66

トリプタノール錠10
10mg　10mg
No.542
トリプタノール　トリプタノール
10mg

トリプタノール錠25
25mg　25mg
NO.543
トリプタノール　トリプタノール
25mg

## アモキサピン
● アモキサン　　▶ P68

Amoxan® 10mg
10mg　10mg
アモキサン　アモキサン
10mg

Amoxan® 25mg
25mg　25mg
アモキサン　アモキサン
25mg

## イミプラミン
● トフラニール　　▶ P70

トフラニール10mg
NF332　NF332
10mg

トフラニール25mg
NF333　NF333
25mg

## エスシタロプラム
● レクサプロ　　▶ P72

レクサプロ10mg
MO183　MO183
レクサプロ10mg　レクサプロ10mg
10mg

レクサプロ20mg
MO184　MO184
レクサプロ20mg　レクサプロ20mg
20mg

## クロミプラミン
● アナフラニール　　▶ P74

アナフラニール10mg
10mg　アナフラニール　10mg
NF326　NF326
10mg

アナフラニール25mg
25mg　アナフラニール　25mg
NF327　NF327
25mg

## セチプチリン
● テシプール　　▶ P76

テシプール
MO130　MO130
テシプール1mg
1mg

## セルトラリン
● ジェイゾロフト　　　　▶ P78

JZOLOFT®
25mg
ジェイゾロフト　ジェイゾロフト
VIATRIS
25mg　25mg
25mg

JZOLOFT®
50mg
ジェイゾロフト　ジェイゾロフト
VIATRIS
50mg　50mg
50mg

JZOLOFT®
100mg
ジェイゾロフト　ジェイゾロフト
VIATRIS
100mg　100mg
100mg

## デュロキセチン
● サインバルタ　　▶ P80

サインバルタ20mg
サインバルタ　サインバルタ
20mg

サインバルタ30mg
サインバルタ　サインバルタ
30mg

## トラゾドン
● デジレル　▶ P84　　● レスリン　　▶ P84

Desyrel 25　Desyrel
レル 25　デジレル 25
25　25
25mg

RESLIN 25　RESLIN 25　RE
XD 1　XD 1
25mg

RESLIN 50　RESLIN 50
XD 2　XD 2
50mg

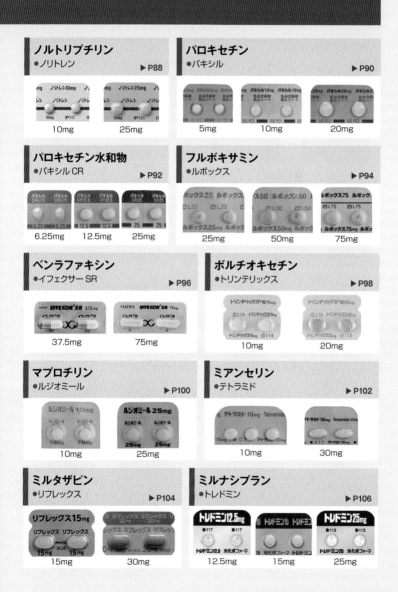

## ノルトリプチリン
●ノリトレン ▶ P88

10mg 25mg

## パロキセチン
●パキシル ▶ P90

5mg 10mg 20mg

## パロキセチン水和物
●パキシル CR ▶ P92

6.25mg 12.5mg 25mg

## フルボキサミン
●ルボックス ▶ P94

25mg 50mg 75mg

## ベンラファキシン
●イフェクサー SR ▶ P96

37.5mg 75mg

## ボルチオキセチン
●トリンテリックス ▶ P98

10mg 20mg

## マプロチリン
●ルジオミール ▶ P100

10mg 25mg

## ミアンセリン
●テトラミド ▶ P102

10mg 30mg

## ミルタザピン
●リフレックス ▶ P104

15mg 30mg

## ミルナシプラン
●トレドミン ▶ P106

12.5mg 15mg 25mg

# ■ 双極性障害治療薬

## アリピプラゾール
● エビリファイ ▶ P108

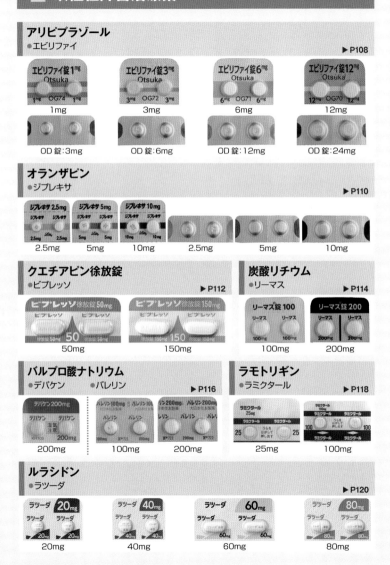

エビリファイ錠1mg
Otsuka
1mg OG74 1mg
1mg

エビリファイ錠3mg
Otsuka
3mg OG72 3mg
3mg

エビリファイ錠6mg
Otsuka
6mg OG71 6mg
6mg

エビリファイ錠12mg
Otsuka
12mg OG70 12mg
12mg

OD錠:3mg
OD錠:6mg
OD錠:12mg
OD錠:24mg

## オランザピン
● ジプレキサ ▶ P110

ジプレキサ2.5mg
2.5mg

ジプレキサ5mg
5mg

ジプレキサ10mg
10mg

2.5mg

5mg

10mg

## クエチアピン徐放錠
● ビプレッソ ▶ P112

ビプレッソ徐放錠50mg
50
50mg

ビプレッソ徐放錠150mg
150
150mg

## 炭酸リチウム
● リーマス ▶ P114

リーマス錠100
100mg

リーマス錠200
200mg

## バルプロ酸ナトリウム
● デパケン ● バレリン ▶ P116

デパケン200mg
200mg

バレリン100mg
100mg

バレリン200mg
200mg

## ラモトリギン
● ラミクタール ▶ P118

ラミクタール25mg
25mg

ラミクタール100mg
100mg

## ルラシドン
● ラツーダ ▶ P120

ラツーダ20mg
20mg

ラツーダ40mg
40mg

ラツーダ60mg
60mg

ラツーダ80mg
80mg

# ■ 抗不安薬

## アルプラゾラム
● ソラナックス　　　　　▶P122

0.4mg

● コンスタン　　　　　▶P122

0.4mg　　　　0.8mg

## エチゾラム
● デパス　　　　　▶P124

0.25mg　　　　0.5mg　　　　1mg

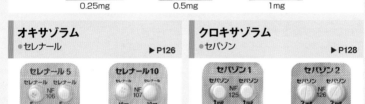

## オキサゾラム
● セレナール　　　　　▶P126

5mg　　　　10mg

## クロキサゾラム
● セパゾン　　　　　▶P128

1mg　　　　2mg

## クロチアゼパム
● リーゼ　　　　　▶P130

5mg

## クロルジアゼポキシド
● コントール　　　　　▶P132

5mg

## ジアゼパム
● セルシン　　　　　▶P134

2mg　　　　5mg

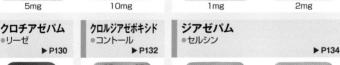

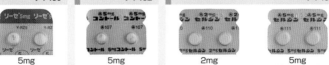

## タンドスピロン
● セディール　　　　　▶P136

5mg　　　　10mg　　　　20mg

## トフィソパム
● グランダキシン　　　　　▶P138

50mg

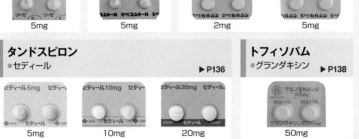

## ■ 抗不安薬

### ヒドロキシジン
● アタラックスP　▶ P140

25mg

### フルタゾラム
● コレミナール　▶ P144

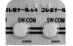
4mg

### ブロマゼパム
● レキソタン　▶ P146

1mg

2mg

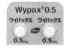
5mg

### メキサゾラム
● メレックス　▶ P148

1mg

### ロフラゼプ酸エチル
● メイラックス　▶ P152

1mg

2mg

### ロラゼパム
● ワイパックス　▶ P154

0.5mg

1mg

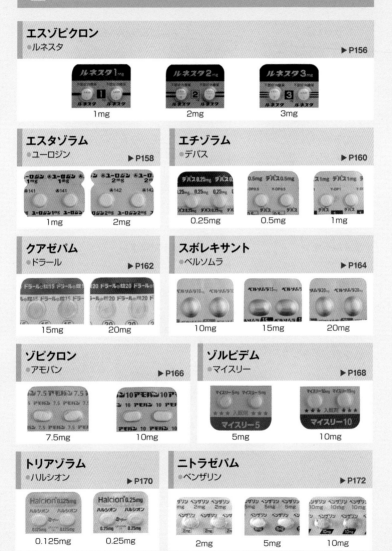

# 睡眠薬

## エスゾピクロン
● ルネスタ
▶ P156

1mg 2mg 3mg

## エスタゾラム
● ユーロジン
▶ P158

1mg 2mg

## エチゾラム
● デパス
▶ P160

0.25mg 0.5mg 1mg

## クアゼパム
● ドラール
▶ P162

15mg 20mg

## スボレキサント
● ベルソムラ
▶ P164

10mg 15mg 20mg

## ゾピクロン
● アモバン
▶ P166

7.5mg 10mg

## ゾルピデム
● マイスリー
▶ P168

5mg 10mg

## トリアゾラム
● ハルシオン
▶ P170

0.125mg 0.25mg

## ニトラゼパム
● ベンザリン
▶ P172

2mg 5mg 10mg

# ■ 睡眠薬

## ニトラゼパム
● ネルボン
▶ P172

10mg

## フルニトラゼパム
● サイレース
▶ P174

1mg　　　　　2mg

## フルラゼパム
● ダルメート
▶ P176

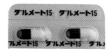

15mg

## ブロチゾラム
● レンドルミン
▶ P178

 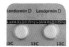

0.25mg　　　D:0.25mg

## ラメルテオン
● ロゼレム
▶ P182

8mg

## リルマザホン
● リスミー
▶ P184

1mg　　　　　2mg

## レンボレキサント
● デエビゴ
▶ P186

  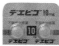

2.5mg　　　5mg　　　10mg

## ロルメタゼパム
● ロラメット
▶ P188

1mg

xxxii

# 神経発達症治療薬

## アトモキセチン
- ストラテラ ▶ P190

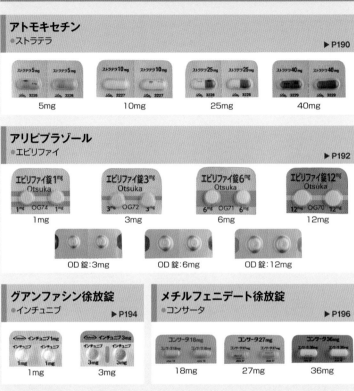

5mg　　　10mg　　　25mg　　　40mg

## アリピプラゾール
- エビリファイ ▶ P192

1mg　　　3mg　　　6mg　　　12mg

OD錠:3mg　　　OD錠:6mg　　　OD錠:12mg

## グアンファシン徐放錠
- インチュニブ ▶ P194

1mg　　　3mg

## メチルフェニデート徐放錠
- コンサータ ▶ P196

18mg　　　27mg　　　36mg

## リスペリドン
- リスパダール ▶ P200

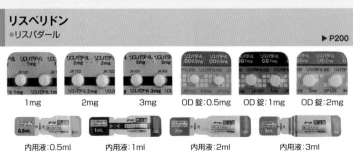

1mg　　　2mg　　　3mg　　　OD錠:0.5mg　　　OD錠:1mg　　　OD錠:2mg

内用液:0.5ml　　　内用液:1ml　　　内用液:2ml　　　内用液:3ml

## ■ 抗認知症薬

### ガランタミン
● レミニール

▶ P210

OD錠:4mg　　OD錠:8mg　　OD錠:12mg

### ドネペジル経皮吸収型製剤
● アリドネ

▶ P214

27.5mg　　　55mg

### メマンチン
● メマリー

▶ P216

5mg　　　10mg　　　20mg　　　OD錠:5mg　　OD錠:10mg　　OD錠:20mg

### リバスチグミン
● イクセロン

▶ P218

4.5mg　　　9mg　　　13.5mg　　　18mg

### リバスチグミン
● リバスタッチ

▶ P218

4.5mg　　　9mg　　　13.5mg　　　18mg

## ■ 抗酒薬

### アカンプロサートカルシウム
●レグテクト

▶ P202

333mg

### ナルメフェン
●セリンクロ

▶ P208

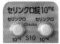

10mg

## ■ 脳循環・代謝改善薬

### チアプリド
●グラマリール

▶ P224

25mg

50mg

### ニセルゴリン
●サアミオン

▶ P226

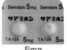

5mg

### メクロフェノキサート
●ルシドリール

▶ P228

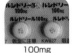

100mg

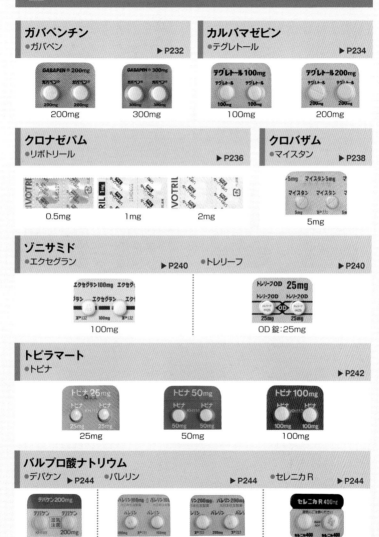

# ■ 抗てんかん薬

## ガバペンチン
● ガバペン　　　　　　　　　▶P232

GABAPEN® 200mg
200mg

GABAPEN® 300mg
300mg

## カルバマゼピン
● テグレトール　　　　　　　▶P234

テグレトール 100mg
100mg

テグレトール 200mg
200mg

## クロナゼパム
● リボトリール　　　　　　　▶P236

0.5mg　　　1mg　　　2mg

## クロバザム
● マイスタン　　　　　　　　▶P238

マイスタン 5mg
5mg

## ゾニサミド
● エクセグラン　　　　　　　▶P240

エクセグラン 100mg
100mg

● トレリーフ　　　　　　　　▶P240

トレリーフOD 25mg
OD錠：25mg

## トピラマート
● トピナ　　　　　　　　　　▶P242

トピナ 25mg
25mg

トピナ 50mg
50mg

トピナ 100mg
100mg

## バルプロ酸ナトリウム
● デパケン　▶P244　● バレリン　　　　▶P244　　● セレニカR　▶P244

デパケン 200mg
200mg

バレリン 100mg
100mg

バレリン 200mg
200mg

セレニカR 400mg
400mg

# 抗てんかん薬

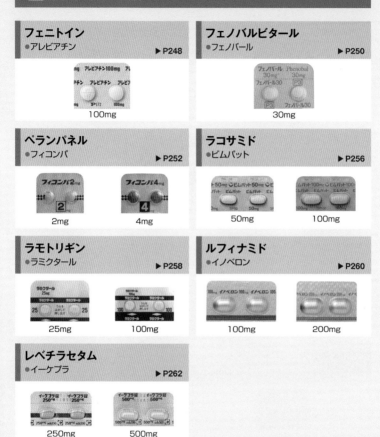

## フェニトイン
● アレビアチン
▶ P248

100mg

## フェノバルビタール
● フェノバール
▶ P250

30mg

## ペランパネル
● フィコンパ
▶ P252

2mg　　4mg

## ラコサミド
● ビムパット
▶ P256

50mg　　100mg

## ラモトリギン
● ラミクタール
▶ P258

25mg　　100mg

## ルフィナミド
● イノベロン
▶ P260

100mg　　200mg

## レベチラセタム
● イーケプラ
▶ P262

250mg　　500mg

# ■ 抗パーキンソン薬

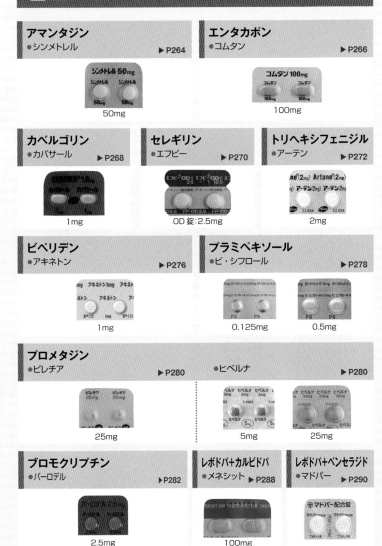

## アマンタジン
● シンメトレル　▶ P264

50mg

## エンタカポン
● コムタン　▶ P266

100mg

## カベルゴリン
● カバサール　▶ P268

1mg

## セレギリン
● エフピー　▶ P270

OD 錠:2.5mg

## トリヘキシフェニジル
● アーテン　▶ P272

2mg

## ビペリデン
● アキネトン　▶ P276

1mg

## プラミペキソール
● ビ・シフロール　▶ P278

0.125mg　0.5mg

## プロメタジン
● ピレチア　▶ P280

25mg

● ヒベルナ　▶ P280

5mg　25mg

## ブロモクリプチン
● パーロデル　▶ P282

2.5mg

## レボドパ+カルビドパ
● メネシット　▶ P288

100mg

## レボドパ+ベンセラジド
● マドパー　▶ P290

# ■ 抗パーキンソン薬

## ロピニロール
● レキップ　　　　　　　　　　　　　　　　　　　　　▶ P292

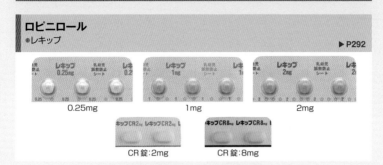

0.25mg

1mg

2mg

CR錠：2mg

CR錠：8mg

# ■ その他

## ガパペンチン エナカルビル
● レグナイト　　　　　　　　　　　　　　　▶ P294

300mg

## カルテオロール
● ミケラン　　　　　　　　　　　　　　　　▶ P296

5mg

## ダントロレンナトリウム
● ダントリウム　　　　　　　　　　　　　　▶ P298

25mg

## バルベナジン
● ジスバル カプセル　　　　　　　　　　　　▶ P300

40mg

## モダフィニル
● モディオダール　　　　　　　　　　　　　▶ P306

100mg

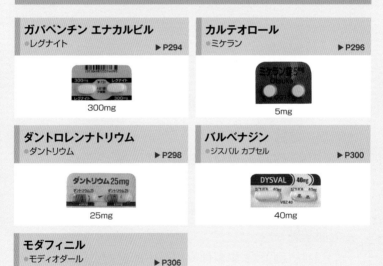

## ●協力施設●

北野調剤薬局　桜ヶ丘店
　（〒206-0011 東京都多摩市関戸2-32-5）

医療法人大和会　西毛病院　薬剤部
　（〒370-2455 群馬県富岡市神農原559-1）

金太郎薬局
　（〒142-0053 東京都品川区中延 2-9-10）

ケンクリニック
　（〒371-0805 群馬県前橋市南町 3-11-2　4階）

# 精神科治療薬

# アセナピン （asenapine）

**【商品名】シクレスト** Sycrest

（大矢 一登・岸 太郎）

## 薬理説明

アセナピン（以下本剤）はセロトニン$_{1A}$受容体［Ki値＝2.5(nM)，以下本項目においてカッコ内の数値はKi値］に対しては作動薬として働く。その他のセロトニン受容体（5-HT$_{2A}$: 0.06，5-HT$_{2C}$: 0.03，5-HT$_7$: 0.13），ドーパミン受容体（D$_2$: 1.3，D$_3$: 0.42，D$_4$: 1.1），アドレナリン受容体（$\alpha_1$: 1.2，$\alpha_2$: 1.2），ヒスタミン受容体（H$_1$: 1.0）には強い拮抗作用を有するがムスカリン受容体（M$_1$: 8128）に対する親和性は非常に弱い非定型抗精神病薬である。舌下錠であることにより初回通過効果を受けないという特徴がある。舌下投与した際の生体内利用率は35％なのに対し嚥下して服用すると生体内利用率は2％以下に低下してしまう。

## 処方の実際

最新のプラセボ比較のネットワークメタ解析によると，本剤は他の抗精神病薬と比べ，おおよそ同程度の抗精神病効果を持つ一方，安全性に関しては，錐体外路症状，高プロラクチン血症，QTc延長についてプラセボと同等であり，体重増加，鎮静についてはプラセボに比し各々軽度から中等度のリスクを有することが示されている。焦燥・興奮状態の患者を対象とした無作為割付試験では，本剤は投与2時間後の陽性・陰性症状評価尺度の興奮項目においてプラセボに比し有意に改善したと報告されており，焦燥や精神運動興奮状態の早期の改善を期待することができる。またⅠ型双極性障害に対するネットワークメタ解析では本剤はプラセボに比し躁症状評価スケールにおいて中等度の改善を示した一方，脱落率についてはオランザピン以外の抗精神病薬と同等であることから双極性障害躁症状への効果も期待され，すでに欧米ではⅠ型双極性障害の躁病相及び躁うつ混合病相に対する適応も有している。

| | 剤　形 | 製薬会社 | 適　応 |
|---|---|---|---|
| シクレスト | 舌下錠：5mg，10mg | Meiji Seika ファルマ | 統合失調症 |

**用 量 例**

● 通常，成人にはアセナピンとして1回5mgを1日2回舌下投与から開始する。なお，維持用量は1回5mgを1日2回，最高用量は1回10mgを1日2回までとするが，年齢，症状に応じ適宜増減すること。

*実際に処方したときのエピソード*●・・・・・・・・・・・・・・・・・・・・・・・・・・・・・・・・・・・・・・・

　他院で経口抗精神病薬にて治療中の統合失調症の40代男性。腹痛と嘔吐を呈したため受診した当院で腸閉塞と診断され入院となった。絶飲食を要するため前医で処方されていた経口抗精神病薬は投与できなかった。また，腸閉塞のため抗コリン作用が小さい抗精神病薬を投与すべきと判断した。以上より，舌下投与が可能であり，抗コリン作用が少ないアセナピンを選択した。アセナピンの投与にて精神病症状の悪化を認めず，また，絶飲食にて腸閉塞も改善したため退院とした。抗精神病薬の受容体特性と投薬経路に着目した薬剤選択を行うことで，腸閉塞を併発した統合失調症症例を適切に治療できた。

**ワンポイント アドバイス**

**●処方の際の留意点**

　本剤は抗精神病薬の中で唯一の舌下錠であり，口腔粘膜から吸収されるため，服用時は嚥下せず舌下に留置する必要がある。自動車運転等危険を伴う作業に従事させないよう注意喚起する必要がある。代謝系有害事象に関するメタ解析では，本剤はプラセボに比し，12週以上の長期投与時における軽度総コレステロール値の上昇リスクがあるため投与開始後も注意を払う必要がある。また併用に関しては本剤とシトクロムP450の1A2で代謝される薬剤（例：フルボキサミン）との併用で本剤の血中濃度が上昇する可能性や，2D6で代謝される薬剤（例：パロキセチン）との併用で併用薬の血中濃度が上昇する可能性がある。重大な副作用に舌腫脹（1％未満），咽頭浮腫（頻度不明）を生じ，嚥下障害，呼吸困難感を伴うことがあります。

**●服用のしかたと留意点**

　米国における本剤の添付文書に記載されている内容を記す。服用の際には飲み込むことはせず，本剤を舌の下に入れ自然に溶かすことが重要である。また，服用後10分間は飲食を控える必要がある。特別な指示がない限り自己判断での減薬や中止は控えるべきである。眠気を強く感じる場合は医師に相談の上，服用時間や量の調整で改善することがある。有益性が勝る場合には妊娠中の服用継続が容認される場合があるが，本剤投与中の授乳は中止すべきである。

# アリピプラゾール（aripiprazole）

**【商品名】** エビリファイ Abilify ／アリピプラゾール（製薬会社名）

**薬理説明**

（石郷岡 純）

　アリピプラゾールは，ドーパミンD₂受容体パーシャルアゴニスト作用を主たる薬理学的特徴とし，ドーパミン作動性神経伝達が過剰の場合にはD₂受容体アンタゴニストとして作用し，低下している場合にはD₂受容体アゴニストとして作用する。本剤はいかなる条件下においてもドーパミンシステムを安定化させることから，ドーパミン・システム・スタビライザー（DSS）と称されることもある。D₂受容体に対する親和性は高く，このため内因性ドーパミンと容易に置換して結合するので，本剤の固有活性がもたらす特徴は，生体内で十分発揮されると推定できる。

**処方の実際**

　本剤の臨床試験は国内および海外で実施されており，統合失調症に対する有効性と安全性が確認され，各国の関係当局より統合失調症に対する効能効果が認められている。有効性においては，ハロペリドールやリスペリドンと同様に幻覚・妄想などの陽性症状や陰性症状，不安・抑うつ症状に対する効果が示された。安全性においては，錐体外路症状の発現頻度はプラセボと有意な差が認められず，血清脂質，血糖値，QTCに影響を与えないこと，プロラクチン値を上昇させないことなどから，ほかの抗精神病薬にみられるような副作用の発現が有意に少ない可能性が示唆される。ただし，鎮静効果はあまりない。

**用量例**

●通常，成人には本剤を1日6〜12mgを開始用量，1日6〜24mgを維持用量とし，1回または2回に分けて経口投与する。なお，年齢，症状により適宜増減するが，1日量は30mgをこえないこと。

| | 剤　形 | 製薬会社 | 適　応 |
|---|---|---|---|
| エビリファイ | 錠剤：1mg，3mg，6mg，12mg 口腔内崩壊錠：3mg，6mg，12mg，24mg 散剤：1%　液：0.1% | 大塚 | 統合失調症 双極性障害における躁症状の改善 ［以下は OD24mg は除く］ うつ病・うつ状態（既存治療で十分な効果が認められない場合に限る） 小児期の自閉スペクトラム症に伴う易刺激性 |

***実際に処方したときのエピソード***● ·············

初発・未治療例の場合：

初回投与量は6〜12mg。服薬時の違和感が最も少ない薬剤の1つなので，初発例にはとくに適する。同じ理由で，心理教育を導入しながら使用することで効果を最大限に引き出すことが可能な薬剤である。不眠，焦燥感，不安などの症状が顕著な場合も，睡眠薬，抗不安薬，双極性障害治療薬などの補助治療薬を効果的に使用し，中核症状の推移を見ながら漸増し，至適用量を決めていく方法が望まれる。また，他の抗精神病薬を併用しないことが，本剤の特性を引き出すために重要な留意点となる。2〜4週間の使用で改善の傾向が明らかであればさらなる改善の進行が期待できる。

再発・切り替えの場合：

ドーパミン部分アゴニストという本剤の特性上，6mgを上乗せ投与後の反応を見ながら前薬の漸減・本剤の漸増を行いながら用量を決めていく。一般に，ドーパミン・アンタゴニスト同士の切り替えの場合より，やや緩徐に切り替えを行ったほうが成功する確率は高い。また，切り替え途中でかなり改善が見られたとしても，前薬であるドーパミン・アンタゴニストとの併用のまま止めず，本剤の単剤化まで進めるべきである。

（ワンポイント アドバイス）

●**処方の際の留意点**

効果の面ではほかの新規抗精神病薬と比べほぼ同等であり，アカシジアがやや多いものの他の副作用は少ないので，広く第一選択薬として使用できる。ただし，鎮静効果が弱いことが特徴であるので，過鎮静をきたさないことを利点とするように，急性期などでは気分安定薬などの併用をうまく行っていく技術が必要である。

他剤からの切り替え時には一定の注意を要する。本剤は他剤よりドーパミンD2受容体親和性が高いので容易に置換されやすいが，一方アゴニストであるため急激な切り替えは病状を不安定にする要素となりうるので，時間をかけながら行うべきである。同様の理由で，ほかの抗精神病薬との併用は本剤の特徴を減殺するので，単剤使用がとくに望まれる。

●**服用のしかたと留意点**

とくに注意点はないが，臨床効果発現までじっくり使用する態度が重要である。

# アリピプラゾール水和物（aripiprazole hydrate）

**【商品名】エビリファイ持続性水懸筋注用** Abilify

（大矢 一登・岸 太郎）

## 薬理説明

アリピプラゾール水和物（以下本剤）はドーパミン$D_2$受容体の部分作動薬であるアリピプラゾールの持続性筋注用製剤である。最新のプラセボ比較のネットワークメタ解析（PMID：28541090 Leucht, S. et al. 2017 Am. J. Psychiatry）によると，経口のアリピプラゾールは他の抗精神病薬と比べ，おおよそ同程度の抗精神病効果を持ち，かつ，体重増加，錐体外路症状，高プロラクチン血症，QTc延長，鎮静のリスクが低く，高い安全性を有することが示されている。本剤は効果と副作用のバランスに優れ，かつ，剤型の特徴より高いアドヒアランスを保てることから高い再発予防効果が期待できる。

## 処方の実際

統合失調症薬物治療の重要なポイントの1つは再発予防であり，適切な抗精神病薬を適切な用量で，かつ，高いアドヒアランスで継続投与することが推奨されている。我々が行ったメタ解析によると，本剤はプラセボに比し精神症状が有意に改善し，全ての理由による脱落率がプラセボに比し有意に少なく，また，錐体外路症状や体重増加のリスクはプラセボと同等であった。アドヒアランス不良により症状が悪化した症例のほか，高い社会機能を保てている症例も本剤の良い対象になると考えられる。また，維持治療を考える上で本剤は優れた効果と安全性を有するため，本剤にて部分奏功な例や治療可能な副作用が出現した例では本剤を変薬する前に併用薬を用いた治療が可能か検討すると良い。

## 用量例

●通常，成人にはアリピプラゾールとして1回400mgを4週に1回臀部筋肉内に投与する。なお，症状，忍容性に応じて1回量300mgに減量すること。

| | 剤　形 | 製薬会社 | 適　応 |
|---|---|---|---|
| エビリファイ<br>持続性水懸筋注用 | 筋注：300mg，<br>400mg | 大塚 | 統合失調症<br>双極I型障害における気分エピソードの再発・再燃抑制 |

### *実際に処方したときのエピソード●*

　幻聴及び妄想に基づく異常行動を主訴に受診した初発精神病性障害の20代女性（発症から半年後に統合失調症と確定診断）。経口のアリピプラゾールにて加療を開始したところ徐々に幻聴及び妄想の訴えは改善した。一方で，症状改善後も患者の病識は乏しく，退院後の高い服薬アドヒアランスが期待できないと判断した。以上から，本患者には再発予防の観点からも持続性筋注用製剤の使用が適切と判断し，安全性の高い本剤を導入するに至った。若い女性の症例であり抗精神病薬の中では安全性の高い本剤の受け入れは良く，再発することなく定期的な外来受診ができている。

### ワンポイント アドバイス

#### ●処方の際の留意点

　本剤の投与前に経口のアリピプラゾールにて効果と安全性の確認が必須である。持続性筋注用製剤のため重篤な副作用の発生時に症状が長期化する可能性がある。前述のメタ解析では，本剤は優れた安全性を有する薬剤だが，特に投与初期は副作用に関しても慎重な

薬剤相互作用を踏まえた ARP-LAI*の投与量（mg）

| | | |
|---|---|---|
| ARP-LAI 単剤 | 400 | 300 |
| CYP2D6 ／ CYP3A4 阻害薬いずれか併用 | 300 | 200 |
| CYP2D6 ／ CYP3A4 阻害薬どちらも併用 | 200 | 160 |

＊ ARP-LAI：アリピプラゾール水和物持続性注射剤

観察が望ましい。本剤は注射製剤ゆえ薬剤手帳に反映されないため他科受診時には本剤使用中である旨を申し出る必要がある。相互作用に関してはシトクロムP450の2D6及び3A4阻害薬併用時に本剤を減量する必要があるため他科の処方薬にも留意すべきである。また，本剤が使用可能な施設は限られているため導入前には処方可能な施設へ継続通院することの可否の確認が必要である。

#### ●服用のしかたと留意点

　本剤は注射製剤ゆえ薬効を得るには決められた間隔で医療機関を受診して注射することが必要である。注射予定日を過ぎてしまうと薬剤の効果が減弱するため予定日に受診できない時は事前に主治医に相談することが望ましい。眠気を強く感じる場合は主治医に相談の上，薬剤量の調整で改善することがある。有益性が勝る場合には妊娠中の注射継続が容認される場合があるが，本剤投与中の授乳は中止すべきである。

# オキシペルチン（oxypertine）

【商品名】ホーリット Forit

（渡邊 衡一郎）

### 薬理説明

　米国のウィンスロップ社により開発された。セロトニン類似のインドールアルキル体に抗アドレナリン作用をもつフェニルピペラジン側鎖を結合させることにより合成された。作用機序は，ノルアドレナリンを強力に枯渇させ，またノルアドレナリンほどではないが，ドーパミン，セロトニンも低下させる。またシナプス後膜のドーパミン受容体の働きを遮断することも認められている。

### 処方の実際

　臨床的には少量では，統合失調症の自発性減退，疎通性減退，感情鈍麻などが前景に出ている症例に精神賦活効果を発揮し，また大量投与（240〜300mg）で，精神運動興奮，衝動性に対して鎮静効果が認められている。

　錐体外路症状も少ない。コリン系やGABAに対する影響はない。

　適応症以外にも，老人の夜間せん妄や老年期認知症に伴う不眠，てんかんに伴う強い性格変化や，それに基づく情動障害に対しても有効であるとの報告がある。

　プラセボとの二重盲検比較試験において，遅発性ジスキネジアに効果ありとの報告もある。2週目頃から効果が発現する。1年以上でも効果は持続するが，長期間（2年）使用すると，効果はほかの定型抗精神病薬とさほど変わらないとの報告もある。

|  | 剤　　形 | 製薬会社 | 適　　応 |
|---|---|---|---|
| ホーリット | 錠剤：20mg，40mg<br>散剤：10% | アルフレッサ<br>ファーマ | 統合失調症 |

**用 量 例**

●通常成人は，最初1回20mgを1日2〜3回経口投与し，漸次増量して，1回40〜80mgを1日2〜3回経口投与する。場合により1回100mgを1日3回経口投与する。

●年齢，症状により適宜増減する。

*実際に処方したときのエピソード*●··························································

　30歳の統合失調症の男性。罹病期間は4年半。ハロペリドール 6mgを服用していたが，口唇や下顎，手指に遅発性ジスキネジアが出現。ハロペリドールをゆっくりと漸減し（ほぼ1カ月かけて）3mgになってから徐々に本剤におきかえ，ハロペリドールを中止。その後本剤も減量し（1カ月半かけて），75mgで維持し，ジスキネジアは軽減した。精神症状もとくに増悪することもなく経過した。

（ワンポイント アドバイス）

●**処方の際の留意点**

　遅発性ジスキネジアやジストニアの症例において，定型抗精神病薬がすでに投与されている場合，減量あるいは錐体外路症状をさほどきたさない薬剤への変更が望ましく，そうした場合，オキシペルチンの使用は選択肢の一つであった。実際，遅発性ジスキネジアや遅発性ジストニアの治療ガイドラインのなかでも，かつて本剤の投与（120〜180mg/日）が推奨されていたが，非定型抗精神病薬が主流となった今，使用されなくなっている。

●**服用のしかたと留意点**

　おきかえの際には，精神症状が一時的に悪化する可能性があるため，その際は医師に連絡すること。患者は，医師・薬剤師等の説明や処方箋の記載，説明文書の記載を守り，医療者との相談なしに自己判断での中止や内服方法の変更を控えること。

# オランザピン（olanzapine）

**【商品名】ジプレキサ Zyprexa ／オランザピン（製薬会社名）**

（稲垣 中）

## 薬理説明

　オランザピンはチエノジアゼピン構造を有しており，セロトニン5-HT$_{2A}$，5-HT$_{2C}$，5-HT$_3$，5-HT$_6$受容体，ドーパミンD$_1$，D$_2$，D$_3$，D$_4$，D$_5$受容体，ムスカリンM$_1$，M$_2$，M$_3$，M$_4$，M$_5$受容体，$\alpha_1$受容体，H$_1$受容体などといった多様な受容体に対する遮断作用を有する第二世代抗精神病薬のひとつである。本剤はベンゾジアゼピン受容体に対する親和性は有していない。

## 処方の実際

　統合失調症，および双極性障害における躁症状およびうつ症状の改善に関する効能・効果がわが国では承認されている。海外の多くの国で本剤の双極性障害の維持治療における使用が承認されているが，わが国ではこのような使用は承認されておらず，躁症状およびうつ症状の改善後に漫然と投与を継続しないよう注意喚起がなされている。速効性筋注製剤は統合失調症の精神運動興奮に対する効能・効果が承認され，急激な精神運動興奮状態などで緊急を要する場合に使用するよう注意喚起されている。本剤は統合失調症の陽性症状，陰性症状，抑うつ症状の改善作用が優れ，遅発性ジスキネジア，錐体外路症状の惹起作用が弱く，血中プロラクチン濃度に対する影響も小さいので，総合的有用性は高い。

　臨床現場では認知症に随伴する焦燥，攻撃性，精神病症状に投与されることがあるが，適応外使用である上に，他の第二世代抗精神病薬と同様に，認知症患者に投与した際の死亡リスクがプラセボより高いことが示唆されていることに留意すべきである。

| | 剤　形 | 製薬会社 | 適　応 |
|---|---|---|---|
| ジプレキサ | 錠剤：2.5mg，5mg，10mg<br>細粒剤：1%<br>注射剤：10mg1 瓶 | 日本イーライ<br>リリー | ［経口］<br>統合失調症<br>双極性障害における躁症状およびうつ症状の改善<br>抗悪性腫瘍剤（シスプラチン等）投与に伴う消化器症状（悪心，嘔吐）<br>［注射剤］<br>統合失調症における精神運動興奮 |
| ジプレキサ<br>ザイディス | 口腔内崩壊錠：2.5mg，5mg，10mg | | |

### 用 量 例

●通常，成人には5〜10mgを1日1回経口投与により開始し，維持量として1日1回10mg経口投与する。なお，年齢・症状によって適宜増減する。ただし，1日量は20mgをこえないこと。

### *実際に処方したときのエピソード●*

　35歳の慢性統合失調症男性。21歳頃に発病し，22歳のときから約10年にわたってハロペリドール，リスペリドン，ペロスピロンなどを中心とした薬物治療を受けていたが，陰性症状が根強く残存し，無為自閉的な生活を送っていた。32歳のときには家族との些細ないさかいを契機として自宅から出奔し，半年ほどホームレス生活を送っていた。自宅に戻ったあとに本人および家族との相談のうえ，本剤投与が開始された（最終投与量は15mg/日）。投与開始後は徐々に陰性症状が改善し，デイケア参加も可能となったが，今度は急激な体重の増加が問題となった。現在は医師の指導下で体重コントロールを図りつつ，パート就労先をさがしている。

### ワンポイント アドバイス

#### ●処方の際の留意点

　身体管理に関連して，オランザピンによる体重増加および糖尿病のリスクが問題視されている。特にわが国では，オランザピンとの関連の否定できない重症糖尿病患者（死亡含む）が2002年に報告されたことを契機として，糖尿病患者，および糖尿病の既往を有する患者への本剤投与は禁忌とされている。

　治療抵抗性統合失調症患者に対する20mg/日をこえるオランザピン投与（高用量投与）の是非に関しても議論されているが，有効性と安全性の双方について，オランザピンの高用量投与の正当性は確立されたわけではないことに注意を要する。

#### ●服用のしかたと留意点

　わが国では糖尿病のリスクとの関連で，①オランザピン投与中に血糖値測定などによる十分な経過観察を行うことと，②患者および家族にオランザピンによって糖尿病が出現する可能性があることとを十分説明し，③口渇，多飲，多尿，頻尿などといった糖尿病と関連を有する可能性がある症状がみられた場合には，直ちに服用を中止して，医師の診察を受けるよう指導することが要求されている。上記のような症状が出た場合には，医師に相談すること。

# クエチアピン（quetiapine）

【商品名】セロクエル Seroquel ／クエチアピン（製薬会社名）

（中村 純）

### 薬理説明

クエチアピンはドーパミン（D₂），セロトニン（5-HT₂）受容体などに高い親和性を有するジベンゾジアゼピン系誘導体であり，第二世代のいわゆる非定型抗精神病薬に位置づけられている薬剤である。非定型抗精神病薬とはセロトニン受容体がドーパミン受容体よりも高い親和性を示し，臨床用量で錐体外路症状がごく少ないか全くない薬剤と，臨床的に定義されている。そして，統合失調症の陽性・陰性症状および認知機能低下にも効果をもたらすことが期待されている。

### 処方の実際

とくに従来の定型抗精神病薬の長期投与で誘起された遅発性ジスキネジア，遅発性ジストニアなどの錐体外路性副作用や性機能不全，月経不順などのホルモン系への有害作用を軽減するために投与すべき薬剤である。クエチアピンの臨床試験で最も多かったのは傾眠であった。この有害作用は薬理学的にヒスタミン（H₁）受容体の作用によると考えられる。適応外ではあるが，この作用からせん妄に対して，25〜100mgを投与することがある。また，α₁アドレナリン受容体拮抗作用のために起立性低血圧を起こす可能性も指摘されている。さらに，5-HT₂ₐおよびH₁受容体拮抗作用と関連して体重増加を起こす可能性がある。さらに，本剤使用と高血糖，糖尿病性ケトアシドーシスなどとの関連が否定できない症例が報告され，糖尿病患者あるいはその既往歴のある患者にはわが国では禁忌となった。悪性症候群はほかの抗精神病薬と同様，発症する可能性があるが，もし発症したら直ちに本剤投与を中止し，適切な治療介入と観察をする。

| | 剤　形 | 製薬会社 | 適　応 |
|---|---|---|---|
| セロクエル | 錠剤：25mg，100mg，200mg<br>細粒剤：50％ | アステラス | 統合失調症 |

本剤による陽性症状に対する臨床試験の結果から，初発時の統合失調症から投与できるが，リハビリテーション中の患者に最適と考えられ，本剤（25mg）3錠/分2ないし3回投与から，本剤（100mg）6錠/分2ないし3回投与に分けて漸増する。用量に幅があるが，陽性症状を改善するためには400mg以上を投与し，最高750mg/日まで用いる。

### 実際に処方したときのエピソード●・・・・・・・・・・・・・・・・・・・・・・・・・・・・・・・・・・・・

30歳代男性。大学卒業後，内装工事などに一時就いたが長続きせず，発症以降は無職。X−11年，職場の人間関係の悪化を契機に退職し，自閉的な生活を送るようになった。X−10年，「近所の人が自分の行動に合わせて音を鳴らす，盗聴器を使って見張っている」などの言動を認め，興奮するため，X−10年7月当科初診となり，幻覚妄想状態に対してリスペリドンを主剤に加療され，4mg/日を維持量として治療をしていた。その後，外来フォロー中に振せんが目立ち始めたためオランザピン20mg/日への切り替えを行った。しかし，その後も自閉，無為な生活，生活リズムの乱れ，意欲低下，持続的な抑うつ気分も目立ってきた。そこでオランザピンからクエチアピンへ変更し400mg/日を維持量としたところ，切り替え2カ月後頃から抑うつ気分の改善を認め，身なりにも気を使うようになり，家族と食事をするようになった。GAFスコアの推移は45（オランザピン投与中）→55（クエチアピン投与中）となり，運動機能，BACS検査で注意と処理速度などの認知機能の改善を認めた。

### ワンポイント アドバイス

#### ●処方の際の留意点

第一世代の抗精神病薬とクエチアピンとの違いは，錐体外路症状だけでなく高プロラクチン血症を起こしにくいことである。月経不順は成人女性の副作用のなかで最も重要である。これまで投与されていた薬剤で月経不順があれば試みるべき薬剤と考えられる。また，糖尿病の患者あるいはその既往歴のある患者には禁忌であり，本剤投与中は血糖値の測定を定期的に行うべきである。

#### ●服用のしかたと留意点

ほかの第二世代抗精神病薬と同様に，単剤投与を目標に用いられるべき薬剤と考えられる。したがって，抗パーキンソン薬は錐体外路症状などの副作用が発症した時点で併用すべきと考えられる。とくに本剤は，ほかの抗精神病薬投与によって錐体外路性副作用が発症した人に効果がある。

# クロカプラミン （clocapramine）

**【商品名】** クロフェクトン Clofekton

（岩波 明・岡島 由佳）

### 薬理説明

クロカプラミンの各種受容体への薬理作用をみると，セロトニン（5-HT$_2$）受容体遮断作用がドーパミン（D$_2$）受容体遮断作用よりやや強く，アドレナリン（$\alpha_1$）受容体やアセチルコリン（Ach）受容体に対する作用は弱い。

### 処方の実際

クロカプラミンは，統合失調症の自発性低下，抑うつ気分，自閉などの陰性症状に対して安定した作用を示し，疎通性や接触性を改善する。また，高用量では幻覚や妄想などの陽性症状への効果を有している。1日150mg未満では陰性症状への効果が中心に，150mg以上では陽性症状へも効果が期待できる。

日中の眠気などが少ないため，作業療法や生活療法への導入・維持が行いやすい。

また，自律神経系，錐体外路系をはじめとする副作用の発現頻度は低く，発現してもその程度が軽いために，比較的処方しやすい薬物であるといえる。

### 用量例

●統合失調症の自発性低下，抑うつ気分，自閉などの陰性症状に対して
　本剤（25mg）3錠/分3（朝・昼・夕）。
●統合失調症の陰性症状に加えて，幻覚や妄想がある場合
　本剤（25mg）6錠／分3（朝・昼・夕）。
　または本剤（50mg）3錠/分3（朝・昼・夕）。

| | 剤　形 | 製薬会社 | 適　応 |
|---|---|---|---|
| クロフェクトン | 錠剤：10mg，25mg，50mg<br>顆粒剤：10% | 田辺三菱 | 統合失調症 |

ｴﾗｰ

# クロカプラミン

***実際に処方したときのエピソード●***

　患者は現在35歳の男性。22歳のときに幻覚妄想状態で発症した。周囲から見張られている，盗聴器がしかけられていて，自分の会話が聴かれている，自分の行動について話している声が聴こえ，外出をすれば自分のあとを同じ車がついてきている，という感じが強くなったため精神科を受診した。1日量でハロペリドールを6mg，トリヘキシフェニジル4mgの投与を受け幻覚妄想状態は消退したが，意欲低下，自発性の低下が目立ち，自宅で無為自閉の生活を送っていた。このため1日量でハロペリドール6mgを本剤150mgに置換したところ，意欲・自発性の改善を認め，病院のデイケアなどにも参加するようになった。陽性症状としての幻覚妄想についても再発は認めない。本剤は患者の陰性症状の改善に有効であり，かつ陽性症状の再発予防にも効果があったと考えられる。

（ワンポイント アドバイス）

●**処方の際の留意点**

　一般的に陰性症状への効果発現は陽性症状に比較して遅延することから，陰性症状に対する効果判定は服薬開始後4週間は最低必要である。クロカプラミンは抗幻覚妄想作用と，弱いながらも鎮静作用を有しているが，まれに病的体験の活発化がみられることがある。そのような場合には，鎮静作用が強力な抗精神病薬の併用を考慮する。錐体外路系の副作用の発現頻度は低いが，発現した場合は抗パーキンソン薬にて対処する。

●**服用のしかたと留意点**

　相互作用から，クロカプラミン服用中はアルコールを摂取しないように注意する。また，市販されている薬剤も含めて，ほかに服用している薬剤を主治医に伝え，中枢神経抑制作用を有する薬剤など相互作用が明らかとなっている薬剤との併用には留意する。

　以上は抗精神病薬の一般的な留意点であり，本剤に特異的な留意点ではない。

抗精神病薬

# クロザピン（clozapine）

【商品名】クロザリル Clozaril

（大下　隆司）

## 薬理説明 /

　クロザピンは，ジベンゾジアゼピン系化合物の抗精神病薬である。詳細な作用機序は不明であるが，ドーパミン（$D_4$），セロトニン（5-$HT_{2A}$），ムスカリン（$M_1$），アドレナリン（$\alpha_1$），ヒスタミン（$H_1$）受容体に対する親和性は高く，ドーパミン（$D_2$）受容体に対する親和性は極めて低いことから，$D_2$受容体遮断作用に依存しない中脳辺縁系ドーパミン神経系に対する選択的抑制が考えられる。また，前頭皮質5-$HT_{2A}$受容体阻害を介し陰性症状を改善し，大脳皮質5-$HT_{2C}$，5-$HT_3$，$\alpha_2$受容体阻害を介し抗うつ様・抗不安様効果を発揮する。

## 処方の実際 /

　本剤は他の抗精神病薬治療に抵抗性を示す反応性不良または耐容性不良の統合失調症患者にのみ処方される。反応性不良とは，忍容性に問題がない限り，1種類以上の非定型抗精神病薬を含む2種類以上の抗精神病薬をそれぞれクロルプロマジン換算600mg/日以上を4週間以上投与しても，GAF(Global Assessment of Functioning)評点が41点以上に相当する状態になったことがない場合を指す。耐容性不良とは，非定型抗精神病薬2種類以上による単剤治療を試みたが，中等度以上の遅発性ジスキネジア，遅発性ジストニアあるいはその他の遅発性錐体外路症状の出現または悪化，コントロール不良のパーキンソン症状，アカシジアあるいは急性ジストニアの出現により十分に増量できず十分な治療効果が得られなかった場合を指す。

## 用 量 例 /

●成人には12.5mgから開始し原則3週間かけて1日200mgまで増量。維持

| | 剤　形 | 製薬会社 | 適　応 |
|---|---|---|---|
| クロザリル | 錠剤：25mg，100mg | ノバルティスファーマ | 治療抵抗性統合失調症 |

量は1日200〜400mgを2〜3回に分けて経口投与，症状に応じて適宜増減。1回の増量は4日以上の間隔をあけ，増量幅は1日100mgを超えない。最高用量は1日600mg。

### *実際に処方したときのエピソード●*

18歳初発の30代男性。幻聴や妄想に巻き込まれた自傷行為があり27歳まで入退院を繰り返し，その後も陰性症状が強く自閉的な生活を送っていた。36歳に怠薬から再び自傷行為が出現したため，リスペリドンからオランザピンへ切り替え20mg/日で4週間以上経過したが改善せず当院入院となった。入院時，「霊が呼んでいる」と衒奇的で祈るような行動が見られたが興奮病像は認めなかった。前薬を漸減中止し本剤を開始，低用量から眠気が出たが200mgまで漸増した。2週後から接触性が改善し奇異行動も認めなくなり，談話室で他患と交流する姿も見られた。心理教育プログラムに参加，外泊を試み18週後に退院した。現在は1人で通院し，通所施設へ通っている。

### ( ワンポイント アドバイス )

#### ●処方の際の留意点

本剤は，無顆粒球症，心筋炎，耐糖能異常などの重篤な副作用の発現リスクがあるため，事前に患者及び家族に説明し，文書にて同意を取得し，入院にて治療開始する。好中球減少症・無顆粒球症や耐糖能異常の早期発見・対応のため定期的な検査が義務付けられており，その結果に基づいて本剤は処方される。これらを支援するものとしてCPMS（Clozaril Patients Monitoring Service）があり，本剤を使用する医療機関及び医療従事者はこれに登録しCPMS規定に従う必要がある。本剤服薬中に白血球数3,000未満または好中球数1,500未満となった患者には直ちに投与を中止する。その患者への再投与は禁忌である。

#### ●服用のしかたと留意点

本剤は，投与初期に副作用が現れることが多いので，投与開始18週間は原則入院して治療する。無顆粒球症や糖尿病の早期発見・早期治療のため，定期的な検査が義務付けられており，採血なくして本剤の服薬はできない。急激に顆粒球が減少した場合には，発熱や喉の痛みなどが認められることもあり，直ちに医師に相談する。また，その他にも様々な副作用があるので，身体に異常を感じた場合は，速やかに医師または薬剤師に連絡する。

# クロルプロマジン （chlorpromazine）

**【商品名】ウインタミン** Wintermin ／**コントミン** Contomin ／
**クロルプロマジン（製薬会社名）**

（元 圭史）

### 薬理説明

本剤は抗精神病薬として最初に開発された薬剤で，フェノチアジン誘導体系に分類される。親物質は，ドーパミン（$D_2$），アドレナリン（$\alpha_1$）を始めとして，ムスカリン，セロトニンなどの受容体に拮抗性を有する。しかし，代謝物のプロフィールは，圧倒的に$\alpha_1$拮抗作用を有するようになる傾向から，期待できる効果は$\alpha_1$作用と$D_2$作用に限定される。

### 処方の実際

フェノチアジン誘導体系は抗幻覚妄想効果をもちろん有するものの，続いて合成された抗精神病薬に比較すると，その作用は減弱してしまい，鎮静効果を期待して処方されることが多い。これは，薬理特性に由来していると考えられる。1日50～450mgを分割投与する。一方，興奮が著しい症例においては，ブチロフェノン系薬剤と併用することもある。現在は本剤単独で統合失調症の治療薬として投与されることは，主流ではなくなっている。

また，精神科領域においては，ベンゾジアゼピン系薬剤においても不眠が改善しない例に本剤を投与することがある。

| | 剤　形 | 製薬会社 | 適　応 |
|---|---|---|---|
| コントミン | 錠剤：12.5mg，25mg，50mg，100mg<br>注射剤：10mg/2ml/1管，25mg/5ml/1管，50mg/5ml/1管 | 田辺三菱 | 統合失調症，躁病，神経症における不安・緊張・抑うつ，悪心・嘔吐，吃逆，破傷風に伴う痙攣，麻酔前投薬，人工冬眠，催眠・鎮静・鎮痛剤の効力増強 |
| ウインタミン | 細粒：10% | 共和 | |

**用 量 例**

●統合失調症に対して

本剤（50mg）3錠/分3（朝・昼・夕）。

●不眠に対して

本剤を適宜。

***実際に処方したときのエピソード●*** ·················································

症例1：34歳，男性。統合失調症

33歳時，「会社でいやがらせをされる」などの幻覚妄想が出現し，統合失調症を発症した。入院加療となり，抗精神病薬の内服を開始した。リスペリドン4mgにて，幻覚妄想は，軽快したものの，多少の幻聴が残存し，易刺激性もあり，薬物調整がさらに必要であった。鎮静効果を持ち合わせるオランザピンも検討されたが，糖尿病のため投与不可能であったため，リスペリドンに本剤を鎮静目的に併用投与を開始した。状態安定した後退院をし，外来通院となったが，徐々に眠気を訴え，治療開始3カ月後に本剤を漸減中止とした。

症例2：27歳，女性。統合失調症，不眠

27歳時，幻覚妄想状態にて統合失調症を発症した。新規抗精神病薬にて，幻覚妄想は改善した。不眠は当初からあり，マイナートランキライザーを投与したり抗精神病薬の眠前投与を行ったりしたが，効果が不十分のため，本剤25mgから開始して漸増し，本剤50mgで夜間睡眠確保に至った。

**ワンポイント アドバイス**

●**処方の際の留意点**

錐体外路症状，糖代謝異常などのいわゆる抗精神病薬の副作用が発現する可能性があるが，投薬の減量や中止などで改善が見込める。また相互作用により，ほかの抗精神病薬の血中濃度に変化を与えることがあるので留意する必要がある。精神運動興奮への投与に際し，症状がテンポラリーなことも少なくないので，漫然投与するのでなく，常に漸減中止を心がける必要がある。

●**服用のしかたと留意点**

興奮の著しい幻覚妄想状態や，単に興奮著しいときに投与する。定期薬として投与するか，あるいは頓服，時にその両者の同時投与もあり，幅の広い投与法がされているのが実際である。本剤は，対症療法的に用いられることが多いため，推奨される定型の服用法があるとはいえない。第二世代抗精神病薬が登場している現在においては，対症療法的に使用することが多い。

# スルトプリド (sultopride)

【商品名】バルネチール Barnetil

## 薬理説明

スルトプリドは，スルピリド類似の化学構造をもつベンザミド系抗精神病薬である。ほかの抗精神病薬と異なり，ドーパミン($D_1$)受容体遮断作用を欠き，より選択的なドーパミン($D_2$)受容体遮断作用をもつ。

## 処方の実際

適応は統合失調症と躁病の精神運動興奮，幻覚妄想状態である。ベンザミド系抗精神病薬であるスルピリドと異なり，本剤は強力な鎮静作用があり興奮の強い症例に適しており，躁病患者の急性期には炭酸リチウムとの併用にて十分な鎮静効果が得られる。とくに，妄想を認める症例に効果的である。躁状態の改善が得られた場合は，統合失調症と異なり漸減，中止していく。フェノチアジン系と比較すると，循環器系副作用は少ないが錐体外路症状が出現しやすいため，抗パーキンソン薬の併用が必要である。認知症の問題行動や夜間せん妄にも使用可能であるが，過鎮静，錐体外路症状のため慎重に投与する必要がある。逆に抗パーキンソン薬の併用はせん妄状態を悪化させることもあり，症例選択を考慮すべきである。パーキンソン病患者や重症の心不全患者には投与禁忌である。

## 用量例

●統合失調症・躁病の精神運動興奮，幻覚妄想状態に対して
　300～600mgを分服。最高1,800mgまでとされているが，副作用のモニタリング下で2,400mgまでは投与可能と思われる。
●認知症の問題行動や夜間せん妄に対して（適応外）
　50～200mgを就寝前。

|  | 剤　形 | 製薬会社 | 適　応 |
|---|---|---|---|
| バルネチール | 錠剤：50mg，100mg，200mg<br>細粒剤：50% | 共和 | 躁病・統合失調症の興奮および幻覚・妄想状態 |

***実際に処方したときのエピソード●***································································

　19歳，女性。対人関係を理由に高校中退，自閉的な生活を続けていたが，1週間前より独語，空笑が出現したため母親に連れられ受診。「昔の人の霊が嫌がらせをする」と幻聴，被害関係妄想が著明で，ときに大声で「うるさい」などと叫ぶ興奮状態を認めた。ハロペリドール，クロルプロマジン，フルフェナジン，ピモジド，ネモナプリド，リスペリドンを処方するも幻覚妄想状態に効果を認めず，錐体外路症状が出現しやすいなどの理由で使用の継続が困難であった。本剤1,000mgへ変更したところ，2週間目には幻聴が軽減し，抗パーキンソン薬の量も増やす必要なく錐体外路症状も抑えられた。現在では作業所通所が可能となっている。

（ワンポイント　アドバイス）

●**処方の際の留意点**

　過鎮静，眠気を訴える場合は，減量可能であれば減量，不可能なら夕食後や就寝前を中心とした処方とすると，内服への抵抗は軽減する。錐体外路症状が出現しやすいため，抗パーキンソン薬の併用ないし頓用が必要である。精神運動興奮状態にある患者は，脱水，栄養不良となっていることもあり，悪性症候群が起こりやすい。そのため十分な補液，栄養管理のもとバイタルサインの観察を行い投与する。

●**服用のしかたと留意点**

　躁うつ病患者の場合は，治療の経過中にうつ状態へと移行することがある。うつ状態が出現したら，勝手に服用を中止するのではなく，担当医に相談することが大事である。急速交代型といって，うつ状態と躁状態を短期間に繰り返すケースがある。

# スルピリド（sulpiride）

【商品名】ドグマチール Dogmatyl ／スルピリド（製薬会社名）

（渡邊 衡一郎）

## 薬理説明

スルピリドは1967年フランスのDelagrange社で胃微小循環を改善させる胃潰瘍薬として開発されたベンザミド系の向精神薬である。50〜150mgといった低用量では抗うつ作用，高用量では抗精神病作用を有する，極めてユニークな薬物である。低用量では前シナプスのドーパミン（$D_2$）自己受容体を阻害し，高用量では後シナプスの$D_2$受容体を阻害するため，このような効果があらわれるとされている。

## 処方の実際

統合失調症の陽性症状への効果はありながら，錐体外路症状が少なく，効果発現は速い。眠気・脱力などが少なく，心血管系にほとんど影響を及ぼさず，高齢者でも投与できる，比較的使いやすい薬剤といえる。

ただ脳内への移行が悪いため，下垂体の$D_2$受容体阻害が強まり，プロラクチンの濃度を上昇させ，これが男性には射精不能や勃起不全，女性には月経異常や乳汁分泌などを生じさせてしまうことが多い。これらは用量依存性である。また高齢者ではより錐体外路症状を来たすため注意する。

適応症以外にも，制吐剤，消化促進剤としても，また肩こり，頭痛・頭重，めまい，動悸，倦怠感といった更年期症状，下痢，腹痛，腹部膨満感，咽頭・食道のつかえ感，食欲不振，耳鳴りといった心因が影響していると考えられる症状や不定愁訴に投与されることが多い。

| | 剤 形 | 製薬会社 | 適 応 |
|---|---|---|---|
| ドグマチール | 錠剤：50mg<br>細粒剤：10%，50%<br>カプセル：50mg<br>注射剤：50mg/2ml/1管（筋注） | 日医工 | 胃・十二指腸潰瘍<br>統合失調症<br>うつ病・うつ状態（細，錠，カプセルのみ） |
| | 錠剤：100mg，200mg | | 統合失調症<br>うつ病・うつ状態 |
| | 注射剤：100mg/2ml/1管（筋注） | | 統合失調症 |

## 用 量 例

●胃・十二指腸潰瘍に対して

　1日150mgを3回に分服（増減）（細粒剤，50mg錠，カプセルのみ）。

●十二指腸潰瘍に対して

　1回50mgを1日2回筋注（増減）。

●統合失調症に対して

　1日300〜600mgを分服（増減）。1日1,200mgまで増量できる。

　1回100〜200mgを筋注（増減）。1日600mgまで増量できる。

●うつ病，うつ状態に対して

　1日150〜300mgを分服（増減）。1日600mgまで増量できる。

### 実際に処方したときのエピソード● ·········································

　40代の男性。中間管理職。仕事が多忙となり，部下のリストラも任され，頭痛，肩こり，嘔気，食思不振などが出現。内科で頭部CT，胃カメラなどを施行されるが，器質的な異常は認められず，紹介にて精神科の外来を受診し，ストレスと症状との因果関係について主治医が説明し，ストレス発散について指導したうえで，本剤100mg（1日2回朝・夕）を処方。服用開始3日目より腹部症状が軽減。その後肩こりも治り，最終的には食欲も出て2週間で軽減した。

### ワンポイント アドバイス

#### ●処方の際の留意点

　この薬剤が最も効果をあらわすのは，外来レベルの患者であろう。あらゆる疾患の食欲低下や倦怠感を訴える例，身体的不定愁訴の例では未だに第一選択と考えてよい。

　うつ病の軽症例や適応障害など一過性のうつ状態に使用されるが，十分なエビデンスが無いことや副作用のため，ガイドラインでは推奨されていない。長期間の使用はあまり奨められない。

　他にも統合失調症の初期，うつ状態なのか統合失調症なのか診断がはっきりしない症例などにおいて，低用量にて対応ができ，使いやすい本剤の投与が妥当と考えられる。ただ錐体外路症状と高プロラクチン血症に注意する。

#### ●服用のしかたと留意点

　女性は服用中に，月経がこない，乳汁が分泌するといった症状がみられることがある。また高齢者の場合，手足がこわばる，震える，足腰がむずむずするといった症状がみられることがある。食欲が出すぎてしまうこともある。そのときは主治医と相談のうえ服用量を調節すること。

# ゾテピン（zotepine）

【商品名】ロドピン Lodopin ／ゾテピン（製薬会社名）

（柳田　浩）

### 薬理説明 /

ゾテピンはチエピン（ディベンゾチエピン）に属する抗精神病薬であり，中枢神経系に対しドーパミン($D_2$)受容体遮断作用，および従来のほかの抗精神病薬に比較して強いセロトニン($5\text{-}HT_{2A}$)受容体遮断作用をもつ。

### 処方の実際 /

比較的強い鎮静効果を認めるとともに，ほかに特記すべき事項として，保険適応外ではあるが抗躁効果に優れているという臨床上の特徴を有し，その鎮静効果発現は炭酸リチウムより速いとの報告がある。またほかの抗精神病薬で効果不十分であった難治性統合失調症に対し，20～30％有効であったとの報告がある。近年では本邦以外でも市販され，その広い薬理活性から新規抗精神病薬として統合失調症の陰性症状，認知機能の改善に有効であるとの評価もされている。

### 用 量 例 /

●統合失調症および躁状態に対して

本剤1日75～150mgを分服（増減）。

最高1日に450mgまで増量。

### 実際に処方したときのエピソード●···············································

症例1：統合失調症

24歳，男性。大学進学後より徐々に友人との交流がなくなり，1年ほど休学している。その後卒業し会社員となるが「職場の同僚が自分を馬鹿にしている」「メールを盗み見られている」等の被害的言動が目立ち始め，

|  | 剤　形 | 製薬会社 | 適　応 |
|---|---|---|---|
| ロドピン | 錠剤：25mg，50mg，100mg<br>細粒剤：10％，50％ | LTL ファーマ | 統合失調症 |

「自分の考えが伝わってしまう，テレビのニュースで自分の情報が流されている」といった幻覚妄想状態，自我意識障害が持続し自宅に閉居。心配した両親に連れられ受診となる。来院時には会話性の独語および周囲に対しての暴言，精神運動興奮状態を認めた。本剤を1日75mg（毎食後）より開始し，1日300mgに漸増し約10日間で精神運動興奮状態は急速に改善され，その後約1カ月で幻覚妄想状態も改善された。

症例2：双極性障害

45歳，主婦。20年前より双極性障害にて通院。少量の抗うつ薬と炭酸リチウムにて外来通院を継続している。約4年に1度の周期で著しい躁状態（多弁，不眠，易怒性）を呈しその都度入院となっている。今回は2週間前から躁状態（不眠，多弁）となり外来受診。本剤75mg（毎食後），200mg（眠前）を追加投与とした。投与開始当日より不眠は改善し，躁状態も10日ほどで改善傾向となった。状態が落ち着くにつれ眠気の訴えが目立ち，以後本剤を減量し今回は入院に至らなかった。

### ワンポイント アドバイス

#### ●処方の際の留意点

1日300mg以上の高用量では，過鎮静，けいれん発作，イレウスの出現に留意すべきである。そのため適宜脳波のチェック，腹部所見の診察が肝要である。さらに制吐作用があるため，しばしば嘔吐症状を不顕在化することがあるので注意を要する。躁状態の患者の場合，高用量ではうつ転をまねきやすい。

症状に応じて漸増漸減が基本であるが，効果発現が速いため過鎮静をまねきやすい。また，口渇，ふらつき，流涎，呂律不良などの副作用により，外来治療の場合しばしば怠薬につながるため，あらかじめ本人および家族に対し副作用について説明しておくとよい。

昏睡状態，バルビツール酸誘導体などの中枢神経抑制薬の強い影響下にある患者，相互作用からエピネフリン投与中の患者，フェノチアジンおよびその類似化合物に過敏症のある患者は投与禁忌である。肝障害，呼吸器疾患，てんかん発作の既往のある者，高齢者には慎重投与とする。

#### ●服用のしかたと留意点

眠気，注意集中能力の低下，反射運動能力の低下をきたすことがあるので，自動車の運転や危険を伴う労働に従事しないようにする。

# チミペロン (timiperone)

【商品名】トロペロン Tolopelon ／ チミペロン (製薬会社名)

(柳田 浩)

## 薬理説明

チミペロンはわが国で開発された初のブチロフェノン系抗精神病薬で，ハロペリドールに比しドーパミン($D_2$)受容体遮断作用は2〜2.5倍と強く，ほかに若干のセロトニン(5-$HT_2$)およびアドレナリン($\alpha_1$)受容体遮断作用を併せもつ。

## 処方の実際

低用量では自発性の欠如，感情障害など感情調節作用および賦活作用もあるとされる。中〜高用量では幻覚妄想状態のみならず，それに基づく精神運動興奮状態に対して効果発現が早く，また比較的強力な鎮静効果が期待できる。一方，従来の他の抗精神病薬と同様，錐体外路性副作用や血圧低下をきたす場合がある。統合失調症の幻覚妄想状態，興奮に対し，経口で1日4〜12mg，また急性期症状を呈し緊急を要する場合や昏迷状態など経口投与が困難な場合，1回4mgを1日1〜2回筋注または静注として用いる。また躁病の易刺激性，精神運動興奮状態にも有用で，注射製剤では躁病の保険適応もある。

## 用量例

●錠剤　通常1日3〜12mgを毎食後3〜4分服。

●注射剤　本剤（4mg）1アンプルを1日1〜2回筋注。

　　　　　本剤（4mg）1〜2アンプルを生理食塩水20mlに希釈し静脈内投与。

## 実際に処方したときのエピソード●

50歳，男性。20年前発症の慢性期の統合失調症患者。家族のサポートもあり自宅から作業所に通所し外来通院にて抗精神病薬（リスペリドン1日

| | 剤　形 | 製薬会社 | 適　応 |
|---|---|---|---|
| トロペロン | 錠剤：0.5mg，1mg，3mg<br>細粒剤：1%<br>注射剤：4mg/2ml/1管（筋注・静注） | アルフレッサ<br>ファーマ／<br>田辺三菱 | 内服：統合失調症<br>注射剤：統合失調<br>症／躁病 |

5mg）を投与されていたが感冒罹患をきっかけに内服が不規則となり，その後内服を自己中断。作業所への通所も拒否するようになり自室に閉居するようになる。独語，空笑，精神運動興奮状態を伴う幻覚妄想状態，被毒妄想を認め一切の内服薬を拒否され，入院加療開始となった。本剤を1日8mg点滴静注開始（生理食塩水100mlに希釈し1日2回），精神運動興奮状態は軽快し，被毒妄想も消失し内服可能となったことから入院7日後より外来処方薬に切り替え，その後退院に至った。

### ( ワンポイント アドバイス )

#### ●処方の際の留意点

　中等量以上の経口投与量では，アカシジア，薬剤性パーキンソン症候群，ジスキネジアなどの錐体外路症状，および便秘，口渇などの消化器症状の発現を認めやすい。

　注射剤による静脈内投与においては，上記副作用に加え，血圧低下などの循環器系副作用に留意する必要がある。上記症状を認めた場合，抗パーキンソン薬や緩下剤および昇圧剤などを対症的に使用する。また可能であれば，精神症状の改善とともにチミペロンの減量を図っていく。非経口投与の場合，その生物学的半減期は10時間前後と，ハロペリドールに対して比較的短いとされるため，1日2回の投与が必要である場合がある。

　経口投与の患者および家族においては，あらかじめ副作用の発現について説明すべきである。非経口投与の患者において，とくに高齢者では，起立性低血圧やふらつきによる転倒に対して注意が必要である。

#### ●服用のしかたと留意点

　昏睡状態の患者，バルビツール酸誘導体などの中枢神経抑制薬の強い影響下にある者，重症の心不全患者，パーキンソン病のある患者，ブチロフェノン系化合物に対し過敏症の既往のある患者，エピネフリン投与中の患者，また妊娠のおそれのある患者は催奇形性，乳汁への薬物の移行のおそれがあるため使用禁忌である。

　眠気，注意集中能力の低下，反射運動能力の低下をきたすことがあるので，自動車の運転や危険を伴う労働に従事しないようにすること。口渇，眠気，便秘，手の震え，無月経や乳汁分泌を来すこともあるが，急激な中断は避け体調に不安を感じたときは速やかに医師と相談し自分や家族の判断で薬の量を調節したり中断したりしないこと。

# デカン酸ハロペリドール（haloperidol decanoate）

**【商品名】ハロマンス Halomonth**

(元 圭史)

## 薬理説明 /

　本剤はハロペリドールのデカン酸エステルで，ブチロフェノン系抗精神病薬である。本剤は，ハロペリドールのプロドラッグであり，ハロペリドールの薬理作用が長時間持続する持効性筋肉内投与剤である。薬理作用は，持続作用以外はハロペリドールに準ずる。

## 処方の実際 /

　抗精神病薬の長期投与が必要な慢性精神病患者で，服薬状況が不良な患者が対象となる。持効性製剤であるため，副作用に十分注意して使用する。投与手順としては，まず，内服薬を先行して投与して，ハロペリドールによる効果と副作用の有無を十分観察してから，本剤の投与を開始する。最大の注意点は副作用の出現であるため，低用量から開始するが，目安として，ハロペリドール1日用量の10〜15倍量とする。その後は，通常1回量50〜150mgを4週間隔で投与する。最終用量の設定は，ハロペリドールの血中濃度のモニタリングと症状に対する効果で行う。

　近年までは，副作用のため嫌厭される傾向にあった治療法であるが，内服薬のアドヒアランスの再評価からリスペリドンの持効性注射薬が登場した。再発予防への関心の高まりに伴い，本剤も再び見直される傾向にある。

## 用 量 例 /

●本剤（50mg）1アンプル筋肉内投与（4週間隔）。

| | 剤　形 | 製薬会社 | 適　応 |
|---|---|---|---|
| ハロマンス | 持効注射剤：<br>50mg/1ml/1 管，<br>100mg/1ml/1 管 | 住友ファーマ／ヤンセンファーマ | 統合失調症 |

***実際に処方したときのエピソード●*** ……………………………………………

　32歳，男性。25歳時に発症した統合失調症患者である。これまでに，幻覚妄想の寛解・増悪を繰り返し，2回の入院歴がある。症状再発の原因は，服薬アドヒアランスの低下であった。今回，3回目の入院に際し，本人に，デポ剤の治療方法を説明したところ，治療導入を希望したため，薬剤の選択となった。2週間間隔タイプのリスパダールコンスタは，勤務上の問題から，退院後の継続が難しいとのことで，4週間間隔の本剤を選択した。経口のハロペリドール1日8mgを投与し，2週間程度の期間，錐体外路症状などの発現がないことを確認した。それから，本剤(50mg)1アンプルを筋肉内投与した。4週間程度再び安全性の確認をして，再度本剤(50mg)2アンプルを筋肉内投与して，4週間経過を見たところ，安全性が確認されたので，退院となった。内服薬は漸減し，退院時には，無しとなった。現在も投与継続中である。

（　ワンポイント　アドバイス　）

●処方の際の留意点

　経口のハロペリドールの留意点に準ずるが，患者の選定や，副作用の発現に細心の注意が必要である。経口薬を並列投与することがあるので，薬物血中濃度のモニタリングをすることが推奨される。

　また，投与が長期に及ぶことから，同一部位の連続注射による膿瘍形成などを予防するため，筋肉注射部位のローテーションをすることが必要である。

●服用のしかたと留意点

　1回50mgから150mgを4週間隔で筋肉内投与。

　初回投与は経口ハロペリドールの1日用量の10〜15倍を目安とし，少量より開始する。

# デカン酸フルフェナジン（fluphenazine decanoate）

**【商品名】フルデカシン** Fludecasin

（山口 登）

## 薬理説明

　フェノチアジン系抗精神病薬であるフルフェナジンにデカン酸をエステル結合させたデカン酸フルフェナジンは，1960年米国スクイブ医学研究所によって合成された，持効性の統合失調症治療薬である。わが国では1993年より使用されている。筋肉内注射4～6時間後に最高血中濃度に達し，4週間，定常濃度が持続される。エナント酸フルフェナジンと比べ，早期に最高血中濃度に達し，長期にわたり定常濃度が持続される。作用発現様式は，筋肉内投与後，緩徐に本剤が血中へ移行し，血液中のエステル分解酵素により加水分解され，フルフェナジンに変換され，脳内に移行する。そして強力な抗精神病作用を発現させると考えられている。

## 処方の実際

　1回の筋肉内注射で，4週間の効果が期待できる。拒薬ならびに治療関係のできにくい症例や，統合失調症の頑固な幻覚・妄想および自我意識障害などの症状を改善する。また，統合失調症の維持療法（服薬中断による再発防止）にも適している。

　副作用として，錐体外路症状（パーキンソン症状，アカシジア，ジストニア）が出現しやすいが，パーキンソン病治療薬の使用でほぼ消失する。デカン酸フルフェナジンはいったん筋肉内投与すると，4週間をこえて長期にわたり作用するため，副作用の出現にはとくに注意が必要である。また長期間投与では，白血球減少，血小板減少，体重増加，血圧降下，月経異常，乳汁分泌，抗利尿ホルモン不適合分泌症候群（SIADH），麻痺性イレウス，眼障害（角膜・水晶体の混濁，角膜色素沈着），遅発性ジスキネジアなど，ほかの抗精神病薬と同様の副作用が出現する可能性がある。この

| | 剤　形 | 製薬会社 | 適　応 |
|---|---|---|---|
| フルデカシン | 持効性注射剤：25mg/1ml/1瓶， | 田辺三菱 | 統合失調症 |

場合には，投与中止ならびに身体管理と対症療法が必要となる。

用量例

●通常，成人に1回12.5〜75mgを4週間隔で筋肉内注射する。初回用量は可能な限り少量より始め，50mgをこえない。症状に応じて適宜増減するが，通常25〜50mgで維持するのが望ましい。

### 実際に処方したときのエピソード●.........................................................

　幻聴や被害関係妄想に基づき，拒薬・拒食・猜疑的状態を呈する統合失調症患者に対し，種々の経口薬の投与を試みたが，服薬アドヒアランス不良であり，症状改善が認められなかった。しかし，本剤25mg筋注し，現状での抗精神病薬治療の必要性と薬物療法の継続の重要性などを説明し根気よく指導・教育を行ったところ，徐々に上記症状が軽減した。しかし今も猜疑的であり，自発的服薬の継続が不確実なため，本剤筋注を継続し月1回の通院治療が継続されている。

### ワンポイント アドバイス

#### ●処方の際の留意点

　持効性注射剤による維持療法を行う際の原則として，過去に精神病症状の再発の病歴を有すこと，経口抗精神病薬による治療歴があり，同タイプの経口抗精神病薬に対する反応性を知っていることが望ましい。また脱水・低栄養状態などを伴う身体疲弊のある患者では悪性症候群を引き起こす可能性もあるので，使用しないほうがよい。

　服薬中断による再発例や治療関係のできにくかった症例において，デカン酸フルフェナジン筋肉内注射後，症状改善に伴い，治療同盟（良好な医師−患者関係）の形成に発展することもある。

　アドヒアランス確立後，持効性薬の注射投与を継続するか，経口投与へ切り替えるかは，医師−患者間で情報共有のうえ決定することが望ましい。

#### ●服用のしかたと留意点

　経口投与への切り替えについては，担当医とよく相談すべきである。アドヒアランス確立とともに根気よく治療を継続することが大切である。ならびに患者だけではなく家族や保健専門職を含めた治療スタッフも薬物療法継続の重要性について理解することが大切である。

# ネモナプリド（nemonapride）

---

**【商品名】エミレース** Emilace

（森嶋　友紀子）

## 薬理説明 /

　ネモナプリドは，わが国で開発，販売されたベンザミド系抗精神病薬である。ドーパミン（$D_2$，$D_3$，$D_4$）受容体遮断作用を有し，強力な抗幻覚妄想作用がある。

## 処方の実際 /

　適応は統合失調症である。ほかの精神障害の幻覚妄想状態への使用頻度は少ない。統合失調症の幻覚妄想状態のなかでも，とくに頑固に続く幻聴に効果がある印象が強い。他剤で効果が得られないような薬剤抵抗性の幻覚妄想状態にある症例に本剤を使用すると，幻覚妄想状態が消失することがある。精神賦活作用を有し，統合失調症の陰性症状や抑うつ状態の改善を示したと報告されている。錐体外路症状は少ないといわれているが，実際に使用してみると高頻度に認められるため，抗パーキンソン薬の併用は必要であろう。パーキンソン病患者への投与は禁忌とされている。鎮静作用は穏やかといわれているが，高用量の使用例では単剤でも十分鎮静可能である。副作用をモニタリングしながら，120mgまでは使用可能であった。本剤の薬理効果より，他剤で過鎮静や抗コリン作用が出現する症例にも，本剤は効果が期待できると思われる。

## 用 量 例 /

●統合失調症，その他の幻覚妄想状態に対して
　9〜60mg/分2〜3を症状に応じて漸増。

---

|  | 剤　　形 | 製薬会社 | 適　応 |
|---|---|---|---|
| エミレース | 錠剤：3mg，10mg | LTL ファーマ | 統合失調症 |

### *実際に処方したときのエピソード●* ……………………………………………

症例1：44歳，男性。20年以上前に発症した統合失調症患者で，慢性期の残遺状態であるが幻聴が持続しており，自閉的傾向が強まっていた。長期に内服中であったハロペリドールを極量まで増量しても改善なく，本剤を30mgより増減し60mgの服用を続けた。投与2週間目には幻聴が減少し，2カ月目頃から，朝から喫茶店でモーニングセットを楽しみ，図書館へ出かける日課をこなすようになった。

症例2：22歳，男性。受診の1年ほど前より，大学内で自分のうわさ話が広まっていると感じ始めた。3カ月前より幻聴が出現，「死ね」と言われ自宅2階のベランダより飛び降り，入院。ハロペリドール，クロルプロマジン，レボメプロマジン，ゾテピンなどを使用したが，鎮静効果が得られるのみで幻覚妄想状態は変化がなかった。本剤120mgの投与で幻覚妄想状態は軽快し，症状は認めるものの自宅への退院が可能となった。退院後，外来にて症状が安定していたため漸減し，本剤50mgの投与で状態を維持できた。

( **ワンポイント アドバイス** )

### ●処方の際の留意点

とくに低〜中等量で錐体外路症状が出現しやすいため，抗パーキンソン薬の併用ないし頓用が望ましい。患者にも副作用についてよく説明しておく。鎮静効果は穏やかであり賦活作用があるため，ときに効果の乏しい症例では幻覚妄想状態が目立つようになる。この場合は薬剤の変更や鎮静系の薬剤との併用が必要である。

### ●服用のしかたと留意点

症状が改善してもしばらくの期間は服用を続け，自己判断で中断しないようにする。効果が認められなかったり，副作用が出現したときも同様で，すぐに担当医と相談することが望ましい。

# パリペリドン（paliperidone）

【商品名】インヴェガ Invega

（西山　浩介）

### 薬理説明

　パリペリドンは，リスペリドンの主活性代謝物（9-ヒドロキシ-リスペリドン）で，ドーパミン受容体およびセロトニン（5-HT$_{2A}$）受容体に対する親和性や薬理作用はリスペリドンと同等。薬理活性体のためリスペリドンに比べ効果発現が早い。また，肝代謝に関する個人差を受けにくく，薬物相互作用が少ない。パリペリドンER錠は，浸透圧放出システム（OROS）を用いて一定の速度でパリペリドンを放出する徐放剤である。そのため，体内の薬物血中濃度が一定に保たれ，安定性に優れ副作用は少ない。

### 処方の実際

　製剤技術を駆使しリスペリドンの欠点を抜本的に改良，効能の安定性と副作用の軽減が大幅に進歩した。リスペリドン投与を考慮する患者はパリペリドンER錠の処方対象となりうる。特に処方メリットが高いのは，リスペリドンは有効であったが副作用のため使いにくい患者。血中濃度のブレが少ないため，錐体外路症状や起立性低血圧の頻度は極めて少ない。また，年齢や肝機能の個人差をほとんど受けないため，高齢者にも使いやすい。リスペリドンと選択的セロトニン再取り込み阻害薬（SSRI）のパロキセチンなどを併用すると，想定以上に薬物血中濃度が上昇し過量状態をきたすことがある。パリペリドンでは薬物相互作用は少なく，抗うつ薬を服用している患者や併用薬が多い患者にも投与できる。高齢者への投与は3mgから始めるのが適当。

### 用量例

●6mgより開始し，適宜増減。最大12mgまで使用できる。パリペリドン6mgはリスペリドン3mgに相当。軽度腎機能障害患者（50ml/分≦ CCr ＜

|  | 剤　形 | 製薬会社 | 適　応 |
|---|---|---|---|
| インヴェガ | 錠剤：3mg，6mg，9mg | ヤンセンファーマ | 統合失調症 |

80ml/分）では3mgより開始し，6mgを超えない。効果発現は早く，投与4日目〜1週後には効果判定ができる。慎重に観察し，投与量が必要最低限となるよう用量調整する。

### *実際に処方したときのエピソード●*......

　31歳，男性。専門学校卒業後，県外で就労。6年前より，漠然とした不安感や意欲低下が出現。1年前に仕事ができなくなり，実家で自閉の生活。症状はさらに悪化し，奇異行動のため警察に保護され，当院を初診。リスペリドン4mg/日内服で落ち着くが，独語や幻聴は持続し効果不十分。アカシジアを認め，打開のため入院。本剤6mg/日に切り替え，3日目より反応良好。幻聴や独語は消失し，アカシジアは認めず。PANSSは切り替え前後で85点から51点に減少。PANSS減少率は$(85 - 51)/(85 - 30) = 61.9\%$だった。退院後はデイケアに週4日通所。6カ月後に本剤3mgに減量し，単剤で維持。1年余再発なし。

### ワンポイント アドバイス

#### ●処方の際の留意点

　陽性症状については用量に比例した効果がみられる。効果不十分な場合12mg/日まで増量を試みる。陰性症状には用量は関連しない。急性症状が落ち着いたら，推奨用量の6mg/日まで減量を試みる。推奨される理由は，6mg/日まではプラセボと副作用に差はなく安全域と考えられるからである。ただし，副作用が少ない代わりに鎮静効果が乏しく，急性期の初期治療ではベンゾジアゼピンの併用などを要するケースがある。プロラクチン値の上昇はリスペリドン同様に必ず生じると考えてよい。アカシジアは起こりにくい。腎臓で代謝されるため，腎機能が低下した（クレアチニンクリアランス50ml/分未満）患者には禁忌である。

#### ●服用のしかたと留意点

　服用は1日1回朝食後だが，必ずしも食後でなくてもよい。消化管の蠕動運動を考慮し夕〜夜間の服用は避ける。夜間は腸蠕動が亢進するため，パリペリドンER錠の排出が早くなり体内に吸収される薬物量が想定より減少するおそれが高い。カプセルは便とともに排出されるがトイレに詰まることはない。また，餅などの食物でカプセルからの薬物放出がふさがれることもない。

# パリペリドンパルミチン酸 （paliperidone palmitate）

**【商品名】ゼプリオン** Xeplion ／ **ゼプリオン TRI** Xeplion TRI

（福島　端）

## 薬理説明

　本剤はパリペリドンパルミチン酸エステルを微細粒子化して水性溶媒による懸濁液として製剤設計されている。パリペリドンパルミチン酸エステルは筋肉内投与後に投与部位で溶解し，加水分解されてパリペリドンとなり，数週間にわたり全身循環に移行して組織へ分布する。

## 処方の実際

　持効性製剤は精神症状の再発及び再燃の予防を目的としている。したがって，急激な精神興奮等の治療や複数の抗精神病薬の併用を必要とするような症状の不安定な患者には本剤を用いない。

　過去にリスペリドンまたはパリペリドンでの治療経験がない場合は，リスペリドンまたはパリペリドンの経口製剤をまず一定期間投与して治療反応性や忍容性があることを確認してから，これらの経口製剤を併用せずに本剤の投与を開始する。なお，過去に経口パリペリドンまたは経口リスペリドンで忍容性が確認されている場合でもアナフィラキシーを起こした症例が海外で報告されている。

　本剤およびリスペリドンの主活性代謝物はパリペリドンであり，リスペリドン持効性懸濁注射液（販売名：リスパダールコンスタ注射用）から本剤への切り替える場合は過量投与にならないよう注意が必要である。他の持効性注射剤から本剤へ切り替える場合は薬剤の薬物動態を考慮し，投与量・投与期間に注意する必要がある。

## 用量例

　治療開始に導入レジメン（計画書）を用いる場合と用いない場合がある。他の持効性注射剤からの切り替えには，導入レジメンは不要である。投与部位および体重によって使用する注射針が規定されているので添付文書等を参照すること

●導入レジメン：初回150mg，1週間後に2回目100mgを三角筋に投与し，その後は4週に1度75mgを三角筋か臀部筋に投与する。症状や忍容性に

| | 剤　形 | 製薬会社 | 適　応 |
|---|---|---|---|
| ゼプリオン | 筋注：25mg，50mg，75mg，100mg，150mg | ヤンセンファーマ | 統合失調症 |
| ゼプリオン TRI | 筋注：175mg，263mg，350mg，525mg | | 統合失調症（パリペリドン4週間隔筋注製剤による適切な治療が行われた場合に限る） |

より25〜150mgで適宜増減するが，増量は1回あたり50mgを超えないこと。

軽度腎機能患者に対しては減量した導入レジメンと増量幅が規定されているので添付文書等を参照すること。

●リスペリドン持効性懸濁注射液（リスパダールコンスタ）からの切り替え

リスパダールコンスタ25mgの場合は最終投与2週間後に本剤50mgを4週間隔で投与

リスパダールコンスタ50mgの場合は最終投与2週間後に本剤100mgを4週間隔で投与

### *実際に処方したときのエピソード●*

症例1：25歳，女性，統合失調症。13年前に発症。症状不安定で再発を繰り返していた。4年前の再発以降，リスペリドン持効性懸濁注射剤37.5mgで治療していたが，頑固な幻聴，幻視が持続していた。本剤を初回150mg，1週後100mg投与したところ，幻聴，幻視が消失。以降，4週に1回75mgを投与し安定した状態を維持できた。

症例2：50歳，女性，統合失調症。14年前に発症。治療中断による再発を繰り返す。3年前の再発以降，デカン酸ハロペリドール50mgで治療していたが，意欲低下や感情鈍麻などの陰性症状が目立っていた。本剤を初回150mg，1週後100mg，以降4週に1回75mgを投与したところ症状が改善し，表情も明るくなった。

### ( ワンポイント アドバイス )

#### ●処方の際の留意点

持続性注射剤であるため，効果も持続するが，副作用も持続すると考えるべきである。一度投与すると直ちに薬物を体外に排除する方法がないため，本剤を投与する場合は，その必要性について十分検討する必要がある。身体状況が悪化している場合，高用量で多剤の向精神薬が投与されている場合，症状が安定していない場合の本剤の投与は避ける。投与に際しては高血糖症状および低血糖症状が発現する可能性があることを患者や家族に説明し，症状が現れた場合には受診するよう説明する必要がある。注射部位疼痛についても事前に説明しておく。

#### ●服用のしかたと留意点

医師の指示に従って，決められた日に注射を受けること。注射が不規則になったり，中断したりすると，幻聴や被害妄想などの症状が悪化したり，病気が治りにくくなったりすることがあることを知っておくこと。また，注射を定期的に受けていても，症状が悪化したり，副作用が強く出る場合もあるため，何か変化があれば，すみやかに医師に相談し，必要があれば注射の予定日以外でも病院を受診すること。

# ハロペリドール (haloperidol)

【商品名】セレネース Serenace ／ハロペリドール（製薬会社名）

(鈴木 映二)

### 薬理説明

ハロペリドールはドーパミン（$D_2$）受容体に対する選択性が比較的高く，同受容体に対してドーパミンと競合することによってドーパミン神経系の活動を下げると考えられている。

### 処方の実際

適応症は統合失調症，躁病であり，その他の精神障害による幻覚妄想の治療にも用いられる。鎮静効果はあまり期待できない。投与量は成人で1日0.75〜3mgから開始し，1日20mg前後までは増量可能である。それ以上大量投与しても脳内の$D_2$受容体に対する占拠率がほとんど変わらないことが示唆されている。大量投与した場合は本来の$D_2$受容体遮断作用だけではなく，ヒスタミン受容体などに対する作用も出現する。現在は異なった薬理作用を持つ抗精神病薬が多数あるので，本剤に反応しない場合は他剤への切り替えを行うべきである。

副作用として多いのは錐体外路症状である。これに対してはビペリデンを1日1〜4mg前後投与することによって改善が期待できる。しかし投与初期に錐体外路症状が強く出現した場合は，後に遅発性ジスキネジアなどを引き起こす可能性があるので，病状が落ち着き次第なるべく早期に他の薬物（非定型抗精神病薬が推奨される）への変更を考えるべきである。

### 用 量 例

●統合失調症に対して

本剤（1.5mg）3錠／分3（朝・昼・夕）。

| | 剤 形 | 製薬会社 | 適 応 |
|---|---|---|---|
| セレネース | 錠剤：0.75mg，1mg，1.5mg，3mg<br>細粒剤：1%<br>液剤：0.2%<br>注射剤：5mg/1ml/1管（筋注・静注） | 住友ファーマ | 統合失調症，躁病 |

●夜間せん妄に対して

　本剤（5mg）0.5アンプル＋生食500ml（点滴で午後8:00〜午前4:00まで）。

### *実際に処方したときのエピソード●* ...........................................

　30歳代男性。4年前から自宅に引きこもるようになり，2年前にフラッと上京してからホームレスの生活をしていた。ある日，突然見ず知らずの通行人に「何で俺を苦しめる」と詰め寄ったために，警察官同伴で精神病院を受診した。明らかな幻覚妄想状態であったが本人が治療を拒否したために医療保護入院として，両上肢と体幹を抑制したのち本剤（5mg）1アンプル＋生食500mlを点滴にて投与した。3日間同様の治療を続けた後，本剤を2アンプル/日に増量，その3日後より3アンプル/日に増量したところ徐々に落ち着いてきたために，抑制を解除し，その後1カ月間かけてオランザピン15mg/日の経口投与に切り替えた。

### ( ワンポイント アドバイス )

#### ●処方の際の留意点

　本剤は投与開始直後は十分な効果が発揮されない。したがって投与開始間もない時期に効を焦って投与量を増加するべきではない。鎮静が必要であればベンゾジアゼピンなどを併用する。本剤は血中濃度をモニタリングしながら経過をみることができる。至適濃度は3〜25mg/mlである。また服薬コンプライアンスの悪い患者には持効薬であるデカン酸ハロペリドールを月1回筋注することもできる。投与量は1日経口投与量の10〜15倍を用いる。薬物相互作用として禁忌なのはエピネフリン（ただし，アナフィラキシーの救急治療に使用する場合は除く）である。両者を併用すると血圧が降下することがある。また，最近は肝臓での代謝酵素CYP2D6，3A4 や排出型トランスポーターのp糖タンパク質の阻害作用が弱いながらも存在することが知られるようになり，それらの基質となる薬物との併用には若干の注意が必要である。

#### ●服用のしかたと留意点

　服薬は医師の指定通りに行うのが原則である。しかし本剤は副作用も多岐にわたるため，疑わしいときはなるべく早く医師か薬剤師に連絡を取ることを勧める。稀ではあるものの服薬後に熱が上がったり筋肉が硬直したりするようなことがあり，その場合は直ちに服薬を中止し速やかに医師か薬剤師に連絡すべきである。

　本剤を継続中に自己判断で服薬を中断した場合かえって体調がよいと感じるときもあるが，長期に未服薬を続けるとほとんどの場合再発を招くので，薬をやめたい場合は医師と相談することが大切である。

# フルフェナジン (fluphenazine)

【商品名】フルメジン Flumezin

（山口 登）

### 薬理説明

　フェノチアジン系抗精神病薬であるフルフェナジンは，強力なドーパミン（$D_2$）受容体遮断作用を有すると同時に，弱いながらも$D_1$，セロトニン（5-$HT_2$），アドレナリン（$\alpha_1$），ムスカリン性アセチルコリン（Ach）受容体遮断作用を有している。クロルプロマジン100mg換算の等価用量は約1.2mgである。

### 処方の実際

　「フェノチアジン系のハロペリドール」ともいわれるほど強力な抗精神病作用を有する。臨床的には，とくに抗幻覚・抗妄想作用と抗不安・抗緊張作用を有している。通常用量では鎮静作用は弱く，過鎮静は少ない。効果発現は速い。したがって統合失調症の陽性症状主体の急性期，ならびに亜急性から慢性期にみられる陽性症状や陰性症状などに対して広く使用される。統合失調症以外では神経症に適応が得られており，不安・焦燥症状や敏感関係念慮などに対して用いられる。

　副作用は，錐体外路症状（パーキンソン症状，アカシジア，ジストニア）が出現しやすい。眠気，口渇や便秘などの自律神経症状がほかの抗精神病薬と同じように出現する可能性がある。いずれも減量あるいはパーキンソン病治療薬の使用やほかの抗精神病薬への変更により対処可能である。また白血球減少，血小板減少，体重増加，血圧降下，月経異常，乳汁分泌，悪性症候群，抗利尿ホルモン不適合分泌症候群（SIADH），麻痺性イレウス，眼障害（角膜・水晶体の混濁，角膜色素沈着），遅発性ジスキネジアなどが出現する可能性がある。重篤な副作用が出現した場合には減量あるい

| | 剤　形 | 製薬会社 | 適　応 |
|---|---|---|---|
| フルメジン | 錠剤：0.25mg，0.5mg，1mg<br>散剤：0.2% | 田辺三菱 | 統合失調症 |

は変更・中止ならびに身体的対症療法が必要となる。なお，注射用デポ剤（フルデカシン）もある。

### 用 量 例

●統合失調症の成人患者に対して

1日1〜10mgを1〜3回に分けて経口投与する。なお，年齢，症状により適宜増減する。

●神経症様症状（不安・焦燥など）に対して（適応外）

0.25〜2mgを適宜投与する。

*実際に処方したときのエピソード*● ⋯⋯⋯⋯⋯⋯⋯⋯⋯⋯⋯⋯⋯⋯⋯⋯

　幻聴と被害関係妄想を呈する統合失調症患者に対し，リスペリドンを12mg/日まで投与したが十分な効果が出現しなかったが，本剤を2mgから開始し，6mg/日まで増量し，分2で追加投与した結果，上記症状の減衰が認められた。約6カ月後よりリスペリドンの漸減を試みた。現在，リスペリドン4mgまで減量したが，症状の増悪はみられていない。

### ワンポイント アドバイス

●**処方の際の留意点**

　併用禁忌薬としてエピネフリンがあげられ，血圧降下作用の増強が懸念されている。ただし，アナフィラキシーの救急治療に使用する場合を除く。自動車の運転など，危険を伴う機械操作は控えるよう指導すべきである。また制吐作用があるため，嘔吐症状を不顕性化する可能性がある。脱水・低栄養状態などを伴う身体疲弊のある患者では悪性症候群を引き起こしやすい。

●**服用のしかたと留意点**

　患者は，医師・薬剤師等の説明や処方箋の記載，説明文書の記載を守り，医療者との相談なしに自己判断での中止や内服方法の変更を控えること。

　医師─患者間での情報共有が大切である。

# ブレクスピプラゾール （brexpiprazole）

**【商品名】レキサルティ** Rexulti

（岩田 伸生）

## 薬理説明

　ブレクスピプラゾールは，ドパミン$D_2$受容体およびセロトニン5-$HT_{1A}$受容体に部分アゴニストとして，また，セロトニン5-$HT_{2A}$受容体にはアンタゴニストとして働く，セロトニン・ドパミン・アクティビティ・モデュレーター（SDAM）と呼ばれる，ドパミン・パーシャルアゴニスト（DPA：アリピプラゾール）とセロトニン・ドパミン・アンタゴニスト（SDA：リスペリドン，オランザピンなど）の特性を併せ持つ独自の薬理作用を有する。また，ブレクスピプラゾールは，アリピプラゾールと比較してドパミン$D_2$受容体への固有活性が低く抑えられている。

## 処方の実際

　ブレクスピプラゾールは国内外の臨床試験において，急性増悪で入院となった統合失調症再発患者に対する有効性と安全性が認められた。有効性においては，SDA同様に幻覚・妄想を主体とする陽性症状，陰性症状，思考解体，興奮・敵意に対する効果が示された。安全性においては，有害事象の発現率は，プラセボより低く，錐体外路症状，アカシジア，体重増加，代謝異常，プロラクチン値上昇，過鎮静が少ないことが示された。また，アリピプラゾールと比較してドパミン$D_2$受容体への固有活性が低いことから，$D_2$受容体を刺激する作用に起因すると考えられる興奮・易刺激性等の有害事象の軽減が図られ，治療初期の脱落が少ないことが期待できる。

| | 剤　形 | 製薬会社 | 適　応 |
|---|---|---|---|
| レキサルティ | 錠剤：1 mg，2mg<br>口腔内崩壊錠：0.5mg，1mg，2mg | 大塚 | 統合失調症 |

**用量例**

●通常，成人にはブレクスピプラゾールとして1日1回1mgから投与を開始した後，4日以上の間隔をあけて増量し，1日1回2mgを経口投与する。なお，本剤の1日量4mgを超える用量での安全性は確立していない（使用経験が少ない）。

**実際に処方したときのエピソード●**

36歳の女性。20代半ばに職場の仲間から悪口を言われる，いじめられているという被害妄想と幻聴が主症状として発症。リスペリドン6mgまで増量すると幻覚・妄想は認めなくなるが手の震えや生理不順等の副作用は継続していた。リスペリドンを減量すると症状が悪化することからブレクスピプラゾールを当初1日1mg，その後2mgとした後に，徐々にリスペリドンを減薬中止とした。精神病症状の再燃はなくリスペリドンでの副作用も殆どなくなり，新たな副作用の出現もないことから，現在は社会復帰に向けての取り組みを積極的に進めている。

**ワンポイント アドバイス**

**●処方の際の留意点**

ブレクスピプラゾールは，急性期精神症状に対してはSDAと同様に効果を示すが，鎮静作用が少ないために，興奮を呈する患者において鎮静系薬剤の一時的な併用が必要な場合がある。また，2mgが維持用量であるため，2mgに増量した後，反応が得られた（部分反応含む）場合には，効果判定に十分時間を掛けることが推奨される。切り替えにおいては，前薬に1mgを上乗せし，2mgに増量後10日以上経過した後，時間を掛けて前薬の減量を行う，上乗せ漸増漸減法が望ましい。

**●服用のしかたと留意点**

既存の治療薬と比べて，主観的に嫌な副作用（体重増加，眠気，手の震え，性機能障害等）が少なく，服用回数・錠数も少ないため，服用し易く，長く治療を続けることが可能な薬剤として期待されている。副作用の頻度は少ないが，治療初期において，まれに頭痛等があらわれることがあり，これら症状が出た場合には，主治医に相談することをすすめる。

# ブロナンセリン（blonanserin）

【商品名】ロナセン Lonasen ／ブロナンセリン（製薬会社名）

（武田 俊彦）

### 薬理説明

　ブロナンセリンは，わが国で開発され，2008年1月に錠剤と散剤が承認となった。中枢ドーパミン（D$_2$）受容体に対して強い拮抗作用を示し，その結合親和性はリスペリドン以上に強い。一方，セロトニン（5-HT$_{2A}$）受容体への親和性はD$_2$受容体のそれよりもやや弱いためDSA（Dopamine-Serotonin Antagonist）と称される。それ以外のヒスタミン（H$_1$），アドレナリン（$\alpha_1$），ムスカリン性アセチルコリン（M$_1$）受容体への親和性は極めて低く，それらの受容体阻害に関連する過鎮静，眠気，食欲増加，低血圧，口渇，便秘，記銘力障害などの副作用は少ない。特にH$_1$阻害作用は，現在（2017年7月）使用できる非定型抗精神病薬の中で最も弱い。

### 処方の実際

　適応症は統合失調症のみである。いわゆる非鎮静系抗精神病薬で，副作用としての過鎮静は少ない。抗幻覚妄想効果は十分強く，臨床試験ではハロペリドールやリスペリドンと同等の効果がみられた。陰性症状への効果の強さや鎮静系の副作用の少なさでは，ハロペリドールよりも優れ，リスペリドンとは同等以上と考えられている。しかし，リスペリドンやオランザピンよりも急性期での鎮静効果は弱く，鎮静が必用な症例では，バルプロ酸のような鎮静作用を有する向精神薬の併用など処方上の工夫が必要である。

　鎮静以外の副作用は少なく，特に糖や脂質代謝，プロラクチン，心電図への影響が少ないため，長期服薬における安全性は高い。

　このように非鎮静系薬剤であることに加えて副作用が少ないので，維持療法でのアドヒアランス維持に適している。さらに副作用に敏感な初発例や若年例，他剤に対して不耐性の症例にも適している。

|  | 剤　形 | 製薬会社 | 適　応 |
|---|---|---|---|
| ロナセン | 錠剤：2mg，4mg，8mg<br>散剤：2% | 住友ファーマ | 統合失調症 |

**用 量 例**

●ブロナンセリンとリスペリドンとの換算は4：1，ハロペリドールとの換算は2：1と考えられている。急性期用量は，初発例では4〜16mg/日，再発例では8〜20mg/日，維持期用量は4〜16mg/日が目安である。

*実際に処方したときのエピソード●*・・・・・・・・・・・・・・・・・・・・・・・・・・・・・・・・・・・・

症例1：急性期の興奮に対してクエチアピンを併用した症例

30歳，男性。受診の3カ月前から幻聴が出現し，外出を恐れるようになったため来診した。本剤4mg/日を投与したところ，1週間で自覚的に幻聴や妄想気分が軽減した。しかし活動性や自閉性はそれ以上に改善し，妄想内容を積極的に家人に主張するようになり，聞き入れられないと興奮するようになった。1週間後の診察で，本剤を16mgに増量しクエチアピン100mgを併用した。その後急速に陽性症状も改善したためクエチアピンは漸減中止し，維持療法は本剤8mgで行った。

症例2：本剤への変更で過鎮静が改善した症例

26歳，女性。誹謗中傷を内容とする幻覚妄想状態があり，アリピプラゾール24mgでそれら陽性症状は速やかに改善した。しかし服用初期から徐々に倦怠感，意欲低下が生じ，睡眠時間が毎日12時間以上になった。アリピプラゾールを徐々に減量し，7mgに至っても上記状態が全く改善しなかったため，本剤6mgに置換した。その後速やかに気分と倦怠感が改善し，10日後には睡眠時間も8時間ほどになり日常生活が支障なく送れるようになった。

(**ワンポイント アドバイス**)

●**処方の際の留意点**

ブロナンセリンは非鎮静系抗精神病薬なので，興奮が強い症例に使用する場合には，気分安定薬や抗精神病薬などによる増強療法が一時的に必要である。また，鎮静系抗精神病薬から置換する場合に，置換のスピードが速いと，脱抑制や不眠を招くことがある。高プロラクチン血症による性腺機能障害は一般的に少ないが，これは個人差が大きく注意が必要である。ブロナンセリンは，肝代謝酵素CYP3A4で主に代謝されるため，その阻害薬（ケトコナゾールなど）との併用で血中濃度が上昇する。単回投与での血中半減期は8〜19時間だが，連続投与した場合には70時間あまりに延長し1日1回投与でも十分である。

●**服用のしかたと留意点**

副作用が少なく安全な薬剤だが，服薬量が16mg/日を超えると錐体外路症状が出る可能性がある。また，空腹時と食後では血中濃度が後者で高いことがわかっているので，効果を最大限に発揮させるためには食後の服用が望ましい。眠気などの鎮静系副作用が極めて少ないので，日中の服薬が可能である。

# ブロナンセリンテープ （blonanserin transdermal patch）

**【商品名】** ロナセンテープ Lonasen Tapes

（藤田 明里・佐久間 健二・岩田 仲生）

## 薬理説明

　ブロナンセリンテープは世界初の貼付剤の抗精神病薬である。その剤型に由来して，小腸及び肝臓での初回通過効果を受けずバイオアベイラビリティが高いこと，経口剤と比べ時間経過に伴う血中薬剤濃度の変動が小さいこと，副作用の出現時に本剤を剥がすことにより即座に体内への薬剤吸収を中止できること，患者・家族・医療者が貼付の有無や投与量を視認できること，経口服薬が困難な患者に安全に投与ができることなどの利点がある。

## 処方の実際

　ブロナンセリンテープの急性期統合失調症に対する有効性と安全性を検討した最新の系統的レビュー（PMID：32000271 Kishi et al., 2020）によると，ブロナンセリンテープ40mgおよび80mgは陽性・陰性症状評価尺度（PANSS）合計スコア，PANSS陽性サブスケールスコア，PANSS陰性サブスケールスコアの改善度はプラセボより優れていた。これらのアウトカムにおいて，ブロナンセリンテープ80mgは40mgよりも優れていた。また，反応率はプラセボより高かった。ブロナンセリンテープ40mgおよび80mgは，全ての理由による治療中断率はプラセボと同等だった。統合失調症症状悪化の出現頻度はプラセボより低かった。アカシジアの出現頻度，錐体外路症状の出現頻度，抗コリン作用薬の使用頻度，紅斑の出現頻度はプラセボより高かった。薬原性錐体外路症状評価尺度（DIEPSS）のスコア，体重，血中プロラクチンはプラセボより高かった。振戦，めまい，傾眠，7％以上の体重増加，便秘の出現頻度，血中トリグリセリドと血糖

| | 剤　形 | 製薬会社 | 適　応 |
|---|---|---|---|
| ロナセンテープ | 貼：20mg，30mg，40mg | 住友ファーマ | 統合失調症 |

の変化はプラセボと同等だった。また，ブロナンセリンテープ80mgは40mgよりも錐体外路症状の出現頻度と抗コリン作用薬の使用頻度，DIEPSSのスコアは，高かった。

### 用 量 例

●通常，成人にはブロナンセリンとして40mgを1日1回胸部，腹部，背部のいずれかに貼付し，24時間ごとに貼り替える。また，患者の状態に応じて最大用量の80mgを1日1回貼付することもできる。

### *実際に処方したときのエピソード●*…………………………………

　34歳，女性。幻聴と妄想に基づいてアルカリ性洗剤を誤飲し，統合失調症および腐食性食道炎・胃炎の加療のために当院へ入院となった。患者は幻聴と妄想に対して抗精神病薬による薬物療法が早急に必要な状態であったが，経口服薬が困難であったため，貼付剤であるブロナンセリンテープを開始した。本剤40mgを開始したところ，幻聴と妄想の訴えは速やかに改善した。入院から4週後には，精神症状は安定し，身体症状も軽快したため，自宅退院となった。

### ワンポイント　アドバイス

#### ●処方の際の留意点

　本剤は，昏睡状態の患者，バルビツール酸誘導体の中枢神経抑制剤の強い影響下にある患者，アドレナリン・アゾール系抗真菌剤・HIVプロテアーゼ阻害剤・コビシスタットを投与中の患者，本剤の成分に対して過敏症の既往歴のある患者に対して投与禁忌である。本剤は，貼付部位の紅斑や掻痒感などの皮膚障害の発症リスクがある。皮膚障害は，まず経過観察を行い，自然軽快しない場合は，必要に応じてステロイド外用剤・抗ヒスタミン外用剤・保湿剤を使用する。

#### ●服用のしかたと留意点

　本剤は半透明のフィルム状の貼付剤であり，伸縮性は乏しく，皮膚の汚れや汗により剥がれやすくなる。そのため，入浴後の貼り替えが好ましいが，毎日入浴しないケースもあるため，適切な貼付タイミングを主治医と相談する。また，光線過敏症のリスクがあるので，貼付部位への直射日光を避ける。さらに本剤の上から別の貼付剤を重ねて貼付しないように注意する。

# プロペリシアジン（propericiazine）

【商品名】ニューレプチル Neuleptil

（柳田 浩）

## 薬理説明 /

プロペリシアジンはフェノチアジン系抗精神病薬に属し，ドーパミン（D$_2$）受容体遮断作用，セロトニン（5-HT$_2$）受容体遮断作用に加え，強力なノルアドレナリン（α$_1$）受容体遮断作用を有する。

## 処方の実際 /

統合失調症患者において，とくに攻撃性の強い患者に対しては十分量の抗ドーパミン作用と抗ノルエピネフリン作用が必要であるとされ，ときに1日150mg程度の投与量が必要な場合が多く，他剤で効果不十分であった症例への追加投与が奏効する場合がある。適応は統合失調症であるが，認知症患者および夜間せん妄患者における問題行動に対しても有用である。

## 用量例 /

● 統合失調症患者に対して

1日10〜60mgを分服（適宜増減）。

● 夜間せん妄あるいは認知症の問題行動に対して（適応外）

3〜15mg/1×眠前投与とし，効果不十分であれば夕薬に適宜追加投与とすると，比較的鎮静効果が得られやすい。

### 実際に処方したときのエピソード ●

症例1：統合失調症

56歳，主婦。約半年前より「天井から監視されている」「ゴミの収集車に集音マイクがついているので朝は怖くて会話ができない」「皆が悪口を言っている」といった注察妄想，被害妄想が出現。家族とともに受診し，外

| | 剤　形 | 製薬会社 | 適　応 |
|---|---|---|---|
| ニューレプチル | 錠剤：5mg，10mg，25mg<br>細粒剤：10%<br>液剤：1% | 高田 | 統合失調症 |

48

来では切実に一連の出来事を訴え興奮状態で訂正は不能であった。本剤を75mg（毎食後）より開始し，投与初期に傾眠と立ちくらみ（起立性低血圧）を一過性に認めた。その後125mg（毎食後75mg，眠前50mg）まで増量。投与3週間後より注察妄想，被害妄想は改善傾向となり，興奮することもなくなった。

症例2：認知症の問題行動，夜間せん妄

58歳，男性。1カ月前に左中大脳動脈域の脳梗塞を発症。右片麻痺，記銘力障害を呈しリハビリ目的にて回復期リハビリ病棟に入院となった。入院初日より夜間ベットから転落し大声で騒いでしまうなどの行動が出現。本剤5mgの錠剤を処方するも吐き出してしまい内服できず。本剤の内服液1％に変更し1.5cc（15mg相当，夕0.5cc，寝前1cc）を投与とした。夜間の睡眠リズムが確立し1週間ほどで夜間せん妄は改善した。午前中のリハビリの際に傾眠傾向が目立つため本剤の影響も否定できず，夜間せん妄も改善していることから，その後本剤を漸減中止とした。

### ワンポイント アドバイス

#### ●処方の際の留意点

強力なノルアドレナリン受容体遮断作用を有するため，副作用として起立性低血圧症，反射性頻脈，過鎮静を生じやすい。とくに高齢者の場合，上記副作用に加え錐体外路症状や尿閉が生じやすい。また炎症反応の高い患者において血中濃度の上昇をきたすとの報告もあり，投与中患者の全身状態悪化の際には過鎮静に対して留意する必要がある。また皮質下部の脳障害（脳炎，脳腫瘍，頭部外傷後遺症等）の疑いのある患者においては高熱反応があらわれるおそれがあるので，原則禁忌である（特に必要とする場合には慎重に投与すること）。

昏睡状態，バルビツール酸誘導体などの中枢神経抑制剤の強い影響下にある患者，アドレナリンを投与中の患者（アナフィラキシーの救急治療に使用する場合を除く），フェノチアジンおよびその類似化合物に過敏症のある患者は投与禁忌である。

#### ●服用のしかたと留意点

眠気，注意集中力の低下，反射運動能力の低下をきたすことがあるので，自動車の運転などや危険をともなう作業には内服時は従事しないようにする。特に高齢者では内服開始直後の眠気やふらつきに注意をする必要がある。副作用が強く出た場合は医師と相談すること。

# ブロムペリドール（bromperidol）

## 【商品名】ブロムペリドール（製薬会社名）

（森嶋　友紀子）

### 薬理説明 /

　ブロムペリドールは，抗精神病薬の代表と考えられているハロペリドールと類似した化学構造をもつブチロフェノン系抗精神病薬である。フェノチアジン系薬剤と比較して，より選択的なドーパミン受容体遮断作用があり，ムスカリン受容体遮断作用，アドレナリン（$\alpha_1$）受容体遮断作用は弱い。

### 処方の実際 /

　適応は統合失調症であるが，ほかの精神障害の幻覚妄想状態にも効果がある。抗幻覚妄想作用はハロペリドールと同等であると考えられているが，錐体外路症状や鎮静作用が少ないため外来患者や高齢者にも使いやすい。投与量は通常1日3～36mgまでとされているが，軽症の統合失調症や認知症の問題行動には1mgでも十分奏効することもある。半減期が20～31時間と長いため1日1回の投与も可能であり，コンプライアンスの面でも使用しやすいといえる。

### 用量例 /

●統合失調症，その他の幻覚妄想状態に対して

　本剤3～36mgを症状に応じて漸増。投与回数は1～2回（朝，夕または就寝前）。

●認知症の問題行動，夜間せん妄に対して（適応外）

　本剤1mg前後を就寝前。

| | 剤　形 | 製薬会社 | 適　応 |
|---|---|---|---|
| ブロム<br>ペリドール | 錠剤：1mg，3mg，6mg<br>細粒剤：1% | 共和 | 統合失調症 |
| | | 沢井 | |

*実際に処方したときのエピソード*●·····························

　症例1：29歳，男性。「自分の考えていることが他人に伝わってしまう。テレビで自分のことを放送している。見ている人も影響されて悲しんでいるため，自分の居場所がなくなってしまった」という幻覚妄想状態が約6カ月間持続していた。会社も退社し自閉的になっていたところ，両親に勧められ受診となった。本剤を1日12mg（朝・夕食後3mg，就寝前6mg）服用したところ，約3週間で症状は改善した。その後，漸減し，1mgの維持量で社会復帰が可能となった。

　症例2：91歳，男性。5〜6年前より物忘れが出現，アルツハイマー型認知症と診断を受けた。1カ月前より夕方頃より落ち着きがなくなり，「帰る」と言い始め，ときに「人殺し」と包丁を持ち出すことがあり，家族が対応困難となった。高血圧，狭心症の既往があるため循環器系副作用の少ない本剤を1mg就寝前投与したところ，過鎮静もなく問題行動が改善した。家族が希望していた在宅介護の継続が可能となった。

（ワンポイント　アドバイス）

●処方の際の留意点

　ハロペリドールより頻度は少ないとはいうものの，投与量にかかわらず，副作用として錐体外路症状が出現する可能性がある。コンプライアンス不良となる原因にもつながるため，若年の患者，とくに病識のない場合には抗パーキンソン薬を併用，もしくは頓用で処方したほうがよい。高齢者にはふらつきなどに注意をしながら処方し，家族にも副作用についてよく説明しておく。

　幻覚妄想状態にある患者は病識がない場合が多く，服薬を拒否したり，不規則になりやすい。専門家以外の方はカウンセリングなどの精神療法をすすめることがあるが，とくに統合失調症の幻覚妄想状態には薬物療法が第一選択である。

●服用のしかたと留意点

　患者は，医師・薬剤師等の説明や処方箋の記載，説明文書の記載を守り，医療者との相談なしに自己判断での中止や内服方法の変更を控えること。1日に1回の服薬では内服への抵抗が減ると思われるので，治療効果が得やすいと考える。

# ペルフェナジン （perphenazine）

**【商品名】** トリラホン Trilafon ／ ピーゼットシー PZC

（山口 登）

## 薬理説明

　フェノチアジン系抗精神病薬であるペルフェナジンは，主にドーパミン（$D_2$）受容体遮断作用を有するとともにセロトニン（5-$HT_2$），アドレナリン（$\alpha_1$），ムスカリン性アセチルコリン（Ach）受容体遮断作用を有している。クロルプロマジン100mg換算の等価用量は約8.9mgである。

## 処方の実際

　抗幻覚・抗妄想作用を有する。統合失調症の亜急性から慢性期にみられる自発性の低下，意欲減退などに対して広く使用される。激しい精神運動興奮，錯乱などに対しては通常あまり使用しない。統合失調症以外では，うつ病の二次妄想や不安・焦燥症状に対し用いられる。

　副作用は，錐体外路症状（パーキンソン症状，アカシジア，ジストニア），眠気，口渇や便秘などの自律神経症状が出現する可能性がある。いずれも減量あるいはパーキンソン病治療薬の使用やほかの抗精神病薬への変更により対処可能である。また，ほかのフェノチアジン系抗精神病薬と同様に，白血球減少，血小板減少，体重増加，血圧降下，月経異常，乳汁分泌，悪性症候群，抗利尿ホルモン不適合分泌症候群（SIADH），麻痺性イレウス，眼障害（角膜・水晶体の混濁，角膜色素沈着），遅発性ジスキネジアなどが出現する可能性がある。重篤な副作用が出現した場合には，減量あるいは変更・中止ならびに身体的対症療法が必要となる。

| | 剤　形 | 製薬会社 | 適　応 |
|---|---|---|---|
| ピーゼットシー | 錠剤：2mg，4mg，8mg<br>細粒剤：1％<br>注射剤：2mg/1ml/1 管（筋注） | 田辺三菱 | 統合失調症／術前・術後の悪心・嘔吐／メニエル症候群（眩暈・耳鳴） |

## 用 量 例

●統合失調症の成人患者に対して

1日6〜48mgを3回に分け，または朝・夕の2回に分けて経口投与する。慢性期の維持用量としては，1日6〜24mgが適当である。なお，年齢，症状により適宜増減する。

●うつ病の二次妄想や不安・焦燥症状に対して（適応外）

1日2〜12mgを症状に応じて用いる。

●術前・術後の心因反応・悪心・嘔吐に対して

2〜5mg筋注または経口投与。

●メニエル症候群（眩暈・耳鳴り）に対して

6〜12mg経口投与が有効となることがある。

### *実際に処方したときのエピソード*●……………………………………

幻聴・被害関係妄想に対し，ハロペリドール12mgが投与されていた統合失調症患者が，自閉的で社会的引きこもり状態を呈した際，本剤16mg/日を分2投与し，ハロペリドールの漸減を試みたところ，上記症状の減衰ならびに活動性の増加が認められた。その後，約1年かけてハロペリドールを漸減・中止したが幻聴・妄想の増悪はみられなかった。

### ワンポイント アドバイス

#### ●処方の際の留意点

併用禁止薬としてエピネフリンがあげられ，血圧降下作用の増強が懸念されている。ただし，アナフィラキシーの救急治療に使用する場合を除く。自動車の運転など危険を伴う機械操作は控えるよう指導すべきである。また制吐作用があるため，嘔吐症状を不顕性化する可能性がある。

#### ●服用のしかたと留意点

患者は，医師・薬剤師等の説明や処方箋の記載，説明文書の記載を守り，医療者との相談なしに自己判断での中止や内服方法の変更を控えること。

［追記］米国National Institute of Mental Health（NIMH）主導のClinical Antipsychotic Trials of Intervention Effectiveness（CATIE）Study（Lieberman, J. A.ら, 2005）によれば，ペルフェナジンは，第二世代（非定型）抗精神病薬と効果・有害作用を含めた全体の有用性（治療継続率）はほぼ同等の結果であった。したがって，ペルフェナジンは，非定型抗精神病薬に劣らず，かつ費用が安いことから使用価値が高いことが示唆されている。

# ペロスピロン（perospirone）

【商品名】ルーラン Lullan ／ペロスピロン（製薬会社名）

（中山 和彦）

## 薬理説明

ペロスピロンは，ドーパミン（$D_2$）受容体遮断作用とセロトニン（5-$HT_2$）受容体遮断作用を有するセロトニン・ドーパミン・アンタゴニスト（SDA）で，非定型抗精神病薬に分類される。非定型抗精神病薬は従来型の定型抗精神病薬と異なり，錐体外路症状や乳汁漏出性無月経などの副作用が少なく，また，治療が困難であった統合失調症の認知障害や陰性症状に対して，従来薬よりも効果が期待される。

## 処方の実際

ペロスピロンは，幻覚，妄想などの陽性症状，感情的ひきこもり，運動減退などの陰性症状，さらには不安，抑うつなどの症状に対して改善効果が認められている。とくに定型抗精神病薬とは異なり，「その人らしさを取り戻し，感情面での動きを自然にする」といった印象がある。開始時の状態像でみると，幻覚・妄想などの陽性症状を前景とする症例では12〜48mgで，自発性欠如・感情鈍麻などの陰性症状が前景の慢性経過の症例では12〜24mgの用量で，高い改善効果が認められている。

副作用の面では，錐体外路症状やプロラクチン増加による月経障害が少ないことから使用しやすく，患者の生活の質（QOL）向上に有用である。対象患者は，初期の統合失調症患者から高齢者まで幅広い。ただし，糖尿病の患者には慎重投与となっている。

このほか本剤の薬理作用の特徴として，ほかの非定型抗精神病薬と比較してセロトニン（5-$HT_{1A}$）受容体刺激作用が比較的強いことであり，このことが，本剤の不安，抑うつなどの症状への効果に関係していると考えられている。また，血中濃度半減期が短いことから（6mgで2.3時間），1日2

| | 剤　　形 | 製薬会社 | 適　応 |
|---|---|---|---|
| ルーラン | 錠剤：4mg，8mg，16mg | 住友ファーマ | 統合失調症 |

〜3回の投与が推奨される。

### 用量例

●通常，成人1回4mgで1日3回から開始し，徐々に増量する。

その後，症状に応じて1日12〜48mgを3回に分けて食後に投与する。統合失調症では患者の状態により用量は異なるが，力価の等価換算によると，本剤：ハロペリドール＝4：1，リスペリドン：ハロペリドール＝0.5：1となっていることがひとつの目安となる。すなわち，対象となる患者から想定されるハロペリドールの投与量の4倍の用量が本剤の投与量の目安となる。

### *実際に処方したときのエピソード*●

28歳，女性。アルバイトをするが続かずほとんど家にいることが多かった。ある日，窓の外の風景がいつもと違う感じがして恐怖を感じた。同時に生活音が耳に響き，テレビの報道で自分の情報が流れていると感じるようになった。いつも誰かに観察されているという確信をもった。本剤による治療が12mgで開始された。2週目に24mgに増量したころより注察感がなくなり，現実を取り戻してきた。1カ月を過ぎてから聴覚過敏も消失，知覚変容体験もなく少しずつ外出も可能になってきた。特に月経異常や乳汁分泌もなく積極的に服用ができている。

### ワンポイント アドバイス

#### ●処方の際の留意点

自動車の運転など，危険を伴う機械操作は控えるよう指導する。脱水・栄養不良状態などを伴う身体衰弱のある患者では悪性症候群が起こる危険性が高まる。制吐作用があるため，嘔吐症状を不顕性化する可能性がある。また，錐体外路症状は少ないといっても，ときにアカシジアなどが発現することがある。対処法としては，抗パーキンソン薬やベンゾジアゼピン系抗不安薬の頓用が勧められる。

#### ●服用のしかたと留意点

患者は，医師・薬剤師等の説明や処方箋の記載，説明文書の記載を守り，医療者との相談なしに自己判断での中止や内服方法の変更を控えること。また，本剤の吸収は食事の影響を受けやすいので，食後に服用するよう指導する。今日，様々な新規抗精神病薬が用いられるようになったが，本剤は副作用が少なく，使いやすい特徴をもっている。

# モサプラミン （mosapramine）

【商品名】クレミン Cremin

（山口 登）

### 薬理説明

　モサプラミンはクロカプラミン，カルピプラミンと並ぶイミノジベンジル系抗精神病薬である。この系の薬剤は三環系抗うつ薬のイミプラミンと類似構造をもっている。

　モサプラミンは，ドーパミン（$D_2$）受容体遮断作用とともにセロトニン（5-HT$_2$）受容体遮断作用を有している。

### 処方の実際

　モサプラミンの主要な標的症状は，幻覚・妄想，自発性減退，感情鈍麻，不安である。すなわち，幻覚・妄想などの陽性症状から無為，自閉，感情鈍麻などの陰性症状まで，広い治療スペクトラムを有している。

　イミノジベンジル系薬剤はいずれも情動面と行動面の両方に賦活的に作用するが，とくにモサプラミンは統合失調症患者の無為・自閉を軽減させ，薬物療法以外の治療（生活療法，精神療法，作業療法，デイケアなど）への導入期ならびに慢性期における陽性症状と陰性症状の緩和と寛解維持に有効である。

　しかし，激しい精神運動興奮や攻撃性に対する治療薬としては不適当である。

　副作用は，フェノチアジンならびにブチロフェノン系抗精神病薬に比べ，出現頻度は少ないが，錐体外路症状（パーキンソン症状，アカシジア，ジストニア），眠気，口渇，便秘など，ほかの抗精神病薬と同様の症状が出現する可能性がある。これらに対しては，投与量変更（減量）あるいはパーキンソン病治療薬の使用で対処可能である。また前述したように賦活作用

| | 剤　形 | 製薬会社 | 適　応 |
|---|---|---|---|
| クレミン | 錠剤：10mg，25mg，50mg<br>顆粒剤：10% | 田辺三菱 | 統合失調症 |

が主体であり鎮静作用は弱いため，クロカプラミンやカルピプラミンより
は少ないものの，まれに精神運動興奮，攻撃性の悪化や不安・焦燥の出現
がみられることがある。いずれも減量など投与量変更，抗不安薬あるいは
鎮静的な抗精神病薬の使用で対処可能である。

### 用 量 例

● 通常，成人1日30～150mgを3回に分け，ときに朝・夕の2回に分けて，
経口投与する。なお，年齢，症状により適宜増減するが，1日300mgま
で増量することができる。

### *実際に処方したときのエピソード*●...........................................................

　ハロペリドール6mg/日とレボメプロマジン150mg/日の投薬により陽性
症状の軽減がみられたが，無為，自閉，感情鈍麻などの陰性症状が目立つ
統合失調症の症例において，多剤併用から本剤150mg/日の分3投与とし，
ハロペリドールとレボメプロマジンの漸減を試みたところ，過鎮静の軽減，
自発性の向上がみられ，作業所での活動性が増加した。約1年後には，本
剤150mg/日を継続し，ハロペリドール中止，レボメプロマジン50mg／日
への減量で，陽性症状の増悪はみられていない。同時に抗コリン性パーキ
ンソン病治療薬や緩下薬も減量できた。

### （ワンポイント アドバイス）

#### ●処方の際の留意点

　症例によっては，モサプラミンの賦活効果により，精神運動興奮，攻撃性，
不安，焦燥感が増強する可能性がある。

#### ●服用のしかたと留意点

　患者は，医師・薬剤師等の説明や処方箋の記載，説明文書の記載を守り，医
療者との相談なしに自己判断での中止や内服方法の変更を控えること。

# リスペリドン（risperidone）

**【商品名】** リスパダール Risperdal ／リスペリドン（製薬会社名）

（岩波 明・岡島 由佳）

## 薬理説明

リスペリドンはドーパミン（$D_2$）拮抗作用と，セロトニン（5-$HT_2$）拮抗作用を有するセロトニン・ドーパミン・アンタゴニスト（SDA）であり，近年統合失調症の治療薬の中心となっている非定型抗精神病薬の代表的な薬剤である。

## 処方の実際

現在の統合失調症の治療薬として，大部分は非定型抗精神病薬が使用されている。そのなかでも，リスペリドンは最も代表的な薬剤であり，日本においても第一選択として使用されることが多い。リスペリドンは抗幻覚妄想作用に関して，従来の中心的な薬剤であったハロペリドールと同等かそれ以上の効果をもつという報告があり，その他，陰性症状や認知障害にも有効である。またリスペリドンでは，定型抗精神病薬に比較してアカシジアなどの錐体外路症状の出現頻度が少ないことが報告されているが，全くないわけではない。また一時リスペリドンによる「目覚め現象」や希死念慮の出現が報告されたが，これらはどの抗精神病薬にも共通する現象で，ほかの薬剤と比較して決して高率にみられるものではない。リスペリドンのわが国における適応疾患は統合失調症であるが，アメリカでは広く精神障害全般への投与が認められており，躁状態，老人のせん妄などにも有効である。

| | 剤　形 | 製薬会社 | 適　応 |
|---|---|---|---|
| リスパダール | 錠剤：1mg，2mg，3mg<br>細粒剤：1％<br>内用液：1mg/ml<br>口腔内崩壊錠：0.5mg，1mg，2mg | ヤンセンファーマ | 統合失調症<br>［以下は錠剤3mgは除く］<br>小児期の自閉スペクトラム症に伴う易刺激性 |

**用 量 例**

●軽症例では，1〜2mgを初期投与とするが，精神運動興奮の激しい例では，6mg以上から開始することもある。最大用量は12mgである。病識が不十分で，通常の錠剤，散剤の服用が難しい例では，内用液の使用が効果的である。

***実際に処方したときのエピソード●**················································

　40歳，女性。専業主婦として問題なく生活していた。2週間前から「マンションの隣の家の人が自分たち家族を見張っている」「自分が部屋を移動すると，その後をつけて隣の家の人も移動し，自分たちの会話に耳をすます。また壁越しに音をたてて嫌がらせをする」「ゴミなどもチェックし，それを近所に言いふらしているようである」といった考えが強くなってきた。夫に相談するも，夫は気がつかないという。不安感や不眠が強くなったため精神科を受診した。初診時，器質的精査では問題がなく，統合失調症（妄想型）と診断した。リスペリドン2mgとブロチゾラム0.25mgを就寝時に投与したところ，1週間後には「徐々に隣のことは気にならなくなってきた」と話すようになり，1カ月後には病的体験は認められなくなった。

**ワンポイント アドバイス**

●**処方の際の留意点**

　リスペリドンによる錐体外路症状の出現頻度は定型抗精神病薬より少ないが，ときにアカシジアなどがみられることがあり，抗パーキンソン薬などの併用が必要である。また女性においては，高プロラクチン血症をきたし，無月経，乳汁漏出などを引き起こすこともみられ，この場合はほかの薬剤への変更が望ましい。精神運動興奮が激しく，本剤で十分な鎮静効果が得られない場合は，クロルプロマジンなどとの併用が勧められる。陽性症状に対する効果が不十分な場合は，オランザピン，クエチアピンなどへの変更，または併用も考慮する。また本剤内用液の使用は，服薬コンプライアンスの向上に有用である。

●**服用のしかたと留意点**

　リスペリドンは服薬における違和感が少なく，服用しやすい薬物である。ただ症状の改善に伴い，副作用としての眠気がみられることがあり，この場合は減薬が望ましいので担当医と相談することをすすめる。

# リスペリドン持効性懸濁注射液 （risperidone）

【商品名】リスパダールコンスタ Risperdal Consta Intramuscular Injection

（柴田　勲）

## 薬理説明 /

　リスペリドン持効性懸濁注射液は現在，市販されている唯一の第二世代抗精神病薬の長時間作用型筋肉内注射剤である。投与後，血中濃度が治療域に到達するまでに3週間かかり2週間持続する。作用時間以外の薬理作用はリスペリドンに準じているが，経口薬と比較して最高血中濃度と最低血中濃度の変動幅が小さいため，効果が優れており副作用は少ないことが考えられている。これまでの持効性注射剤は脂溶性であったが，本剤は水溶性であるため投与時の疼痛は少ない。

## 処方の実際 /

　日本では，これまで持効性注射剤は明らかに服薬アドヒアランスが低下していると思われる患者などに限定的に投与されていた。しかし，統合失調症患者の実際の服薬アドヒアランスは著しく低下している可能性があるが診療場面で把握することは困難であり，さらに，4割以上という高い割合で患者自身が本剤を希望したという多数の調査結果がある。よって，さらなる症状の改善や副作用の軽減のためにも，持効性注射剤の情報提供は症状の安定している患者も含め全ての患者に行うことが望ましい。本剤希望患者に対しては，服薬せずにすむという最大のメリットを生かすために薬物の単剤化を目指す必要がある。睡眠導入剤や抗不安薬は患者が症状をつらく感じたときに服用するように指示することで，自己管理に関心が向きアドヒアランスの向上につながるものと考えられる。

## 用量例 /

●経口リスペリドンから本剤への換算は，経口リスペリドン2.5mg/日，3.75mg/日，5mg/日が本剤25mg/2週，37.5mg/2週，50mg/2週に対応するものと考えられる。ただし，6mg/日よりも高用量の経口リスペリドンから本剤50mg/2週への置換が可能であった症例等も存在することから，あくまでも目安とした方がよいと思われる。

| | 剤　形 | 製薬会社 | 適　応 |
|---|---|---|---|
| リスパダールコンスタ | 筋注：25mg , 37.5mg , 50mg | ヤンセンファーマ | 統合失調症 |

***実際に処方したときのエピソード●*** ・・・・・・・・・・・・・・・・・・・・・・・・・・・・・・

　60歳，男性，慢性統合失調症。27歳頃に幻覚妄想状態により発症。複数の入院歴がある。最終入院後は外来通院しリスペリドン12mg，クロルプロマジン300mg，レボメプロマジン200mg，ビペリデン6mg/日の投与により，陽性症状はみられず，デイケアに通いながら生活保護を受けて単身生活をしていた。本剤を紹介したところ，「薬がなくなり楽」という理由で切り替えを希望した。これまでの経口薬に本剤25mg/2週を上乗せし，4週後に本剤を37.5mg/2週に増量し経口リスペリドンを10mgに減量，8週後には本剤を50mg/2週に増量し経口リスペリドンを8mgに減量した。その後，本剤50mg/2週を継続しながら4週間毎に経口リスペリドン2mgを減量し24週後に経口リスペリドンを中止とした。経口リスペリドン中止後より，併用されている抗精神病薬を漸減中止したが陽性症状の悪化はみられなかった。その後，抗パーキンソン薬は必要時の服用を指示し，患者のペースで減量・中止することができた。時に「昔，職場でいじめられたことが頭に浮かんでつらくなる」との訴えがあるが，リスペリドン内用液2cc＋ロラゼパム1mgを自らの判断で服用することによりコントロール可能である。

（ワンポイント アドバイス）

●**処方の際の留意点**

　経口リスペリドンの留意点に順ずるが，切り替えの際，経口薬はそのまま継続し安全面への配慮のため本剤は25mg/2週から開始する。4週間毎に本剤12.5mg/2週を増量し経口リスペリドン2mgを減量する。経口リスペリドンが6mg/日より多い場合は本剤50mg/2週の投与を継続し経口リスペリドンは症状を観察しながら同様に減量する。理論上は本剤を投与して3週後より経口リスペリドンを減量するのが望ましいが，薬物調節のための来院回数が増えてしまい患者の負担が増してしまうために前述の方法が好ましいと思われる。本剤への置換完了後，抗パーキンソン薬が併用投与されており錐体外路症状が認められない場合，漸減し中止する。

●**服用のしかたと留意点**

　副作用と思われるような症状が出た場合は，ただちに医師に相談すること。経口薬が中止となり2週間に1回の本剤投与のみによる維持療法が可能となった場合，受診を忘れる可能性があるため次回の受診日を明記したカード等を作成し患者に手渡すのが望ましい。

# ルラシドン（lurasidone）

【商品名】ラツーダ Latuda

（伊豫　雅臣）

### 薬理説明

　ルラシドンは我が国で開発され，我が国では米国に10年遅れて2020年6月11日に発売された薬剤である。ドパミンD$_2$，セロトニン（5-HT）$_7$及び5-HT$_{2A}$受容体に対しアンタゴニストとして，5-HT$_{1A}$受容体にはパーシャルアゴニストとして作用するセロトニンドパミンアンタゴニスト（SDA）である。ヒスタミンH$_1$，ムスカリンM$_1$受容体に対しては結合親和性をほとんど示さない薬剤であるため，体重増加や過鎮静，口渇，便秘などの副作用は非常に少ない。

### 処方の実際

　本薬剤の適応は統合失調症及び，双極性障害におけるうつ症状の改善である。統合失調症の陽性症状，興奮，陰性症状の改善を目的に処方するが，不安や抑うつ，認知障害にも効果が期待できる薬剤である。用量は40mgから80mgであり，臨床試験では40mgで改善の乏しかった患者では80mgに増量することによって統合失調症症状が有意に改善しており，40mgで効果不十分の場合には80mgまで増量する価値がある。また錐体外路系への副作用の発現率は低く，代謝系や心血管系への副作用の発現率も低い。しかし，一般の抗精神病薬での治療に抵抗性の統合失調症患者（クロザピン適応患者）には効果は乏しいと考えられる。非鎮静系の抗精神病薬であることから，興奮が激しい患者に対しては投与開始初期には鎮静補助薬が必要となることがある。

### 用量例

●用法及び用量は，通常，成人にはルラシドン塩酸塩として40mgを1日1

|  | 剤　形 | 製薬会社 | 適　応 |
|---|---|---|---|
| ラツーダ | 錠剤：20mg，40mg，60mg，80mg | 住友ファーマ | 統合失調症<br>双極性障害におけるうつ症状の改善 |

回食後経口投与し，年齢，症状により適宜増減するが，1日量は80mgを超えない。

## *実際に処方したときのエピソード*●⋯⋯⋯⋯⋯⋯⋯⋯⋯⋯⋯⋯

　43歳女性。20歳時に統合失調症の診断で入院加療され，症状寛解して外来通院となった。怠薬による再発を繰り返し，現在まで4回の入院歴がある。半年前の退院後すぐに抗精神病薬内服（オランザピン15mg）は不規則となり，徐々に家族に暴力を振るうようになったため医療保護入院となった。入院時，独語は顕著だが興奮はなかった。薬を飲むと昼間も眠くなり，体重も増えるから飲みたくないと訴えるため，初日はルラシドン40mg夕食後とフルニトラゼパム1mg眠前を処方し，翌日からはルラシドン80mg夕食後のみとした。2週間ほどで幻覚妄想もなくなり，また眠気もなく食欲も普通と話していた。一度の外泊を挟んで入院後4週間で退院となった。

### ワンポイント　アドバイス

#### ●処方の際の留意点

　治験時に発現率5%を超える副作用はなかった。6週間の有効性評価期間では頭痛とアカシジアがそれぞれ4%で頻度の高い副作用であった。長期継続試験はやはり低頻度だが悪心やアカシジアが主な副作用であった。頭痛が出現したときには鎮痛薬，悪心には制吐剤，アカシジアが出現したときには減量または一時的な抗コリン薬またベンゾジアゼピン系薬の併用を検討する。

　また本剤は，主として薬物代謝酵素CYP3A4で代謝されるため，CYP3A4を強く阻害する薬剤及び強く誘導する薬剤は併用禁忌である。また他の抗精神病薬と同様にアドレナリンの作用を逆転させ，重篤な血圧降下を起こすことがあるため，やはり併用禁忌である。

#### ●服用のしかたと留意点

　本薬剤の吸収は空腹時には大きく低下するため，服薬は1日1回食後に行う。眠気，注意力・集中力・反射運動能力等の低下が起こることはあるため，自動車の運転等危険を伴う機械の操作に従事させないよう注意する。妊婦または妊娠している可能性のある女性には治療上の有益性が危険性を上回ると判断される場合にのみ投与し，また授乳婦では治療上の有益性及び母乳栄養の有益性を考慮し，授乳の継続または中止を検討する。

# レボメプロマジン（levomepromazine）

**【商品名】ヒルナミン** Hirnamin ／ **レボトミン** Levotomin ／
**レボメプロマジン（製薬会社名）**

（吉村 玲児）

### 薬理説明

レボメプロマジンはフェノチアジン系の抗精神病薬であり，ドーパミン（$D_2$），アドレナリン（$\alpha_1$），ムスカリン（$M_1$），ヒスタミン（$H_1$），およびセロトニン（5-$HT_2$）受容体に対する遮断作用を有する。抗幻覚・妄想作用は弱いが，鎮静催眠作用および情動安定作用が強い。受容体プロフィールがクロザピンとよく似ていることから，最近では治療抵抗性統合失調症に対して再評価する動きもある。

### 処方の実際

強力な鎮静作用を期待して，統合失調症の精神運動興奮，易怒性，攻撃性，不安・焦燥感などの激越症状に対して投与される場合が多い。一方で，抗幻覚・妄想作用が弱いため，リスペリドンやハロペリドールなどの抗幻覚・妄想作用の強い薬剤と併用されることが多い。躁病に対しても，炭酸リチウムやバルプロ酸ナトリウムなどの双極性障害治療薬と併用されることが多い。また，希死念慮や不安・焦燥感の強い激越型うつ病に対しても抗うつ薬との併用が有効である。さらに，ベンゾジアゼピン系薬剤だけでは調整困難な強固な不眠に対して，少量（5〜10mg程度）を併用すると有効な場合がある。

副作用に関しては，本剤が抗コリン作用を有するため錐体外路症状の出

| | 剤　形 | 製薬会社 | 適　応 |
|---|---|---|---|
| ヒルナミン | 錠剤：5mg，25mg，50mg<br>散剤：50%<br>細粒剤：10%<br>注射剤：25mg/1ml/1管（筋注） | 共和 | 統合失調症，躁病，うつ病における不安・緊張 |
| レボトミン | 錠剤：5mg，25mg，50mg<br>散剤：10%，50%<br>細粒剤：10%<br>注射剤：25mg/1ml/1管（筋注） | 田辺三菱 | |

現は比較的少ないが，口渇，霧視，便秘，ふらつき，血圧低下などを生じ
やすいため，とくに高齢者の投与に対しては注意が必要である。

### 用 量 例

●統合失調症の精神運動興奮に対して

本剤（50mg）3錠/分3（朝・昼・夕）。

本剤（25mg）1アンプル/筋注。

### 実際に処方したときのエピソード●・・・・・・・・・・・・・・・・・・・・・・・・・・・・・・・・・・・・・・・・・・・・・

症例1：28歳，男性，統合失調症。幻覚・妄想状態，精神運動興奮が活
発。「電子音のような言葉が頭に聞こえてきて，自分に命令する」と訴えて，
頻繁に病棟内で意味不明の奇声をあげる。リスペリドン2mg/日から開始し
て4mg/日へと増量。幻覚・妄想状態はかなり改善したが，精神運動興奮や
不眠，焦燥感の改善は不十分であった。そこで，本剤（25mg）3錠/分3
（朝・昼・夕）を追加投与した。その後，これらの症状も改善した。

症例2：39歳，女性，統合失調症。アリピプラゾール12mgで幻覚・妄想
状態や不安・焦燥感などは十分にコントロールできている。不眠がなかな
か改善せず，フルニトラゼパム2mgとブロチゾラム0.25mgを就寝前に投与
したが，それでも頻回に入眠困難や中途覚醒が認められた。そこで，本剤
5〜10mgを夕食後に併用したところ，睡眠障害も改善した。

### ワンポイント アドバイス

#### ●処方の際の留意点

本剤は他の抗精神病薬や双極性障害治療薬あるいは抗うつ薬などと併用され
ることが多い。他の抗精神病薬との併用では，錐体外路症状や血圧低下のリス
クを増加させる。また，抗うつ薬との併用では抗コリン性の副作用の出現リス
クを増加させる。したがって，これらの薬物と本剤とを併用する場合には注意
する必要がある。一方，本剤75mg以下ではリスペリドンおよびその活性代謝
産物の9-ヒドロキシリスペリドンの血中濃度に影響を与えない。

#### ●服用のしかたと留意点

成人には，通常25〜200mgを分割経口投与する。高齢者ではより少量から
投与することが望ましい。ベンゾジアゼピン系睡眠薬では対応できない不眠に
対して5〜10mgを夕食後や睡眠1〜2時間前に投与する使用法もある。高用量
を投与した場合や高齢者では，パーキンソニズム，血圧低下，過鎮静，便秘，
霧視，口渇などの症状が出現しやすい。その際には医師に相談すること。

# アミトリプチリン（amitriptyline）

【商品名】トリプタノール Tryptanol ／アミトリプチリン（製薬会社名）

（近藤 毅）

## 薬理説明

三環系抗うつ薬であるアミトリプチリンは，イミプラミンと同様に，中枢神経系におけるモノアミンの再取り込みを阻害し，シナプス間のモノアミン量を増加させ，後シナプスにおけるモノアミン受容体の感受性を正常化することで抗うつ作用を発揮する。また，ヒスタミン受容体遮断作用も比較的強いものがあり，本剤の有する鎮静効果に関連する。一方，ほかの三環系抗うつ薬と同様に抗コリン性作用を示すが，これらは主として本剤の副作用に関連するものと考えられる。

## 処方の実際

本剤は抗うつ薬のなかでは比較的鎮静効果に優れており，うつ病のなかでも睡眠障害や焦燥感の強い症例に適している。初期には，1日30〜75mgの投与量にて開始し，過鎮静や起立性低血圧などの副作用発現に注意する。その後は，臨床症状に応じて1日150mg程度までの増量が可能であるが，全体的な抗うつ作用があらわれるまでには少なくとも2週間程度の期間を要することが多い。副作用の面からは，本剤の有する強力なムスカリン受容体遮断作用を考慮する必要がある。すなわち，視調節障害，鼻閉，口渇，頻脈，便秘，排尿障害などの末梢性の抗コリン性副作用に加えて，とくに高齢者の使用においては中枢性の抗コリン性副作用であるせん妄，幻覚，精神錯乱などにも留意すべきである。

## 用量例

●うつ病の初期投与量として

本剤（25mg）2錠/分2（夕食後・就寝前）（以降，臨床症状および副作用に応じて投与量の調整を行う）

|  | 剤　形 | 製薬会社 | 適　応 |
|---|---|---|---|
| トリプタノール | 錠剤：10mg，25mg | 日医工 | 精神科領域におけるうつ病・うつ状態，夜尿症，末梢性神経障害性疼痛 |

●遺尿症の治療として

　本剤（25mg）1錠/分1（就寝前）。

●末梢神経障害性疼痛の治療として

　本剤（25mg）1錠/分1（夕食後）（年齢及び症状に応じて投与量の調整を行う）。

### *実際に処方したときのエピソード*●

　46歳，男性。脳梗塞による左不全麻痺のため内科入院中であった。入院3週後より気分がふさぎ，リハビリへの意欲も低下する一方で，社会復帰への不安が高まり不眠・焦燥感を訴えたため，当科紹介となった。本剤（25mg）2錠/日を初期量として処方し，数日後には不眠・焦燥感は軽減。その後，本剤100mg/日まで漸増したところ，治療開始2週後より抑うつ気分も緩和し，リハビリにも積極的な意欲を見せるようになった。4週後より口渇・便秘が出現し，本剤の抗コリン性副作用を考えて75mg/日に減量。その後も，安定した精神状態を保ちながら，順調にリハビリに取り組み続け，2カ月後には内科を退院となった。

### ワンポイント アドバイス

●**処方の際の留意点**

　鎮静作用があるため，服用の時間帯を夕以降とすることで，催眠効果の増強も期待できる。

　本剤は抗うつ薬のなかでも抗コリン性副作用が発現しやすいが，うつ病者においては，もともと身体的に自律神経機能が低下している場合が多く，本剤の投与により麻痺性イレウスや尿閉といった重篤な事態を招来しないよう，副作用監視を注意深く行うべきである。眼圧上昇を悪化させるため，緑内障には禁忌であり，脳器質性精神障害の準備性の高い高齢者の治療においては，せん妄，幻覚などの中枢性の抗コリン性副作用にも十分留意されたい。

●**服用のしかたと留意点**

　不眠，焦燥感などの症状は本剤使用により比較的速やかに改善するが，本態の抗うつ効果の発現は決して迅速ではなく，気分の改善や意欲の回復が得られるまでは根気よく服薬を行うことが重要である。抗コリン性の副作用に関しては，便秘および残尿感などの症状を軽視せず，早い段階で医師に相談し，重篤な抗コリン性副作用への発展を防ぐべきである。

# アモキサピン（amoxapine）

**【商品名】アモキサン** Amoxan

（野村 総一郎）

## 薬理説明

いわゆる第二世代の三環系抗うつ薬とされ，副作用としての抗コリン作用が第一世代の薬物と比較して弱いのが売り物である。作用機序と考えられるモノアミン再取り込み阻害作用については，ノルアドレナリンへの選択性がかなり高い。ほかの抗うつ薬にない特徴としては，ドーパミン受容体遮断作用をもっていることがあげられるが，このことから精神病性うつ病への効果が期待できると同時に，大量投与や老齢者への投与により錐体外路症状が出現する可能性も出てくる。

## 処方の実際

本剤の臨床応用のポイントは上記の薬理学的特徴につきる。三環系抗うつ薬のなかでは相対的に抗コリン作用が弱いので，患者からも飲みやすいという評価を受けることが多く，その分十分量を投与しやすいため，臨床効果も高い印象を受ける薬物である。効果発現が速いといわれたこともあるが，この点は薬理学的特性というより，安定した服薬のためであろう。ただ抗コリン作用も臨床的に全く問題にならないというレベルではないので，ほかの三環系抗うつ薬同様50mgくらいの少量からスタートし，できるだけ早期に十分量（150mg以上）に増量するという方法を勧める。

理論的にも臨床実績からしても，精神病像を伴ううつ病にはやはり第一選択薬であろうが，重症例には抗精神病薬の併用が必要になることもある。錐体外路症状が臨床的に非常に問題となるケースは少ないようであるが，老齢者に長期投与する場合には一応の留意が必要である。

## 用 量 例

●本剤（25mg）6錠/分3。

| | 剤 形 | 製薬会社 | 適 応 |
|---|---|---|---|
| アモキサン | 細粒剤：10%<br>カプセル：10mg,<br>25mg, 50mg | ファイザー | うつ病・うつ状態 |

### *実際に処方したときのエピソード●*················································

42歳，男性。一部上場の電気メーカーの営業社員であり，若い時から社内では将来有望な社員として知られ，海外勤務も長かった。対人関係も良好で，「敵の無い」気配りの人として知られていた。7年前に東南アジアの支店に在籍中に，大きな誘因もなく，高度のうつ病相を経験したことがあり，その時は帰国して病休のうえ，4カ月のSSRI（フルボキサミン）を中心とした外来治療で改善したエピソードがある。その後も1年半にわたり，SSRIの服用を続け，全く再発の様子が見られないので，断薬し，以降は服薬をすることはなかった。

しかし，2年前から本社の開発部という不慣れな部署の課長代理となり，心労が重なった。直属の上司とあまり気が合わず，いじめに近い処遇を受けた。しだいに不眠，抑うつ気分が強くなり，「またウツが来た」と自分でも感じられ，精神科を受診，再びフルボキサミン150mgの投与を受けることになった。しかし不安焦燥がさらに強まり，2カ月の病休を取ったが，全く改善せず，希死念慮も出て，妻に伴われ，入院を希望して当院受診。

当院初診時は大うつ病エピソードに明確に該当し，将来への絶望感が強く，自殺のリスクが大きかった。SSRIが無効であったこともあり，三環系抗うつ薬の投与を決め，本剤50mgから開始し，2週間で150mgまで増量。当初は精神運動制止が強く，電気けいれん療法（ECT）の準備も行ったが，3週間目から明らかに焦燥や活動性に改善が見られ，5週間でほぼ寛解に近い状態となった。抗コリン作用などの副作用も多少の口渇以外は見られず，総体として，本剤の著効例といえる印象深い症例である。特に入院環境では，SSRI，SNRIの無効例には三環系抗うつ薬は積極的に投与してもよい印象もある。なお，本例は寛解後も本剤100mgの投与を現時点で4年間継続している。再発は見られず，営業部署で管理職を勤めている。

### ( ワンポイント アドバイス )

#### ●処方の際の留意点

先にも述べたとおり，本剤は三環系抗うつ薬のなかではまだ抗コリン作用が弱いほうではあるが，それでも100mg/日をこえると，多少なりとも副作用は出現する。ほかの三環系抗うつ薬同様，これをどう乗り越えるかが治療の成功のポイントであろう。遠慮しながら少量の本剤を漫然と使うなら，最初からSSRIを投与したほうがよい。

#### ●服用のしかたと留意点

効果はSSRIよりも確実性があるといわれているが，人によっては便秘，口が渇く，尿が出にくくなるなどの副作用がかなり強く出てくる。このような場合は，ほかの抗うつ薬への変更を医師にお願いするとよい。

# イミプラミン （imipramine）

**【商品名】イミドール** Imidol ／**トフラニール** Tofranil

（近藤 毅）

## 薬理説明 /

　イミプラミンは三環系抗うつ薬の代表薬であり，中枢神経系においてノルアドレナリンやセロトニンなどのモノアミンの再取り込み阻害作用を有する。その結果，シナプス間のモノアミン量は増加し，徐々に後シナプスにおけるモノアミン受容体の感受性が正常化し，抗うつ作用が発現するという機序が考えられている。一方，本剤の副作用に関与する薬理機序としては，ヒスタミン受容体遮断作用による鎮静，アドレナリン（$\alpha_1$）受容体遮断作用による起立性低血圧，さらに，抗コリン作用による視調節障害，鼻閉，口渇，頻脈，便秘，排尿障害などがあげられる。

## 処方の実際 /

　選択的セロトニン再取り込み阻害薬（SSRI）の登場により第一選択で使用されることは少なくなったが，現在もなお，定型的なうつ病を治療する際の標準薬である。1日50〜75mgの投与量にて開始するが，効果が発現するまで約2週間程度の期間を要することが多く，拙速な増量は慎むべきである。抑うつ気分改善作用が強く，意欲亢進作用も有すが，抗不安・鎮静効果は少ないとされる。高投与量では，起立性低血圧や抗コリン性副作用の発現に注意する。

　本剤はうつ病の治療のみならず，不安発作を主徴とするパニック障害や強迫性障害にも有効であることが報告されている。この場合，ベンゾジアゼピン系の抗不安薬と比較すると，効果発現が緩徐であるのが難点であるが，一方で，依存形成は本剤のほうが少ない。その他，小児の遺尿症の治療や慢性疼痛への有効性も確認されている。

| | 剤　形 | 製薬会社 | 適　応 |
|---|---|---|---|
| トフラニール | 錠剤：10mg，25mg | アルフレッサ ファーマ | 精神科領域におけるうつ病・うつ状態 遺尿症（昼・夜） |

## 用 量 例

●うつ病の初期投与量として

　本剤（25mg）3錠/分3（毎食後）（以降，臨床症状および副作用に応じて投与量の調整を行う）。

●遺尿症の治療として

　本剤（25mg）1錠/分1（就寝前）。

### *実際に処方したときのエピソード*● ⋯⋯⋯⋯⋯⋯⋯⋯⋯⋯⋯⋯⋯⋯⋯

　55歳，男性。仕事上の重圧が続き，不眠・食欲不振・倦怠感が出現。職場では仕事を溜め込むようになり，家族には頭重・疲労感を訴え，気弱な発言を繰り返すため，心配した家族が同伴して近医受診となった。SSRI服用後に不眠・食欲低下が増悪したため，セロトニン・ノルアドレナリン再取り込み阻害薬（SNRI）への切り替えが行われたが，かえって焦燥感が強まり，不安を感じた本人の希望で当科へ紹介となる。本剤（25mg）3錠/日より開始し，1週後には不眠・不安は軽減するも，億劫感が残存するため，本剤150mg/日まで増量し，治療4週後より気分・意欲の両面での安定をみた。その後，立ちくらみが頻回に出現し，起立時の低血圧を認めたため，本剤100mg/日を維持量としたところ，副作用や症状再燃もなく，治療3カ月後には復職に至った。

### ワンポイント アドバイス

#### ●処方の際の留意点

　臨床場面では，SSRIまたはSNRIへの反応不良や不耐性が認められた場合の第二選択として用いられることが多くなっている。定型的な内因性うつ病の症状には有効であるが，非定型病像に対しては効果が乏しい。

　本剤の抗コリン作用のため眼圧上昇を招来する可能性がある。また，高投与量における心毒性のリスクから，高齢者や心疾患のある患者には十分な注意が必要である。

#### ●服用のしかたと留意点

　抗うつ薬投与初期は，一過性に眠気・倦怠などの副作用が強調されることがあるが，その後は初期投与量で十分維持できる場合が多い。急速に改善していく実感をもちづらい薬剤であるが，あせらず規則的な服薬を心がけながら効果発現を待つことが肝要である。

# エスシタロプラム (escitalopram)

【商品名】レクサプロ Lexapro／エスシタロプラム（製薬会社名）

(諸川 由実代)

## 薬理説明

　エスシタロプラムは選択的セロトニン再取り込み阻害薬（SSRI）に分類される。シタロプラムがラセミ混合物（SおよびRエナンチオマーが等量混合している）であるのに対し，エスシタロプラムはセロトニン再取り込み阻害作用の強いSエナンチオマーのみが成分である。ヒトおよび各種動物由来の受容体，イオンチャネルおよびトランスポーターを用いた実験において，本剤は高濃度で$\sigma_1$受容体に対する結合が認められたが，その他の神経伝達物質受容体に対してほとんど親和性を認めなかった。このことから，エスシタロプラムはセロトニントランスポーターに対して非常に選択性が高く，ノルアドレナリントランスポーターやドパミントランスポーターへの親和性は極めて低い薬剤であるといえる。

## 処方の実際

　適応症はうつ病・うつ状態，社会不安障害である。抗うつ薬の投与により24歳以下の患者で自殺念慮，自殺企図のリスクが増加するとの報告があるため本剤の投与にあたってはリスクとベネフィットを考慮する必要がある。海外で実施されたプラセボ対照試験において6～17歳のうつ病患者で有効性が確認できなかったとの報告があり，12歳未満の大うつ病性障害患者への本剤の投与に際しては適応を慎重に検討する。

## 用　量　例

● 1日1回10mgを夕食後に投与する。年齢・症状により適宜増減するが，増量は1週間以上の間隔をあけて行い，1日最高用量は20mgを超えないようにする。肝障害患者，高齢者，肝代謝酵素CYP2C19の活性が欠損している患者（Poor Metabolizer：PM）では本剤の血中濃度が上昇し，QT延長等の副作用が発現しやすくなる可能性があり，10mgを上限とす

|  | 剤　形 | 製薬会社 | 適　応 |
|---|---|---|---|
| レクサプロ | 錠剤：10mg，20mg | 持田 | うつ病・うつ状態，社会不安障害 |

るQことVが望ましい。

### *実際に処方したときのエピソード*●・・・・・・・・・・・・・・・・・・・・・・・・・・・・・・・・・・・・・・・・・・

　33歳，男性。会社の経理部に9年勤続しているが，約2カ月前より特に誘因なく「明日仕事だと思うとゆううつになる」「計算で失敗したらと思うと不安で仕方がない」と抑うつ気分，不安，集中力の低下を主訴に来院。本剤10mgを夕食後に開始し，不安時の頓服薬としてベンゾジアゼピン系抗不安薬を処方した。約4週間後，不安感が改善し始め抗不安薬の頓服薬の服用回数が減少，6週間後には抑うつ気分の改善を認め，抗不安薬の頓服も使用せずに通常の業務が支障なく行えるようになった。

### （ ワンポイント アドバイス ）

#### ●処方の際の留意点

　承認時における主な副作用は傾眠，悪心，浮動性めまい，頭痛，口渇，倦怠感などであり，製造販売後調査における主な副作用は，悪心，傾眠，倦怠感等である。併用禁忌の薬剤は，モノアミン酵素（MAO）阻害剤（セレギリン塩酸塩エフピー）およびピモジド（オーラップ）である。本剤は肝代謝酵素CYP2C19で代謝され，CYP2D6およびCYP3A4も代謝に関与している。このため，これらの代謝酵素で代謝される薬剤との併用には注意が必要である。

　日本人健康成人における本剤10mg反復投与時の血漿中濃度半減期はExtensive Metabolizer（酵素活性が上昇）37.7時間，PM57.8時間と他のセロトニン再取り込み阻害薬より長いため，中止時における薬剤離脱症候群の発現リスクは低くなると考えられる。

　2015年に社会不安障害の効能・効果が追加されたが，DSM等の適切な診断基準に基づいて診断し，基準を満たす場合にのみ投与する。

#### ●服用のしかたと留意点

　本剤に特徴的なものではないが，不安，イライラ感，興奮，パニック発作，不眠，易刺激性，敵意，攻撃性，衝動性，躁状態等がみられることがあるので，このような症状があらわれた場合は医師に相談する。突然中止すると不安，焦燥，興奮，めまい，錯感覚，頭痛，悪心等がみられることがあるので減量や服薬終了を希望する場合は医師に相談する。

# クロミプラミン（clomipramine）

【商品名】アナフラニール Anafranil

（野村 総一郎）

### 薬理説明

クロミプラミンは長い歴史をもつ古典的な三環系抗うつ薬であるが，その効果の確実性ゆえに精神科医の間ではいまだに根強い人気がある。また抗うつ薬としては唯一，点滴用注射液が発売されているのも，臨床現場での評価を高くしている。アメリカでは抗うつ薬としてでなく強迫性障害の治療薬として認められており，わが国でもその目的で使われることもある。試験管内での作用でみると，シナプス前細胞へのモノアミン再取り込み阻害作用に関してはほぼセロトニン選択的である点では一種の選択的セロトニン再取り込み阻害薬（SSRI）といえないこともないが，経口投与した場合，肝臓でつくられる活性代謝産物が逆にほぼノルアドレナリン選択的なので，モノアミンへの影響に関しては実質的にイミプラミンと非常に類似していることになる。また抗コリン作用がかなり強い点も，SSRIとは異なっている。各抗うつ薬の効果を比較したエビデンスに基づくレビュー論文（Montgomery, S.A. et al. 2007）によれば，エスシタロプラム，ベンラファキシンとともに，本剤が三環系抗うつ薬として唯一，「有用な抗うつ薬」として選ばれている。

### 処方の実際

うつ病には50mgくらいの少量から開始し，抗コリン作用があまり出ないようなら比較的急速に増量し，150mgを基準として少なくとも3週間用いる。場合によっては250mgくらいまでの増量も可能。強迫性障害には200mg以上投与の要あり。点滴は25mgから50〜75mgまで。とくに初回は嘔気やふらつきが生じやすいので，1時間以上かけてゆっくり滴下することを勧める。

### 用量例

●本剤（25mg）3〜6錠/分3。

| | 剤　形 | 製薬会社 | 適　応 |
|---|---|---|---|
| アナフラニール | 錠剤：10mg，25mg<br>注射剤：25mg/2ml/1管<br>（点滴静注） | アルフレッサファーマ | 精神科領域におけるうつ病・うつ状態<br>遺尿症（錠剤のみ）<br>ナルコレプシーに伴う情動脱力発作（錠剤のみ） |

***実際に処方したときのエピソード*** ●··········

　62歳，女性。やや不安が強く心配性の性格であったが，目立ったエピソードもなく過ごしていた。夫が定年退職となり，その後体調も崩して入退院を繰り返すようになったのをきっかけに，抑うつ状態が続くようになった。夫や子供の心理的な支えが乏しいこともあり，焦燥が強まり，やがて昏迷状態に陥って，ほとんど食事もせず，「近所の人が自分を陥れようとしている」などの妄想的な言動も見られたことから，当院を受診し，入院となった。

　入院後も昏迷が続き，拒薬傾向が強いために，本剤25mgの点滴静注を行うことにした。点滴については「点滴は栄養になるから良い」と拒絶しなかった。特別の副作用も見られず，1週間継続した時点で，動きが見られるようになり，食事も開始，少しずつ会話も可能となる。妄想的言辞もなく，点滴を中止として経口での本剤100mg/日の投与が可能となった。その後，便秘，口渇が強くなったこと，疎通や抑うつ気分の改善は見られたものの，意欲低下が改善しないことから，1カ月を経た時点で，SSRI（セルトラリン）100mg/日の投与に切り替えた。その後外来治療となり，全経過3カ月でほぼ改善。維持療法としてSSRIを継続している。

　このような妄想を伴い，入院が必要なケースでは本剤の点滴はやはり有用な選択肢となる。ただ維持段階で本剤を続けることは副作用ゆえに困難なことがあり，セロトニン・ノルアドレナリン再取り込み阻害薬（SNRI），SSRIへの切り替えを要することが多い。

（ワンポイント アドバイス）

#### ●処方の際の留意点

　本剤投与のポイントは副作用との戦いといえる。抗コリン作用が強いので，治療の継続が困難になることが多々あり，患者の評判ももうひとつよくないが，これへの対応がうまくできれば有効率はかなり高くなる。ほかの抗うつ薬にも共通していえることだが，中途半端な量（50mg以下）を遠慮しながら用いると，副作用のみ出て意味をなさない。

　心理的な効果も含めて考えれば，点滴は強力な臨床的武器といえる。ただ立ちくらみ，尿閉などの副作用に注意する。

#### ●服用のしかたと留意点

　効果はSSRIよりも確実性があるといわれているが，人によっては便秘，口が渇く，尿が出にくくなるなどの副作用がかなり強く出てくる。このような場合は，ほかの抗うつ薬への変更を医師にお願いするとよい。

# セチプチリン （setiptiline）

**【商品名】テシプール** Tecipul ／**セチプチリン（製薬会社名）**

（竹内 潤一）

### 薬理説明

　四環系の抗うつ薬のひとつ。ミアンセリンと同じく主にアドレナリン（NA）神経の抑制性の$\alpha_2$受容体（自己受容体）を阻害する。また同時にヒスタミン（$H_1$）受容体やセロトニン（5-HT）受容体の阻害能も有する。コリン受容体阻害作用は弱い。NA神経のシナプス前での抑制を解除することで（「ブレーキを切ることで」）結果としてシナプス間隙に放出されるNAの量を高めるというユニークな作用機序をもつ。また5-HT神経終末上の$\alpha_2$受容体（ヘテロ受容体）にも働き上記同様セロトニンの放出も増大させると考えられる。5-HT受容体阻害のため抗不安作用も有する。ミルタザピンに類似している。血漿半減期は約11時間。約6～7日で定常濃度に達する。

### 処方の実際

　かつては三環系抗うつ薬の抗コリン作用（口渇，便秘など）が問題となる場合，それを回避するためにこの薬剤が好んで使われたが，SSRIが使えるようになってからは（抗コリン作用が中程度あるパロキセチンを除き）そちらを選択できるため，以前のような比較有益性は弱まったと考えられる。しかしSSRIを試しても，吐き気，嘔吐，その他の消化管系の副作用が強く使用が難しい例や，SSRIでかえって焦燥感が強くなってしまう例にはミアンセリンやミルタザピンと共に選択肢として今でも有用である。また作用機序の違いから，難治例でのSSRIとの併用も有効であるとの報告もある。

　抗ヒスタミン作用のため眠気は生ずるが，本剤はミアンセリンより弱く，日中の眠気，だるさが気になる場合に使いやすい。前述のように抗コリン作用も弱く，高齢の男性でも排尿困難を起こしにくい。起立性低血圧も報告されているが軽度で，心毒性も低く，また薬剤代謝酵素P450に対する作

| | 剤　形 | 製薬会社 | 適　応 |
|---|---|---|---|
| テシプール | 錠剤：1mg | 持田 | うつ病・うつ状態 |

用は臨床使用量では無視できるレベルなので，他の内科薬などを使用している高齢者でも使いやすい。

### 用 量 例

●うつ病に対して

本剤（1mg）3〜6錠/分3（朝・昼・夕），分2処方も可。

1日9mg程度までは問題なく増量可能。最大21mg。

### *実際に処方したときのエピソード●*.......................................................

78歳，女性。うつ病。心筋梗塞の既往あり。心血管系の薬を服用している。胸の痛みや気分の落ち込み，食欲低下を訴え，当初内科で胃薬と共にSSRIのフルボキサミン25mg 1錠を処方されたが，「1週間ずっと胸焼けに悩まされた」と涙ながらに訴えるため，本剤3mgを3分服毎食後に変更した。その後服用による不快感なく服用が続けられ，2週後には「だいぶ気持ちが和らぎました。胸焼けや胸の痛みも良くなりました」と言い，4週後には「気分も上向きになりました」と笑うようになった。6週後には庭の草取りなどの軽作業をするほど元気になった。この患者では他の循環器系の薬剤も使用されていたため，その代謝や循環動態に影響を与える薬物（多くのSSRIや三環系抗うつ薬）を避けられた意味でも有用であったと考えられた。

### ( ワンポイント アドバイス )

#### ●処方の際の留意点

副作用が少ないため，比較的軽症のうつ病の外来患者で，合併症のある高齢患者に比較的使いやすいが，抗うつ効果は三環系に比べると弱いといわれるので，他に理由がない限り中程度以上から重症のうつに第一選択薬とはすべきでない。また軽症であっても1日6〜9mgを2〜3週使用し，改善のないときはより力価の高いものに切り替えるべきである。鎮静が比較的少ないのが利点であるが，焦燥感が比較的強く，多少の鎮静作用が必要な症例ではミアンセリンやミルタザピンなどを選択すべきであろう。また最近ではSSRIがある程度量処方されているにもかかわらず，治療反応が悪いときに併用して使うと効果発現が早くなるともいわれている。長期に使用すると体重増加の問題が表面化することがある。その場合には症状を見つつ漸減するのがよいと考えられる。

#### ●服用のしかたと留意点

特別に注意はないが，一応他の抗うつ薬に準じた注意はしておくべきだろう。眠気は比較的弱いが生じるので，自動車などの運転には注意が必要。また酒（アルコール）との併用は控えること。

# セルトラリン (sertraline)

【商品名】ジェイゾロフト Jzoloft ／セルトラリン（製薬会社名）

### 薬理説明 / (酒井 隆)

　セルトラリンは選択的セロトニン再取り込み阻害薬（SSRI）に分類される。日本では2007年にうつ病，うつ状態およびパニック障害の治療薬として発売となった。うつ病およびパニック障害では，脳内セロトニン神経系の機能低下が原因のひとつとして示唆されている。本剤は脳内のセロトニン再取り込みを選択的かつ強力に阻害し，シナプス間隙のセロトニン量を増加させることにより抗うつ作用，抗不安作用および抗パニック障害作用を発現する。本剤は，複数の肝薬物代謝酵素（CYP2C19，2C9，2B6，3A4など）で代謝される。また，投与量と薬物血漿中濃度の間には線形性がみられ，投与量から本剤の血漿中濃度が推測されやすい。

### 処方の実際 /

　本剤の効能・効果はうつ病，うつ状態，パニック障害，外傷後ストレス障害である。海外では強迫性障害，社会不安障害および月経前気分障害にも使用されている。投与禁忌は，MAO阻害薬投与中あるいは投与中止2週間以内の患者，ピモジド投与中の患者である。

### 用 量 例 /

●投与開始時として，本剤（25mg）1錠/分1。
●年齢，症状により，100mg/日をこえない範囲で適宜増減する。

| | 剤　　形 | 製薬会社 | 適　応 |
|---|---|---|---|
| ジェイゾロフト | 錠剤：25mg，50mg，100mg<br>口腔内崩壊錠：25mg，50mg，100mg | ヴィアトリス | うつ病・うつ状態，パニック障害，外傷後ストレス障害 |

*実際に処方したときのエピソード●*……………………………………………

　50歳，男性。商社に勤務しているが，混雑した駅での乗り換えや，飛行機に搭乗するときに不安，緊張感，動悸，手の震え，発汗，過呼吸が出現し，パニック発作のため遠距離の出張ができなくなったとのことで受診した。セルトラリン25mg投与を開始し約4週間でパニック発作の回数は減少し，不安感も軽快傾向になった。50mgに増量したところ，予期不安が時々みられる程度でパニック発作は消失し，抗不安薬を頓服で使用することで飛行機にも搭乗できるようになり，遠距離の出張も可能となった。

抗うつ薬

## （ワンポイント アドバイス）

### ●処方の際の留意点

　主な副作用は，悪心，傾眠，下痢である。投与中に不安，焦燥，興奮，パニック発作，不眠，易刺激性，攻撃性，衝動性，アカシジア，軽躁，躁病等が出現することがある。またセロトニン症候群（不安，焦燥，興奮，錯乱，発汗，下痢，発熱，高血圧，固縮，頻脈，ミオクロヌス等）や突然の中止による不安，焦燥，興奮，浮動性めまい等がおこることがある。上記のリスクについて，本人および家族に説明しておくことが重要である。

　24歳未満の患者では，抗うつ薬の投与により，自殺念慮や企図のリスクが高くなるとの報告がある。

　2015年に外傷性ストレス障害（PTSD）の効能・効果が追加されたが，DSM等の適切な診断基準に基づいて診断し，基準を満たす場合にのみ投与する。またPTSDの経過を十分に観察し，慢然と投与しないよう，投与継続の必要性について検討する。

　海外で実施された6〜17歳の大うつ病性障害を対象としたプラセボ対照二重盲検比較試験，PTSDを対象としたプラセボ対照二重盲検比較試験において有効性が確認できなかったとの報告がある。

### ●服用のしかたと留意点

　ねむけ，めまいなどがあらわれることがあるので，自動車の運転など危険を伴う機械の操作には十分に注意が必要である。服用中に不安，イライラ感，衝動性，興奮等がみられることがあるので，このような症状や行動の変化があらわれたら医師に相談する。また，突然の中止により，不安，焦燥，興奮，不動性めまい，錯感覚，頭痛，悪心などがあらわれることがあるので，原則的には徐々に中止する必要がある。

# デュロキセチン（duloxetine）

**【商品名】サインバルタ Cymbalta ／デュロキセチン（製薬会社名）**

（高橋 明比古）

## 薬理説明

　デュロキセチンは，1986年に米国イーライリリー社で合成された化合物であり，1992年より米国とわが国で同時に開発が開始された抗うつ薬である。その作用機序からセロトニン・ノルアドレナリン再取り込み阻害薬（serotonin-noradrenaline reuptake inhibitor：SNRI）に分類される。他のSNRIと比較すると，セロトニン・ノルアドレナリン再取り込み阻害の力価が高いことが特徴である。また各種神経伝達物質受容体に対する親和性が弱く，さらに抗コリン作用，$\alpha_1$遮断作用が軽微であることから副作用が少ないことが期待される。近年抗うつ薬の国内臨床試験（急性治療）では試験デザイン，被験者背景などの種々の問題からプラセボの反応率が高くなり，その優越性を認めることが困難となってきている。しかし，デュロキセチンの臨床試験ではプラセボに対する優越性が認められており，優れた抗うつ効果が期待されている。

## 処方の実際

　わが国での本剤の適応はうつ病，うつ状態である。ハミルトンうつ病評価尺度（Hamilton depression scale：HAM-D）によるプラセボとの効果比較では抑うつ気分，仕事と活動，入眠障害，罪業感，精神的不安で優れていた。また服用2週後より優越性が認められている。さらに疼痛に対する効果でもプラセボを上回る結果であった。その後疼痛を対象とした治験から，糖尿病性神経障害，線維筋痛症，慢性腰痛症に適応をとっている。海外では腹圧性尿失禁，全般性不安障害も適応症とされている。

| | 剤　形 | 製薬会社 | 適　応 |
|---|---|---|---|
| サインバルタ | カプセル：20mg，30mg | 日本イーライリリー／塩野義 | うつ病・うつ状態，糖尿病性神経障害に伴う疼痛 線維筋痛症に伴う疼痛 慢性腰痛症に伴う疼痛 変形性関節症に伴う疼痛 |

抗うつ薬

**用量例**

●1日1回朝食後投与で20mgより開始し，1週間以上の間隔をあけ20mgずつ増量する。通常用量は40mgである。効果不十分な場合には60mgまで増量可能である。また，剤形は腸溶性顆粒を充填したカプセル剤である。

**実際に処方したときのエピソード●**.........................................................

52歳，男性。職場異動また同時期に妻が癌に罹患し，生真面目な性格もあり心労が重なりうつ状態となった。抑うつ気分，精神運動抑制，不安感，焦燥感により就労に支障をきたし当院を初診している。三環系抗うつ薬，SSRIによる薬物療法，休職による休養により回復し6カ月後に復職した。復職8カ月後に再度職場の編成変更を機に精神運動抑制，不安，自責感が強くなり，「私の能力では職場に迷惑をかける一方であるため退職するほうがよいと思う」と診察場面で言うようになった。そのため維持療法中の抗うつ薬を本剤に変更，20mgより開始し特に副作用の出現も見られなかったため60mgまで増量した。変更4週後には病状は改善し，公私ともに充実した生活が送れるようになった。診察時には患者自身は「今回はあの薬で休職せずに乗り切れた」と笑って語れるようになっている。

**ワンポイント アドバイス**

**●処方の際の留意点**

3000例強を対象とした特定使用後調査から，副作用の発現率は19.57％であり34.7％が服用開始1週間以内に出現し長期投与によってもその出現率が増加することはなかった。出現頻度の多い副作用は悪心（3.87％），傾眠（2.23％），便秘（2.01％），不眠（1.89％），頭痛（1.13％），浮動性めまい（1.04％）であった。また，初期投与量が20mgと40mgの場合を比較すると40mgで1週間以内に副作用による服用中止が多かった。長期投与による効果の検討では，40mg 6週後軽度改善が60mgへの増量により中等度への改善に至った例があった。これらのことから40mg投与で効果が不十分な場合でも60mgへの増量によりさらなる改善が期待できる。再燃，再発防止効果も長期投与試験で確認されている。特定使用後調査では寛解率は，投与4週後では21.9％であったのが26週後には63.3％と経時的に向上した。さらに寛解後の回復の指標となるQOLの改善はSF-8による評価では，投与前に比較し12週後，26週後ですべての項目で改善が得られている。

**●服用のしかたと留意点**

デュロキセチンは発売8年を経過し多くの知見が得られてきた。その投与法は20mgより開始し漸増することが副作用防止の面からは好ましいことが判明した。また，少数であるがアクチベーションシンドローム，離脱症状の出現が確認されており，投与初期の慎重な経過観察，中止時には漸減が必要である。

# ドスレピン（dosulepin）

【商品名】プロチアデン Prothiaden

（野村　総一郎）

## 薬理説明

　第二世代の三環系抗うつ薬であるが，薬理学的にはノルアドレナリン，セロトニン再取り込み阻害への選択性はほとんどなく，イミプラミンと類似した個性に乏しい薬物のように思える。

　試験管内のデータでは抗コリン作用もかなり強いが，臨床で用いた場合，抗コリン性の副作用は第一世代の抗うつ薬と比較するとかなり少ない印象があり，そのような治験結果も出ている。これがドスレピンの最大の特色であろう。

## 処方の実際

　上記のことから，三環系抗うつ薬を使う必要が生じた場合には第一選択薬にしてもよい，用いやすい抗うつ薬といえる。全体に軽い穏やかな印象がもたれる薬剤であるが，案外鎮静作用もあり，焦燥感を示すケースにも一定の効果が期待できる。選択的セロトニン再取り込み阻害薬（SSRI）の登場以来，出番が少なくなる可能性もあるが，その用いやすさから臨床現場に残したい薬剤であろう。

　処方はほかの三環系抗うつ薬と同様の手順で行う。つまり50mgくらいの少量から開始し，副作用の出方をみたうえで，比較的急速に150mg以上の十分量に増量する。

## 用量例

●本剤（25mg）3〜6錠/分3

| | 剤　形 | 製薬会社 | 適　応 |
|---|---|---|---|
| プロチアデン | 錠剤：25mg | 日医工／科研 | うつ病・うつ状態 |

**実際に処方したときのエピソード●**‥‥‥‥‥‥‥‥‥‥‥‥‥‥‥‥‥‥‥

50歳の女性で主婦である。7年前に初診して，選択的セロトニン再取り込み阻害薬（SSRI）で改善したが，1年で再燃し，その後はセロトニン・ノルアドレナリン再取り込み阻害薬（SNRI）への変更も行ったが，どうも安定していなかったケース。服薬はほぼきちんと継続されているし，特別の深刻なストレス因があるというわけではないが，なぜか再燃を繰り返すという点では，ある種の難治例ともいえる。もともと非常に不安が強い性格，いわゆる心配性であることがおそらく関係していると思われる。

薬物治療についてはやや膠着状態にあったことから，三環系抗うつ薬について主治医から話したところ，強く使用を希望し，抗コリン作用が少なく使用しやすいと思われる本剤を開始した。25mgでまず副作用の出現をチェックし，その後1カ月で100mgまで増量。著明に改善が見られた。その後，1年間服薬継続してから中止しているが再燃も無い。主治医との関係性が良く，効果への期待が強かったのでプラセボ的な効果も関係している可能性はあるケースだが，外来で三環系を用いるとしたら，本剤は選択肢であることは確かであろう。

なお，他のケースであるが，難治例に対してリチウムを強化療法として用いることも多いと思われるが，リチウムとSSRIやSNRIの併用は有効性や安全性に対するデータが少なく，リチウムを用いるのなら，基盤の薬は三環系の方に安心感がある。そのような場合にも本剤を用いることがあるが，比較的有効率が高い印象がある。

---

（ ワンポイント アドバイス ）

**●処方の際の留意点**

上記のエピソードは非常にうまく運んだ症例であるが，一般に抗コリン作用の出方には個人差が大きく，本剤も三環系抗うつ薬であるという点で，かなり抗コリン作用が出る場合もある。このことは常に留意する必要がある。

**●服用のしかたと留意点**

効果はSSRIよりも確実性があるといわれているが，人によっては便秘，口が渇く，尿が出にくくなるなどの副作用がかなり強く出てくる。このような場合は，ほかの抗うつ薬への変更を医師にお願いするとよい。

# トラゾドン（trazodone）

【商品名】デジレル Desyrel ／ レスリン Reslin ／ トラゾドン（製薬会社名）

（樋口 輝彦）

## 薬理説明

　セロトニン受容体(5-HT$_{2A, 2C}$)拮抗作用が中心的な作用機序であり，この拮抗作用を通じて5-HT$_{1A}$受容体を刺激しているとも考えられている。このほかに，弱いセロトニン再取り込み阻害作用とヒスタミン(H$_1$)受容体拮抗作用，アドレナリン($\alpha_1$)受容体拮抗作用もある。

## 処方の実際

　本剤の適応はうつ病，うつ状態であり，臨床試験の成績からは三環系抗うつ薬と同等の抗うつ効果が確認されている。しかし，臨床の実際においては，抗うつ効果を得るためには上限200mgあるいはそれ以上の用量が必要であり，このような用量に増量する以前に抗H$_1$作用などによる鎮静・催眠効果があらわれて増量できない場合も多い。むしろ，このような特性を生かした処方のしかた，すなわち就寝前投与が推奨される。この場合の投与量は25mgから開始し，漸増して75〜100mgまで用いる。

## 用 量 例

●うつ病に対して

　1日75〜100mgを初期用量として，1日200mgまで増量する。分1〜分3投与。

●うつ病などの不眠に対して

　1日25〜50mgを就寝前に投与。効果をみながら，場合によっては75〜100mgまで増量。

|  | 剤　形 | 製薬会社 | 適　応 |
|---|---|---|---|
| デジレル | 錠剤：25mg, 50mg | ファイザー | うつ病・うつ状態 |
| レスリン | 錠剤：25mg, 50mg | オルガノン | |

**実際に処方したときのエピソード●**……………………………………………

59歳，男性。軽度抑うつ気分，意欲・気力の低下，熟眠障害が主症状。
診断は大うつ病。デュロキセチン40mg投与で抑うつ気分は改善したが，
睡眠障害は続いており，眠りが浅く，翌朝も眠気が残り，午前中がスッキ
リしない状態であった。トラゾドン25mgを就寝前に追加したところ，熟
睡できるようになり，翌朝の目覚めも良くなった。約2カ月でうつ状態は
改善し，日常生活が元通りできるようになった。

（ ワンポイント アドバイス ）

**●処方の際の留意点**

　本剤の抗うつ作用はさほど強いものではない。もし，抗うつ薬として単独で
用いるとすれば，かなり高用量を必要とする。認められている用量の上限は
200mgであるが，場合によってはそれ以上用いる必要がある。むしろ，ほか
の抗うつ薬を日中用いて，本剤を就寝前処方とするほうが合理的であろう。

　うつ病の初期には抗うつ薬と睡眠薬，あるいは抗不安薬を併用することが多
い。ベンゾジアゼピン系薬剤は軽度ながらも依存が生じやすく，一度服用し始
めると，なかなかやめられないことも少なくない。できるだけ早期にベンゾジ
アゼピンから本剤におきかえていくと，このようなベンゾジアゼピン依存を生
じなくてすむと思われる。

**●服用のしかたと留意点**

　日中，服用して眠気を強く感じるときには，すぐに中断せずに，就寝前に服
用してみること。眠気によい影響があらわれ，そのうちに抗うつ効果がみられ
ることもある。

　また，最初から就寝前投与で開始することを考えてもよい。睡眠の質の改善
が得られ，その結果として抑うつ症状にも効果が期待できる。

# トリミプラミン (trimipramine)

**【商品名】スルモンチール** Surmontil

## 薬理説明

　1965年発売の第一世代の抗うつ薬。2つのベンゼン環が7つの側鎖構造物（7員環）によって結合していることから，三環系抗うつ薬とよばれる。イミノベンジル系に分類され，側鎖のN末端にメチル基が2つつく3級アミンである。ノルアドレナリンおよびセロトニン取り込み阻害作用により，抗うつ効果を発現すると考えられている。また，ヒスタミン($H_1$)受容体阻害効果が強いため，鎮静効果も併せもっている。

## 処方の実際

　不眠，不安，焦燥，内的不穏などの症状が目立つうつ病に用いられることが多い。剤形としては10mg錠，25mg錠のほかに10％の散剤がある。25ないし50mg程度の少量から開始して，副作用がなければ，200mg（まれに300mg）まで増量することができる。副作用としては，ほかの三環系抗うつ薬と同様に，心毒性，抗コリン作用などが問題になることがある。心伝導系の疾患をもつ患者には投与を避けるべきである。抗コリン性の副作用には口渇，排尿困難，緑内障の増悪，便秘，麻痺性イレウスなどがあり，出現頻度が比較的高いので注意が必要である。

## 用量例

●うつ病および抑うつ状態に対して

　本剤（25mg）2～6錠/分2（朝・夕）。

　あるいは，本剤（細粒）50～200mg/分3（朝・夕・眠前）。

### *実際に処方したときのエピソード*●

　68歳，果物農家の男性。ある年の初夏，「自分にはもう仕事ができない。馬鹿になってしまった。このままでは収穫が落ちる。借金をするしかない」

| | 剤　形 | 製薬会社 | 適　応 |
|---|---|---|---|
| スルモンチール | 錠剤：10mg，25mg<br>散剤：10％ | 共和 | 精神科領域におけるうつ病・うつ状態 |

と泣きながら訴えるようになった。家族の話では，作物はほぼ例年通りに育っているという。約1週間後，明け方に家を出て裏山をさまよっているところを家族に発見され入院となった。「自分は役立たずだから生きていても仕方がない，今年の収穫はもうダメだ」と訴え，強い不安焦燥感で，じっとしていられない。落ち着きなく，絶えず体を動かしたり，病棟の中を動き回る。高齢であり，ベンゾジアゼピン系の睡眠薬などは最小限にしたかったため，鎮静効果を期待して，本剤を50mg/日から開始した。1日2回に分服とし，1週間後100mg/日に増量した。以前は急かされるように早口で話していたのが，入院から3週間で「家にいた時より眠れるので入院してよかった」と穏やかに話すようになった。最終的には150mg/日とし，入院から2カ月後に外泊を試みたが，「今年は息子に任せれば何とかなる。考えすぎたようだ」と将来を悲観することもなくなった。3回目の外泊の後，約4カ月で退院となった。現在も外来通院を続けており，本剤は100mg/日としているが2年間再発はない。農作業の量は以前より少なくしている。

## ワンポイント アドバイス

### ●処方の際の留意点

　もし先の例のように本剤を高齢者に投与するのであれば，通常の1/3〜1/2の量を用い，ほかの向精神薬などの併用は避け，薬物の種類を極力減らすべきである。高齢者でなくとも副作用には細心の注意をはらい，漸増，漸減を基本とする。

　半減期は13時間で，イミプラミンの約半分と比較的短いので，分割投与が原則である。上述のように鎮静作用があるため，夕方から眠前の投与量を多くしたほうがよい。過量服薬では不整脈や心ブロックにより死に至ることがある。したがって，自殺目的の大量服薬にも注意が必要で，そのおそれのある外来患者では，家族に薬剤を管理させたり，受診回数を増やし，1回の処方量を減らすなどの工夫を講じるべきである。

### ●服用のしかたと留意点

　効果があらわれるまでに約1カ月程度かかるので，その間，規則正しく服薬を続ける必要がある（数日服用しただけで無効と判断し，中止してはいけない）。その際，副作用が出現するようであれば，主治医に申し出る。

　過量服用，飲み忘れを防ぐために，患者の家族が薬を管理するのが望ましい。

# ノルトリプチリン（nortriptyline）

【商品名】ノリトレン Noritren

（加賀美 真人）

### 薬理説明

イミプラミンを鋳型として合成された三環系抗うつ薬のうちのひとつで，アミトリプチリンの脱メチル化代謝物である。側鎖の窒素原子にメチル基を1つもつ2級アミンで，セロトニン取り込み阻害作用よりもノルアドレナリン取り込み阻害作用のほうが強い。

### 処方の実際

力価はイミプラミンの約2倍である。初期は20〜30mg程度から開始して，最大で150mgまで増量できる。半減期は27時間で，イミプラミンとほぼ同じと考えてよい。通常2〜3回に分割投与する。アドレナリン（$\alpha_1$）阻害作用による起立性低血圧が三環系抗うつ薬のうちで最も少ない。抗コリン作用もアミトリプチリンなどに比べれば穏やかである。したがって三環系抗うつ薬のなかでは，副作用の点で比較的使いやすい薬剤といえるだろう。

### 用量例

●うつ病，抑うつ状態に対して

本剤（10mg）2〜6錠/分2（朝・夕）。

あるいは本剤（25mg）3〜6錠/分3（朝・昼・夕）。

### 実際に処方したときのエピソード●

34歳，男性，技術系会社員。4月に異動があり，慣れない仕事のうえ，残業，休日出勤などが重なった。次第に不眠となり，仕事の能率が著しく低下してしまった。「出社しても全く仕事が手につかない」との訴えから，

|  | 剤　形 | 製薬会社 | 適　応 |
|---|---|---|---|
| ノリトレン | 錠剤：10mg，25mg | 住友ファーマ | 精神科領域におけるうつ病およびうつ状態（内因性うつ病，反応性うつ病，退行期うつ病，神経症性うつ状態，脳器質性精神障害のうつ状態） |

診断書を作成し，自宅での休養を指示した。外来にてSNRI，SSRIを十分量試みるも無効だった。「早く仕事に戻らなければ迷惑をかけてしまう」とさらに不安，焦燥感が強くなったため，薬剤を変更し，本剤を30mg/日から開始することとした。100mg/日まで増量したところ，「気分が楽になった。散歩が苦痛ではなくなった」と効果が確認できた。副作用も軽度の便秘のみで，100mg/日であれば，認容性についてもSNRI，SSRIと大きく変わらなかった。自宅療養中は読書などして過ごしたが，次第に「1日に読めるページ数が増えた」「専門書が読めるようになった」と改善がみられたため，「リハビリ期間」は半日勤務ができるよう交渉して，休業から約5カ月で仕事に復帰した。久しぶりの勤務であったが「（発症）以前の自分に戻っていることがわかった。少し緊張したが，来月からは定時まで働けそうだ」と話した。現在は外来にて本剤60mg/日で維持されている。完全に職場復帰してから1年以上経過している。

### ワンポイント アドバイス

#### ●処方の際の留意点

　本剤は，血中濃度と治療効果の関係について最もよく研究されている抗うつ薬である。50〜150ng/mlが最適で，この範囲未満ではもちろん，これ以上でも効果がかえって減弱するといわれている（この至適範囲は therapeutic window とよばれている）。過量投与は副作用の原因にもなるので避けるようにしたい（ただし，日常の診療で抗うつ薬の血中濃度を測定することはあまり行われてない）。

　ほかの三環系抗うつ薬と同様に，心毒性，抗コリン性の副作用（口渇，排尿困難，緑内障の増悪，便秘，麻痺性イレウスなど）が問題になることがあるため，少量から開始する。また，ほかの抗うつ薬との併用は副作用を増強するのですべきではない。希死念慮の強い外来患者では，自殺目的の大量服薬を防止するために家族に薬剤を管理させたり，受診回数を増やし1回の処方量を減らす，などの対策が必要である。

#### ●服用のしかたと留意点

　抗うつ効果が出現するまでに約1カ月は必要といわれている。効果があらわれるまで，あきらめずに服用を続ける必要がある。

　抗うつ効果よりも早い時期に副作用が出現するのが普通である。上述のような副作用がみられたときは，主治医に相談し，指示を受けるようにする。

　過量服薬，飲み忘れなどを防ぐために，患者の家族が薬を管理するのが望ましい。

# パロキセチン (paroxetine)

**【商品名】パキシル Paxil ／ パロキセチン（製薬会社名）**

（上村 誠）

## 薬理説明

　世界各国で幅広く使用されている代表的な選択的セロトニン再取り込み阻害薬（SSRI）で，最強のセロトニン再取り込み阻害を示す。前シナプスへのセロトニンの再取り込みを阻害し，シナプス間隙のセロトニン量を増加する。高用量ではノルエピネフリンの再取り込み阻害作用もある。CYP2D6で代謝されるが，同時に強い2D6阻害作用も有するため，高用量では自己の代謝を抑制する。

## 処方の実際

　うつ病・うつ状態に有効。有効性は従来の三環系抗うつ薬とほぼ同等だが（重症例では三環系抗うつ薬のほうがやや有効），抗ヒスタミン（$H_1$）作用，抗$\alpha_1$作用などの副作用が少ないため，自殺目的で多量に服薬した場合でも致死的になることはまれ。抗コリン作用も少ないが，ほかのSSRIやSNRIに比べると強い。ほかのSSRIとの有効性における差はない。

　パニック障害，強迫性障害，社会不安障害，外傷性ストレス障害にも有効。

## 用量例

- ●うつ病・うつ状態：1日1回夕食後，20〜40mg。10〜20mgより開始し，1〜2週ごとに10mg/日ずつ増量。1日40mgまで。
- ●パニック障害：1日1回夕食後，30mg。10mgより開始し，1〜2週ごとに10mg/日ずつ増量。1日30mgまで。
- ●強迫性障害：1日1回夕食後，40mg。20mgより開始し，1〜2週ごとに10mg/日ずつ増量。1日50mgまで。
- ●社会不安障害：1日1回夕食後，20mg。10mgより開始し，1週10mg/日ずつ増量。1日40mgまで。

| | 剤　形 | 製薬会社 | 適　応 |
|---|---|---|---|
| パキシル | 錠剤：5mg，10mg，20mg | グラクソ・スミスクライン | うつ病・うつ状態，パニック障害，強迫性障害，社会不安障害，外傷後ストレス障害 |

*実際に処方したときのエピソード●*……………………………………………

　33歳，女性，主婦。4カ月ほど前から不眠，易疲労感，何事にもおっくうで好きだった料理も苦痛に感じるようになり，家事全般ができなくなり横になって過ごすことが多くなった。1カ月前より「家族に対して申し訳ない」などの自責感やうつ気分，さらに「何もできない自分などいない方が家族は助かる」などの希死念慮も出現するようになり家族に付き添われて受診。うつ病と診断し，本剤10mgより開始，1週ごとに10mgずつ増量し，3週目に30mgまで増量した。3週目頃からうつ気分や希死念慮がやや軽減し，4週目よりさらに症状の改善を認めた。6週目には易疲労感や気力低下など症状の大半が改善した。

### ワンポイント アドバイス

#### ●処方の際の留意点

　嘔気・傾眠・口渇・めまいなどの副作用を10％前後に認める。18歳未満のうつ病では自殺に関するリスクが増加するとの報告もあり，特に慎重な配慮が必要。抗うつ薬の中止や減量により，めまい，知覚障害（錯感覚，電気ショック様感覚，耳鳴など），睡眠障害，不安，焦燥，興奮，嘔気，振戦，錯乱，発汗，頭痛，下痢などの離脱症状が出現することがあるが，本剤で比較的多いといわれており，1～2週で10mgずつの極めて慎重な漸減が必要。不安・焦燥感・パニック発作・不眠・易刺激性・敵意・衝動性・アカシジア・軽躁・躁状態などのactivation syndromeが出現することがある。これらは自殺企図の前駆になっている可能性があり，若年者（特に18歳未満）では十分な注意を要する。対応は本剤の減量や中止，および抗不安薬投与。セロトニン症候群（不安・焦燥・興奮・錯乱・発汗・幻覚・反射亢進・ミオクローヌス・戦慄・頻脈・振戦など）があらわれることがある。このためにMAO阻害薬のセレギリンとの併用は禁忌。先天異常のリスクが増加するとの報告がある。母乳移行があり授乳中の投与は避ける。

#### ●服用のしかたと留意点

　1日1回夕食後に服用する。最初は少量で開始し，徐々に増量する。効果はすぐにはあらわれないので，2～4週間は続けること。嘔気・傾眠などがあらわれることがある。増量していくと不安感・イライラ感・不眠などが出現することもあるが，強い場合は中止するか，増量前の量に戻す。風邪薬などと一緒に飲んでも大丈夫なので，決して急にやめないこと。急にやめると，めまい・不安感・イライラ感・興奮・ふるえ・錯乱・発汗などの中断症状があらわれることがある。

# パロキセチン塩酸塩水和物

## （paroxetine hydrochloride hydrate）

【商品名】パキシル CR Paxil CR

（上村 誠）

### 薬理説明 /

代表的な選択的セロトニン再取り込み阻害薬(SSRI)で，前シナプスへのセロトニン(5-HT)の再取り込みを阻害し，シナプス間隙の5-HT量を増加する。高用量ではノルエピネフリンの再取り込み阻害作用もある。CYP2D6で代謝されるが，同時に強い2D6阻害作用も有するため，高用量では自己の代謝を抑制する。

パキシルCR錠は薬物放出を持続的に緩徐に制御する放出抑制型（controlled - release）製剤である。速放錠（パキシル錠）と比較して有効性は同等。血中濃度-時間曲線下面積や半減期は同等。

### 処方の実際 /

うつ病・うつ状態に有効。他のSSRIと比較して有効性は同等。胃では溶解せず小腸でも緩やかに溶解されるため吸収が緩徐で，最高血中濃度到達時間は速放錠5時間に対してCR錠8～10時間と遅く，最高血中濃度も速放錠の約2/3程と低く血中濃度の日周変動が小さいため，速放錠のSSRIやセロトニン・ノルアドレナリン再取り込み阻害薬（SNRI）による悪心・嘔吐や賦活症候群などの副作用が出現しやすい症例に対して副作用の軽減が期待できる。服薬1週目の悪心の出現頻度は，速放錠23％に対しCR錠14％とCR錠で有意に低いことが報告されている。また速放錠に比しCR錠では副作用が少ないため早期脱落率も低い。

適応外ではあるが，速放錠に比し副作用を軽減できることからパニック障害，強迫性障害，社会不安障害などの不安障害においても有用性が期待できる。

| | 剤 形 | 製薬会社 | 適 応 |
|---|---|---|---|
| パキシル CR | 錠剤：6.25mg, 12.5mg, 25mg | グラクソ・スミスクライン | うつ病・うつ状態 |

## 用量例

●うつ病・うつ状態に対して

1日1回夕食後服用。初期用量は12.5mg，その後1週間以上かけて1日25mgに増量する。1日50mgを超えない範囲で適宜増減するが，増量は1週間以上の間隔をあけて1日12.5mgずつ行う。

### 実際に処方したときのエピソード●……………………………………………

34歳，女性。主婦。離乳食作りで清潔操作に気を使い始めた頃より，徐々に不潔恐怖が出現し手洗いが頻回になった。また同じ頃から，常時の無気力感や憂うつ感，友人と会うのもおっくうで会っても前のように楽しめない，過眠，全身倦怠感などの抑うつ症状が出現。フルボキサミン150mgで改善したが完全寛解は得られず，午前中の気力低下で家事がすすまない，易疲労感，軽度の過眠などが持続。そこで本剤にゆっくりと切り替えを行ったところ，初期投与量の12.5mg/日，2週間ほどで症状軽減を認め，さらに37.5mg/日まで漸増したところ6週間程で完全寛解に至り，以後8カ月間にわたってこれを維持できている。

### ワンポイント アドバイス

●処方の際の留意点

急な中止や減量により，めまい，錯感覚，不眠，不安，焦燥，興奮，嘔気，振戦，発汗，頭痛などの減薬・中断症状が出現することがある。これはCR錠でも速放錠と同様であると考えられる。不安・焦燥感・パニック発作・不眠・易刺激性・敵意・攻撃性・衝動性・アカシジア・不穏などの賦活症候群が出現することがあり，特に18歳未満では注意を要する。18歳未満では，有効性が確認できなかったり，自殺に関するリスクが増加するとの報告があり慎重な配慮を要す。胎児に対して先天異常のリスクが増加するとの報告がある。母乳移行があり授乳中の投与は避ける。MAO阻害薬エフピー®との併用は禁忌。

●服用のしかたと留意点

効果が得られるには2～4週間かかる。少量で開始し，副作用のないことを確認しながら漸増する。傾眠・口腔乾燥・頭痛・射精障害・下痢・悪心・便秘などの副作用が出現することがある。増量で不安感・イライラ感・不眠などが出現することもある。風邪薬などと一緒に飲んでも大丈夫である。急にやめると，めまい・不安感・イライラ感・興奮・ふるえ・錯乱・発汗などの中断症状が現れることがある。

# フルボキサミン（fluvoxamine）

**【商品名】** デプロメール Depromel ／ ルボックス Luvox ／
フルボキサミン（製薬会社名）

(近藤 毅)

### 薬理説明

　選択的セロトニン再取り込み阻害薬（SSRI）はうつ病の標準的な初期治療薬として用いられ，フルボキサミンは日本ではじめて上市されたSSRIとしてうつ病や不安障害の治療に頻用されている。本剤は中枢神経系において選択的にセロトニンの再取り込みを阻害し，セロトニン作動性神経系を増強する。従来の三環系抗うつ薬と比較し，ほぼ同等の抗うつ効果が得られる一方で，抗コリン性の副作用や鎮静作用が少なく，認知機能に及ぼす影響も少ないとされている。

### 処方の実際

　うつ病治療の第一選択薬として用いられ，過眠，過食を伴う非定型うつ病像に対しても有効である。1日50mgの初期投与量にて開始するが，三環系抗うつ薬と異なり，初期の不快な鎮静や起立性低血圧などの副作用がなく，抗コリン性作用も極めて少ない。投与初期に一過性の嘔気が起こりうるが，制吐剤で軽快することが多い。1日150mgまでの増量が可能だが，本剤はさまざまな薬剤の代謝に対して阻害的に働くことが知られているため，併用薬がある場合には薬物相互作用に注意すべきである。

　本剤はうつ病あるいはうつ状態の治療のみならず，適応疾患として強迫性障害や社会不安障害にも使用が可能である。なお，本剤の強迫性障害に対する治療効果は，抗うつ効果と比較すると，効果発現が遅く，より高投与量を要する傾向にある。

|  | 剤　形 | 製薬会社 | 適　応 |
|---|---|---|---|
| デプロメール | 錠剤：25mg，50mg，75mg | Meiji Seika ファルマ | うつ病・うつ状態，強迫性障害，社会不安障害 |
| ルボックス | 錠剤：25mg，50mg，75mg | アッヴィ合同会社 | |

抗うつ薬

### 用量例

●うつ病の初期投与量として：本剤（25mg）2錠/分2（朝・夕）（以降，臨床症状および副作用に応じて投与量の調整を行う）。

●強迫性障害および社会不安障害の治療として：本剤（50mg）2錠/分2（朝・夕）。

### 実際に処方したときのエピソード●

　24歳，女性。冬が来る度に，朝が起きづらく，遅刻がちとなり，午前中は体が重く，頭がはたらかず，一日中眠気が強いのが毎年の常であった。しかし，今年の冬は特に気分・体調がすぐれず，仕事の能率が著しく低下し，上司からの注意にも敏感に反応しがちで，帰宅後はストレスから過食してしまうことが重なったため，自ら危機感を抱いての当科受診となった。本剤50mg/日より開始し，2週目より150mg/日に増量したところ，睡眠時間や食事量のコントロールが利くようになり，次第に人間関係への過敏さも薄れ，自身のペースで仕事に取り組めるようになる。このため，今後は，例年，悪化がみられる冬季に入る前より本剤服用を開始し，自然回復をみる春頃までは服用を継続することを自ら決断された。

### ワンポイント アドバイス

**●処方の際の留意点**

　高投与量での使用やセロトニン作動薬（リチウム，MAOIを含む）の併用時に，精神症状（失見当，錯乱，焦燥，軽躁），自律神経症状（発熱，発汗，下痢，嘔吐），神経学的症状（ミオクローヌス，反射亢進，振戦，協調運動不良）を主徴とするセロトニン症候群を生じる場合があり，直ちに減量を図る必要がある。本剤はチトクロームP450酵素を非特異的に阻害するため，ほかの向精神薬，抗てんかん薬，テオフィリンの薬効を増強しうる。テルフェナジン，アステミゾールとの併用はQT延長・心室性不整脈を招く危険性があり禁忌である。

**●服用のしかたと留意点**

　本剤は単独使用において副作用が少なく，安全性が高い。しかし，併用時には薬物相互作用を起こしやすいため，すでに服用中の薬剤があれば医師に申告し，処方調整をしてもらう。原因不明の発熱の持続や，振戦，ミオクローヌスなどの神経学的症状があらわれた際にも早目に医師に相談する。また，若年者においては，投与初期や用量変更時に不安，焦燥，敵意，希死念慮，自傷などの中枢刺激症状が出現する場合があり，注意を要する。

# ベンラファキシン（venlafaxine）

【商品名】イフェクサー SR Effexor SR

（加藤 正樹）

## 薬理説明

　ベンラファキシンは1981年に米国ワイス社（現ファイザー社）で発見され，当初は即放錠として承認・使用されていたが，治療アドヒアランスの向上を目的とし徐放性カプセル製剤であるSRカプセルが開発され，1997年スイスで承認された後，90以上の国で承認されており，本邦では2015年12月より臨床使用可能となった。その作用機序から，セロトニン・ノルアドレナリン再取り込み阻害剤（SNRI）に分類される。低用量では主にセロトニンの再取り込みを阻害し，用量が増加するに従いノルアドレナリンの再取り込みを阻害するユニークな特徴を持つ。ベンラファキシンはCYP2D6により活性代謝物であるデスベンラファキシンに変換されるが，デスベンラファキシンはベンラファキシンに比較するとノルアドレナリン再取り込み作用が強い。他の各種受容体に対する親和性が弱いことより副作用が少ないことが期待される。

## 処方の実際

　本邦での適応はうつ病・うつ状態である。プラセボとの比較試験ではMADRS（Montgomery Åsberg Depression Rating Scale）において，8週治療終了時のうつ症状の改善がプラセボより優れていた。また，低用量では選択的セロトニン再取り込み阻害薬（SSRI）のような特徴を持つことからも，欧米では不安に対する効果が認められており，全般性不安障害，社交不安障害，パニック障害などの適応を取得している。投与禁忌は本剤の成分に対し過敏症の既往歴のある患者，モノアミン酸化酵素（MAO）阻害剤を投与中あるいは投与中止後2週間以内の患者，重度の肝機能障害（Child-Pugh分類C）のある患者，重度の腎機能障害（糸球体ろ過量15

| | 剤　形 | 製薬会社 | 適　応 |
|---|---|---|---|
| イフェクサー SR | カプセル：37.5mg, 75mg | ヴィアトリス | うつ病・うつ状態 |

mL/min未満）のある患者または透析中の患者である。

### 用 量 例

●1日37.5mgを初期用量とし，1週後より1日75mgを1日1回食後に経口投
与する。年齢，症状に応じ1日225mgを超えない範囲で適宜増減するが，
増量は1週間以上の間隔をあけて1日用量として75mgずつ行うこと。

抗うつ薬

#### *実際に処方したときのエピソード●*·····························

不安症状を併存しているうつ病・うつ状態に対して，SSRI同様，抗不安
効果が実感される。75mgで改善が不十分な場合は，増量することで，う
つ状態の中核症状のさらなる改善が期待できる。

### ワンポイント アドバイス

#### ●処方の際の留意点

肝機能障害（Child-Pugh分類A）のある患者では，必要に応じて減量または
投与間隔の延長を考慮し，増量に際しては患者の状態を十分に観察すること。
高頻度で認められた副作用は，悪心（33.5%），腹部不快感（腹痛，膨満，便秘
等）（27.2%），傾眠（26.9%），浮動性めまい（24.4%），口内乾燥（24.3%），
頭痛（19.3%）である。主な代謝酵素はCYP2D6と3A4であり，またCYP2D6
を競合的に阻害する。このためCYP2D6阻害作用や誘導作用を有する薬剤を併
用している場合，ベンラファキシン，デスベンラファキシン共に血中濃度が変
化することに注意が必要である。

#### ●服用のしかたと留意点

アルコールを併用しないこと。夕食後の服用で不眠が認められることがあり，
その場合は朝に服用してもらうとよい。経過の中で，医師の指示なく突然に服
用を中止しないこと。服薬を突然中止すると離脱症状（インフルエンザ様症状
（悪寒，筋肉痛，発汗過多，頭痛，吐き気，不眠，多夢など），動作性目眩，易
刺激性）などが起こることがある。妊娠時には治療上の有益性が危険性を上回
る場合のみに服用すること。また，乳汁中に移行するため，出産後，服薬しな
がらの授乳はしないこと。眠気，めまいを自覚した場合は自動車の運転等危険
を伴う機械の操作に従事しないこと。

# ボルチオキセチン（vortioxetine）

**【商品名】** トリンテリックス Trintellix

（井上　猛）

## 薬理説明

　セロトニン再取り込み阻害作用とセロトニン3受容体遮断作用が主作用である。セロトニンの7，1D受容体遮断作用，1B受容体部分アゴニスト作用，1A受容体アゴニスト作用も有する。脳内で細胞外のセロトニンのみならず，ドパミン，ノルアドレナリン，アセチルコリン，ヒスタミン濃度を増加させる。臨床用量でセロトニン再取り込み阻害作用が低く設定されているため，性機能障害や中止後症候群の副作用は少ないことが期待される。抗ヒスタミン作用，抗コリン作用，抗α1アドレナリン作用は有さないので，これらの薬理作用による副作用は生じない。

## 処方の実際

　添付文書では「うつ病・うつ状態」に対する効能または効果が認められている。大うつ病性障害の治療薬である。副作用が少ないので，副作用が出やすくて抗うつ薬に不耐性の患者や，高齢者なども含めて，大うつ病性障害に第一選択として使用できる。セロトニン再取り込み阻害作用による吐き気，嘔吐はSSRIよりも少ない印象はあるが治療初期にはみられやすいので油断せずに注意を要する。口渇，便秘，食欲亢進，体重増加，眠気，起立性低血圧などの副作用は非常に少ない。上述したように性機能障害や中止後症候群は少ないことが期待される。認知機能改善効果も期待される。双極性障害患者の「うつ状態」には必ずしも適応外とはならないが，躁転，自殺企図があらわれることがあるため，同病態には慎重投与となっている。
　うつ病以外の精神疾患に対する適応はない。

| | 剤　　形 | 製薬会社 | 適　　応 |
|---|---|---|---|
| トリンテリックス | 錠剤：10mg，20mg | 武田 | うつ病・うつ状態 |

**用 量 例**

●1日1回10mg錠を食後服用で開始，効果と副作用をみて20mgまで増量してもよい。臨床試験では10mg/日群と20mg/日群は同様の効果を示しており，高用量のほうがよいという根拠はない。

### *実際に処方したときのエピソード*●···················

　デュロキセチンやミルタザピンに治療抵抗性の高齢男性うつ病患者で，本剤10mgに変更したところ著効した症例を経験した。SSRI，SNRI，NaSSAとは作用機序が少し異なるので，これらの薬剤が無効でも本剤への変更が有効である薬理的可能性はある。副作用は少ないので，高齢者うつ病では本剤単剤の治療を試みる価値はある。

　同じく吐き気の副作用のためSSRIに不耐性であった高齢男性に，本剤を5mgから漸増したところ，副作用なくうつ症状改善がみられた。副作用がほとんどないことはQOLを下げず，うつ病患者には吉報である。

### ワンポイント アドバイス

#### ●処方の際の留意点

　前薬のSSRIなどで吐き気の副作用が強くでた患者や，副作用を心配している患者では10mg半錠（すなわち5mg)から開始することもできる。治療初期の吐き気，嘔吐により治療中止になることが時にあるため，ドンペリドンなどの制吐剤を併用してもよい。

　SSRI，SNRIなどのセロトニン再取り込み阻害作用を有する抗うつ薬とNSAIDsや抗凝固薬を併用すると，消化管出血などの有害事象がおこることが報告されており，本剤もこれらの薬物と併用する際には出血に注意を要する。同様に出血傾向のある患者には慎重な使用が必要である。

#### ●服用のしかたと留意点

　SSRIやSNRIと同様に治療初期に吐き気，嘔吐の副作用が時に出現することは患者によく説明し，制吐剤の併用や食後に服用することをすすめる。自動車の運転は不可ではないが，十分な注意を要する。飲酒との併用は避ける。他の抗うつ薬と同様に，妊婦，授乳婦，小児への安全性は確立されていない。

　半減期は67時間と長いので，1日1回食後の服用でよい。朝食後でも夕食後でもよい。

# マプロチリン（maprotiline）

【商品名】ルジオミール Ludiomil ／マプロチリン（製薬会社名）

（久保田 正春）

### 薬理説明

マプロチリンは四環系抗うつ薬に分類される。ノルアドレナリンという神経伝達物質の再取り込みを阻害する作用が強く，三環系抗うつ薬の代表とされるイミプラミンに作用スペクトルが似ているといわれるが，イミプラミンより抗コリン作用が少なくなるように開発された薬剤である。

### 処方の実際

本剤は，抑うつ気分や，身体の重さ，やる気のなさ，不安焦燥感などの広範囲の症状に有効である。抗コリン作用が少ないことから口渇や便秘といった副作用が少ない印象がある。血中濃度の半減期が長いために，夕方や眠前の1日1回の投与が可能。比較的軽症から中等症のうつ病に使いやすい薬剤である。一方で，発疹やけいれんといった副作用が起こることもあり，注意が必要である。

### 用量例

●軽症うつ病に対して

　本剤（25mg）1錠を眠前1回投与。

●中等症のうつ病に対して

　本剤（25mg）3錠/分3。

●老年期のうつ病に対して

　本剤（10mg）1錠を眠前1回投与。

| | 剤　形 | 製薬会社 | 適　応 |
|---|---|---|---|
| ルジオミール | 錠剤：10mg，25mg | サンファーマ | うつ病・うつ状態 |

**抗うつ薬**

***実際に処方したときのエピソード●*** ……………………………………

　75歳，女性。2年前に夫と死別して以来，徐々に意欲がなくなってきた。胸部や腹部の違和感，意欲の低下や不眠が認められた。このため外来受診。うつ病の診断で本剤25mgより服用。幾分気分がいいということを口にするようになり，その後3カ月ほどかけて75mgまで増量。笑顔で「ご飯がおいしくなくて」とはいうものの，十分な食事が取れ，美容室へ行ったり，野球をテレビで応援したりするようになった。

( ワンポイント アドバイス )

**●処方の際の留意点**

　近年，選択的セロトニン再取り込み阻害薬（SSRI）やセロトニン・ノルアドレナリン再取り込み阻害薬（SNRI）がファーストラインとして使われるが，これらが効果不十分な場合や，セロトニン症候群が生じやすい人などには，一度用いてみる価値がある。

　皮膚に発疹が生じることがあり，投与と時間的な関連が認められるときには中止して，皮膚科医に相談し，ほかの薬剤を用いることを勧める。高用量（150mg以上）ではけいれんが生じることがあり，けいれんへの一般的処置を行うが，同時に本剤の用量を減少させるか，ほかの薬剤を用いることが必要である。重症または本剤への反応が十分でない場合は，ほかの薬剤を検討すべき。

　ほかの抗うつ薬同様，自傷傾向，衝動性などを助長することがあるので，投与前の問診や投与開始直後は注意深い経過観察が必要である。当初から企死念慮のあるような人に緊急の介入として用いるには，効果が緩やかであるため不向きである。

**●服用のしかたと留意点**

　この抗うつ薬は，比較的効果の発現が緩やかであるため，服薬当初は効果がないようでも，徐々に効果があらわれてくる。効果が緩やかであることから，あまり効いていないと勘違いして自分で薬をやめてしまうと，しばらくしてうつが再発したり，離脱症状（頭痛，不安，不眠など）が認められることもあるので，薬剤の減量や中止を考える際には担当の医師とよく相談すること。また，上述のような発疹やけいれんが認められた場合には，速やかに医師と連絡をとること。

# ミアンセリン（mianserin）

【商品名】テトラミド Tetramide

（樋口 輝彦）

### 薬理説明

ミアンセリンは四環系抗うつ薬である。三環系と異なり，アミンの取り込み阻害作用はない。作用機序の中心はシナプス前部の $\alpha_2$ 遮断作用によるノルアドレナリンの放出の増強とシナプス後部のセロトニン受容体遮断作用であるとされる。慢性投与で $\beta$ 受容体のdown regulationが生じる点は三環系と共通している。

### 処方の実際

適応はうつ病・うつ状態である。治験段階ではその臨床効果はイミプラミン，アミトリプチリンとほぼ同等との結果が得られた。最近では，抗うつ薬として単剤で使うよりも，その鎮静・催眠効果に期待して，就寝前に投与することがよく行われている。また，夜間せん妄にも有効とされ，認知症に処方されることもあるが，適応が認められているわけではない。

### 用 量 例

●うつ病・うつ状態に対して

本剤（10mg）3錠/分3（朝・昼・夕）。

また，眠気が強い場合には，本剤（10mg）1錠/就寝前 を1週間服用したのち，日中に漸増してもよい。最大60mgまで投与。

●夜間せん妄に対して（適応外）

比較試験では有効性は証明されていない。

本剤（10mg）1～3錠を就寝前1回投与。

| | 剤 形 | 製薬会社 | 適 応 |
|---|---|---|---|
| テトラミド | 錠剤：10mg，30mg | オルガノン | うつ病・うつ状態 |

**実際に処方したときのエピソード●**·················

　老年期うつ病の65歳の女性。心気的訴えと不眠を主訴に来院。よく話を聞くと，40歳代に一度うつ病になったことがあったが，そのときもらった三環系抗うつ薬を服用するとめまいと立ちくらみがひどく，服用を続けられず，中断したとのこと。結局，薬は服用せず，約半年して軽快した。そのときも，今回と同じく心気症状と不眠で始まったという。よく聞いてみると，今回も主訴以外に軽度の抑うつ気分や精神運動抑制があることがわかり，やはり今回もうつ病（軽症）であると診断した。本剤を朝1回，10mgで開始したが，かなり眠気が強いと言うので，しばらくの間，就寝前に服用するよう指示。1週後より再度朝に10mgを追加。さらに1週後に20mg追加して，合計40mgを分4で投与した結果，4週後から症状の改善がみられ，8週後には完全寛解に至った。

（ワンポイント アドバイス）

● **処方の際の留意点**

　抗コリン作用が少ないことや心毒性がないことなどから，使いやすい抗うつ薬である。ただ，抗ヒスタミン作用があるため，眠気やだるさがあらわれることが多いので，初期は少量から（たとえば10mg/日）投与し，慣れを待って増量するほうがよい。また，日中に投与して眠気が強い場合には就寝前投与を行い，慣れてから日中投与を加えるのも一法である。

● **服用のしかたと留意点**

　日中に服用して眠気が強い場合には，試しに就寝前に服用してみる。とくに不眠や中途覚醒がある場合には有効である。

# ミルタザピン（mirtazapine）

【商品名】リフレックス Reflex ／レメロン Remeron ／ミルタザピン（製薬会社名）

（中山 和彦）

## 薬理説明

　ミルタザピンは，ノルアドレナリン作動性・特異的セロトニン作動性抗うつ薬（NaSSA）とよばれる新しいタイプの抗うつ薬で，$\alpha_2$受容体を遮断することでノルアドレナリン作動性神経系を増強し，$\alpha_1$受容体を介してセロトニン作動性神経系の発火を促進し，5-HT$_{1A}$受容体に結合しやすくなる。このことで双方を増強し抗うつ作用を示す。また5-HT$_2$，5-HT$_3$，H$_1$の各受容体遮断作用を併せもつため，他の抗うつ薬で問題になっている投与初期の不安・焦燥感，性機能障害，吐気，食欲減少等の副作用が少ないことが期待される。脳内でドーパミンを顕著に増加させるという報告もあり，億劫感や生きがいの喪失感など長期にわたり持続するうつ病の残遺症状にも有効である可能性がある。肝薬物代謝酵素に対する影響は少ない。

## 処方の実際

　うつ病治療の第一選択薬のひとつとして用いられる。静穏的に作用するため，うつ病における症状のうち，特に不眠，不安，イライラ感や食欲不振に対して有効である。うつ病患者を対象とした国内臨床試験において本邦で初めてプラセボに対して優越性を示し，投与1週後より有意に優れる抗うつ効果を認めた。1日15mgを初期投与量として15～30mgを常用量とし，症状に応じて45mgまで投与可能である。就寝前1回投与で利便性の高い抗うつ薬である。投与初期に一過性に比較的強い眠気が起こりうるが，投与の継続により軽快することが多い。ただし，過鎮静や体重増加には観察が必要である。本剤は肝薬物代謝酵素に対する影響が少ないため，他に

|  | 剤 形 | 製薬会社 | 適 応 |
|---|---|---|---|
| リフレックス | 錠剤：15mg 30mg | Meiji Seika ファルマ | うつ病・うつ状態 |
| レメロン |  | オルガノン |  |

基礎疾患の薬剤を服用している場合にも比較的併用しやすい薬剤である。

**用 量 例**

● うつ病・うつ状態に対して

　初期用量として本剤1日（15mg）1錠/分1（就寝前）。以降1週間以上の間隔をあけ1錠（15mg）ずつ症状に応じて増量する。その後は3錠（45mg）を超えない範囲で調節する。

**実際に処方したときのエピソード**●………………………………………………

　76歳，女性。夫と死別後，不眠，食欲不振が継続していた。遺産相続の問題を契機に焦燥感や不安緊張，自責感などが出現した。落ち着かず，日常生活も支援が必要となり精神科を受診し選択的セロトニン再取り込み阻害薬（SSRI）を投与されたが，改善せず入院することになった。SSRIにかえて本剤を15mgから1週間ずつ増量し45mgの単剤で治療を行った。投与してまもなく睡眠や食欲は改善した。気分も3週間後にはほぼ落ち着いた。日中の眠気やふらつきなどは見られず，1カ月の入院で症状は消失し退院となった。

**（ワンポイント アドバイス）**

**●処方の際の留意点**

　主な副作用は傾眠，口渇，倦怠感，便秘，ALT増加で，副作用の程度はほとんどが軽度である。副作用はほとんどが投与初期に発現し，用量依存性は認められないことが知られている。MAO阻害剤との併用はセロトニン症候群があらわれることがあるので，本剤に切り替える場合は，2週間以上の間隔をあけること。

**●服用のしかたと留意点**

　自動車の運転等危険を伴う機械の作業に従事させないように注意すること。本剤を増量する際は1週間以上の間隔をあけて1日用量として1錠ずつ行うことが望ましい。

　また，本剤は若者の方が眠気を強く訴える症例が多い印象がある。本剤に限らず高齢者への投与は慎重に行う必要があるが，予想よりは眠気やふらつきなどの発現率が少ない。しかし，身体的負担のある高齢者には十分な注意が必要である。しかし，高齢者でも難治性のうつ病患者には十分に安全な体制の入院の治療形式を整えて使用してみる価値がある。

# ミルナシプラン (milnacipran)

【商品名】トレドミン Toledomin ／ミルナシプラン（製薬会社名）

（諸川 由実代）

**薬理説明**

　ミルナシプランはセロトニン・ノルアドレナリン再取り込み阻害薬 (serotonin-noradrenaline reuptake inhibitor：SNRI)に分類される抗うつ薬である。本剤は 神経終末でのセロトニンおよびノルアドレナリン再取り込み部位に選択的に結合し，シナプス間隙のセロトニンとノルアドレナリン濃度を増加させることにより抗うつ効果を発現する。本剤は肝薬物代謝酵素CYP450系を介さず，直接グルクロン酸抱合を受けて代謝されるため薬物相互作用が少ない。

**処方の実際**

　本剤の有効性は四環系抗うつ薬であるミアンセリンと同等と判断されているが，三環系抗うつ薬のイミプラミンとの非劣性は検証されていない。パロキセチンを対照とした市販後臨床試験において，本剤100mg/日のパロキセチンに対する非劣性が検証されている。

　抗うつ薬の投与により24歳以下の患者で自殺念慮，自殺企図のリスクが増加するとの報告があるため，本剤の投与に際してはリスクとベネフィットを考慮する。

　本剤はセロトニン，ノルアドレナリンの再取り込みを選択的に阻害し，ほかの受容体に対する親和性をもたないことから，三環系抗うつ薬にみられる便秘，口渇，振戦などの抗コリン性の副作用が少ない。

**用 量 例**

●成人に対して

　1日25mgを初期用量とし，1日100mgまで漸増（分2〜分3)

●高齢者に対して

　1日25mgを初期用量とし，1日60mgまで漸増（分2〜分3)

| | 剤　形 | 製薬会社 | 適　応 |
|---|---|---|---|
| トレドミン | 錠剤：12.5mg，15mg，25mg，50mg | 旭化成ファーマ | うつ病・うつ状態 |

**実際に処方したときのエピソード●**⋯⋯⋯⋯⋯⋯⋯⋯⋯⋯⋯⋯⋯⋯⋯⋯

28歳，男性。スーパーマーケットのマネジャーとして勤務しているが，半年前から他の店舗のサポートを行うようになり仕事量が増大した。2カ月前から易疲労感，抑うつ感，意欲の低下，食欲不振が出現するようになった。仕事を同僚に分担してもらい十分に睡眠をとっても症状が改善しないため受診。本剤25mg/日を投与開始した。副作用を認めなかったため1週間後に50mg/日，3週間後に75mg/日まで漸増したところ，約4週間で抑うつ感と食欲低下は改善傾向となり，6週間後より次第に意欲の低下も改善して業務をこなせるようになった。

（ワンポイント アドバイス）

**●処方の際の留意点**

眠気，めまい等が起こることがあるので自動車の運転等危険を伴う機械を操作する際には十分注意させ，このような症状を自覚した場合は危険を伴う機械の操作をしないよう指導する。

本剤は，①本剤の成分に対して過敏症の既往歴のある患者，②モノアミン酸化酵素阻害薬を投与中の患者，③尿閉（前立腺疾患等）のある患者，には投与禁忌である。承認時までの調査（467例）でみられた主な副作用は口渇（7.5%），悪心・嘔吐（6.0%），便秘（5.8%），眠気（4.1%）であった。また使用成績調査および特別調査（3771例）でみられた主な副作用（5%以上）は悪心・嘔吐（5.8%）であった。重篤な副作用として悪性症候群，セロトニン症候群，けいれん，白血球減少，皮膚粘膜眼症候群（Stevens-Johnson症候群），抗利尿ホルモン不適合分泌症候群（SIADH），高血圧クリーゼの報告がある。また，副作用のうち低ナトリウム血症およびSIADHは主に高齢者で報告されているため注意を要する。

**●服用のしかたと留意点**

服用中に眠気，排尿障害，頭痛，ふらつき，悪心，下痢などの副作用が出現することがある。前立腺肥大症で治療を受けている場合はその旨を医師に報告する必要がある。また，眠気・めまい等を自覚した場合は自動車の運転等危険を伴う機械の操作は避ける。

# アリピプラゾール（aripiprazole）

**【商品名】エビリファイ Abilify ／ アリピプラゾール（製薬会社名）**

（長田 賢一）

### 薬理説明

アリピプラゾールはドーパミン$D_2$，$D_3$受容体のパーシャルアゴニスト作用があり，ドーパミン作動性神経伝達が過剰の場合には拮抗作用として働き，低下している場合には作動薬として作用する。さらに，5-$HT_{1A}$パーシャルアゴニスト作用，5-$HT_{2A}$アンタゴニスト作用があり，抗不安作用，抗うつ作用に関与している可能性がある。

### 処方の実際

躁病または混合性エピソードを呈する双極I型障害患者を対象の試験（AMAZE試験）では，躁状態の改善は，4日目から3週目まで効果を認められ，頻度の高かった有害事象は，アカシジア（22%），不眠（16.3%）であった。体重増加，高プロラクチン血症は認められなかった。

ADMIRE試験にて，うつ病・うつ状態で既存治療にて十分効果が認められない場合にSSRIかSNRIにアリピプラゾールを併用し，3〜15mg/日群と3mg/日群にて共に1週目よりプラセボと比較してうつ状態が有意に改善していた。下位項目としては，日常生活機能も改善した。この時の有害事象は，アカシジア（36.6%）で，軽度・中等度であったが，統合失調症よりアカシジアの出現率は高かった。長期投与時には，体重増加，遅発性ジスキネジア等のリスクがある。

### 用量例

- 双極性障害における躁状態に対しては，成人には本剤を1日12〜24mgを1日1回経口投与する。開始用量は24mgとし，1日量は30mgを超えないこと。
- うつ病・うつ状態で既存治療で十分効果が認められない場合には，SSRI，SNRIと併用し，1日3mgを1日1回経口投与する。増量幅は1日量として3mgとし，1日量は15mgを超えないこと。
- 本剤が定常状態に達するまでに約2週間を要するため，2週間以内に増量しないことが望ましい。

| | 剤 形 | 製薬会社 | 適 応 |
|---|---|---|---|
| エビリファイ | 錠剤：1mg，3mg，6mg，12mg<br>口腔内崩壊錠：3mg，6mg，12mg，24mg<br>散剤：1% 液：0.1% | 大塚 | 統合失調症<br>双極性障害における躁症状の改善<br>［以下は OD24mg は除く］<br>うつ病・うつ状態（既存治療で十分な効果が認められない場合に限る）<br>小児期の自閉スペクトラム症に伴う易刺激性 |

*実際に処方したときのエピソード●*……………………………………

躁状態の改善は開始用量24mgで比較的早く認められるが，効果が不十分な場合は，速やかに30mgまでの増量が望ましい。本剤は急性交代型の症例にも有効性が示されている。維持療法としての本剤の適応はないが，躁状態改善後も，比較的高用量での本剤の継続が再発の予防につながると考えられる。

うつ病・うつ状態に対して本剤単剤での有効性は確認されていない。さらに，SSRIまたはSNRIの2剤以上と本剤を併用したとき（SSRIまたはSNRIの1剤と本剤を併用中にSSRIまたはSNRIを上乗せする場合も含む）の有効性および安全性も確認されていない。三環系および四環系抗うつ薬，ミルタザピンの併用については本剤との併用で有効であることの確認はされていない。

双極性障害治療薬

( ワンポイント アドバイス )

●**処方の際の留意点**

双極性障害の抑うつ状態に対しての適応はまだないことに注意が必要である。

薬物相互作用に関する注意としては，本剤の代謝に関与する肝薬物代謝酵素は主としてCYP3A4およびCYP2D6である。CYP2D6の阻害作用を有するパロキセチン20mg/日と本剤3mg/日の併用により，本剤のAUCは140%増加し，CYP3A4およびCYP2D6阻害作用を有するフルボキサミン100mgと本剤3mgの併用により，本剤のAUCは63%増加した。したがって，CYP3A4およびCYP2D6阻害作用を有するパロキセチン，フルボキサミン，デュロキセチンの併用では本剤の作用が増強するおそれがあるので，併用時には本剤の使用量を減量するなどの考慮が必要である。

QT時間の延長に関しては，他の非定型抗精神病薬に比較して影響が少ないとされている。

体重増加は投与30週後までは経時的に増加傾向があるので注意する。

アカシジアの発現頻度は投与初期が高いことから，投与初期には特にアカシジアの発現に注意が必要である。

遅発性ジスキネジアは数カ月から数年後に出現し，本剤の減量ないし休薬時に出現し，その一部は非可逆的である。

●**服用のしかたと留意点**

うつ病で不安，自殺念慮がある症例にアカシジア，易刺激性，衝動性が高まる可能性があるので，十分な注意と家族にも自殺等の行動変化についての観察をするように説明し，適切な対処方法を指示しておく。眠気，注意力・集中力・反射運動能力等の低下が起こることがあるので，本剤投与中の患者には自動車の運転等危険を伴う機械の操作に従事させないよう注意すること。

# オランザピン （olanzapine）

【商品名】ジプレキサ Zyprexa ／オランザピン （製薬会社名）

**薬理説明**/ （長田 賢一）

　オランザピンは，ドパミンD$_2$タイプ（D$_2$，D$_3$，D$_4$），セロトニン5-HT$_{2A,2B,2C}$，5-HT$_6$，α$_1$-アドレナリン及びヒスタミンH$_1$受容体へほぼ同じ濃度範囲で高い親和性を示すが，ドパミンD$_1$タイプ（D$_1$，D$_5$）やセロトニン5-HT$_3$受容体へはやや低い親和性で結合する。本剤はこれらの受容体に対し拮抗薬として働き，さらに大脳皮質前頭前野でのドパミンとノルアドレナリンの遊離増加や，グルタミン酸神経系の伝達障害の回復も，本剤と複数の受容体との相互作用より引き起こされている可能性がある。

**処方の実際**/

　本剤は双極性障害の躁症状とうつ症状の両方の改善に適応が認められた唯一の薬剤である。双極性障害の治療上の課題である，逆の症状の発現，つまりうつ症状の治療中に躁症状を発現したり（躁転），躁症状の治療中にうつ症状を発現する（うつ転）ということが少ないことが確認されている。うつ症状の改善が服用開始2週目から見られた。気分安定薬（リチウム，バルプロ酸）と本剤の併用は双極性障害の躁病，うつ病の両エピソードにおいて気分安定薬単剤より有意な改善を認めた。気分安定作用としては適応がないが，用量は気分が安定後もなるべく維持した方が気分の変動は安定すると思われる。

**用 量 例**/

●双極性障害における躁症状の改善

　通常，成人には本剤を10mgを1日1回経口投与により開始する。なお，1日量は20mgを超えないこと。

| | 剤　形 | 製薬会社 | 適　応 |
|---|---|---|---|
| ジプレキサ | 錠剤：2.5mg，5mg，10mg<br>細粒剤：1%<br>注射剤：10mg1瓶 | 日本イーライリリー | [経口]<br>統合失調症<br>双極性障害における躁症状およびうつ症状の改善<br>抗悪性腫瘍剤（シスプラチン等）投与に伴う消化器症状（悪心，嘔吐）<br>[注射剤]<br>統合失調症における精神運動興奮 |
| ジプレキサザイディス | 口腔内崩壊錠：2.5mg，5mg，10mg | | |

●双極性障害におけるうつ症状の改善

　通常，成人にはオランザピンとして5mgを1日1回経口投与により開始し，その後1日1回10mgに増量する。なお，いずれも就寝前に投与することとし，1日量は20mgを超えないこと。

*実際に処方したときのエピソード●*……………………………………

　本剤は眠前1回投与であり，睡眠障害の改善に対しても効果を認める。睡眠障害はうつ病，躁病エピソードでも認められる症状であり，睡眠障害が改善すると再発再燃のリスクの低下にもつながる。睡眠障害を改善させる薬物としてコンプライアンスの向上にもつながる。

（ワンポイント アドバイス）
●処方の際の留意点

　本剤の代謝には肝薬物代謝酵素CYP1A2が関与している。また，CYP2D6も関与していると考えられている。CYP1A2阻害作用を有するフルボキサミンとの併用にて，本剤の血漿中濃度を増加させるので，本剤を減量するなど注意が必要である。CYP1A2を誘導するためカルバマゼピンとの併用にて，本剤の血漿中濃度を低下させる。また逆に，カルバマゼピンを併用していた時に減量，中止にて本剤の血漿濃度を増加させるので注意が必要である。

　主な副作用は，躁症状の改善の場合は，傾眠（26.9％），体重増加（14.0％），口渇（11.8％）であった。うつ症状の改善の場合は，体重増加（26.4％），傾眠（15.1％），食欲亢進（13.2％）であった。

　本剤もリスペリドン，クエチアピンと同様にQT時間を2～3msec延長させる可能性があるので定期的な心電図チェックが必要である。

●服用のしかたと留意点

　本剤の投与に際し，高血糖症状（口渇，多飲，多尿，頻尿等），低血糖症状（脱力感，倦怠感，冷汗，振戦，傾眠，意識障害等）に注意し，このような症状があらわれた場合には，直ちに投与を中断し，医師の診察を受けるよう，患者及びその家族に十分に説明すること。

　傾眠，注意力・集中力・反射運動能力等の低下が起こることがあるので，本剤投与中の患者には高所での作業あるいは自動車の運転等危険を伴う機械の操作に従事させないよう注意すること。

# クエチアピン徐放錠 （quetiapine extended release）

【商品名】 ビプレッソ Bipresso

（井上 猛）

## 薬理説明

　クエチアピン徐放錠はクエチアピン錠の吸収を緩徐にした錠剤であり，クエチアピン錠では1日2～3回投与が必要なのに対して，1日1回投与が可能である。主にアドヒアランス向上を目的にした剤型であるが，国内で双極性障害のうつ症状改善を目的に偽薬対照の臨床試験が行われ，2017年7月に適応が承認された。統合失調症に適応はない。服用後，平均6～7時間かけてゆっくり血中濃度は最高値に達するので，速効性は期待できない。薬理特性はクエチアピンと同様である。弱いドーパミン（$D_2$）受容体遮断作用と強いセロトニン（$5-HT_2$）およびヒスタミン（$H_1$）受容体遮断作用を有する。活性代謝物のノルクエチアピンは弱いノルアドレナリン再取り込み阻害作用を有し，抗うつ効果との関連が示唆されている。このような薬理特性から錐体外路系副作用を惹起することが少ない。

## 処方の実際

　適応は「双極性障害におけるうつ症状の改善」（双極性うつ病）であり，クエチアピンとは異なり統合失調症に適応を有さない。また，クエチアピンのせん妄に対する適応外使用は2011年にわが国の保険診療で審査上認められているが，本剤については不明であるし，徐放剤であるため，せん妄の治療には適さないと考えられる。双極性うつ病の治療には1日1回投与し，50mgから開始し，300mgまで増量する。国内，海外の臨床試験では1日量300mgで有意な抗うつ効果が得られているため，改善がえられない場合はできるだけ1日量300mgまで増量したほうがよい。抗ヒスタミン作用のため初期に眠気を強く訴える患者は少なくないが，臨床試験における中止例は22%であり300mgまで服用できる患者が多い。国内で行われた臨床試験は双極Ⅰ型うつ病と双極Ⅱ型うつ病を対象として行われたが亜型による有効性の違いは解析されていない。しかし，海外の臨床試験では双極Ⅰ型うつ

| | 剤　　形 | 製薬会社 | 適　　応 |
|---|---|---|---|
| ビプレッソ | 徐放錠：50mg，150mg | 共和 | 双極性障害におけるうつ症状の改善 |

病と双極Ⅱ型うつ病の両型に有効であることが報告されており，双極Ⅰ型うつ病と双極Ⅱ型うつ病の両型に効果が期待できる。

### 用 量 例

●双極Ⅰ型うつ病と双極Ⅱ型うつ病に対して，本剤（50mg）1錠/分1回就寝前投与で開始し，2日以上あけて（150mg）1錠/分1回投与に増量する。さらに2日以上あけて（150mg）2錠/分1回投与に増量する。150mgの有効性は報告されていないことから，推奨用量の300mgまで増量することが効果を得るためには必要である。

### *実際に処方したときのエピソード*●⋯⋯⋯⋯⋯⋯⋯⋯⋯⋯⋯⋯⋯⋯

（本稿執筆時の2017年8月にはクエチアピン徐放錠はまだ国内未発売のため，クエチアピン錠の使用経験を紹介する）

30歳代男性。大学卒業後，会社員として勤めていたが，20歳代後半でうつ病を発症して入院。その後，抗うつ薬開始後に躁状態となり入院となった。重症の躁病エピソードとうつ病エピソードを繰り返し，躁病エピソードでは抗精神病薬，うつ病エピソードでは抗うつ薬治療が行われていた。抗うつ薬治療を中止し，気分安定薬中心の治療とした。躁病エピソードは予防されたが，うつ病エピソードが変動しながら遷延した。クエチアピンは（当時）適応外であったが，海外では適応承認されている薬剤であること，予想される効果と副作用について説明し，クエチアピンによる治療を開始した。600mgまで増量後，うつ病症状は改善し，寛解となり，社会復帰した。その後7年間軽度の気分変動はあるものの，寛解が続いている。本症例では1日量600mgまで増量したが，クエチアピン徐放錠では300mgを超えた処方は認められていないことを付言する。

### ワンポイント アドバイス

#### ●処方の際の留意点

治療初期から出現する眠気のために中止せざるをえない症例もあるが，服用を続けると眠気になれることもある。第一世代の抗精神病薬と比べて，クエチアピンは錐体外路症状と高プロラクチン血症を起こしにくい。また，糖尿病の患者あるいはその既往歴のある患者には禁忌であり，本剤投与中は血糖値の測定を定期的に行うべきである。

#### ●服用のしかたと留意点

本剤は海外の治療ガイドラインでは，双極Ⅰ型うつ病にも双極Ⅱ型うつ病にも第一選択に推奨されており，最も有効性のエビデンスが豊富な薬剤である。しかし，単剤における双極性障害気分エピソード予防効果は海外でも承認されておらず，気分エピソード予防のためにはリチウムかバルプロ酸の併用が必要である。投与中には自動車の運転など危険を伴う機械の操作に従事しないように注意する。

# 炭酸リチウム （lithium carbonate）

**【商品名】リーマス Limas ／炭酸リチウム（製薬会社名）**

（樋口　輝彦）

### 薬理説明

　炭酸リチウムは1価のアルカリ金属であり，ナトリウムやカリウムに近い。生体内では1価の陽イオンとなる。アデニル酸シクラーゼの抑制，イノシトールリン脂質の代謝の阻害，G蛋白への作用など神経伝達系に対する作用点は多岐にわたり，このうちいずれが抗躁効果あるいは躁うつ病の病相予防効果に関係しているかは，まだ明らかにされていない。さらに最近では，神経細胞の新生を促進する作用があることが明らかにされ，注目されている。

### 処方の実際

　適応は躁病および躁うつ病の躁状態であるが，躁うつ病の病相予防効果は多くの比較試験で確認されており，予防のための長期投与が行われている。うつ病相に対する治療効果も認められるが，適応は得られていない。有効血中濃度と中毒が出現する濃度が近接しているため，血中濃度を測定しながら投与量を決める必要がある。投与初期または増量したときには維持量が決まるまでは1週間に1回をめどに，維持量の投与中には2〜3カ月に1回をめどに，血清リチウム濃度の測定結果に基づき投与量を調整する。治療開始初期にみられる副作用には手の振戦，消化器症状（嘔気，食欲低下など），口渇，多飲多尿，下痢などがあるが，多くは一過性である。長期投与では甲状腺機能低下，腎機能低下に，とくに注意が必要。中毒症状としては，せん妄，意識障害，けいれん発作，脳波異常，失禁などがある。

### 用量例

●軽症および中等症の躁病に対して

　本剤（200mg）3錠/分3で開始。7日目の朝，服薬前に採血。血中濃度を

| | 剤　形 | 製薬会社 | 適　応 |
|---|---|---|---|
| リーマス | 錠剤：100mg，200mg | 大正 | 躁病および躁うつ病の躁状態 |

測定し，血中濃度が0.6〜1.2mEq/lの範囲に入るまで，増量。血中濃度をチェックしてモニターする。

●重症躁病に対して

本剤の血中濃度が有効範囲に至るまでに1〜2週を要するので，早期の鎮静を必要とする場合にはオランザピン，アリピプラゾールの併用，あるいは適応外であるが，リスペリドンやゾテピンなどを併用する。

### *実際に処方したときのエピソード●*

47歳，男性，公務員。X年秋に初めてうつ状態となり，X＋1年の5月に精神科を受診。うつ病の診断を受け，抗うつ薬による治療が始まった。このときは数カ月で寛解した。X＋2年に部長職となり，責任が重くなったこともあって，うつ病が再発。この時は1カ月病休をとって自宅静養し，回復した。X＋4年9月ころより，テンションが高くなり，家族を怒鳴る，多弁，部下に対して大声をあげて叱るなど躁状態が出現。2カ月間，自宅静養を主治医から言い渡された。この時から本剤の投与（400mg）が開始され，血中濃度をモニターしながら800mgまで増量。躁病相は3週間でおさまった。12月から職場に復帰。再発予防目的で本剤はその後も同量（血中濃度は0.6mEq/L）で継続している。

### ワンポイント アドバイス

#### ●処方の際の留意点

炭酸リチウムを処方する際に注意すべき点は，有効血中濃度と副作用発現濃度の幅が狭い点である。したがって，血中濃度が定常状態で安全域（0.6〜1.2mEq/l）に入るまでは，血中濃度を測定しながら，200mg/日単位で増量する。

再発予防のためには長期にわたって本剤を服用する必要がある。なお，長期に服用する場合には，定期的に甲状腺機能，腎機能，心電図検査，炭酸リチウム血中濃度のチェックを行うべきである。

#### ●服用のしかたと留意点

有効量と副作用が出現する量が近接しているので，必ず医師の指示どおりに服用することが重要である。また，めまい，ねむけ等があらわれることがあるので自動車の運転等には従事させないよう注意すること。

# バルプロ酸ナトリウム（sodium valproate）

**【商品名】** セレニカ R Selenica R ／ デパケン Depakene ／ デパケン R Depakene-R ／
バレリン Valerin ／バルプロ酸ナトリウム（製薬会社名）／
バルプロ酸ナトリウム SR（製薬会社名）

（樋口 輝彦）

### 薬理説明

　バルプロ酸ナトリウムは前シナプスにおいてGABAの生合成促進および
代謝抑制作用により，脳内GABA濃度を増加させ，また後シナプスにおい
てGABA$_B$受容体の結合部位を増加させる。その結果，GABA神経系活動を
増強し，抗躁効果を発現するものと推察される。その他，電位依存性ナト
リウムチャンネル阻害作用もある。

### 処方の実際

　2002年に躁病および躁状態の適応が追加承認された。病相予防効果につ
いては適応は認められていない。うつ病相に対する効果についてもまだエ
ビデンスが乏しい。血中濃度の測定は抗てんかん薬同様認められ，月1回
算定可能である。躁病，躁状態の場合の有効血中濃度については，まだ十
分な検討が行われていないが，50〜100μg/mlという濃度が目安である。
副作用として最も多いものは，食欲低下，悪心，嘔吐などの消化器症状で
ある。一過性の肝機能障害（GOT，GPTなどの上昇）はよくみられるが，
まれに血清アンモニアの上昇がみられることがあるので，注意が必要であ
る。用法・用量は抗てんかん薬として用いる場合と同じで，400〜
1,200mg/日であり，1日2，3回に分けて経口投与する。

|  | 剤　形 | 製薬会社 | 適　応 |
|---|---|---|---|
| デパケン | 錠剤：100mg，200mg<br>細粒剤：20%，40%<br>シロップ：5% | 協和キリン | 各種てんかん（小発作・焦点<br>発作・精神運動発作ならびに<br>混合発作）およびてんかんに<br>伴う性格行動障害（不機嫌・<br>易怒性等）の治療 |
| デパケン R | 徐放錠：100mg，200mg | 協和キリン | |
| バレリン | 錠剤：100mg，200mg<br>シロップ：5% | 住友ファーマ | 躁病および躁うつ病の躁状態<br>の治療<br>片頭痛発作の発症抑制 |

**用量例**

●本剤（200mg）2錠／分2（朝，夕）で開始し，状態をみながら気分が安定するまで（最高量は1,200mg）漸増する。躁病初期の興奮が強い場合には抗精神病薬と併用（オランザピン，アリピプラゾール）し，鎮静が得られたあとは徐々に本剤単独に切りかえていく。

***実際に処方したときのエピソード●*** ・・・・・・・・・・・・・・・・・・・・・・・・・・・・・・・・

　27歳，大学院生。25歳時にうつ病で発症。当初うつ病の診断を受けて，フルボキサミン中心で治療されていた。2年たった27歳時，躁病相としてはごく軽度で家族も「少し元気過ぎる」程度にしか受け止めていなかったが，かなり不機嫌で，それまで親に口答えするようなことがなかったが，急に反抗的になったり，先輩に電話をかけまわったりしたことから，主治医に連絡し，診察を受けたところ双極Ⅱ型障害と言われ，不機嫌が前面にでるdysphoric typeであることから，炭酸リチウムよりも本剤の適応と言われ，本剤を400mgから開始し，漸増して800mgまで服用。躁状態は1カ月でおさまったが，その後半年間はうつ状態となり，大学院の研究課題もなかなか進まず，1年留年。その後，徐々に上向いて翌年卒業できた。800mg投与時の血中濃度は60μg/mlであった。

**ワンポイント　アドバイス**

●**処方の際の留意点**

　基本的には副作用は少なく安全性の高い薬剤である。ただ，ときに重篤な肝障害が出現することがあるので，定期的な肝機能のチェックが必要である。とくに投与初期には月1回程度の検査を実施することが望ましい。肝障害あるいはこれに伴う意識障害が出現した場合にはただちに投薬を中止し，血中アンモニア濃度，肝機能，バルプロ酸ナトリウムの血中濃度をチェックする。

●**服用のしかたと留意点**

　眠気は生じにくい薬ではあるが，個人差があり，場合によっては眠気が出ることがあるので，自動車の運転などはさせないように注意すること。

# ラモトリギン （lamotrigine）

【商品名】 ラミクタール Lamictal ／ラモトリギン （製薬会社名）

（田中 輝明）

### 薬理説明

ラモトリギンではイノシトール系やGSK-3βに対する直接作用が確認されず，リチウムとは異なる作用機序が想定されている。モノアミン系に対しても抗うつ薬のような再取り込み阻害作用は認めない。双極性障害の気分エピソード抑制作用に関しては，電位依存性$Na^+$チャネルの抑制およびN型$Ca^{2+}$チャネルの阻害によって神経細胞膜を安定化させ，グルタミン酸などの興奮性神経伝達物質の過剰放出を抑える可能性が考えられる。さらに，BDNF（脳由来神経栄養因子）およびBcl-2を介した神経保護作用やGABA神経系の賦活作用も気分安定化作用の機序として想定されている。

### 処方の実際

2011年7月に「双極性障害における気分エピソードの再発・再燃抑制」の適応追加が承認された。急性期治療における効果は確立されておらず保険適応もないが，メタ解析の結果では双極性うつ病に対して有効性が示された。特に重症度が高い場合（HAM-D25点以上）に効果が期待できる。一方，本剤は抗躁作用に乏しく，病相予防効果もうつ病エピソードに比して躁病エピソードで劣る。ゆえに，双極II型障害や気分循環性障害の治療には適した薬剤ともいえる。なお，治療効果と血中濃度の関連は認めず，有効血中濃度の設定もなく，保険算定は認められていない。

重症皮疹（皮膚粘膜眼症候群・中毒性表皮壊死症）を除いて，重篤な副作用は少ない。バルプロ酸併用，小児，承認用量を超えた投与が皮膚障害の危険因子とされ，添付文書に従って投与することが重要である。

| | 剤　形 | 製薬会社 | 適　応 |
|---|---|---|---|
| ラミクタール | 錠剤：2mg, 5mg（小児用） | グラクソ・スミスクライン | てんかん患者の下記発作に対する単剤療法 部分発作（二次性全般化発作を含む），強直間代発作，定型欠神発作 他の抗てんかん薬で十分な効果が認められないてんかん患者の下記発作に対する抗てんかん薬との併用療法 |
| | 錠剤：25mg, 100mg | | 部分発作（二次性全般化発作を含む），強直間代発作，Lennox-Gastaut症候群における全般発作 双極性障害における気分エピソードの再発・再燃抑制 |

| 併用薬 | 1～2週目 | 3～4週目 | 5週目 | 6週目以降 | 最大用量 |
|---|---|---|---|---|---|
| 単剤療法か下記以外の薬剤併用 [注1] | 25mg/日（1日1回） | 50mg/日（1日1～2回） | 100mg/日（1日1～2回） | 200mg/日（1日1～2回　）増量は1週間以上の間隔で最大100mg | 400 mg |
| バルプロ酸ナトリウム併用 | 12.5mg/日（25mgを隔日） | 25mg/日（1日1回） | 50mg/日（1日1～2回） | 100mg/日（1日1～2回　）増量は1週間以上の間隔で最大50mg | 200 mg |
| グルクロン酸抱合誘導薬併用 [注2] | 50mg/日（1日1回） | 100mg/日（1日2回） | 200mg/日（1日2回） | 6週目300mg/日7週目以降300～400mg/日（1日2回）増量は1週間以上の間隔で最大100mg | 400 mg |

注1） ゾニサミド、ガバペンチン、トピラマート、リチウム、オランザピン、その他本剤のグルクロン酸抱合に対し影響を及ぼさない又は影響が明らかでない薬剤

注2） フェニトイン、カルバマゼピン、フェノバルビタール、プリミドン、リファンピシン、ロピナビル、リトナビル合剤、経口避妊薬、その他本剤のグルクロン酸抱合を誘導する薬剤

**治療薬　双極性障害**

### *実際に処方したときのエピソード●* ……………………………………

　26歳女性。X年春に数日間眠らず仕事を精力的にこなしたり、些細なことで上司と口論したりするなど、軽躁状態を呈した。その後、次第に気分が落ち込み、同年夏には集中困難、意欲低下、不眠、倦怠感が顕著となった。希死念慮も加わり、X+1年2月に精神科を受診した。双極II型障害の診断でリチウム（血中濃度0.8mEq/L）やバルプロ酸（血中濃度105μg/ml）、オランザピンを順次使用されたが改善せず、9月頃より軽躁状態とうつ状態を数週間ごとに繰り返すようになった。前薬中止の上で、X+2年1月より添付文書に従って本剤を200mgまで慎重に増量した（単剤使用）。次第に病相の振幅は低減し、3月には寛解に至った。現在まで再発は抑制され、就職活動中である。

### （ワンポイント　アドバイス）

#### ●処方の際の留意点

　皮疹の発現率を減少させるために、併用薬に留意しつつ、添付文書投与計画に従って低用量から漸増する必要がある。推奨された増量速度を逸脱して投与し、本剤により重症皮疹が発現した場合、医薬品副作用被害救済制度が支給されないため、投与計画の遵守が求められる。処方に際しては、十分な説明と服薬指導が不可欠である。なお、皮疹以外の副作用として、眠気、めまい、複視、頭痛などがあるが、重篤なものは少ない。維持用量に到達するまで時間を要することから、効果発現が間に合わない場合もある。間欠期（寛解期）での治療薬変更よりも、再発・再燃抑制を見据えた急性期からの導入が望ましい。

#### ●服用のしかたと留意点

　前述の通り皮疹の発現が懸念されるため、医師の指示どおりに服用し、自己判断で増量しないよう注意する。皮疹発現時の対応（直ちに中止、皮膚科受診など）についても事前に取り決めておくとよい。中止後、再開する場合も必ず医師と相談する。なお、本剤による重症皮疹は投与開始8週間以内の発現が大半を占める。他の気分安定薬に比べて催奇形性は低く、妊婦に対しても比較的安全といえる。

# ルラシドン（lurasidone）

【商品名】ラツーダ Latuda

（加藤 忠史）

### 薬理説明

ルラシドンは，抗精神病作用の本体であるドパミンD$_2$受容体拮抗作用および錐体外路症状の低減に関わるセロトニン5-HT$_{2A}$受容体拮抗作用を持ち，副作用に関わるヒスタミンH$_1$受容体，ムスカリンM$_1$受容体，セロトニン5-HT$_{2C}$受容体の結合親和性が低い非定型抗精神病薬として開発されたが，強いセロトニン5-HT$_7$拮抗作用を持つことが特徴である。セロトニン5-HT$_7$受容体拮抗作用は，ノックアウトマウスの研究などから，この薬剤の双極性障害の抑うつ症状に対する作用機序に関与する可能性が示唆されている。

### 処方の実際

統合失調症に有効である。統合失調症の臨床試験では，陽性症状のみならず，興奮，陰性症状，不安・抑うつ，認知障害のいずれの症状項目においても有意に低下させた。

一方，双極性障害の抑うつ症状に対しては，20 〜 60mgで有効である。特に，抑うつ気分・興味喪失・制止といった中核症状に有効性が見られる点が特徴である。また，リチウムまたはバルプロ酸のみで十分改善しなかった双極性障害の抑うつ症状に対して上乗せを行った試験でも，プラセボに比して有意な有効性が認められている。また，リチウムまたはバルプロ酸に追加投与することで，再発・再燃を抑制する傾向が見られ，最近のエピソードが抑うつであったケースでは有意な再発・再燃予防効果が見られた。

| | 剤　形 | 製薬会社 | 適　応 |
|---|---|---|---|
| ラツーダ | 錠剤：20mg，40mg，60mg，80mg | 住友ファーマ | 統合失調症<br>双極性障害におけるうつ症状の改善 |

**用 量 例**

●統合失調症に対しては，40mgより開始し，最大80mgまで増量する。双極性障害の抑うつ症状に対しては，20mgより開始し，増量幅は20mgとし，最大60mgまで増量する。食後に投与する。

*実際に処方したときのエピソード*●.......................................................

統合失調症においては，60〜80mgまで増量することが多く，他のよく用いられる非定型抗精神病薬と遜色のない治療効果が期待できる。

一方，双極性障害の抑うつ状態に対しては，これまで有効な薬が少なかったが，本剤は体重増加，鎮静といった他の非定型抗精神病薬で問題となる副作用が少ないことから，双極性障害の抑うつ症状に対する第一選択薬となりうる。双極性障害の抑うつエピソードに対しては，20mgで有効性が見られれば，必ずしも増量する必要はない。抑うつ気分・興味喪失の中核症状の改善に加え，臨床試験でも社会機能の改善がみられており，患者の中には認知機能の改善を感じる者もいるようである。

**ワンポイント アドバイス**

●**処方の際の留意点**

統合失調症で難治なケースはしばしば多剤併用となりがちであるが，本剤の良さを引き出すためにも，単剤投与とすることが望ましい。

双極性障害では，患者が抑うつ症状を示した際には既に気分安定薬を服用していることが多く，さらなる改善を得ようとして薬を追加したい場合に，効果のエビデンスがある抗精神病薬はルラシドン以外にない。他の非定型抗精神病薬に特徴的な体重増加や傾眠などは見られないため，使いやすい薬と言える。最も多い副作用はアカシジアとされているが，中止を余儀なくされる重度のケースは少なく，減量や抗パーキンソン薬の併用により対処可能な場合が多い。

●**服用のしかたと留意点**

傾眠の副作用がないため，服用は朝でも夕でも問題ないが，空腹時に服用すると血中濃度が十分上昇しないため，食後投与する。CYP3A4により代謝されるため，この酵素を強く阻害する薬剤（アゾール系抗真菌薬，HIVプロテアーゼ阻害薬）あるいは誘導する薬剤（リファンピシン，フェニトイン）などの併用や，グレープフルーツジュースの飲用にも注意が必要である。

# アルプラゾラム（alprazolam）

**【商品名】** コンスタン Constan ／ ソラナックス Solanax ／
アルプラゾラム（製薬会社名）

（渡部 廣行）

## 薬理説明

アルプラゾラムはベンゾジアゼピン系抗不安薬であり，ジアゼパムに比べ，抗コンフリクト作用は2倍，馴化作用は2.5〜7倍，傾眠・睡眠作用は4〜7倍，筋弛緩作用は1.5〜3倍，抗けいれん作用は1.5〜3倍強く，明らかにジアゼパムより強力である。

## 処方の実際

適応となる疾患は心身症，神経症である。神経症の不安・抑うつに対して有効である。効果の発現は速やかで，心身症（胃・十二指腸潰瘍，過敏性大腸症候群）や自律神経失調症における不安・緊張・抑うつおよび睡眠障害に対する有用性が認められている。また，うつ病における不安・焦燥感・心気症状を軽減する特徴を有している。ジアゼパムよりかなり強力であるため，薬物依存性や眠気・ふらつきなどの副作用に注意が必要である。とくに高齢者では，転倒・骨折の危険性に結びつく筋弛緩作用や鎮静作用，日中の眠気などがあり，低用量の投与が望ましい。

## 用 量 例

● 通常，成人には1日1.2mgを3回に分けて経口投与する。なお，年齢や症状により適宜増減する。増量する場合には最高用量を1日2.4mgとして漸次増量し，3〜4回に分けて経口投与する。高齢者では眠気・ふらつきが強くなるおそれがあるので，1回0.4mgの1〜2回投与から開始し，1日1.2mgをこえないようにする。

| | 剤　　形 | 製薬会社 | 適　　応 |
|---|---|---|---|
| ソラナックス | 錠剤：0.4mg，0.8mg | ヴィアトリス | 心身症（胃・十二指腸潰瘍，過敏性腸症候群，自律神経失調症）における身体症候ならびに不安・緊張・抑うつ・睡眠障害 |
| コンスタン | 錠剤：0.4mg，0.8mg | 武田／武田テバ | |

**実際に処方したときのエピソード●**……………………………………………

　48歳，女性，主婦。ちょっとしたことでいらいらしたり，胸がむかむかしたりしたため，内科のクリニックを受診したものの異常がなく，当院を受診となった。不安，焦燥感，手足のしびれ，動悸があり，神経症と診断し，本剤1日1.2mgを処方した。投与1週後には動悸，不安感が軽減し，1カ月後には焦燥感やしびれも消失し，症状は安定している。

（**ワンポイント　アドバイス**）

●**処方の際の留意点**

　急性狭隅角緑内障，重症筋無力症，HIVプロテアーゼ阻害薬を服用中の患者には禁忌である。また，アルコール，フェノチアジン系，モノアミン酸化酵素阻害薬との相互作用が認められ，中枢神経抑制作用を増強させるおそれがあるので注意を要する。また，シメチジン，イミプラミン，デシプラミン，カルバマゼピン，フルボキサミンとも相互作用を認めるので注意する。

　身体状態が衰弱している人や高齢者では鎮静作用，筋弛緩作用が出現しやすい。また投与量によっては，めまい，眼球振とう，失調が強くあらわれるので，投与量や投与方法の調節が必要である。

●**服用のしかたと留意点**

　ベンゾジアゼピン系抗不安薬は，眠気や，注意力・集中力・反射運動能力の低下が起こることがあるので，服用中は自動車の運転など危険を伴う機械の操作に従事しないようにする。また，高齢者ではめまい・ふらつきが出現しやすいので注意する。妊婦では，きわめて慎重投与とし，授乳は回避する。

# エチゾラム（etizolam）

【商品名】デパス Depas ／エチゾラム（製薬会社名）

（宇田川 至）

## 薬理説明

エチゾラムは，チエノジアゼピン系とよばれる抗不安薬のひとつである。現在，抗不安薬として広く使用されているのはベンゾジアゼピン系とよばれる薬物であり，チエノジアゼピン系もそのなかに含まれる。いずれの薬剤も脳内のベンゾジアゼピン受容体に結合することによってGABA神経系の作用を増強し，薬効をあらわす。本剤は抗不安作用とともに，鎮静・催眠作用，筋弛緩作用をもつ。抗不安作用はジアゼパムより3〜5倍強力であり，鎮静・催眠作用，筋弛緩作用などはジアゼパムよりやや強いとされている。

## 処方の実際

心身症，神経症や腰痛症，頸椎症，筋収縮性頭痛，うつ病，睡眠障害に効果が認められている。なお，本剤は2016年10月から政令により第三種向精神薬の指定を受け，投薬期間の上限が30日に制限された。

## 用量例

●うつ病における不安・緊張，神経症における不安・緊張，抑うつに対して
　本剤（0.5mgまたは1mg）3錠/分3（朝・昼・夕）。

●心身症，腰痛症，頸椎症，筋収縮性頭痛に対して
　本剤（0.5mg）1錠/分1（頓服）〜3錠/分3（朝・昼・夕）。

●睡眠障害に対して

| | 剤　形 | 製薬会社 | 適　応 |
|---|---|---|---|
| デパス | 錠剤：0.25mg，0.5mg，1mg 細粒剤：1% | 田辺三菱 | 神経症における不安・緊張・抑うつ・神経衰弱症状・睡眠障害 うつ病における不安・緊張・睡眠障害 心身症（高血圧症，胃・十二指腸潰瘍）における身体症候ならびに不安・緊張・抑うつ・睡眠障害 統合失調症における睡眠障害 下記疾患における不安・緊張・抑うつおよび筋緊張 頸椎症，腰痛症，筋収縮性頭痛 |

本剤（0.5mg）1錠〜（1mg）3錠/分1（睡眠前）。

本剤（1mg）3錠/分1（睡眠前）は主に統合失調症の睡眠障害に対して用いる。

　なお，いずれの場合も年齢，症状により適宜増減するが，高齢者には，1日1.5mgまでとする。

*実際に処方したときのエピソード●*〜〜〜〜〜〜〜〜〜〜〜〜〜〜〜〜〜〜

　53歳，女性。「仕事上の人間関係で悩んでいる。最近，頸部から肩部，背部に痛みを感じる。頭痛もするようになった」とのこと。ストレスによる筋肉痛，収縮性頭痛を疑い，本剤1回0.5mg，1日3回を投与したところ，次第に頸背部痛，頭痛ともに軽減した。

（ワンポイント アドバイス）

● 処方の際の留意点

　急性狭隅角緑内障のある患者，重症筋無力症のある患者には禁忌である。本剤は抗不安作用とともに，鎮静・催眠作用，筋弛緩作用を示す。一般的な睡眠障害であれば，本剤1mgの睡眠前服用で十分な睡眠導入効果が得られる。したがって，日中の不安，緊張の軽減を目的として処方する際，優れた効果が期待できる一方で，眠気，ふらつきが出現する場合もありうる。投薬時には十分な薬剤の説明と，症状の程度，年齢に即した処方量が必要とされる。とくに高齢者に処方する場合，眠気，ふらつきが転倒，骨折へ結びつかないよう投与量を考慮すべきである。

● 服用のしかたと留意点

　眠気や集中力低下などが起こることがあるので注意する。薬の作用を増強させることがあるので飲酒は控える。連用により薬物依存を生じることがあるので漫然と長期間にわたって服用することは避ける。長期連用している場合，急な減量や中止により不眠，不安，振戦，けいれん発作，せん妄などの離脱症状が出現することがあるので，自己判断で減量せず医師に相談する。

# オキサゾラム （oxazolam）

······························································································

【商品名】セレナール Serenal

（加藤　高裕）

### 薬理説明

　ベンゾジアゼピン系の抗不安薬であり，低力価で長時間作用型に分類されている。分布速度はやや遅く，血中半減期は代謝産物を含めて56時間とされており，24時間で80％以上は尿中へ排泄される。

### 処方の実際

　わが国で最初に開発されたベンゾジアゼピン系抗不安薬である。静穏・馴化作用が中心となっており，抗不安作用は弱い。そして，催眠作用・筋弛緩作用は弱い。歩行失調などは少ない。神経症や，心身症における不安・緊張・抑うつに効果的である。また，睡眠障害や心因反応，そして消化器系・循環器系・内分泌系の諸症状の治療にも適している。また自律神経症状である，めまい・動悸・息切れ・腹部膨満感・心窩部痛などにも有効とされており，内科薬との併用も積極的にされている。一方，麻酔の補助効果もあり，麻酔の前投薬に際して服用される機会がまれではない。そして，副作用の発現の低さから，高齢者をはじめ小児と，適応の範囲が広い。これらの治療効果は，有効例の70〜80％で認められ，投与開始後3〜4週間に効果が発現している。

### 用量例

- 症状に応じて，30〜60mgを1日3回に分服する。
- 麻酔前投薬として，1〜2mg/kgを服用する。

|  | 剤　形 | 製薬会社 | 適　応 |
|---|---|---|---|
| セレナール | 錠剤：5mg，10mg<br>散剤：10％ | アルフレッサ<br>ファーマ | 神経症における不安・緊張・抑うつ・睡眠障害<br>心身症（消化器疾患，循環器疾患，内分泌系疾患，自律神経失調症）における身体症候ならびに不安・緊張・抑うつ<br>麻酔前投薬 |

***実際に処方したときのエピソード●***‥‥‥‥‥‥‥‥‥‥‥‥‥‥‥‥‥‥

　45歳，主婦。1年前より食欲不振を前景として嘔気，心窩部痛，倦怠感を自覚した。問診によると，1年前に引っ越しを契機に2世帯住宅となった。夫の母は軽度の認知症が認められ，彼女が中心的に介護をしていたという。心因性の自律神経症状と診断して，本剤15mgを分服し，30mgとなった3週間程度で倦怠感の軽減，食欲の改善が認められた。現在は維持的に10mgで経過している。

### ◯ワンポイント アドバイス

#### ●処方の際の留意点

　依存性の高い中時間型の作用機序をもつ抗不安薬が長期投与されている患者に，その中止から引き起こされる離脱症状を防ぐために，長時間作用型の抗不安薬が選択されることがある。このようなことは臨床ではまれではない。しかし，多くの中・短時間作用型の抗不安薬と比べて，その効力が低く，肝のベンゾジアゼピン代謝酵素活性が加齢によって低下し，もしくは肝機能が低下した患者には，長期間の連用によって，その半減期は延長して，効果は蓄積する。このため老人や肝障害患者への投与は適切でない。加えて抗不安薬全般は，おおむね狭隅角緑内障，重症筋無力症の患者への投与は禁忌である。妊婦への投与も避けたほうがよいといわれている。

#### ●服用のしかたと留意点

　抗不安薬は，各診療科で処方されている薬剤と併用されているケースが少なくない。この傾向は世界的にみられ，それは抗不安薬がもつ副作用の発現が比較的軽微であることから多剤との併用からも重篤な結果を生じないものと考えられている。これはベンゾジアゼピン系薬剤が肝のミクロゾーム酵素活性に顕著な影響を与えないことで，ほかの薬剤の代謝を阻害しないことによる。そして，抗不安薬の吸収・分布・代謝・排泄に大きく影響を与える薬剤がないこともあげられるが，漠然と併用をすることは避けるべきであり，医師の指導のもとに，個々の薬剤の注意点を留意することが必要である。近年になり，内服により，注意力，集中力，反射運動能力等の低下が起こる報告があるので，自動車の運転等危険を伴う機械の操作に従事させないよう，指導の徹底が必要である。

# クロキサゾラム（cloxazolam）

**【商品名】** セパゾン Sepazon

（加藤 高裕）

## 薬理説明

　ベンゾジアゼピン系抗不安薬であり，比較的高力価で長時間作用型に分類されている。血中半減期が30時間以上とされている。薬理作用として扁桃核，視床下部，中心灰白質に作用すると考えられている。

## 処方の実際

　不安に対する改善効果は長時間型のなかで優れており，ジアゼパムより優位な抗うつ効果もある。また，いわゆる神経症における緊張，うつ状態への効果に加えて，抗不安薬に反応しにくいといわれている強迫性障害や恐怖症にも効果が認められることがある。心身症に属する不安・緊張，うつ状態などの心因反応，そして消化器系，循環器系，更年期障害，睡眠障害にも効果を示す。これらは中等度の静穏作用（馴化作用）と，若干の鎮静作用（自発行動鎮静作用），筋弛緩作用に由来する。治療効果は，有効例の90％以上で投与開始後の1～2週間で認められ，効果の発現は速やかである。副作用として眠気が約6％で，ふらつきが約4％，倦怠感が約1％程度といわれている。

## 用量例

●症状の程度に応じて，1日3～12mgを3回分服する。
●手術前の不安除去に，0.1～0.2mg/kgを服用させる。

| | 剤　　形 | 製薬会社 | 適　　応 |
|---|---|---|---|
| セパゾン | 錠剤：1mg，2mg<br>散剤：1％ | アルフレッサ<br>ファーマ | 神経症における不安・緊張・抑うつ・強迫・恐怖・睡眠障害<br>心身症(消化器疾患，循環器疾患，更年期障害，自律神経失調症)における身体症候ならびに不安・緊張・抑うつ<br>術前の不安除去 |

## *実際に処方したときのエピソード●* ·······················

　27歳，女性，事務職。半年前より食欲不振を認めて，体重が減少し，倦怠感を伴った。当時は，忙しい決算の時期にもかかわらず，やる気もあまりでないこともあり同僚に勧められて社内の医師に相談した。血液検査，尿検査，心電図などではとくに異常が認められなかった。このため精神的なことの関与を指摘されて，当科を受診した。心因性の抑うつ状態と診断されて，本剤3mgを分服した。数日後に6mgへ増量して，それから10日程度で食欲の改善，倦怠感の軽減が認められた。2週目では仕事に対する意欲も回復して能率もあがるようになった。

抗不安薬

### ワンポイント アドバイス

#### ●処方の際の留意点

　抗不安薬の効果は神経症に認められる諸症状の改善であり，加えて不眠，高血圧，心機能異常亢進を含む循環器症状，消化管障害，てんかん発作の治療，非ステロイド性抗炎症薬（NSAID）による抗炎症，鎮痛効果の促進，鎮痛薬連用によるリバウンドの抑制など多岐にわたる。これらの症状の改善度は個々の薬剤により異なる。症例により，初期に改善度の低い抗不安薬は早期にほかの薬剤に替えることが望ましいといわれる。他方，その効果が医師－患者関係に影響することも留意せねばならない。狭隅角緑内障，重症筋無力症には禁忌である。

#### ●服用のしかたと留意点

　向精神薬を医師が必要と判断して，薬物療法を開始するにあたり，薬の副作用を心配して，内服を躊躇することがあるだろう。薬には一般的に主作用と副作用があり，その副作用が不快なものは有害作用といわれる。そのなかで注意する点は，依存を形成する点がよく指摘される。初期の抗不安薬は容易に依存を形成し，また離脱症状が報告された。依存の軽減は，ベンゾジアゼピン系の抗不安薬の開発にあたり，その指標にもなった。服用前にあらかじめ何らかの薬物の依存（アルコールなど）が存在する場合には，治療における二次依存のほうが深刻なため，十分な医師への相談が必要である。近年になり，内服により，注意力，集中力，反射運動能力等の低下が起こる報告があるので，自動車の運転等危険を伴う機械の操作に従事させないよう，指導の徹底が必要である。

# クロチアゼパム（clotiazepam）

【商品名】リーゼ Rize ／クロチアゼパム（製薬会社名）

（中山 和彦）

### 薬理説明 /

　クロチアゼパムは，短時間作用型のベンゾジアゼピン系抗不安薬である。抗不安作用はジアゼパムより強く，鎮静・催眠作用や筋弛緩作用は弱いことが認められている。総合的には力価は低い抗不安薬である。また抗潰瘍作用や血圧安定化作用も認められている。

### 処方の実際 /

　本剤は消化器系心身症や循環器系心身症に伴う不安・緊張などに有効である。消化性潰瘍に使用した場合，不安感，焦燥感などの精神症状を改善させるだけでなく，ストレスを軽減させることによって，潰瘍治療へも好影響が期待できる。

　高血圧症に対しても，自覚症状の改善のみならず，とくに血圧上昇に心理的な要因が大きい場合には，降圧剤との併用効果が期待できる。

　また，不安障害（神経症性障害）の中心的な症状である不安，焦燥感，緊張などに対して高い効果がある。

　さらに，自律神経失調症と麻酔前投薬にも有用性が認められている。

### 用量例 /

●心身症などに対して

　本剤（5mg）3錠/分3（朝・昼・夕）。

●不安障害（神経症性障害）に対して

　本剤（10mg）3錠/分3（朝・昼・夕）。

| | 剤　形 | 製薬会社 | 適　応 |
|---|---|---|---|
| リーゼ | 錠剤：5mg，10mg<br>顆粒剤：10% | 田辺三菱 | 心身症（消化器疾患，循環器疾患）における身体症候ならびに不安・緊張・心気・抑うつ・睡眠障害<br>自律神経失調症におけるめまい・肩こり・食欲不振<br>麻酔前投薬 |

*実際に処方したときのエピソード●*………………………………………

　62歳，男性。定年後，家にいることが多い。健康診断で体重の増加と高脂血症を指摘された。もともと高血圧で降圧剤を服用していたが，コントロールが不十分になった。同時に不眠，特に早朝覚醒，それに伴う不安，軽度の焦燥感で悩まされるようになった。内科で降圧剤の追加がなされたが拡張期血圧があまり下がらなかった。そこで本剤5mgを1日3回投与された。当初は眠気を感じた。しかし血圧が正常となり，気分も安定してきた。それにともなって過食気味だった食欲も治まり，多少であるが体重も減少した。その後本剤5mgを1日2回として安定している。

抗不安薬

（ワンポイント アドバイス）

●**処方の際の留意点**

　抗不安薬を処方する際には，日中の眠気やふらつきなどの副作用に注意する必要がある。本剤は鎮静・催眠作用や筋弛緩作用が弱く，比較的安全性が高いことから，高齢者など副作用への配慮が必要な症例にも処方しやすい。しかし，これらの副作用には注意する必要がある。また，本剤の抗不安作用は緩和であるため，重症例などで効果が不十分な場合は強力な作用を有する薬剤へ変更することが望ましい。

　依存性を心配するあまり，自分の判断で減量したり服薬を中止する場合があるので，服薬に不安があれば，医師に相談するように伝えておく。副作用に気づいた場合にも，相談するように指導する。なお依存を防ぐためには，ほかの抗不安薬と同様に，漫然と長期に投与しないように留意する必要がある。

●**服用のしかたと留意点**

　アルコール飲料は本剤の作用を増強するので，服薬期間には飲酒を控える。また，本剤を服薬すると注意力・集中力が低下することがあるので，自動車の運転は避ける。飲み忘れに気がついた場合には，その時点で服薬しても差し支えないが，次の服薬時間が近い場合は服薬せずに，次の服薬時間から服薬するようにする。さらに，期待どおりの効果がない場合でも，自分の判断で指示された量より多く服薬してはいけない。

# クロルジアゼポキシド（chlordiazepoxide）

【商品名】コントール Contol ／バランス Balance ／
クロルジアゼポキシド（製薬会社名）

（土田 英人）

## 薬理説明

1956年，Roche社のSternbachにより見出された最初のベンゾジアゼピン系化合物である。筋弛緩作用，抗けいれん作用，二次的抗抑うつ作用を有し，不安・緊張・焦燥などに優れた治療効果をもち，わが国では1961年から臨床に使用されている。GABA-A受容体上にあるベンゾジアゼピン結合部に結合し，co-agonistとしてGABA受容体の開口率を増加させ，それによりセロトニンやノルアドレナリン，ドーパミン系ニューロンの神経活動を抑制する。半減期は5～30時間であり，ベンゾジアゼピン系薬剤の中では比較的低力価である。

## 処方の実際

神経症およびうつ病の不安・緊張，焦燥感の消失ばかりでなく，各種の心気的症状あるいは心身症（胃・十二指腸潰瘍，高血圧など）における身体症候にも奏効する。実際には心身症に対して用いられることが多いようである。ベンゾジアゼピン系薬剤の中では比較的低力価で，筋弛緩作用も強くないため，高齢者や小児に対しても使用しやすいが，眠気や転倒などがみられることがあるので，全身状態や併用薬剤を考慮して投与量を加減する必要がある。精神科領域のみならず，高血圧症その他の慢性身体疾患に伴う不定の精神症状や，術前術後の不安・緊張，分娩前・月経前の不安・緊張・興奮，小児の異常行動，その他あらゆる身体疾患に幅広く使用される。また，アルコール依存症の離脱期における不安・緊張に対しても用いられることがある。

## 用量例

●成人：20～60mg/分2～3に分服。
●小児：10～20mg/分2～4に分服。

| | 剤　形 | 製薬会社 | 適　応 |
|---|---|---|---|
| バランス | 錠剤：5mg，10mg<br>散剤：10% | 丸石 | 神経症における不安・緊張・抑うつ<br>うつ病における不安・緊張<br>心身症（胃・十二指腸潰瘍，高血圧症）における身体症候並びに不安・緊張・抑うつ |
| コントール | 錠剤：5mg，10mg<br>散剤：1%，10% | 武田／<br>武田テバ | |

***実際に処方したときのエピソード●***············································

　46歳，男性，会社員。4月より新しい部署に異動となったが，慣れない業務内容であり，また，前担当者も異動したため聞ける者がおらず，連日のように残業や休日出勤が続いた。6月に入って，出社時にめまいとむかつき，時に嘔吐が出現するようになり，近医内科を受診するも，血液検査その他の内科的精査で特に異常はなかった。食欲低下と不眠も出現し，仕事の遅延やミスに対する不安も強いため，心療内科を紹介されて受診した。仕事に対する不安や緊張はあるが，気分が落ち込んでいるわけではないという。うつ病とまでいかないが，ストレスからの身体症状である可能性について説明し，本剤の服薬を勧めたところ，本人も了承したため，1日15mg/分3（朝・夕食後と眠前）を開始した。投薬開始から4週間後の受診時には，「めまいは治まりました。まだたまに出社時のむかつきはありますが，吐くことはなくなりました。気持ちもずいぶん楽になったように思います。やはり仕事のストレスから来ていたのですね」と語った。上司に業務量とサポートの見直しを依頼するようアドバイスし，その後実際に負担が軽減されたことで，初診から約半年後に症状は完全に消失したため，投薬を含め治療終結とした。

（ワンポイント　アドバイス）

●**処方の際の留意点**

　副作用として特に重篤なものはみられない。ベンゾジアゼピン系薬剤の作用には大きく分けて，①抗不安作用，②催眠作用，③抗けいれん作用，④筋弛緩作用がある。安全域が広く速やかな緊張緩和作用があるがゆえに，病的とはいえない日常の不安に対しても頻用されるようになり，嗜癖や乱用・依存（常用量でも起こりうる）の問題も生じるようになった。②による過鎮静や，④によるふらつき，また記憶や認知の障害をきたすことからせん妄を引き起こすこともあるため，症状が改善すれば速やかに減量・中止すべきである。

●**服用のしかたと留意点**

　ほかの抗不安薬と同様に漫然と長期に服用しないよう留意する必要がある。お酒と一緒に服用すると，アルコールとの相互作用により薬の効き目が強く出すぎたりするので，絶対に避けてほしい。また，若干の注意力の低下や眠気をきたすことがあるので，危険な作業や自動車などの運転は服用直後は避けるべきである。

# ジアゼパム (diazepam)

**【商品名】** ジアゼパックス Diapax ／ **セルシン** Cercine ／ **ホリゾン** Horizon ／
ジアゼパム（製薬会社名）

（宇田川 至）

## 薬理説明

現在，抗不安薬として広く使用されているのはベンゾジアゼピン系とよ
ばれる薬剤であり，ジアゼパムはその代表的な薬剤である。一方，脳は活
性化と抑制との動的な相互関係で成立しており，抑制を調節する最大の神
経伝達物質は$\gamma$-アミノ酪酸（GABA）である。ベンゾジアゼピン系薬剤は
脳内のベンゾジアゼピン受容体に結合することによってGABA神経系の作
用を間接的に増強し，薬効をあらわすとされている。

## 処方の実際

経口薬は神経症およびうつ病，心身症における身体症候ならびに不安・
緊張・抑うつや，脳脊髄疾患に伴う筋けいれん，疼痛に対しても処方され
ている。

注射剤は筋肉内注射（筋注）と静脈内注射（静注）が可能である。上記
症状に対して経口薬が使用できない場合に処方されるほか，アルコール依
存症の離脱症状の軽減，てんかん様重積状態におけるけいれんの抑制にも
用いられる。

|  | 剤　形 | 製薬会社 | 適　応 |
|---|---|---|---|
| ホリゾン | 錠剤：2mg，5mg<br>散剤：1%<br>注射剤：10mg/2ml/1 管<br>（筋注・静注） | 丸石 | 神経症における不安・緊張・抑うつ<br>うつ病における不安・緊張<br>心身症（消化器疾患，循環器疾患，自律神経失調症，更年期障害，腰痛症，頸肩腕症候群）における身体症候並びに不安・緊張・抑うつ<br>下記疾患における筋緊張の軽減<br>　脳脊髄疾患に伴う筋痙攣・疼痛<br>麻酔前投薬<br>注射剤：<br>神経症における不安・緊張・抑うつ |
| セルシン | 錠剤：2mg，5mg，10mg<br>散剤：1%<br>シロップ：0.1%<br>注射剤：<br>5mg/1ml/1 管<br>10mg/2ml/1 管（筋注・静注） | 武田／<br>武田テバ | 下記疾患及び状態における不安・興奮・抑うつの軽減<br>　麻酔前，麻酔導入時，麻酔中，術後，アルコール依存症の禁断（離脱）症状，分娩時<br>下記状態における痙攣の抑制<br>　てんかん様重積状態<br>［ホリゾン注射液のみ］<br>有機リン中毒，カーバメート中毒 |

**用量例**

［経口内服］

●通常，成人の不安・緊張・抑うつに対して
　本剤1回2〜5mg，1日2〜4回（外来患者は原則として15mg以内とする）。
●筋けいれんに対して
　1回2〜10mg，1日3〜4回。
［筋注・静注］

●アルコール離脱症状の軽減，てんかん様重積状態におけるけいれんの抑制
　疾患の種類，症状の程度，年齢および体重などを考慮して用いる。
　初回，本剤（10mg）1アンプルをできるだけ緩徐に筋注または静注。静
　注には，なるべく太い静脈を選んで，できるだけ緩徐に（呼吸抑制の危
　険性を考慮し，2分以上の時間をかけて）注射。

*実際に処方したときのエピソード●*…………………………………………………

　57歳，男性。妻とともに受診。「昨夜，寝室で突然，車を運転する仕草
を始めた。『フォークリフトの運転中だ』と変なことを言う」とのこと。診
察の結果，アルコールの離脱せん妄を疑い，入院を勧め，加療を開始した。
経口薬としては本剤1回5mg，1日3回を投与した。その後，次第にせん妄
は改善し，約2週間後，軽快退院となった。

**ワンポイント アドバイス**

●**処方の際の留意点**

　急性狭隅角緑内障のある患者，重症筋無力症のある患者には禁忌である。ま
たリトナビル（抗HIVプロテアーゼ阻害薬）を投与中の患者には用いてはなら
ない。また代謝物のノルジアゼパムの蓄積のため，人体に及ぼす作用時間は長
い。したがって，薬物代謝が遅延する老年者，また小児，肝疾患をもつ患者に
対する処方は，少量から開始すべきである。また注射に際しては，筋注が基本
的な投与経路であるが，経口投与が困難な場合や緊急の場合，経口投与で効果
が不十分な場合に限って使用すべきである。さらに急速な静注は呼吸抑制を引
き起こし，ときに血栓性静脈炎を起こすおそれがあるため，慎重，緩徐な投与
が不可欠である。未熟児，新生児，乳児，幼児，小児に対して筋注は行わない。

●**服用のしかたと留意点**

　服薬中は飲酒や自動車運転を控えること。

# タンドスピロン (tandospirone)

【商品名】セディール Sediel ／タンドスピロンクエン酸塩（製薬会社名）

（渡部 廣行）

## 薬理説明

タンドスピロンは脳内セロトニン(5-HT₁ₐ)受容体を選択的に刺激することで抗不安作用と抗うつ作用を示す．わが国初のセロトニン作動性抗不安薬であり，従来汎用されているベンゾジアゼピン系の抗不安薬とは大きく異なる薬理特性を示す．

本剤は，ベンゾジアゼピン系抗不安薬が有する，鎮静・筋弛緩作用に起因する眠気・ふらつき，アルコールとの相乗作用，身体依存形成といった臨床上の問題をクリアした薬剤である．

## 処方の実際

適応となる疾患は心身症，神経症である。薬物依存性や眠気・ふらつきなどの副作用がほとんど認められないため，第一選択薬として処方しやすい薬剤である。とくに抑うつ症状を伴う高齢者では，加齢に伴う半減期の延長もなく，転倒・骨折の危険性に結びつく筋弛緩作用や鎮静作用，生活リズムを乱す日中の眠気などがなく，患者のQOLを低下させずに症状の改善が期待できるという特徴を有している。

セロトニン作動性抗不安薬は，神経症における不安・抑うつなどの精神症状に対して処方されるだけでなく，慢性疾患や生活習慣病などストレスの関与が病気の症状や治療に影響しやすい症例のストレスケアを目的としてもよく処方されている。

| | 剤　形 | 製薬会社 | 適　応 |
|---|---|---|---|
| セディール | 錠剤：5mg, 10mg, 20mg | 住友ファーマ | 心身症 ( 自律神経失調症，本態性高血圧症，消化性潰瘍 ) における身体症候ならびに抑うつ，不安，焦躁，睡眠障害<br>神経症における抑うつ，恐怖 |

## 用 量 例

●成人には1日30mgを3回に分け経口投与する。なお，年齢や症状により適宜増減するが，1日60mgまでとする。高齢者には低用量（1日15mg）から開始することが望ましい。

### 実際に処方したときのエピソード●·····························································

　55歳，男性，会社員。めまい，ふらつき，頭痛のため当院を受診した。抑うつ感，不安感の訴えはあまり強くなく，身体症状を多く認めた。心身症の診断で，ベンゾジアゼピン系抗不安薬を処方したものの，めまい，ふらつきがさらに増悪したため，本剤1日30mgを投与した。投与3週間後より，次第にめまい，ふらつき，頭痛といった症状は軽減し，安定していった。

抗不安薬

### ワンポイント アドバイス

#### ●処方の際の留意点

　タンドスピロンには直接的な鎮静・催眠作用がないため服薬感がない。したがって，患者が本剤を服用しても症状の改善感が少なく，怠薬してしまうこともあるため，2～4週間かけて徐々に症状の改善がみられることをあらかじめ伝え，愁訴に対する対症療法の薬剤をしばらく投与し，心身両面からの治療をするほうが望ましい。また，罹病期間が長い（3年以上）例や重症例あるいはベンゾジアゼピン系抗不安薬での治療が不十分な例などの治療抵抗性の患者に対しては効果があらわれにくい。

　本剤はベンゾジアゼピン系薬剤との間に交叉耐性を示さないことから，ベンゾジアゼピン系抗不安薬から変更する場合，ベンゾジアゼピン系抗不安薬を漸減するなど怠薬症候の出現に留意した切りかえが必要である。また，三環系抗うつ薬とベンゾジアゼピン系抗不安薬を併用投与されている症例で，ベンゾジアゼピン系抗不安薬を本剤に変更したところけいれん発作を起こした経験があり，注意を要する。

#### ●服用のしかたと留意点

　本剤は，副作用として眠気やめまいがあるため，車の運転など危険を伴う機械の操作には従事しないようにする。また，効果が出るまでに時間がかかるので，途中で服薬を中止しないこと。

# トフィソパム (tofisopam)

【商品名】グランダキシン Grandaxin ／トフィソパム（製薬会社名）

（加藤 高裕）

### 薬理説明

　ベンゾジアゼピン系の抗不安薬で，低力価の短時間作用型に分類されている。薬理作用の特徴として，ほかの抗不安薬が大脳辺縁系を中心に作用するのに対して，視床下部に強く作用することから，従来のベンゾジアゼピン系とは異なる薬理活性をもっている。このことより自律神経系の緊張不均衡改善効果を併せもつ。これには視床下部の電気刺激による異常反応（血管収縮，瞳孔径増大），ストレス負荷時の交感・副交感神経間の緊張不均衡，ノルエピネフリンによる平滑筋収縮などを改善する。鎮静馴化作用，抗不安作用，筋弛緩作用，睡眠増強作用はほとんどない。作用発現速度は中等度で，投与後には約1時間で最高血中濃度に達して，12時間後には血中よりほぼ消失する。

### 処方の実際

　抗不安薬に分類されているが，自律神経調整薬という位置づけをもつ。その適応には頭部・頸部損傷の不定愁訴，更年期障害，卵巣欠落症状など身体因性の症状改善に用いられる。その他，頭痛，倦怠感，心悸亢進，早朝覚醒，めまい，首から肩のこり，関節痛，食欲不振，眼精疲労，焦燥感，息切れ，冷え症など多岐にわたる。しかし，バルビツレートやアルコールとの併用で相互に作用が増強することがあると報告されている。ほかのベンゾジアゼピン系抗不安薬に比べて，慎重投与ではあるが，狭隅角緑内障や重症筋無力症の患者にも処方が可能である。

| | 剤　形 | 製薬会社 | 適　応 |
|---|---|---|---|
| グランダキシン | 錠剤：50mg | 持田 | 下記疾患における頭痛・頭重，倦怠感，心悸亢進，発汗等の自律神経症状<br>自律神経失調症，頭部・頸部損傷，更年期障害・卵巣欠落症状 |

**用 量 例**

●年齢や症状に応じるが，成人には1回50mgとして3回経口投与する。

*実際に処方したときのエピソード●*··················································

　38歳，男性会社員。33歳から課長に昇格して業務も順調にこなしていた。今年の初夏を過ぎた頃に易疲労感を自覚するようになった。そして，めまい，嘔気，頭痛を伴い，徐々に集中力の低下がみられていた。心配になり8月に社内の産業医に相談したところ，自律神経失調症と診断され，本剤50mgの内服を開始した。1週間後に150mgまで増量した。その後2週ほどで，比較的慢性に持続した不定愁訴は軽減して体力も回復した。現在は維持的に50mgの内服を行っている。

抗不安薬

**ワンポイント アドバイス**

●**処方の際の留意点**

　患者の訴えが多彩であるために，安易に抗不安薬を投与するケースはまれではない。このため，抗不安薬の治療には，中核症状を診断して，薬剤の選択を明らかなものとして処方することが重要であり，予防的に投与するべきではない。そして症状に対しての治療には，おおよその期間を決めて，それぞれの患者におけるベンゾジアゼピン系薬剤の効果と，危険因子の考慮を必要とする。適切な治療効果が認められたならば，傾眠などの副作用が最小限になるように投与量の調節をして，服薬の指導も行う。薬物依存を起こしやすいと思われる性格傾向（情緒不安定，逃避的傾向，攻撃的性格，未熟性格，意志薄弱など）の患者には投与に対する慎重な処方の姿勢が望まれる。

●**服用のしかたと留意点**

　副作用に関しても同様であるが，医師の指示なくして増量したり，治療以外の目的に使うようなことはしないこと。米国精神医学会では，抗不安薬の深刻な依存についての問題は，適切な治療量のもとではごくわずかであり，多くの患者はその効果に恩恵を受けていると報告している。近年になり，内服により，注意力，集中力，反射運動能力等の低下が起こる報告があるので，自動車の運転等危険を伴う機械の操作に従事させないよう，指導の徹底が必要である。

# ヒドロキシジン （hydroxyzine）

【商品名】アタラックス Atarax ／アタラックス P Atarax P ／
ヒドロキシジン（製薬会社名）

（澤田 親男）

### 薬理説明

　ヒドロキシジンは，非ベンゾジアゼピン系に分類される抗アレルギー性抗不安薬であり，本剤の抗アレルギー作用（抗ヒスタミン作用）は皮膚科領域で，中枢抑制作用は精神科・外科領域で広く応用されている。本剤は視床，視床下部，大脳辺縁系などに作用し，中枢抑制作用を示すものと考えられている。また，本剤はベンゾジアゼピン系抗不安薬と比較して臨床的依存性や濫用の可能性が低いとされている。なお，アタラックスとアタラックスPの違いは塩酸塩とパモ酸塩の違いであり，両者は生物学的に同等であるといわれている。

### 処方の実際

　おもに精神科領域での処方例を紹介する。

　本剤の作用は，神経症における不安・緊張・抑うつの軽減・消失を期待するとされている。ベンゾジアゼピン系抗不安薬を服用して副作用の出現しやすい若年者あるいは高齢者に塩酸ヒドロキシジンとして25〜50mgを就寝前に，日中の不安・緊張・抑うつの目立つ患者には1日量として50〜75mgを食後に投与する。

| | 剤　形 | 製薬会社 | 適　応 |
|---|---|---|---|
| アタラックス | 錠剤：10mg，25mg | ファイザー | 蕁麻疹，皮膚疾患に伴うそう痒（湿疹・皮膚炎，皮膚そう痒症）<br>神経症における不安・緊張・抑うつ |
| アタラックス P | 散剤：10%<br>カプセル：25mg，50mg<br>シロップ：0.5%<br>ドライシロップ：2.5%<br>注射剤：25mg/1ml/1 管，50mg/1ml/1 管<br>（筋注・静注） | | 蕁麻疹，皮膚疾患に伴うそう痒（湿疹・皮膚炎，皮膚そう痒症）<br>神経症における不安・緊張・抑うつ<br>注射剤：<br>神経症における不安・緊張・抑うつ<br>麻酔前投薬<br>術前・術後の悪心・嘔吐の防止 |

**用 量 例**

●本剤75〜150mgを3〜4回に分割経口投与する。頓用の場合は1回25〜50mg。

**実際に処方したときのエピソード●**……………………………………………

　残遺型統合失調症で通院治療中の52歳の男性。ここ数年間，急性増悪はなく，意欲低下や無為・自閉といった陰性症状が主体で，自宅に引きこもり，外出しない状態が続いていた。そこで，陰性症状の改善を目的に，従来から投与していた定型抗精神病薬を非定型抗精神病薬であるアリピプラゾールに変更したところ，表情が明るくなり，自ら外出し，買い物にも行くようになった。ところが，数週間後より軽度の焦燥感と「じっと座っておれない」というアカシジア症状が出現した。そこで本剤50mg錠／日を投与したところ，焦燥感とともにアカシジア症状も消失した。

抗不安薬

**ワンポイント アドバイス**

**●処方の際の留意点**

　処方しやすい抗不安薬の一種であるが，初回投与は夕食後か就寝前にする。また，不安・緊張・抑うつを呈する神経症に投与する場合，STAI（状態・特性不安検査），CMI（CMI健康調査表）などの心理テストで軽度あるいは中等度と判定された患者に処方する。

　臨床的依存性が低いことを説明しておくことで服用に対する不安を和らげることができる。

**●服用のしかたと留意点**

　ベンゾジアゼピン系抗不安薬と同様の服用のしかたでよいが，眠くなることがあるので，自動車の運転や危険を伴う機械の操作をする前には服用しないこと。アルコールにより薬剤の作用が強くあらわれることがあるので，服用中の飲酒は控えること。

# フルジアゼパム（fludiazepam）

**【商品名】エリスパン** Erispan

（太田 共夫）

## 薬理説明

　フルジアゼパムは，中力価かつ中間作用型のベンゾジアゼピン系抗不安薬である。ベンゾジアゼピン系薬剤はGABA$_A$受容体サブユニットの境界面上に存在するベンゾジアゼピン認識部位に結合し，GABAのもつCl$^-$イオン細胞内流入を増強することで神経細胞の発火を抑制する。GABA$_A$受容体は神経細胞の細胞体，樹上突起に広範に分布するが，不安の動物モデルを用いた検討により，縫線核，海馬，扁桃体，視床下部の各部位がベンゾジアゼピン系薬剤の脳内作用部位として想定されている。

## 処方の実際

　適応症は，「心身症における身体症状ならびに不安・緊張・抑うつおよび焦燥，易疲労性，睡眠障害」である。心身症の発病機序は，創造活動や理性に関与する新皮質と，情動や本能に関与する辺縁系や視床下部の間に存在する機能的解離を想定する神経解剖学的モデル，心理的ストレス急性暴露後に辺縁系機能障害が起こり，器官性脆弱性から器官障害が慢性暴露に続発するとの生理学的モデルが提唱されている。心身症に対するベンゾジアゼピン系薬剤の有用性は，基礎身体疾患そのものの治療ではなく，辺縁系，視床下部における機能障害を是正し，不安や身体的愁訴の軽減に存在する。パニック障害，社会不安障害，全般性不安障害を始めとする不安障害，うつ病，統合失調症，アルコール依存症，自律神経失調症は適応外ながら，とくに急性期治療補助薬として処方される機会が多い。

## 用量例

●標準的な用法・用量：0.75mg/分3（毎食後）で開始し，同量を維持する。

| | 剤　形 | 製薬会社 | 適　応 |
|---|---|---|---|
| エリスパン | 錠剤：0.25mg | 住友ファーマ | 心身症（消化器疾患，高血圧症，心臓神経症，自律神経失調症）における身体症候並びに不安・緊張・抑うつ及び焦躁，易疲労性，睡眠障害 |

142

主効果は1週間以内に発現し，経時的に漸増しつつ，3〜4週後には本来の薬効発現に至ると予測される。ただし過鎮静，歩行失調，前向性健忘など有害事象予防の観点から，初期用量は0.25mg/分1（食後）で開始し，1〜2週ごとに0.25mg/分1を追加する漸増法が実際的である。

### *実際に処方したときのエピソード*●

朝礼など多数の前で話すことが苦痛で馴化を得ず無価値感を抱くに至った50歳，男性教諭である。昇進の内定を受け人前で話す機会が増すことを危惧し出勤を忌避した。同時に前途に対する不安が増強し退職を申し出たため校長の勧めを受けて精神科外来を初診した。対人相互関係を主に生育歴，職歴を聴取し「多人数の注視下に話す」状況を恐れ，そのような場面では毎回不安を感じ「その場から逃げ出したい」苦痛を感じる病像が明らかとなった。臨床診断名の告知と，不安の回避が反対に不安を高めている悪循環を指摘した。行動療法の導入，習熟，継続に並行して，本剤0.75mg/分3（毎食後）で開始し，1週後には予期不安とスピーチ前の筋緊張の緩和が実感できた。投薬開始8週後から2週毎に0.25mg/日を漸減し，14週時には連用からスピーチ直前時への頓服使用に安全に切り替えが可能となった。

抗不安薬

### （ワンポイント アドバイス）

#### ●処方の際の留意点

本剤の生物学的半減期は約23時間と中間作用型に区分される。このため状況非結合性の急性不安や自律神経失調に対する間歇投与（頓服）は本剤では不適用法といえる。

本剤の処方前に本人のみならず家族その他へ確認すべき項目として，①ベンゾジアゼピン系薬剤の乱用，医療外使用，大量使用の既往の有無，②アルコール症を始めとする物質依存の既往または併存の有無，があげられる。上記条件に該当する症例への処方の可否は，専門医により個別に判定されるべきである。

#### ●服用のしかたと留意点

①心身症治療におけるベンゾジアゼピン系薬剤投与の目的は症状の軽減である。本剤単独投与下に基礎身体疾患の治癒は期待できない。②非薬物療法（精神療法，環境調整，生活指導）との併用が治療効果を増強させる。③常用量依存を避ける観点から連用は月単位に留めることが望ましい。④本剤の連用時，また服薬終了1週間以内の飲酒，授乳は控えるべきである。⑤眠気の持ち越しや注意力の低下が起こることがあるので，本剤投与中の自動車運転は不可である。

# フルタゾラム（flutazolam）

【商品名】コレミナール Coreminal

（福居　顕二）

## 薬理説明

　ベンゾジアゼピン系抗不安薬のひとつで，心身医学方面への応用の拡大を目的として開発された。とりわけ消化器系心身症に対して，不安・緊張・抑うつ気分といった精神症状ばかりでなく，腹痛・腹部膨満感・便通異常・食欲不振・悪心・嘔吐などの消化器症状にも優れた効果をもつ。ほかのベンゾジアゼピン系化合物と比較して，筋弛緩作用が弱く，消化管機能安定化作用が優れており，依存性も極めて少ない比較的安全な薬剤といえる。

## 処方の実際

　消化器系心身症として知られている過敏性腸症候群，慢性胃炎，胃・十二指腸潰瘍における精神症状（不安・緊張・抑うつ気分）ならびに身体症候（腹痛・腹部膨満感・便通異常・食欲不振・悪心・嘔吐など）に対して優れた効果をもつ。また，その他の身体症状として疲労・倦怠感・頭痛・頭重感・肩こりに対しても改善効果を認める。そして，内科領域ばかりでなく精神科領域においても，消化器系不定愁訴を中心とした神経症や心気状態およびうつ状態の患者に対して有効である。

　副作用として眠気・ふらつき・脱力感・疲労感・口渇・便秘などを認めるが，いずれもその発現頻度は低く軽度である。そうした点から，抗不安薬投与が適当と考えられる身体疾患を合併する患者や高齢者に対しても安全性が高く，使用しやすいといえる。

| | 剤　形 | 製薬会社 | 適　応 |
|---|---|---|---|
| コレミナール | 錠剤：4mg<br>細粒剤：1% | 田辺三菱／<br>沢井 | 心身症（過敏性腸症候群，慢性胃炎，胃・十二指腸潰瘍）における身体症候ならびに不安・緊張・抑うつ |

**用 量 例**

●通常，成人に対して：12〜24mg/分3

●不安・抑うつ気分が強い場合には，ベンゾジアゼピン系抗不安薬や選択的セロトニン再取り込み阻害薬（SSRI）を併用することもあるが，SSRI投与時には初期に嘔気などの随伴症状が出ることがあるので注意をしながら用いる。

***実際に処方したときのエピソード●**・・・・・・・・・・・・・・・・・・・・・・・・・・・・・・・・・・・・・・・・・・

　63歳，男性。高血圧にて降圧薬を服用している。最近食欲が低下してきており，心窩部に不快感を訴えるようになった。また腹痛・下痢を起こしやすくなり，仕事や対人関係で不安・緊張が高まると，これらの症状が悪化するようになった。内科的精査の結果，慢性胃炎，過敏性腸症候群と診断された。本剤1日12mg服用（食後4mgを3回）を開始したところ，内服後1週間を過ぎる頃から症状が改善し始め，約3週間後には食欲も出て心窩部の不快感もほぼ消失し，腹痛や便通異常も回復し，対人関係での緊張も和らぎ，漸減中止とした。その後も時々軽い同様の症状が出現することがあるが，本剤の1日1〜2回の頓服で改善している。その間副作用の訴えはなく，また血圧のコントロールも問題なかった。

**ワンポイント アドバイス**

●**処方の際の留意点**

　消化器系心身症は，高血圧を代表とする循環器系心身症とならび，日常の内科的診療で最も頻繁にみられるものであり，複雑化する社会的要因によるストレスから，今後も増加していくものと思われる。これらの疾患は年余にわたることが多く，患者個人の生活背景を考慮したうえで，心身双方からの治療的アプローチが必要である。そうした意味で，長期間服用するにあたって副作用が少なく，心身両面に対して治療効果をもつ本剤の投薬は有意義なものといえる。

●**服用のしかたと留意点**

　毒性および依存性をほとんどもたず，1日量40mgでも副作用の発現は軽微である。治療に際して薬剤はあくまで補助的な機能を担うものと考え，心身症に至る原因となった心理的ストレスの解消を，専門家と相談しつつ速やかに行っていくべきである。

# ブロマゼパム（bromazepam）

【商品名】レキソタン Lexotan ／ブロマゼパム（製薬会社名）

（渡部 廣行）

## 薬理説明

　ブロマゼパムはベンゾジアゼピン系抗不安薬であり，静穏作用あるいは抗不安作用はジアゼパムと比べて約5倍，また，催眠作用，筋弛緩作用および抗けいれん作用は約2倍である。また，ジアゼパムに認められないmood elevating effectおよびbeneficial effect（気分が落ち着いた，集中できるようになった，気分が大きくなったなど）が認められ，ジアゼパムに比べて抗不安作用は強力である。

## 処方の実際

　適応となる疾患は心身症・神経症・うつ病である。抗不安作用が強力であり，不安・緊張感を緩和する特徴を有している。心身症（高血圧症，胃・十二指腸潰瘍，過敏性大腸症候群，急性および慢性胃炎）における不安・緊張・抑うつおよび睡眠障害に対して有効であり，早期に緩和する。神経症においては，強迫・恐怖症状に対して優れた効果を示す。また，うつ病における不安・緊張に対しても有効である。副作用はジアゼパムと同等であり，剤形も種類が多くベンゾジアゼピン系抗不安薬のなかでも使用しやすい薬剤である。

## 用　量　例

●神経症・うつ病に対して

　通常，成人には1日量6〜15mgを1日2〜3回に分け経口投与する。なお，年齢や症状により適宜増減する。

| | 剤　形 | 製薬会社 | 適　応 |
|---|---|---|---|
| レキソタン | 錠剤：1mg, 2mg, 5mg<br>細粒剤：1% | サンドファーマ／サンド | 神経症における不安・緊張・抑うつ及び強迫・恐怖，うつ病における不安・緊張心身症（高血圧症，消化器疾患，自律神経失調症）における身体症候並びに不安・緊張・抑うつ及び睡眠障害，麻酔前投薬 |

●心身症に対して

　通常，成人には1日量3〜6mgを2〜3回に分け経口投与する。なお，年齢や症状により適宜増減する。

### *実際に処方したときのエピソード●*················································

　36歳，女性，会社の受付。1カ月前，訪問客からのクレームの件で応対した。その後より，人と話すときふるえてしまったり，電話での応対もうまくできなくなったため，当院を受診した。不安，緊張が強く，話し声もふるえてしまう状態であった。電話の音がするだけで恐怖感が出現し，うつ気分もあったため，会社も休んでいた。本剤1日15mg投与し，2週後より不安，緊張はかなり軽減した。4週後には，会話でのふるえも消失し，会社へも行けるようになった。

抗不安薬

### ( ワンポイント アドバイス )

●処方の際の留意点

　急性狭隅角緑内障，重症筋無力症の患者には禁忌である。また，アルコール，フェノチアジン系，シメチジンとの相互作用が認められ，中枢神経抑制作用を増強させるおそれがあるので注意を要する。

　身体状態が衰弱している人や高齢者では鎮静作用，筋弛緩作用が出現しやすい。また投与量によっては，めまい，眼球振とう，失調が強くあらわれるので，投与量や投与方法の調節が必要である。

●服用のしかたと留意点

　ベンゾジアゼピン系抗不安薬は眠気や，注意力・集中力・反射運動能力などの低下が起こることがあるので，服用中は自動車の運転など危険を伴う機械の操作に従事しないようにする。また，高齢者ではめまい・ふらつきが出現しやすいので注意をする。とくに投与1週以内もしくは増量1週以内に，めまい・ふらつきが出現しやすいので注意する。妊婦では，きわめて慎重投与とし，授乳は回避する。

# メキサゾラム（mexazolam）

---

**【商品名】** メレックス Melex

---

（加藤 高裕）

## 薬理説明

ベンゾジアゼピン系の抗不安薬であり，高力価で長時間作用型に分類されている。血中半減期が60〜150時間とされており，最高血中濃度到達時間が1〜2時間という。

## 処方の実際

向精神薬として規制されていない薬剤のひとつである。抗不安作用は，ほかの長時間型の薬剤と同程度である。不安障害に伴う抑うつ気分にはある程度の効果をもつが，気分障害の抗うつ効果は期待できない。治療効果としての特色は，強迫症状への効果が認められており，ジアゼパム，オキサゾラムに比べて治療効果が高い。緊張状態や恐怖症への効果も症例の80％以上に認められている。心身症のなかで，とくに消化器系の障害，循環器系の高血圧症，いわゆる心臓神経症にも効果を示す。

## 用量例

●症状の程度に応じて，1日に1.5〜3mgを3回に分服する。

|  | 剤　形 | 製薬会社 | 適　応 |
|---|---|---|---|
| メレックス | 錠剤：0.5mg，1mg<br>細粒剤：0.1％ | アルフレッサ<br>ファーマ | 神経症における不安・緊張・抑うつ，易疲労性，強迫・恐怖・睡眠障害<br>心身症（胃・十二指腸潰瘍，慢性胃炎，過敏性腸症候群，高血圧症，心臓神経症，自律神経失調症）における身体症候ならびに不安・緊張・抑うつ・易疲労性・睡眠障害 |

***実際に処方したときのエピソード●***·················································

　59歳，男性，中小企業の会社社長。景気の低迷で経営も順調とはいえない状況であった。従業員の削減や資金繰りに奔走し，几帳面すぎるほど徹底しており，気苦労の絶えない毎日であった。2カ月前より入眠困難，中途覚醒が出現して睡眠時間が減り始め，それとともに倦怠感が出現した。食欲は低下して，胃潰瘍の再発を内科医に指摘された。しかし，十分な休息がとれないまま経過していた。紹介にて当科を受診し，本剤1.5mgを内服し，抗潰瘍剤の併用にて経過観察をした。2週ほどで熟眠感が出現して倦怠感の改善と食欲の改善を認めた。その後，抗潰瘍剤の中止にも胃潰瘍の再発は認めなかった。

抗不安薬

（ワンポイント アドバイス）

●**処方の際の留意点**

　米国では妊娠中の女性が服用する薬の催奇形性についてFDAがその危険度を大まかに5段階に分類して，薬剤の添付文書に記入することを指導している。そしてBriggsらは日常使用頻度の高い薬剤に対してランク付けを行い，そのなかで向精神薬は一般的にC〜Dのランク付けがなされている。ベンゾジアゼピン系抗不安薬の催奇形性はその発現に対して一定した相関の報告はないが，全く否定できるものではない。出産時母体に1回投与されたジアゼパムは新生児血中に10日後まで検出され，筋肉のhypertoniaが一時的に遷延したという報告がある。狭隅角緑内障，重症筋無力症には禁忌である。

●**服用のしかたと留意点**

　アルコールの摂取は各種薬剤の吸収や効果に影響を及ぼし，少量で促進させて，大量で遅延させる特徴をもつ。急性のアルコールの摂取は肝の代謝酵素を抑制して，ベンゾジアゼピン系薬剤の血中濃度が上昇することで，長時間にわたり高濃度が持続して，排泄が遅れ，その結果作用が増強・延長される。逆に慢性的なアルコールの摂取は代謝酵素の活性が起こって，作用が減弱する。これはアルコールを4〜8週ほど中断しても認められる。またアルコールとベンゾジアゼピン系薬剤の同時の服用で30分ほどで発現する。過剰な服用，飲酒では死亡例も報告されている。このために飲酒を控えること，可能な限り禁酒の状態を保つべきである。近年になり，内服により，注意力，集中力，反射運動能力等の低下が起こる報告があるので，自動車の運転等危険を伴う機械の操作に従事させないよう，指導の徹底が必要である。

# メダゼパム（medazepam）

**【商品名】レスミット Resmit ／ メダゼパム（製薬会社名）**

（加藤 高裕）

### 薬理説明

　ベンゾジアゼピン系の抗不安薬であり，低力価で長時間作用型に分類されている。最高血中濃度到達時間が1〜2時間ほど持続する。

### 処方の実際

　ジアゼパムに比べて抗不安作用は同等もしくは弱く，筋弛緩，抗けいれん作用，鎮静作用，催眠作用は明らかに弱い。このため，day time tranquilizerともよばれる。適応範囲は広く，神経症における不安・緊張・抑うつ状態や，うつ病における不安・緊張に効果的である。加えて心因反応や心身症として発現する身体症候や不安・緊張・抑うつに適応がある。また消化器系・循環器系・内分泌系の諸症状の治療に適している。

### 用量例

● 症状と効果発現に応じて，10〜30mgを1日に1〜3回程度で投与する。
● うつ病や神経症における不安・緊張・抑うつに対して，6〜10mgにて開始することが望ましい。
● 心身症や自律神経失調症，消化器系・循環器系・内分泌系の諸症状などに対して，2〜6mgにて開始することが望ましい。

| | 剤　形 | 製薬会社 | 適　応 |
|---|---|---|---|
| レスミット | 錠剤：2mg，5mg | 共和 | 神経症における不安・緊張・抑うつ 心身症（消化器疾患，循環器疾患，内分泌系疾患，自律神経失調症）における身体症候並びに不安・緊張・抑うつ |

***実際に処方したときのエピソード●*** ······························

　42歳，男性。駅員業務に就いている。3カ月前より血圧の上昇を自覚した。それに伴い集中力の低下，倦怠感と食欲の低下，軽度の頭痛が出現した。近医に健康相談をしたところ，血液検査，尿検査ではとくに異常は認められなかった。問診により過度のストレス状態が指摘され，降圧剤は使用せず，本剤6mgを処方して経過観察となった。それから4日ほどで血圧は正常化し，頭痛・倦怠感の消失を認めた。現在は意欲的に業務を遂行している。

抗不安薬

（　ワンポイント　アドバイス　）

● **処方の際の留意点**

　長時間作用型の抗不安薬は，肝で代謝されて，活性代謝物を生じる。定常状態になるのが遅いことから夜間に服用すると催眠効果を発揮して，翌日には抗不安薬として作用する。おおむね1日に1，2回の投与が推奨されている。服用前にあらかじめ何らかの依存が存在している患者には，処方をする前に十分な問診が必要である。狭隅角緑内障，重症筋無力症には禁忌である。

● **服用のしかたと留意点**

　喫煙はジアゼパムの代謝に影響を及ぼさないという報告もあるが，高齢者の喫煙では，ベンゾジアゼピン系の薬剤の服用により過鎮静が起こる頻度が著明に低いことが指摘されている。おそらく喫煙によってグルクロン酸抱合が増加して，水酸化誘導体が増加することで，排泄が早まると考えられている。このことは大量の喫煙者は，非喫煙者に比べてより大量のベンゾジアゼピン系の薬剤が必要であると思われる。また，薬剤による眠気は喫煙者のほうが自覚されにくいともいう。しかしながら，喫煙そのものは推奨されるものではない。近年になり，内服により，注意力，集中力，反射運動能力等の低下が起こる報告があるので，自動車の運転等危険を伴う機械の操作に従事させないよう，指導の徹底が必要である。

# ロフラゼプ酸エチル (ethyl loflazepate)

【商品名】メイラックス Meilax ／ ロフラゼプ酸エチル（製薬会社名）

（中山 和彦）

### 薬理説明

ロフラゼプ酸エチルは，ＧＡＢＡ受容体を介するベンゾジアゼピン系抗不安薬である。血中濃度半減期が122時間と長時間型である。抗不安作用の力価が高く，鎮静・睡眠作用も強い。しかし筋弛緩作用が弱いため，老人にも比較的安全に投与できるのが特徴である。また，本剤はプラセボとの二重盲検試験を実施し承認を得た，唯一のベンゾジアゼピン系抗不安薬である。また，抗てんかん作用もあり，とくに小児に対して有用性が認められている。

### 処方の実際

ベンゾジアゼピン系抗不安薬は，全般性不安障害，パニック障害，不安抑うつ障害などの不安障害における不安，焦燥，抑うつ，睡眠障害に有効である。セロトニン作動性抗不安薬や抗うつ薬に比べ，作用発現が速いのが特徴である。

現在日本では19種のベンゾジアゼピン系抗不安薬が使用されているが，その血中濃度半減期，抗不安薬作用の強弱，筋弛緩作用，催眠作用などのプロフィールの差異によって使い分けられている。血中濃度に関しては，短時間型のものは作用発現が速いが，長期間の投与後，急に中止した場合，不眠，不安感，焦燥感，けいれん発作などの退薬症状が出現しやすい。本剤は長時間型であるので，退薬症状が出現しにくいことから，不安障害の

|  | 剤　形 | 製薬会社 | 適　応 |
|---|---|---|---|
| メイラックス | 錠剤：1mg，2mg<br>細粒剤：1% | Meiji Seika<br>ファルマ | 神経症における不安・緊張・抑うつ・睡眠障害<br>心身症（胃・十二指腸潰瘍，慢性胃炎，過敏性腸症候群，自律神経失調症）における不安・緊張・抑うつ・睡眠障害 |

維持療法に適した薬剤である。短時間型（アルプラゾラムなど）の薬剤を頓服として併用する場合もある。また，睡眠障害の改善率が高いが，この作用は催眠作用ではなく，不安障害などに基づく症状改善の結果と推測される。

### 用量例

●全般性不安障害に対して

　本剤（1mg）2錠/分2（朝・夕）。

●パニック障害に対して

　本剤（1mg）2〜6錠/分2（朝・夕）。

#### 実際に処方したときのエピソード●

　31歳，女性。キャリアウーマンとして期待されていた。それなりの成果を上げ信頼を築いた。大きな契約を結ぶ直前，相手の会社の経営状態が悪くなり大きな損失を受けることになった。その事後処理をしているさなか，電車のなかで呼吸苦，めまい，気が遠くなるなどの症状を体験，途中下車した。翌日にも同じ症状が発現したが何とか会社にはたどり着いた。その後めまい感，浮遊感が日中にも出現し，漠然とした緊張，不安感を感じるようになった。びくびくしながら電車に乗るようになり，すぐ下車ができるように各駅停車しか乗れなくなった。精神科受診して本剤4mgを朝，夕の2回服用するようになった。服薬して1週間後には，漠然とした不安やめまい感が消失した。電車に乗るときは予期不安は残っている。しかし途中下車しないで通勤は可能になっている。

### ワンポイント アドバイス

#### ●処方の際の留意点

　2mgを1日1〜2回適宜増減。副作用としては眠気（2.34％）があり，その際には減薬する。本剤は半減期が長いため離脱症状は出にくいが，長期間服用後いきなり服薬中止すると，不安・焦燥などの退薬症状が出る可能性があるため，中止する場合は漸減法を用いる。

#### ●服用のしかたと留意点

　アルコールとの併用により作用が増強するため，服用期間中は飲酒を控える。作用時間が長く，眠気や集中力の低下が懸念されるので，自動車の運転など危険を伴う機械の操作には従事しないように注意する。

# ロラゼパム（lorazepam）

**【商品名】** ワイパックス Wypax／ロラゼパム（製薬会社名）

（宇田川 至）

## 薬理説明

　現在，抗不安薬として広く使用されているのはベンゾジアゼピン系とよばれる薬物であり，ロラゼパムもそのなかに含まれる。脳内のベンゾジアゼピン受容体に結合することによってGABA神経系の作用を間接的に増強し，薬効をあらわす。本剤は鎮静・催眠作用，抗不安作用，抗けいれん作用，筋弛緩作用を示すが，とくに抗不安作用が強いとされている。本剤0.5mgとジアゼパム2mgの用量比で行った二重盲検比較試験結果では，神経症に対してはジアゼパムと同等の有効性をもち，抑うつ症状，心気症状などに対してはジアゼパムより優れていた，との報告がある。

## 処方の実際

　神経症における不安・緊張・抑うつ，心身症（自律神経失調症，心臓神経症）における身体症候・不安・緊張・抑うつに効果が認められている。本剤は半減期が短く，代謝が単純なため蓄積作用の心配も少ないが，高齢者には慎重投与を要する。

## 用 量 例

●神経症における不安，緊張，抑うつに対して
　　本剤1～3mgを2～3回に分けて投与する。
●心身症（自律神経失調症，心臓神経症）における身体症候・不安・緊張・抑うつに対して
　　本剤1回0.5mg，1日1～3回。

| | 剤　形 | 製薬会社 | 適　応 |
|---|---|---|---|
| ワイパックス | 錠剤：0.5mg，1mg | ファイザー | 神経症における不安・緊張・抑うつ 心身症（自律神経失調症，心臓神経症）における身体症候並びに不安・緊張・抑うつ |

*実際に処方したときのエピソード●*······························

74歳，女性。「夫が入院したので，毎日，病院へ行って看病している。最近，いらいらして落ち着かない。何度も小用を足したくなる」とのこと。ストレス（看病疲れ）による不安・焦燥感を疑い，看病を3日に1度にするように勧め，本剤1回0.5mgをいらいら時の頓服として処方した。その後，いらいら感は軽減し，頻回の尿意も軽快した。

( ワンポイント アドバイス )

●**処方の際の留意点**

　急性狭隅角緑内障のある患者，重症筋無力症のある患者には禁忌である。本剤は強い抗不安作用を示し，適度な鎮静・催眠作用をもつが，そのほかの作用は比較的軽い。また活性代謝産物を生じることがなく，代謝過程が単純であり，半減期も短いため，肝障害例にも使いやすい。しかしながら，ほかの抗不安薬と同様，過量投与は眠気，ふらつきが出現する場合もあるため，投薬時には十分な薬剤の説明と，症状の程度，年齢に即した処方量が必要とされる。

●**服用のしかたと留意点**

　眠気や集中力低下などが起こることがあるので注意する。薬の作用を増強させることがあるので飲酒は控える。連用により薬物依存を生じることがあるので漫然と長期間にわたって服用することは避ける。長期連用している場合，急な減量や中止により不眠，不安，振戦，けいれん発作，せん妄などの離脱症状が出現することがあるので，自己判断で減量せず医師に相談する。

# エスゾピクロン（eszopiclone）

**【商品名】ルネスタ** Lunesta **／エスゾピクロン（製薬会社名）**

（太田 共夫）

### 薬理説明 /

先行市販されたシクロピロロン系超短時間型睡眠薬であるゾピクロンが異性体混合であることに着目し，薬理活性の大きいS-異性体のみを単離したものである。薬理活性のないR-異性体を含まないためゾピクロンとの比較で用量あたりの薬効は約2倍ある。薬力学，薬動態はゾピクロンと共通し催眠作用に関与する$\omega_1$受容体への親和性が選択的に高く，健忘，抗不安，筋弛緩作用に関与する$\omega_2$受容体への親和性は低い。

### 処方の実際 /

適応は，不眠症のみである。ただし，不眠の原因に関して，原発性，二次性かを問わず使用が可能である。本剤の血中半減期は約5時間であり超短時間作用型に区分される。臨床試験において，①睡眠潜時の短縮，②中途覚醒時間および回数の減少，③睡眠効率の増加，④総睡眠時間の延長，⑤連用下に催眠効果減弱を認めない，すなわち耐性形成がない，が報告されている。これらの特徴を踏まえ本剤の主適応は，不眠型別では入眠困難，持続別では一過性（数日）または短期（数週），世代別では脱力やフラツキが危惧される高齢者群がそれぞれ該当する。

### 用 量 例 /

- ●標準的な用法・用量　2mgを就床の20〜30分以内に内服する。就床時間が使用前から一定で寝室環境に問題がないにもかかわらず内服後入眠まで1時間以上を要する場合は，3mgへの増量を試みる。
- ●高齢者，肝機能不全者，腎機能障害，脳器質因随伴例　初期量を1mgに設定する。

|  | 剤　形 | 製薬会社 | 適　応 |
|---|---|---|---|
| ルネスタ | 錠剤：1mg，2mg，3mg | エーザイ | 不眠症 |

***実際に処方したときのエピソード●*** ·········································

　急性ストレス後の一過性不眠に対する処方例：悪心と軽度貧血をかかり
つけ医に指摘され精査目的で総合病院消化器内科に入院となった80歳男性
である。入院初日から入眠困難，中途覚醒を自覚し翌朝には熟眠感欠如と
不眠に対する強い不安を訴えた。上記愁訴の持続に対し内科医から不眠症
を疑われ精神科コンサルトとなった。看護記録を参照し不眠の主観的評価
と客観的評価の一致を確認し，さらに症状因，器質因を除外した。急性ス
トレス反応としての一過性不眠と考えられる旨を説明し「弱くて副作用の
少ない睡眠薬が欲しい」希望に応じて本剤1mgを就寝前に処方したところ，
内服初日から入眠困難と中途覚醒の改善を得た。

**（ワンポイント アドバイス）**

**●処方の際の留意点**

○急性狭隅角緑内障患者への投与は眼圧上昇の危険があり禁忌である。

○本剤は筋弛緩作用を有するため，重症筋無力症患者への投与は禁忌である。

○肺性心，肺気腫，気管支喘息，脳血管障害急性期などで呼吸機能が低下して
　いる患者への投与は炭酸ガスナルコーシスを起こす危険があり原則禁忌であ
　る。

○翌朝以後に出現する口中苦味は全体の3%強に出現する有害事象であり，処
　方前に告知を要する。

○食事中，または食直後に本剤を服用すると薬物血中濃度の低下を来すことが
　あるため避けるべきである。

**●服用のしかたと留意点**

○常用量依存を避ける観点から連用は月単位にとどめることが望ましい。

○本剤の連用時，また服薬終了1週間以内の飲酒，授乳は控えるべきである。

○翌朝以降，眠気の自覚はないものの集中力や反射運動能力の低下を持ち越す
　可能性がある。このため自動車の運転や重機の操作などは，本剤の連用時，
　また服薬終了1週間以内は控えるべきである。

# エスタゾラム（estazolam）

【商品名】ユーロジン Eurodin／エスタゾラム（製薬会社名）

（杉山 健志）

## 薬理説明

　エスタゾラムはベンゾジアゼピン系睡眠薬である。ベンゾジアゼピン系薬剤は主として大脳辺縁系に分布するGABA-BZ受容体-Cl⁻チャンネル複合体に作用する。血中半減期は約24時間で作用時間は中間型に属する。ほかのベンゾジアゼピン系薬剤同様，鎮静催眠作用のほかに，抗不安・筋弛緩・抗けいれん作用ももつ。

## 処方の実際

　各種の不眠症に用いる。作用時間が比較的長いため，連用により血中濃度が上昇して日中の眠気やふらつきをきたす可能性がある。ほかの短時間作用型のベンゾジアゼピン系睡眠薬では効果の持続時間が短く，うつ病などによる中途覚醒・早朝覚醒を訴える患者に用いる。逆に本剤では，朝の覚醒困難，日中の眠気・ふらつきなどの持ち越し効果を訴えた場合は短時間作用型に変更したほうがよい。とくに高齢者では転倒・骨折の危険性があるため，注意して問診を行う。

## 用量例

●不眠症に対して

　本剤1〜4mg就寝前。通常2mgから開始することが多い。

|  | 剤　形 | 製薬会社 | 適　応 |
|---|---|---|---|
| ユーロジン | 錠剤：1mg，2mg<br>散剤：1% | 武田／<br>武田テバ | 不眠症<br>麻酔前投薬 |

**実際に処方したときのエピソード●**…………………………………………………

　症例1：48歳，女性。長年かわいがっていたペットの死をきっかけに家事がおっくうになった，気分が晴れない，朝早く目覚めるなどの症状が出現したため来院した。軽症のうつ病と診断し，少量の抗うつ薬とともに本剤2mgを開始した。服用開始後すぐに早朝覚醒は改善し，十分な睡眠を得られるようになった。3カ月間毎日服用しているが，日中の眠気やふらつきが出現することなく経過している。

　症例2：58歳，男性。半年前より軽症のうつ病の診断で抗うつ薬と短時間作用型の睡眠薬を服用していた。とくにきっかけはないが，最近早朝に目が覚め再入眠ができないと訴えるようになった。睡眠薬を本剤2mgに変更したところ，早朝覚醒は改善し，寝つきが悪くなることもなかった。

睡眠薬

**（ワンポイント アドバイス）**

**●処方の際の留意点**

　重症筋無力症の患者への投与は禁忌である。また，リトナビル（HIVプロテアーゼ阻害薬）との併用は，エスタゾラムの血中濃度を大幅に上昇させるため禁忌である。呼吸機能の低下している患者への投与は，$CO_2$ナルコーシスを起こす危険性があるため原則禁忌である。不眠症が改善しても，反跳性不眠の原因となるため急激な投与中止はせず，1〜2週間ごとに投与量を半分にするなどの方法で漸減していく。高齢者では，運動失調などの副作用が出現しやすいため少量から開始する。長期にわたる投与が必要な症例もあるが，漫然と長期投与しないよう留意する。

**●服用のしかたと留意点**

　必ず就寝前に服用する。服用して就寝した後，睡眠途中に起床して仕事をする可能性があるときには前向性健忘をきたすことがあるため服用させないこと。アルコールとの併用は，作用を増強させる可能性があるため避ける。服用の中断・減量の際には必ず医師と相談する。眠気や注意力の低下などの作用が翌朝以降にも及ぶことがあるので，危険を伴う作業には従事しないようにする。ベンゾジアゼピン化合物で，新生児に哺乳困難，嘔吐，活動低下，筋緊張低下，過緊張，傾眠，呼吸抑制チアノーゼ，易刺激性，神経過敏，振戦，低体温，頻脈等をおこすことが報告されているため，妊娠後期の婦人は有益性が危険性を上回ると判断される場合にのみ投与すること。

# エチゾラム （etizolam）

**【商品名】** デパス Depas ／ **エチゾラム（製薬会社名）**

（宇田川 至）

### 薬理説明

エチゾラムは，チエノジアゼピン系とよばれる抗不安薬のひとつであり，睡眠薬としても用いられる。現在，睡眠薬として広く使用されているのはベンゾジアゼピン系とよばれる薬剤であり，チエノジアゼピン系もそのなかに含まれる。いずれの薬剤も脳内のベンゾジアゼピン受容体に結合することによってGABA神経系の作用を増強し，薬効をあらわす。エチゾラムは鎮静・催眠作用とともに，抗不安作用，筋弛緩作用をもつ。抗不安作用はジアゼパムより3〜5倍強力であり，鎮静・催眠作用，筋弛緩作用などはジアゼパムよりやや強いとされている。服用後約3時間で最高血中濃度に到達し，血中半減期は約6.3時間で，作用時間は短期間型に属する。

### 処方の実際

心身症，神経症や腰痛症，頸椎症，筋収縮性頭痛，うつ病，睡眠障害に効果が認められている。なお，本剤は2016年10月から政令により第三種向精神薬の指定を受け，投薬期間の上限が30日に制限された。

### 用 量 例

- うつ病における不安・緊張，神経症における不安・緊張，抑うつに対して
  本剤（0.5mgまたは1mg）3錠/分3（朝・昼・夕）。
- 心身症，腰痛症，頸椎症，筋収縮性頭痛に対して
  本剤（0.5mg）1錠/分1（頓服）〜3錠/分3（朝・昼・夕）。

|  | 剤　形 | 製薬会社 | 適　応 |
|---|---|---|---|
| デパス | 錠剤：0.25mg，0.5mg，1mg<br>細粒剤：1% | 田辺三菱 | 神経症における不安・緊張・抑うつ・神経衰弱症状・睡眠障害<br>うつ病における不安・緊張・睡眠障害<br>心身症（高血圧症，胃・十二指腸潰瘍）における身体症候ならびに不安・緊張・抑うつ・睡眠障害<br>統合失調症における睡眠障害<br>下記疾患における不安・緊張・抑うつおよび筋緊張<br>頸椎症，腰痛症，筋収縮性頭痛 |

●睡眠障害に対して

本剤（0.5mg）1錠～（1mg）3錠/分1（睡眠前）。

本剤（1mg）3錠/分1（睡眠前）は主に統合失調症の睡眠障害に対して用いる。

なお，いずれの場合も年齢，症状により適宜増減するが，高齢者には，1日1.5mgまでとする。

### *実際に処方したときのエピソード●*··············································

46歳，男性。2カ月前からプロジェクトの責任者として多忙となり，仕事も深夜までに及ぶことが多くなった。最近，寝つくまでに2時間以上かかり，睡眠も浅く，日中も不安を覚えることが多くなり，来院した。本剤0.5mgを眠前に投与したところ，3日目頃から睡眠はほぼ通常のパターンに回復した。また日中の不安も軽減した。

睡眠薬

（ ワンポイント アドバイス ）

●処方の際の留意点

急性狭隅角緑内障のある患者，重症筋無力症のある患者には禁忌である。本剤は抗不安作用とともに，鎮静・催眠作用，筋弛緩作用を示す。一般的な睡眠障害であれば，本剤1mgの睡眠前服用で十分な睡眠導入効果が得られる。したがって，日中の不安，緊張の軽減を目的として処方する際，優れた効果が期待できる一方で，眠気，ふらつきが出現する場合もありうる。投薬時には十分な薬剤の説明と，症状の程度，年齢に即した処方量が必要とされる。とくに高齢者に処方する場合，眠気，ふらつきが転倒，骨折へ結びつかないよう投与量を考慮すべきである。

●服用のしかたと留意点

眠気や集中力低下などが起こることがあるので注意する。薬の作用を増強させることがあるので飲酒は控える。連用により薬物依存を生じることがあるので漫然と長期間にわたって服用することは避ける。長期連用している場合，急な減量や中止により不眠，不安，振戦，けいれん発作，せん妄などの離脱症状が出現することがあるので，自己判断で減量せず医師に相談する。

# クアゼパム（quazepam）

**【商品名】ドラール Doral ／ クアゼパム（製薬会社名）**

（上村 誠）

### 薬理説明

　未変化体・活性代謝産物の2-Oxoquazepam（OQ）とともにベンゾジアゼピン（BDZ）$_1$受容体に選択的に作用するため，BDZ系薬物でありながら催眠鎮静作用は強いが，筋弛緩作用が弱い。血中消失半減期は未変化体・OQともに30〜40時間で長時間作用型の睡眠薬に分類される。活性代謝産物のN-Desalkyl-2-Oxoquazepam（DOQ）は抗不安作用を有する。

### 処方の実際

　15mgないし20mgを就寝前に経口投与する。

　長時間作用型の睡眠薬に分類され，熟眠障害，中途覚醒，早朝覚醒に有効である。反跳性不眠（服薬中止後に以前よりも強い不眠が出現する現象）がなく，また筋弛緩作用が弱い。さらに活性代謝産物による抗不安作用も期待できる。睡眠構築においては睡眠の第2段階を増加し，第3・4段階を減少し，REM睡眠を抑制する。

### 用量例

●不眠症に対して1回15mgないし20mgを就寝前に経口投与する。なお，年齢，症状，疾患により適宜増減するが，1日最高量は30mgとする。

　就寝の直前に服用させる。また，服用して就寝した後，睡眠途中において一時的に起床して仕事等をする可能性があるときは服用させない。

| | 剤　形 | 製薬会社 | 適　応 |
|---|---|---|---|
| ドラール | 錠剤：15mg，20mg | 久光 | 不眠症<br>麻酔前投薬 |

### *実際に処方したときのエピソード●*……………………………………………

　67歳，男性。2カ月ほど前から自営業の急速な業績不振で金策に駆け回るようになった。この頃から，午後11時頃に就寝し寝付きは良いが，午前2時頃に中途覚醒し以後は再入眠できない日々が続くようになった。不眠の翌日は日中の眠気や倦怠感が出現。考え事をしていなくても軽い不安感を慢性的に感じるようになった。本剤20mgを処方したところ，中途覚醒が消失し，午前6時頃まで連続して眠れるようになり，熟睡感もより良好となった。これにより日中の眠気や倦怠感は軽減し，同時に不安感もやや軽減。服薬前より日中の気分が良い日が多いと感じるようになった。

睡眠薬

> **ワンポイント アドバイス**

#### ●処方の際の留意点

　副作用としては眠気，ふらつきが5％前後認められる。高齢者では活性代謝産物DOQの血中消失半減期が非高齢者（約70時間）の2倍以上の約190時間に及び，高齢者においては投与開始後3〜4週間は副作用の出現に注意を要する。胃内容物の残留によって本剤の吸収性が増大し，本剤や活性代謝産物の血中濃度が空腹時服用に比べて2〜3倍上昇することが報告されており，食後の服用は避けるべきである。

#### ●服用のしかたと留意点

　就寝の約30分前に服用。胃に食物の残っていない状態で服用する。食後などに服用すると，効きすぎて過度な眠気や呼吸を弱めるおそれがある。アルコールと併用すると効果が増強し，記憶障害などの副作用の危険があるので避ける。飲み始めて1〜2週間（高齢者では3〜4週間）経ってから，日中の眠気やふらつきなどの副作用が出現することがあるので注意する。

# スボレキサント (suvorexant)

【商品名】ベルソムラ Belsomra

(上田 均)

## 薬理説明

オレキシン（OX）ニューロンは，モノアミンおよびコリン作動性ニューロンを介して，覚醒を維持・安定化する機能を果たすと考えられている。スボレキサントは，OX1受容体とOX2受容体両方に対する拮抗薬として可逆的に作用し，神経核を抑制することにより覚醒を制御し睡眠を誘発する。スボレキサントは，GABA-ベンゾジアゼピン（BZD），オピオイドなどの受容体に対して親和性を示さないため，認知，記憶，運動系などに対する副作用が認められない上，依存性が少ないという利点がある。最大血中濃度到達時間は服用90分後，血中消失半減期は12.5時間である。

## 処方の実際

スボレキサントは，耐性や依存性は形成されにくく，中断時も反跳性不眠や退薬症候などが生じにくい。したがって，BZD・非BZD系睡眠薬を連用していない人，睡眠薬の依存性が心配な人，不眠症状改善後に薬の中止を求める人に，より効果が期待できる。また，筋弛緩作用や健忘などの副作用が少ないため，転倒や認知機能障害が懸念される高齢者にも使用しやすい。さらに，即効性や睡眠維持効果が認められるので，投与初日から睡眠効果を求める人，中途覚醒・早朝覚醒を訴える人にも有用である。他の不眠症治療薬に比べて，いったん目が覚めた後も再入眠が可能である場合が多い。しかし，BZD系睡眠薬にみられるような直接的抗不安作用を欠くため，不安症状が強い重症不眠症や精神疾患と併存した不眠症への単独使用は十分な効果が期待できない。

## 用量例

●通常，成人には1日1回20mg，高齢者には1回15mgを就寝直前に経口投

|  | 剤　形 | 製薬会社 | 適　応 |
|---|---|---|---|
| ベルソムラ | 錠剤：10mg，15mg，20mg | MSD | 不眠症 |

与する。中等度のCYP3Aを阻害する薬剤と併用する場合は，1日1回10mgへの減量を考慮する。投与初日から入眠・睡眠維持効果が期待できるが，他の不眠症治療薬と同様に，頓用ではなく毎日服用することで治療効果が得られる。

### *実際に処方したときのエピソード●*……………………………………………

67歳，女性。半年ほど前から，特に心配事もないのになぜか夜眠れない。寝付きが悪いので早く眠ろうとして午後7時には入床する。2時間くらいしてようやく眠っても夜中に何度も目が覚め，熟睡感がない。睡眠薬は癖になるのが怖いので今まで服用したことはない。午後10時以降，眠くなってから入床するように指導し，就寝直前にスポレキサント15mgを処方したところ，投与初日から熟睡感が得られ，夜中に目が覚めてもまた眠れるようになり，日中も眠気がなくすっきりしているという。

( **ワンポイント アドバイス** )

#### ●処方の際の留意点

スポレキサントは，BZD・非BZD系睡眠薬と作用機序が異なるため，入眠時の感覚が異なると感じられることがある。市販直後調査（2014年9月26日～2015年5月25日）で報告された主な副作用（約75,000例中851例1,427件）は，「傾眠」（201件），「悪夢・異常な夢」（193件），「中期不眠症」（92件），「浮動性めまい」（50件）である。傾眠は，81%が起床時～午前中に発現し，悪夢・異常な夢は，79%が投与初日に発現していた。中期不眠症は，半数近くが悪夢・異常な夢と併せて発現していた。傾眠，悪夢・異常な夢，中期不眠症は，ほとんどが中止によって回復したが，投与継続によって回復する例もみられた。

#### ●服用のしかたと留意点

スポレキサントの使用上の注意として，①BZD・非BZD系睡眠薬を中止・減量して切り替えた場合は，前薬による反跳性不眠や退薬症候が発現するリスクがあること，②服用の翌朝以後に眠気，注意力・集中力，反射運動等の低下が起こる可能性があるので，自動車の運転など危険を伴う機械の操作に従事させないように注意すること，③主にCYP3Aによって代謝されるので，CYP3Aを強く阻害する薬剤（イトラコナゾール，クラリスロマイシン，ボリコナゾールなど）との併用は禁忌，CYP3Aを阻害する薬剤（ジルチアゼム，ベラパミル，フルコナゾールなど）と併用するときは10mgに減量すること，などがあげられる。

# ゾピクロン （zopiclone）

**【商品名】** アモバン Amoban ／ ゾピクロン（製薬会社名）

（太田 共夫）

## 薬理説明

　ゾピクロンは，基本構造がベンゾジアゼピンと異なるシクロピロロン系超短時間型睡眠薬である。ゾピクロンは催眠作用発現を選択的に抽出すべく創薬された。ゾピクロンは主に催眠作用に関与する$\omega_1$受容体への親和性が選択的に高く，健忘，抗不安，筋弛緩作用に関与する$\omega_2$受容体への親和性は低い。

## 処方の実際

　適応症は，①不眠症，②麻酔前投薬，の2病変である。本剤の血中半減期は3.7時間と超短時間作用型に区分される。また臨床試験において，①入眠潜時の短縮，②深睡眠（睡眠段階3および4）の増加，③総睡眠時間延長，が報告されている。上記の特徴から本剤の最もよい適応として，不眠型別では入眠障害，持続別では一過性（数日）または短期（数週），世代別では脱力やふらつきが危惧される高齢者群，原因別では本態性，がそれぞれ該当する。ベンゾジアゼピンと比較して相対的安全度の高い本剤は二次性，続発性不眠症に対しても有用である。この場合，単に現症の改善に満足するのではなく，進んで不眠の原因（身体疾患，生理的要因，心理的要因，精神疾患，薬剤など）の検索と除去に傾注すべきである。なお，本剤は2016年10月から政令により第三種向精神薬の指定を受け，投薬期間の上限が30日に制限された。

## 用 量 例

●標準的な用法・用量

|  | 剤 形 | 製薬会社 | 適 応 |
|---|---|---|---|
| アモバン | 錠剤：7.5mg，10mg | サノフィ／日医工 | 不眠症<br>麻酔前投薬 |

7.5mgを就床の20〜30分以内に内服する。就床時間が使用前から一定し寝室環境に問題がないにもかかわらず内服後入眠まで1時間以上を要する場合は，10mgへの増量を試みる。

●高齢者，肝機能不全者，腎機能障害，脳器質因随伴例

初期量を3.75mgに設定する。

### *実際に処方したときのエピソード●*

21歳から自動車製造工場にて組み立て工として就労経験のある25歳の男性である。半年前から配置転換で日勤のみから日勤・夜勤を交互に入れる交代勤務に変化した。異動後3カ月から不眠（入眠困難と中途覚醒）とともに日中の耐え難い眠気と注意力低下を自覚した。産業医との面談を受け不眠症を疑われ紹介を受け精神科外来を初診した。日勤時は起床後に日光に暴露する，適度な運動を取り入れる，など睡眠衛生指導に並行して，本剤5mg/分1を特に入眠困難の自覚の強い夜勤明け就寝時に処方した。内服初日から入眠困難と中途覚醒の改善を得た。睡眠不足の解消下に日中の眠気や集中力低下は消失し，本剤の連用時にも健忘やふらつきなどの問題となる有害事象を認めなかった。

睡眠薬

( ワンポイント アドバイス )

#### ●処方の際の留意点

○閉塞隅角緑内障患者への投与は眼圧上昇の危険があり禁忌である。

○本剤は弱いながらも筋弛緩作用を有するため，重症筋無力症患者への投薬は禁忌である。また睡眠時無呼吸症候群への投与も筋弛緩作用により無呼吸の増悪をきたす危険がある。

○むずむず脚症候群，夜間ミオクローヌスなどの運動障害に起因する不眠，夜驚症，悪夢などの睡眠時随伴症に対して，本剤は有効性をもたない。

○翌朝以後に出現する口中苦味は4％強に出現する有害事象であり，処方前に告知を要する。

#### ●服用のしかたと留意点

○常用量依存を避ける観点から連用は月単位にとどめることが望ましい。

○本剤の連用時，また服薬終了1週間以内の飲酒，授乳は控えるべきである。

○翌朝以降，眠気の自覚はないものの集中力や反射運動能力の低下を持ち越す可能性がある。このため自動車の運転や重機の操作などは，本剤の連用時，また服薬終了1週間以内は控えるべきである。

# ゾルピデム（zolpidem）

【商品名】マイスリー Myslee ／ゾルピデム（製薬会社名）

（酒井 隆）

## 薬理説明

　ゾルピデムはイミダゾピリジン構造を有する非ベンゾジアゼピン系睡眠薬であり，GABA-ベンゾジアゼピン受容体-Cl⁻イオンチャンネル複合体のサブタイプである $\omega_1$ 受容体に選択的な親和性を持つ。中枢神経系のGABA-ベンゾジアゼピン受容体-Cl⁻イオンチャンネル複合体には $\omega_1$ および $\omega_2$ の2つのサブタイプがあり，$\omega_1$ 受容体は催眠鎮静作用に，$\omega_2$ 受容体は筋弛緩作用に関与している。$\omega_1$ 受容体に親和性の高いゾルピデムは筋弛緩作用が弱く，ふらつきなどの副作用が少ない薬といえる。健常成人において最高血漿中濃度（Cmax）に達するまでの時間（Tmax）は単回経口投与後約0.7〜0.9時間，消失半減期（$T_{1/2}$）は1.78〜2.30時間であり，超短時間作用型の睡眠薬に分類される。終夜睡眠ポリグラフィを用いた睡眠段階に及ぼす作用の検討において，本剤投与により徐波睡眠（stage3 ＋ stage4）の有意な増加が認められ，従来のベンゾジアゼピン系睡眠薬とは異なるユニークなプロフィールをもつ。

## 処方の実際

　連用により薬物依存を生じることがあるので，漫然とした継続投与による長期使用は避け，症状の改善に伴って減量する。連用中の急激な減量，中止により離脱症状が出現することがあるので，徐々に減量する。本剤の適応症は不眠症であるが，統合失調症および躁うつ病に伴う不眠症は除くとされている。

　本剤の成分に対し過敏症のある患者，重篤な肝障害のある患者，重症筋無力症の患者，急性狭隅角緑内障の患者には投与禁忌である。また，肺性心，肺気

|  | 剤　形 | 製薬会社 | 適　応 |
|---|---|---|---|
| マイスリー | 錠剤：5mg，10mg | アステラス／サノフィ | 不眠症（統合失調症および躁うつ病に伴う不眠症は除く） |

腫，気管支喘息および脳血管障害の急性期などで呼吸機能が高度に低下している場合は，呼吸抑制により炭酸ガスナルコーシスを起こしやすいため原則禁忌である。

### 用 量 例

●成人に対して：1回 5〜10mg　就寝直前。

　もうろう状態，夢遊症状等の睡眠随伴症状は用量依存的に出現するので5mgから投与を開始する。

　年齢，症状，疾患により投与量は異なるが1日10mgをこえないようにする。

*実際に処方したときのエピソード●*……………………………………………………

　48歳，男性。20歳代から時々，眠れなくなることがあった。1週間前に仕事が多忙となり深夜まで残業をこなす日が続いた後に入眠困難，浅眠感を認めるようになった。本剤5mgを就寝前に投与したところ，3日目から不眠が改善し熟眠感が得られるようになった。7日目以降は不眠時の頓服薬として本剤を使用し，2週目以降は内服せずに睡眠がとれるようになった。

### （ワンポイント アドバイス）

#### ●処方の際の留意点

　本剤の服用後にもうろう状態，夢遊症状等の睡眠随伴症状があらわれることがある。また入眠までの出来事や中途覚醒時の出来事を記憶していないことがあるので注意を要する。依存性に関するサルを用いた特殊毒性試験では本剤はトリアゾラムと同程度の軽度ないし中等度の身体依存性形成能，トリアゾラムやニトラゼパムと同程度の弱い精神依存性形成能を有することが報告されている。

#### ●服用のしかたと留意点

　用法・用量を守って服用することが大切である。服薬後はすぐに就寝することが望ましい。眠くなるまで用事を片づけるというようなことは避ける。長期の連用により，依存を形成したり服薬を中止したときの強い不眠（反跳性不眠）などの離脱症状があらわれることがあるため，漫然とした長期の服用は避けるべきである。

# トリアゾラム（triazolam）

【商品名】ハルシオン Halcion ／ ハルラック Halrack ／
トリアゾラム（製薬会社名）

（太田 共夫）

### 薬理説明

　トリアゾラムはジアゼピン環の1,2位にトリアゾロ環を導入したベンゾジアゼピン構造をもつ超短時間作用型睡眠薬であり，その消失半減期は2〜4時間と報告されている。大脳辺縁系を中心に大脳皮質，小脳などに分布するGABA$_A$受容体に結合し薬効を発現する。トリアゾラムは主に催眠作用に関与する$\alpha_1$サブユニットを含むGABA$_A$受容体，すなわち$\omega_1$受容体，$\alpha_2$，$\alpha_3$，$\alpha_5$のいずれかのサブユニットをもち，健忘，抗不安，筋弛緩作用に関与する$\omega_2$受容体の両者に親和性をもつ。トリアゾラムは肝で水酸化により生体内変換を受けるが，代謝物の活性は親物質より弱く半減期は短い。最終的にはグルクロン酸抱合を受け不活化され体外へ排泄される。

### 処方の実際

　適応症は，①不眠症，②麻酔前投薬，の2病変である。血中濃度推移から概観すると，トリアゾラムは，①睡眠前半に十分な濃度を発現するため入眠障害に適する，②睡眠後半に急激に濃度が低下し，連用下に体内蓄積の可能性は少ない。朝起床時の血中濃度はほぼ0に近似するため残眠感を伴わないが，中途覚醒や早朝覚醒には不適である。ただし，元来，ベンゾジアゼピンの薬物動態は個人差が大きく，またその薬効は用量依存的であることに十分留意すべきである。すなわち，超短時間作用型のトリアゾラムも高用量下では作用持続時間の延長により持ち越し効果発現の危険がある。また高齢者，腎機能障害，肝機能障害，心障害者では代謝，排泄の遅延のため，脳器質障害者では忍容性低下のため，薬効の増強をきたすことがあり，低用量の設定が望まれる。

| | 剤　形 | 製薬会社 | 適　応 |
|---|---|---|---|
| ハルシオン | 錠剤：0.125mg, 0.25mg | ファイザー | 不眠症 麻酔前投薬 |

**用 量 例**

●標準的な用法・用量：0.25mgを就床前20〜30分以内に内服する。入眠
困難が改善しない場合は0.5mgまでの増量が認められている。しかし有害
事象回避の視点から、むしろ非ベンゾジアゼピンへの置換が推奨される。

●高齢者、肝機能不全、腎機能障害、脳器質因随伴例には初期量を
0.125mgに設定する。

***実際に処方したときのエピソード***●……………………………………………

　夫の運転する自動車に乗車中に居眠り運転の貨物自動車に追突され右腓
骨骨折を受傷した70歳女性である。事故直後より、現実感消失、注意散漫、
自閉とともに肩凝りや頭重などの筋緊張と入眠困難が目立ちリハビリを
忌諱するため精神科コンサルトを受けた。不安と緊張が高度であり、「交通
事故の夢を見るのではないか」と悩み寝付けないとの訴えから急性ストレ
ス反応に起因する短期不眠を疑った。不眠の持続による疲労の緩和を目的
に、本剤0.125mg/分1（就寝前）、3日間のみ連用とした。内服開始当夜か
ら入眠潜時短縮と日中の肩凝りや頭重などの筋緊張の緩和とともに熟眠感
が得られた。ストレス反応への不安の緩和とともにリハビリへの動機付け
も可能となった。連用下に日中の眠気、健忘、ふらつきなど問題となる有
害事象を認めなかった。4日目以降は同量を不眠時薬として頓服させた。

（**ワンポイント アドバイス**）

●**処方の際の留意点**

○高用量の本剤連用後の急激な中断により反跳性不眠が惹起されることがあ
る。不眠の程度が治療前より重度であり、不眠症状の再然と鑑別される。

○本剤常用量を3〜6カ月以上の長期連用後、中断により不安、振戦、発汗など
の退薬症候群の発現をみることがある。離脱には4〜6カ月をかけて漸減を
図る必要がある。

○処方に際しては、症状評価を十分に行い、嗜癖問題をもつ患者群を除外し、
適正使用に配慮すべきである。

●**服用のしかたと留意点**

○本剤の連用時、また服薬終了数日以内の飲酒、授乳、自動車の運転や重機の
操作などは控えるべきである。

○抗HIV薬（リトナビルなど）、アゾール系抗真菌剤（イトラコナゾールなど）、
グレープフルーツジュースは本剤の代謝を阻害し、その血中濃度を上昇させ
る危険あり。

# ニトラゼパム （nitrazepam）

【商品名】ネルボン Nelbon ／ベンザリン Benzalin ／ニトラゼパム（製薬会社名）

（杉山 健志）

### 薬理説明

　ニトラゼパムは1967年にわが国で最初に導入されたベンゾジアゼピン系睡眠薬である。ベンゾジアゼピン系薬剤は，主として大脳辺縁系に分布するGABA-BZ受容体-Cl⁻チャンネル複合体に作用する。血中半減期は約28時間で，作用時間は中間型ないし長時間型に属する。活性代謝産物はもたないが，ほかのベンゾジアゼピン系薬剤同様，鎮静催眠作用のほかに，抗不安・筋弛緩・抗けいれん作用をもつ。

### 処方の実際

　各種の不眠症に用いる。作用時間が比較的長いため，連用により血中濃度が上昇して，日中の眠気やふらつきをきたす可能性がある。ほかの短時間作用型のベンゾジアゼピン系睡眠薬では効果の持続時間が短く，中途覚醒・早朝覚醒を訴える患者に用いる。逆に朝の覚醒困難，日中の眠気・ふらつきなどの持ち越し効果を訴えた場合は，短時間作用型に変更したほうがよい。とくに高齢者では，転倒や骨折の危険性があるため，注意して問診を行う。また，本剤は異型小発作群（点頭てんかん，ミオクローヌス発作，失立発作など）や焦点性発作（焦点性けいれん発作，精神運動発作，自律神経発作）にも用いられる。

|  | 剤　形 | 製薬会社 | 適　応 |
|---|---|---|---|
| ベンザリン | 錠剤：2mg, 5mg, 10mg<br>細粒剤：1％ | 共和 | 不眠症<br>麻酔前投薬<br>異型小発作群<br>点頭てんかん，ミオクロヌス発作，失立発作等 |
| ネルボン | 錠剤：5mg, 10mg<br>細粒剤：1％ | アルフレッサ<br>ファーマ | 焦点性発作<br>焦点性痙攣発作，精神運動発作，自律神経発作等 |

**用量例**

●不眠症に対して

本剤5〜10mg就寝前（適宜増減）。

●異型小発作群や焦点性発作に対して

本剤5〜15mg/分服（小児・成人とも）。

**実際に処方したときのエピソード●**……………………………………………………

48歳，女性。高血圧症のため内科医院に通院中。睡眠薬でなかなか不眠症が改善しないとのことで内科医院より紹介され受診。不眠症（早朝覚醒）のほかに朝に増悪する抑うつ気分，意欲低下，食思不振を認めたためうつ病と診断。抗うつ薬（SNRI）を開始するとともに内科で処方されていた短時間型の睡眠薬から本剤10mgに変更。早朝覚醒は早期より改善し，抑うつ気分等のうつ症状も徐々に改善がみられた。

**ワンポイント アドバイス**

●**処方の際の留意点**

重症筋無力症や急性狭隅角緑内障の患者への投与は禁忌である。呼吸機能の低下している患者への投与は$CO_2$ナルコーシスを起こす危険性があるため原則禁忌である。不眠症が改善しても，反跳性不眠の原因となるため急激な投与中止はせず，1〜2週間ごとに投与量を半分にするなどの方法で漸減していく。高齢者では運動失調などの副作用が出現しやすいため，少量から開始する。長期にわたる投与が必要な症例もあるが，漫然とした長期投与は避け，症状の改善によって減量を考慮すべきである。

●**服用のしかたと留意点**

睡眠薬として用いる場合は必ず就寝前に服用する。服用して就寝した後，睡眠途中に起床して仕事をする可能性があるときには前向性健忘をきたすことがあるため服用させないこと。アルコールとの併用は，作用を増強させる可能性があるため避ける。服用の中断・減量の際には必ず医師と相談する。眠気や注意力の低下などの作用が翌朝以降にも及ぶことがあるので，危険を伴う作業には従事しないようにする。ベンゾジアゼピン化合物で，新生児に哺乳困難，嘔吐，活動低下，筋緊張低下，過緊張，傾眠，呼吸抑制チアノーゼ，易刺激性，神経過敏，振戦，低体温，頻脈等をおこすことが報告されているため，妊娠後期の婦人は有益性が危険性を上回ると判断される場合にのみ投与すること。

173

# フルニトラゼパム (flunitrazepam)

**【商品名】サイレース** Silece ／ **フルニトラゼパム（製薬会社名）**

(渡部 廣行)

### 薬理説明

　フルニトラゼパムはベンゾジアゼピン系薬物である。血中半減期は約7時間，中間作用型に属する。フルニトラゼパムは，脳の抑制性のGABAニューロンのシナプス後膜に存在するベンゾジアゼピン受容体にアゴニストとして高い親和性で結合してGABAニューロン系の作用を増強し，鎮静作用，筋弛緩作用，睡眠増強作用を有すると考えられている。フルニトラゼパムの薬理作用はニトラゼパムに比べ約5倍強い。

### 処方の実際

　中間作用型のフルニトラゼパムは，入眠困難，中途覚醒，熟眠障害の不眠に有効である。とくに，フルニトラゼパムは抗不安作用および筋弛緩作用を有しているため，不眠の患者がもちやすい不安に対する効果がある。

### 用 量 例

●通常，成人は1回0.5〜2mgを就寝前に服用するが，年齢，症状により適宜増減する。ただし，高齢者は1回1mgまでとする。

|  | 剤　形 | 製薬会社 | 適　応 |
|---|---|---|---|
| サイレース | 錠剤：1mg，2mg<br>注射剤：2mg/1ml/1管<br>（静注） | エーザイ | 不眠症<br>麻酔前投薬<br>注射剤：<br>全身麻酔の導入<br>局所麻酔時の鎮静 |

*実際に処方したときのエピソード●*………………………………………

　58歳，女性，主婦。3カ月前，子供の就職のことが心配になり，眠れなくなった。子供の将来のことを考えると，不安になってしまい不眠が続いたため当院を受診となった。本人は「寝つきはいい。しかし，3，4時間眠ったかと思うと必ず目が覚めてしまう。そのまま朝まで眠れないことも多い」という。本剤1mgを就寝前に投与した。服用後は中途覚醒することもなく眠れるようになった。

睡眠薬

（ワンポイント　アドバイス）

●**処方の際の留意点**

　急性狭隅角緑内障の患者，および重症筋無力症の患者には禁忌である。また，肺性心，肺気腫，気管支喘息，および脳血管障害の急性期などで呼吸機能が高度に低下している患者は炭酸ガスナルコーシスを起こしやすいため，投与しないことが原則であるが，必要な場合は慎重に投与する。アルコール，中枢神経抑制剤（フェノチアジン誘導体，バルビツール酸誘導体，鎮痛薬など）とは相互作用を有するので，併用する際は注意する。漫然とした維持投与による長期使用は避け，症状改善によって減量する。

●**服用のしかたと留意点**

　必ず，指示された服用方法を守る。飲み忘れた場合，寝つく前であればすぐ内服し，翌朝気づいた場合は内服しない。絶対に2回分を一度には飲まない。また，医師の指示なしに自分で判断して飲むのをやめたり，飲む量を増やしたりしない。誤って多くを飲んでしまった場合は，医師または薬剤師に相談する。自動車の運転など，危険を伴う機械の操作は避ける。飲酒はこの薬の作用を強めるので避ける。妊娠または授乳中は必ず医師または薬剤師に相談する。

# フルラゼパム（flurazepam）

【商品名】ダルメート Dalmate

### 薬理説明

　フルラゼパムはベンゾジアゼピン構造をもつ長時間作用型睡眠薬であり，大脳辺縁系を中心に大脳皮質，小脳などに分布するGABA$_A$受容体に結合し薬効を発現する。フルラゼパムは主に催眠作用に関与する$\alpha_1$サブユニットを含むGABA$_A$受容体，すなわち$\omega_1$受容体，$\alpha_2$，$\alpha_3$，$\alpha_5$のいずれかのサブユニットをもち，健忘，抗不安，筋弛緩作用に関与する$\omega_2$受容体の両者に親和性をもつ。肝で水酸化，グルクロン酸抱合を受けて不活化されるが，その途中で親化合物の薬理学的活性を有し，より長い消失半減期をもつデスアルキルフルラゼパムへ生体内転換される。フルラゼパムの消失半減期は65時間と長い。このため連用下に生体内蓄積をきたし，翌朝以降に鎮静・催眠作用のみでなく筋弛緩や精神運動機能低下を持ち越しやすい。

### 処方の実際

　適応症は，①不眠症，②麻酔前投薬，の2病変である。臨床試験において，①入眠潜時の短縮，②総睡眠時間延長深睡眠，③睡眠構造変化（REM睡眠，徐波睡眠の抑制）の少なさ，が報告されている。フルラゼパムは，中途覚醒や早朝覚醒，また不眠に対する過度の不安と筋緊張を伴うもの，の改善に適する。一方，高齢者，腎機能障害，肝機能障害，心障害者では代謝，排泄の遅延のために，脳器質障害者では忍容性低下のために，持ち越し効果の増強が危惧される。このため，上記対象には減量，隔日投与など用法・用量の工夫がなされるべきである。

### 用量例

●標準的な用法・用量：10mgを就床前20～30分以内に内服する。中途覚

| | 剤　形 | 製薬会社 | 適　応 |
|---|---|---|---|
| ダルメート | カプセル：15mg | 共和 | 不眠症<br>麻酔前投薬 |

醒，熟眠感の不足が改善しない場合は，数日間隔で1回用量を5mgずつ漸増する。ただし最大30mgまでにとどめること。

●高齢者，肝機能不全，腎機能障害，脳器質因随伴例

初期量を5mgに設定する。

### *実際に処方したときのエピソード●* ·············································

　35歳時に義父母との同居を機に月数回の入眠困難，中途覚醒，熟眠感の欠如を自覚した。40歳時に長男の高校受験失敗を機に入眠に数時間を要しいったん寝ついても頻回に目覚める不眠の悪化が連日発現した。日中は肩凝りや頭痛に悩みPTAの会議中や移動の車中で居眠りが出るようになり「夜グッスリ眠らないと家事ができない」とサプリメント摂取や入床時間を早める工夫を凝らすが無効であった。42歳時に精神科外来を初診し，完全主義的，融通の利かない性格傾向が窺われ病像から精神生理性不眠症を考えた。「眠気を覚えてから入床する」「積極的に遅寝，早起きを試みる」など睡眠衛生教育と並行して本剤10mg/分1（就床前）を処方した。内服初日から中途覚醒なく予定起床時間までの熟眠が得られた。3週間の連用下に有害事象の随伴なく夜間良眠の持続あり。不眠への過剰な不安も漸次軽減を得た。

睡眠薬

### （ワンポイント　アドバイス）

#### ●処方の際の留意点

○閉塞狭隅角緑内障患者への投与は眼圧上昇の危険があり禁忌である。

○本剤は筋弛緩作用を有するため，重症筋無力症患者への投薬は禁忌である。また睡眠時無呼吸症候群への投与も筋弛緩作用により無呼吸の増悪をきたす危険がある。

○むずむず脚症候群，夜間ミオクローヌスなどの運動障害に起因する不眠，夜驚症，悪夢などの睡眠時随伴症に対して，本剤は有効性をもたない。

#### ●服用のしかたと留意点

○フルラゼパムの連用時，また服薬終了1週間以内の飲酒，授乳，自動車の運転や重機の操作などは控えるべきである。

○抗HIV薬のリトナビルは本剤の代謝を阻害し，その血中濃度を上昇させる。

# ブロチゾラム（brotizolam）

【商品名】レンドルミン Lendormin ／ ブロチゾラム（製薬会社名）

（杉山 健志）

## 薬理説明

　ブロチゾラムはチエノトリアゾロジアゼピン系睡眠薬であるが，作用機序や中枢作用はベンゾジアゼピン系薬剤と全く同一である。服薬後約1.5時間で最高血中濃度に達し，血中半減期は約7時間で，作用時間は短時間型に属する。

## 処方の実際

　各種の不眠症に用いる。服薬後早期（通常15～30分）に催眠作用が出現するため，とくに入眠困難を訴える神経症に伴う不眠には効果的で，半錠（0.125mg）で十分な場合もある。逆に中途覚醒・早朝覚醒を主とする不眠症に対しては，より作用時間の長い睡眠薬を用いる。翌日への持ち越し効果も弱いため，高齢者にも比較的用いやすい。本剤のような短時間型のものは，少量でも服薬中に日中の不安症状がみられることがあるが，これは昼間に薬剤が消失している過程で退薬症状として出現するものである。

## 用量例

●不眠症に対して

　本剤0.25mg 就寝前（適宜増減）。

| | 剤　形 | 製薬会社 | 適　応 |
|---|---|---|---|
| レンドルミン | 錠剤：0.25mg<br>口腔内崩壊錠：0.25mg | 日本ベーリンガー<br>インゲルハイム | 不眠症<br>麻酔前投薬 |

***実際に処方したときのエピソード●*** ·····································

　症例1：62歳，女性。心気神経症の診断で1年前より抗不安薬の投与を受けている。2週間前より，とくに誘因なく寝つきが悪くなったと訴えた。本剤0.25mgを開始したところ，入眠困難は改善した。2カ月後安定した睡眠が得られるため，本剤0.125mgに減量してようすをみたが，入眠困難の再発はみられなかった。さらに2週間後には不眠時にのみ0.125mgを服用するよう指導した。

　症例2：62歳，男性。6カ月前よりうつ病の診断で通院中。抑うつ症状は改善傾向で，抗うつ薬の減量を開始している。初診時より長時間作用型の睡眠薬を服用していたが，最近朝の覚醒が悪く，午前中いっぱい眠気やだるさが残るとの訴えが聞かれるようになった。睡眠薬を本剤0.25mgに変更したところ朝すっきり目が覚めるようになり，午前中の眠気も消失した。

睡眠薬

### （ワンポイント アドバイス）

#### ●処方の際の留意点

　重症筋無力症や急性狭隅角緑内障の患者への投与は禁忌である。呼吸機能の低下している患者への投与は$CO_2$ナルコーシスを起こす危険性があるため原則禁忌である。不眠症が改善しても，反跳性不眠の原因となるため急激な投与中止はせず，1～2週間ごとに投与量を半分にするなどの方法で漸減していく。本剤のように短時間型のものは反跳性不眠の出現の可能性が高いため，処方の中断・減量はより慎重になる必要がある。高齢者では，運動失調などの副作用が出現しやすいため少量から開始する。長期にわたる投与が必要な症例もあるが，漫然とした長期投与は避け，症状の改善によって減量を考慮すべきである。

#### ●服用のしかたと留意点

　必ず就寝前に服用する。服用して就寝した後，睡眠途中に起床して仕事をする可能性があるときには前向性健忘をきたすことがあるため服用させないこと。アルコールとの併用は，作用を増強させる可能性があるため避ける。服用の中断・減量の際には必ず医師と相談する。眠気や注意力の低下などの作用が翌朝以降にも及ぶことがあるので，危険を伴う作業には従事しないようにする。ベンゾジアゼピン化合物で，新生児に哺乳困難，嘔吐，活動低下，筋緊張低下，過緊張，傾眠，呼吸抑制チアノーゼ，易刺激性，神経過敏，振戦，低体温，頻脈等をおこすことが報告されているため，妊娠後期の婦人は有益性が危険性を上回ると判断される場合にのみ投与すること。

# メラトニン（melatonin）

【商品名】メラトベル Melatobel

（岡田 俊）

## 薬理説明

　内因性のメラトニンは，トリプトファンからセロトニンを経て合成され，メラトニン受容体MT1及びMT2に作用する。MT1受容体の活性化は催眠に関与し，MT2受容体の活性化は視床下部の視交叉上核によって制御される睡眠・覚醒を含む概日リズムの維持・調整に関与する。本剤は，内因性のメラトニンと同一の化学構造式を持つメラトニンを有効成分とする。本剤の服用によって，入眠促進作用，概日リズムの調整が可能であるが，本剤の適応症となっているのは「小児期の神経発達症に伴う睡眠障害」であることに留意する必要がある。

## 処方の実際

　神経発達症に伴う不眠は，障害特性に応じたアプローチや睡眠衛生指導が第一に試みられるが，障害特性のために指導が困難であったり，家族の負担が多大で，すでに疲弊しているケースも多い。また，そもそも睡眠・覚醒リズムの障害が併存していると思われるケースも散見される。睡眠障害が前景にある場合には，本剤の投与を睡眠衛生指導と併用することで睡眠・覚醒リズムが改善し，二次的に日中の行動，情動面の問題が改善することもある。

## 用量例

● 通常，小児にはメラトニンとして1日1回1mg（0.2%顆粒で0.5g）を就寝前に経口投与する。用量依存的に睡眠潜時の短縮が認められることから適宜増減するため1日4mgを超えてはならない。

| | 剤　形 | 製薬会社 | 適　応 |
|---|---|---|---|
| メラトベル | 顆粒剤：0.2% | ノーベル<br>ファーマ | 小児期の神経発達症に伴う<br>入眠困難の改善 |

***実際に処方したときのエピソード●*** ………………………………………

知的障害を伴わない自閉スペクトラム症の10歳の男児。幼少期より常同性保持が強固で，帰宅後の行動パターンが変更されるとかんしゃくをおこした。アリピプラゾールは眠気のために忍容できず，活動の順序の変更を余儀なくされるときに視覚的に予め伝えるなどの工夫をしていた。今年に入ってから対人関係の苦痛を訴えて不登校傾向となり，次第に夜間にゲームを切り上げられず，午前3時頃に入眠し，11時頃に起きる生活となっていった。入床時間を段階的に早めたり，朝日が入るようにカーテンを開ける，日中に体を動かすなどの活動を促すも，改善しなかった。そこで，入床時間を午前1時に早め，就寝前にメラトニンを服用させると9時頃に覚醒するようになり，さらに午後10時に入床させるようにすると午後7時には覚醒するようになり，好ましい睡眠・覚醒パターンを取り戻すことができた。別室登校も適宜使用しながら不登校は回避することができ，その後，メラトニンを漸減中止することができた。

睡眠薬

### ( ワンポイント アドバイス )

#### ●処方の際の留意点

本剤では，関連が示唆される重篤な有害事象は報告されていないものの最も多い副作用は傾眠である。特に，確保すべき睡眠時間の後半で服用した場合には，睡眠相を後退させ，昼夜の睡眠覚醒リズムを逆転させることから注意が必要である。

また，本剤は肝チトクロームCYP1A2で主として代謝される。その他，CYP1A1，CYP1B1，CYP2C19も代謝に関与する。フルボキサミンは，CYP1A2，CYP2C19を強力に阻害することから併用は禁忌である。また，食事と同時に服用すると最高血液中濃度が低下する。なお，低出生体重児，新生児，乳児，6歳未満の幼児を対象にした臨床試験は実施されていない。

#### ●服用のしかたと留意点

本剤処方を開始する時点では，現実の就寝時間と期待する就寝時間の間には開きがあり，保護者は早く服用させてしまい，その後，児童は遊びなどの活動を続けてしまうことが少なくない。就寝前の服用を強調し，入床時間を計画的に早めていくなどの睡眠衛生指導との併用が必須である。睡眠・覚醒リズムが安定するまでは継続的な服用が望まれる。

# ラメルテオン（ramelteon）

**【商品名】** ロゼレム Rozerem ／ラメルテオン（製薬会社名）

（内村 直尚）

## 薬理説明

　ラメルテオンは，松果体ホルモンであるメラトニンのメラトニン1型（$MT_1$）受容体・メラトニン2型（$MT_2$）受容体に対する選択的な作動薬であり，GABA－ベンゾジアゼピン，オピオイド，ムスカリン，セロトニン，ドーパミンなどの受容体には結合しない。従来のベンゾジアゼピン系睡眠薬とは全く作用機序が異なり，乱用・依存が生じない点が最大の長所である。

　$MT_1$受容体作用は視交叉上核の神経発火を抑制し，睡眠誘発作用を示す。$MT_2$受容体は，生体時計の概日リズム位相を変位させることが知られている。ラメルテオンの$MT_1$受容体に対する親和性はメラトニンの約6倍，$MT_2$受容体へのそれは約3倍であり，催眠作用が強い薬剤である。ラメルテオンの最大血中濃度到達時間は服用45分後，その血中消失半減期は約1時間と短い。

## 処方の実際

　不眠が出現してから長期間経過していない人，軽症で不安が少ない人，ベンゾジアゼピン系睡眠薬を連用していない人に，より効果が期待できる。ベンゾジアゼピン系睡眠薬に比べ筋弛緩作用，健忘などの副作用が少ないため，高齢者，身体疾患や脳器質性疾患を併発している人に使用しやすい。また，睡眠覚醒リズムの改善作用も有するため，交代勤務，時差ぼけ，学生やサラリーマンなど不規則な生活に基づく不眠にも有用である。

　催眠効果が比較的穏やかであること，ベンゾジアゼピン系睡眠薬にみられるような抗不安作用を欠くため，不安水準の高い重症不眠症への効果は劣る。

| | 剤　形 | 製薬会社 | 適　応 |
|---|---|---|---|
| ロゼレム | 錠剤：8mg | 武田 | 不眠症における入眠困難の改善 |

## 用 量 例

●就寝前に1回8mgを経口投与する。本剤の効果を判定するには1～2週間の連続投与が必要である。ベンゾジアゼピン系睡眠薬と異なり，鎮静作用や抗不安作用を有しないため，不眠を感じたときに頓服投与を行っても効果はあまり期待できない。投与2～4週間で効果が認められる場合は，3カ月間投与することによって最大の効果が期待できる。

### *実際に処方したときのエピソード*●·········································

　52歳，男性。仕事が忙しくて就寝時刻が不規則であり，不眠を訴え受診した。ラメルテオン8mg 1錠を眠前投与して，服用後15分以内に就床するように指導した。服用前は入眠に1時間以上かかっていたのが，服用1週間後頃より30分以内にできるようになった。投与2週間後より熟眠感も増し，目覚めも良くなってきた。

睡眠薬

### （ ワンポイント アドバイス ）

#### ●処方の際の留意点

　耐性や依存性は形成されにくく，中断時も反跳性不眠や退薬症候などが生じにくい。投与初期は翌朝に眠気が生じることがあり，数日で解消することも多いが，1/2錠へ減量すると軽減する。本剤は主に薬物代謝酵素CYP1A2により代謝されるため，CYP1A2の阻害作用を有する抗うつ薬のフルボキサミンとの併用は禁忌である。また，中枢神経抑制作用を有するアルコールとは相加作用が考えられるため，併用は避けるべきである。本剤は肝臓で代謝されるため，高度な肝機能障害のある患者に対する投与は禁忌である。

　投与開始2週間後をめどに入眠困難に対する有効性・安全性を評価し，有効性が認められない場合は中止を考慮し，漫然とした投与を避ける。プロラクチン上昇があらわれることがあるので，月経異常，乳汁漏出，性欲減退等が認められた場合は，中止等の適切な処置を講じる。

#### ●服用のしかたと留意点

　服用後は自覚的な眠気を感じなくても服用後15分以内には消灯し，入床することが望ましい。服用後に車の運転は行わない。食後投与では空腹時に比べ，血中濃度が低下することがあるので食後の服用は避けるべきである。

　妊娠中の服用による催奇性は否定できないことを説明し，治療上の有益性が危険性を上回ると判断される場合にのみ投与する。母乳への移行の可能性が考えられるため授乳は中止するべきである。

# リルマザホン（rilmazafone）

**【商品名】リスミー** Rhythmy ／**塩酸リルマザホン（製薬会社名）**

（杉山 健志）

## 薬理説明

　リルマザホンはベンゾジアゼピン系睡眠薬である。ベンゾジアゼピン系薬剤は主として大脳辺縁系に分布するGABA-BZ受容体-$Cl^-$チャンネル複合体に作用する。血中半減期は約10.5時間で，作用時間は短時間型に属する。ほかのベンゾジアゼピン系薬剤同様，鎮静催眠作用のほかに，抗不安・筋弛緩・抗けいれん作用をもつが，筋弛緩作用はほかの睡眠薬に比べて弱い。

## 処方の実際

　各種の不眠症に用いる。短時間作用型であるため，とくに入眠困難を訴える神経症に伴う不眠には効果的である。逆に中途覚醒・早朝覚醒を主とする不眠症に対しては，より作用時間の長い睡眠薬を用いる。翌日への持ち越し効果も弱い。本剤のような短時間型のものは，少量でも服用中に日中の不安症状がみられることがあるが，これは昼間に薬剤が消失している過程で退薬症状として出現するものである。

## 用量例

●不眠症に対して

本剤1〜2mg 就寝前（適宜増減）。

ただし，神経症に伴う不眠に対しては，2mgを最初から用いるのが適当とされる。

### 実際に処方したときのエピソード●

　症例1：58歳，女性。元来神経質な性格。夫が大腸癌と診断されたことをきっかけに不眠症になったとのことで受診した。抑うつ症状などの入眠

| | 剤　形 | 製薬会社 | 適　応 |
|---|---|---|---|
| リスミー | 錠剤：1mg, 2mg | 共和 | 不眠症<br>麻酔前投薬 |

困難以外の精神症状は認められなかった。本剤2mgを開始したところ，投与開始日より入眠困難は改善し，よく眠れるようになった。1カ月間は本剤2mgを毎晩服用していたが，不眠が改善傾向と思われたため，その後は眠れない晩だけ，本剤1mgを服用している。

　症例2：75歳，女性。3年前から自宅で脳梗塞後遺症の夫の介護をしている。最近寝つこうとするとちょっとした物音などで目が覚め，深夜まで入眠できないことが多くなった。朝は家事や夫の介護でゆっくり眠ることができず，日中の疲労感が強くなってきたと訴えた。本剤1mgを就寝前に投与したところ入眠困難は改善。日中の疲労感もみられなくなった。

### ワンポイント アドバイス

#### ●処方の際の留意点

　重症筋無力症や急性狭隅角緑内障の患者への投与は禁忌である。呼吸機能の低下している患者への投与は$CO_2$ナルコーシスを起こす危険性があるため原則禁忌である。不眠症が改善しても，反跳性不眠の原因となるため急激な投与中止はせず，1〜2週間ごとに投与量を半分にするなどの方法で漸減していく。本剤のように短時間型のものは反跳性不眠の出現の可能性が高いため，処方の中断・減量はより慎重になる必要がある。高齢者では，運動失調などの副作用が出現しやすいため少量から開始する。長期にわたる投与が必要な症例もあるが，漫然とした長期投与は避け，症状の改善によって減量を考慮すべきである。

#### ●服用のしかたと留意点

　必ず就寝前に服用する。服用して就寝した後，睡眠途中に起床して仕事をする可能性があるときには前向性健忘をきたすことがあるため服用させないこと。アルコールとの併用は，作用を増強させる可能性があるため避ける。服用の中断・減量の際には必ず医師と相談する。眠気や注意力の低下などの作用が翌朝以降にも及ぶことがあるので，危険を伴う作業には従事しないようにする。ベンゾジアゼピン化合物で，新生児に哺乳困難，嘔吐，活動低下，筋緊張低下，過緊張，傾眠，呼吸抑制チアノーゼ，易刺激性，神経過敏，振戦，低体温，頻脈等をおこすことが報告されているため，妊娠後期の婦人は有益性が危険性を上回ると判断される場合にのみ投与すること。

# レンボレキサント (lemborexant)

【商品名】デエビゴ Dayvigo

(小曽根 基裕)

## 薬理説明

オレキシン（Ox）神経系は，情動やエネルギーバランスに応じて睡眠・覚醒調節や報酬，さらに摂食行動を制御する機能を担う生命維持に重要な神経系である。レンボレキサントはOx受容体阻害薬であり，Ox受容体の拮抗作用により覚醒維持機能を低下させ睡眠に誘う。Ox受容体にはOX1RとOX2Rがあるが，OX2Rがより睡眠に関連する。レンボレキサントはスボレキサントと比較して，スボレキサントがOX1Rにより強く作用するのに対してレンボレキサントはOX2Rへの作用が強い薬剤である。

## 処方の実際

Ox受容体阻害薬の中でも本剤は入眠作用が強く，特に寝付きの悪い不眠症において有効性が期待できる。また睡眠の持続作用はゾルピデム徐放製剤と比較しても，同等以上の効果を認め，中途覚醒など睡眠維持困難の症例にも用いることができる。さらに，高齢者，非高齢者において用量設定に差がないため，年齢を問わず使用することができる。もし眠気が残る症例があった場合は，剤型が2.5mg，5mg，10mgとあるため適宜増減して使うことができる。

## 用量例

●初発不眠症患者に対して　本剤（5mg）1錠/眠前
　①眠気が残る場合　本剤（2.5mg）1錠/眠前
　②効果不十分の場合　本剤（5mg）1錠に本剤（2.5mg）1錠/眠前追加
　　（10mgまで増量可）
●うつ病に伴う不眠に対して　本剤（5mg）1錠，ミルタザピン（15mg）1錠/眠前

| | 剤　形 | 製薬会社 | 適　応 |
|---|---|---|---|
| デエビゴ | 錠剤：2.5mg，5mg，10mg | エーザイ | 不眠症 |

*実際に処方したときのエピソード●*……………………………………

　68歳，女性。1年前，介護ストレスにより寝つけなくなり，エチゾラム0.5mg/眠前を服用した。睡眠は安定したが，再燃を心配し服用を継続した。初診時，強い睡眠薬継続への不安を認めたため，睡眠薬の副作用についての説明および睡眠衛生指導を行った後，本剤5mg/眠前を追加。眠れることを確認した上でエチゾラムの減量を行った。エチゾラム中止後，本剤5mg単剤から，本剤2.5mg/眠前へと減量。現在は休薬している。

　50歳代，男性。うつ病に罹患し，SSRI投与によりうつ症状が回復したが，不眠症状が続いたため，ゾルピデム10mg/眠前併用していた。ベンゾジアゼピン系睡眠薬の減量を勧めたところ本剤と置換する方針となった。本剤5mgを追加後2週間おきにゾルピデムを5mgずつ減量した。置換1カ月後には睡眠は安定し，ゾルピデムは中止した。

睡眠薬

### ワンポイント アドバイス

**●処方の際の留意点**

○入眠効果が弱まる可能性があるため，食直後の服用は避けさせる。

○朝の眠気が残るケースがあるため，持ち越し効果については十分に聴取する。

○用量を増やすとともに悪夢を見る頻度が高まるため，注意する。

○CYP3Aを中程度または強力に阻害する薬剤との併用では2.5mg/眠前とする。

○中等度肝障害では服用量を5mg/眠前未満とする。

○ベンゾジアゼピン系睡眠薬からの切り替えの場合は，特に長期服用者では退薬症候（元来なかった不安，不眠，振戦など）の出現により症状が悪化する場合があるため，本剤5mgをまず追加した後，ベンゾジアゼピン系睡眠薬を1/4～1/2ずつ2週間以上の期間を空けて減量する。

**●服用のしかたと留意点**

○常用薬がある場合，併用により睡眠効果に影響することがあるので，医師に内容を伝える。

○翌朝に眠気が残ったり，悪夢が続くなど不調が生じた場合は，服用を中止し，医師に相談する。

○用量調整は必ず医師の指示に従う。

○服用後の自動車運転はしない。

○アルコールとの併用は避ける。

○妊娠中の服用は胎児への安全性が確立していない。また授乳中の方は服用を中止するか，授乳を中止する。

# ロルメタゼパム（lormetazepam）

【商品名】エバミール Evamyl／ロラメット Loramet

（杉山 健志）

## 薬理説明

ロルメタゼパムはベンゾジアゼピン系睡眠薬である。ベンゾジアゼピン系薬剤は主として大脳辺縁系に分布するGABA-BZ受容体-Cl⁻チャンネル複合体に作用する。血中半減期は約10時間前後で，作用時間は短時間型に属する。直接グルクロン酸抱合されるため活性代謝産物をもたず，年齢や肝・腎障害の影響を受けにくい特徴を有している。ほかのベンゾジアゼピン系薬剤同様，鎮静催眠作用のほかに，抗不安・筋弛緩・抗けいれん作用をもつ。

## 処方の実際

各種の不眠症に用いる。短時間作用型であるため，とくに入眠困難を訴える神経症に伴う不眠には効果的である。逆に中途覚醒・早朝覚醒を主とする不眠症に対しては，より作用時間の長い睡眠薬を用いる。翌日への持ち越し効果も弱い。本剤のような短時間型のものは，少量でも服薬中に日中の不安症状がみられることがあるが，これは昼間に薬剤が消失している過程で退薬症状として出現するものである。

## 用量例

●不眠症に対して

　本剤1〜2mg就寝前。

| | 剤　形 | 製薬会社 | 適　応 |
|---|---|---|---|
| ロラメット | 錠剤：1mg | あすか／武田 | 不眠症 |

***実際に処方したときのエピソード●***・・・・・・・・・・・・・・・・・・・・・・・・・・・・・・・・・・・

　症例1：78歳，女性。最近寝つきが悪くなったとのことで来院した。入眠困難以外に抑うつ症状や認知症症状などは認めず，入眠困難をきたすような心理的な要因も明らかではなかった。本剤1mgを開始したところ，入眠困難は改善し，朝の寝覚めもよくなったと訴えた。連日服用しても，ふらつきや日中の眠気の出現はみられなかった。

　症例2：東北地方在住の35歳女性。東日本大震災以降，余震のたびに動悸と発汗が出現するようになり，入眠困難や不安感，いつも体が揺れているようなめまい感も自覚するようになった。少量の抗うつ薬（SSRI）とともに，就寝前に本剤2mgの投与を開始したところ，軽度の不安感は続くものの，動悸，発汗，めまい感，入眠困難は改善した。

（ワンポイント アドバイス）

●**処方の際の留意点**

　重症筋無力症や急性狭隅角緑内障の患者への投与は禁忌である。呼吸機能の低下している患者への投与は$CO_2$ナルコーシスを起こす危険性があるため原則禁忌である。不眠症が改善しても，反跳性不眠の原因となるため急激な投与中止はせず，1〜2週間ごとに投与量を半分にするなどの方法で漸減していく。本剤のように短時間型のものは反跳性不眠の出現の可能性が高いため，処方の中断・減量はより慎重になる必要がある。高齢者では，運動失調などの副作用が出現しやすいため少量から開始する。長期にわたる投与が必要な症例もあるが，漫然とした長期投与は避け，症状の改善によって減量を考慮すべきである。

●**服用のしかたと留意点**

　必ず就寝前に服用する。服用して就寝した後，睡眠途中に起床して仕事をする可能性があるときには前向性健忘をきたすことがあるため服用させないこと。アルコールとの併用は，作用を増強させる可能性があるため避ける。服用の中断・減量の際には必ず医師と相談する。眠気や注意力の低下などの作用が翌朝以降にも及ぶことがあるので，危険を伴う作業には従事しないようにする。ベンゾジアゼピン化合物で，新生児に哺乳困難，嘔吐，活動低下，筋緊張低下，過緊張，傾眠，呼吸抑制チアノーゼ，易刺激性，神経過敏，振戦，低体温，頻脈等をおこすことが報告されているため，妊娠後期の婦人は有益性が危険性を上回ると判断される場合にのみ投与すること。

睡眠薬

# アトモキセチン（atomoxetine）

【商品名】ストラテラ Strattera ／アトモキセチン（製薬会社名）

(山下 裕史朗)

### 薬理説明

本剤の薬理作用は完全には解明されていないが、シナプス前ノルアドレナリントランスポーターに結合し、選択的にノルアドレナリンの再取り込みを阻害するという機序が考えられている。また、ヒトの前頭前野ではドーパミントランスポーターの密度が低く、ある程度ノルアドレナリントランスポーターがドーパミンの再取り込みをつかさどっていること、動物実験において、アトモキセチンがノルアドレナリンだけでなく、前頭前野のドーパミン濃度を特異的に上昇させるというデータがあることから、前頭前野でのノルアドレナリン＋ドーパミン濃度の上昇が本剤の主な作用であると推察される。

### 処方の実際

小児AD/HD患者（6歳以上18歳未満）245例を対象に実施した国内プラセボ対照二重盲検群間比較試験において、有効性の評価尺度であるAD/HD Rating Scale-IV日本語版（医師用）総スコアのベースラインから最終観察時までの変化量（平均）は、1.8mg/kg/日群でプラセボと比較して優意な改善を示した（p=0.01）。また、AD/HD Rating Scale-IV合計点で25%以上の改善が認められた割合（反応率）が、1.2mg/kg/日群と1.8mg/kg/日群でほとんど差がなかったことから、本剤の適正用量は1.2～1.8mg/kg/日であると考えられる。前述の通り、前頭前野のドーパミンは増加させるものの、側座核、線条体のドーパミン濃度に影響を与えないことから、薬物依存リスクを考慮することなく使用が可能であり、反抗挑戦性障害、不安障害、大うつ病、およびチック障害などの併存障害を悪化させることなくAD/HD症状を改善できるという利点がある一方で、最大効果が得られるま

| | 剤　形 | 製薬会社 | 適　応 |
|---|---|---|---|
| ストラテラ | カプセル：5mg, 10mg, 25mg, 40mg<br>内用液：0.4% | 日本イーライ リリー | 注意欠陥／多動性障害（AD/HD） |

で，維持量に到達してから4週間前後を要するという問題点がある。

**用 量 例**

●通常，小児にはアトモキセチンとして1日0.5mg/kgより開始し，その後
1日0.8mg/kgとし，さらに1日1.2mg/kgまで増量した後，1日1.2〜
1.8mg/kgで維持する。1日の最大量が1.8mg/kgまたは120mgのいずれ
か少ない量を超えないように，症状により適宜増減する。増量は1週間以
上の間隔をあけて行うこととし，いずれの投与量においても1日2回に分
けて経口投与するが，食直後の服用，漸増期に夕方の服用量を多めに設
定することで，食欲減退，悪心，嘔吐，頭痛，傾眠といった投与初期に
比較的よく認められる有害事象を軽減できると考えられている。

通常，18歳以上の患者には，1日40mgより開始し，その後80mgまで増
量した後，1日80〜120mgで維持する，1日80mgまでの増量は1週間以
上，その後の増量は2週間以上の間隔をあけて行うこととし，いずれの投
与量においても1日1回または1日2回に分けて経口投与する。

*実際に処方したときのエピソード●*‥‥‥‥‥‥‥‥‥‥‥‥‥‥‥‥‥‥‥

　15歳，男児。混合型AD/HDで反抗挑戦性障害を併存する。家庭では朝
起きが困難で親が何回起こしても起きない，起きても登校の身支度が遅く，
遅刻することが多い。指示に従えず，反抗的態度が目立つ。アトモキセチ
ンを1日0.5mg/kgより開始し，1.2mg/kgで効果があったが不十分で
1.5mg/kgに増量したところ，朝起きがスムーズになり，自分で起きること
ができるようになった。身支度が早くできるので，遅刻もしなくなった。
有害事象は認められなかった。

**ワンポイント アドバイス**

●**処方の際の留意点**

　効果発現までに，時間がかかることを患者と家族によく説明する。投与初期
に傾眠や食欲低下，心拍数，血圧上昇が認められることがあるがいずれも一過
性，軽微であることが多い。成長抑制はあっても一過性である。心臓に構造異
常がある患者への投与は慎重でなければならない。稀ではあるが，自殺念慮や
肝障害といった重篤な副作用の報告があるため，これらの症状の発現について
観察が必要である。1日2回投与で，睡眠に対する悪影響がほとんどなく，朝
方や夕方以降の症状軽減にも役立つことが多い。併存障害がある場合も使いや
すく，アトモキセチン投与群ではAD/HD以外の不安症の症状，抑うつ症状，
チックも改善するとした研究報告があるが，わが国でのエビデンス蓄積が必要
である。

# アリピプラゾール（aripiprazole）

**【商品名】エビリファイ Abilify ／アリピプラゾール（製薬会社名）**

（齊藤 卓弥）

## 薬理説明

アリピプラゾールは，脳内のドーパミン作動性ニューロンが形成する中脳辺縁系および中脳皮質系に作用し，ドーパミン刺激を調節する。アリピプラゾールはドーパミンのパーシャルアゴニストとしての作用を有し，最大で内因性ドーパミン活性の約25%の作用を示し，ドーパミン受容体パーシャルアゴニストあるいは前シナプスのドーパミン自己調節受容体にも結合し，前シナプスにおいてドーパミン放出量を調節する作用を有する。このためドーパミンシステムスタビライザー（DSS）ともいわれる。また，5-HT$_{1A}$パーシャルアゴニストとしての作用も持ち，5-HT$_{1A}$パーシャルアゴニストは前頭前皮質の血流を改善し，認知機能の向上も期待される。

## 処方の実際

アリピプラゾールは，自閉スペクトラム症（ASD）のコミュニケーションの障害や限局的な興味の障害についての有効性は示されていない。一方で，アリピプラゾールは小児のASDに伴う易刺激性に対して有効性が示されている。一般的に，小児期の易刺激性は多様な形で表出されることが多く，アリピプラゾールのASD患者においての処方の実際は，イライラ，攻撃性，自傷行為，多動が中心になるが，ASDによる不注意，強迫的行動，繰り返し行動や常同行動，睡眠障害によって引き起こされる易刺激性も薬物療法の標的とすることが多い。アリピプラゾールの適切な処方により「易刺激性」が改善することで教育的およびその他の介入から利益を得るための能力や，重度問題行動を管理することで制限がより少ない環境で過ごせる能力を高めることが可能となる。

|  | 剤　形 | 製薬会社 | 適　応 |
|---|---|---|---|
| エビリファイ | 錠剤：1mg，3mg，6mg，12mg 口腔内崩壊錠：3mg，6mg，12mg，24mg 散剤：1%　液：0.1% | 大塚 | 統合失調症 双極性障害における躁症状の改善 〔以下は OD24mg は除く〕 うつ病・うつ状態（既存治療で十分な効果が認められない場合に限る） 小児期の自閉スペクトラム症に伴う易刺激性 |

**用量例**

●自閉スペクトラム症（小児のみ）：アリピプラゾールとして1日1mgを開始する。1日1〜15 mgを維持用量とし，1日1回経口投与する。なお，症状により適宜増減するが，増量幅は1日量として最大3mgとし，有効量は1日量は3〜15mgの範囲に収まることが多く，1日量15mgを超えないようにする。

*実際に処方したときのエピソード*●⋯⋯⋯⋯⋯⋯⋯⋯⋯⋯⋯⋯⋯⋯⋯⋯⋯⋯⋯⋯

　患児の思うようにいかないこと（日常のルーティン，感覚過敏など）で，集団行動やグループでの行動が困難であったときに少量（通常1mgから）のアリピプラゾールを開始し，副作用に注意しながら増量を行い症状の改善が認められた。ASD患者は非言語的かもしれないので，治療反応は保護者の報告や特定の行動観察や評価尺度によって判断することも必要である。しばしば，処方と同時に刺激が起きづらい環境調整も行うことも重要で，本事例でも日常のルーティンに変更があるときに予め患児に説明することと処方の相乗効果で易刺激性が改善したと考えられる。

神経発達症
治療薬

（ワンポイント アドバイス）

●**処方の際の留意点**

　処方者，患児，家族で，ターゲットとなる問題行動を特定したうえで，低用量（通常1mgから）投与を始め，ターゲットの問題行動を解決する最小有効用量を用いる。成人に比べて体重の増加のリスクが高いことに留意することが必要である。吐き気，ふらつき，不眠，じっとしていられない（アカシジア），興奮（アクティベーション）が頻回に起きやすい副作用として報告されている。吐き気，ふらつきは処方開始後すぐに出現することがあるが軽ければ自然に消失することもあり経過を見る必要がある。じっとしていられない，興奮が服薬によって生じた場合には直ちに処方医に連絡し，指示を求める必要がある。他の薬剤を服用している際には必ず申告し，薬の相互作用（飲み合わせ）を確認することが必要である。

●**服用のしかたと留意点**

　有用性と副作用は1〜2週間後にモニターし，症状・副作用の消長にあわせて調整を行い，6週目で臨床的に重要な反応が認められなければ中止する。急に易刺激性が高まったとしても自己判断で増量することは副作用の出現の危険性を高めるため避けること。また毎日服用しないと効果が出ないため処方箋に書かれた指示通りに服用する。

# グアンファシン徐放錠（guanfacine extended release）

## 【商品名】インチュニブ Intuniv

（小平 雅基）

### 薬理説明

　グアンファシンはα2受容体作動薬に分類されるが，α2B，α2C受容体に比べてα2A受容体に15～60倍の選択性を持つとされ，選択的α2A受容体作動薬といえる。シナプス前α2受容体は青斑核に多く存在し，刺激されるとシナプス前神経終末から放出されるノルアドレナリン量を減少させる。また一方でα2A受容体は前頭前皮質にも多く存在しており，刺激されるとHCNチャンネルを閉じさせ，入力シグナルの消失を防ぐ。よって全体では過剰なノルアドレナリンは抑えつつも，入力されたシグナルはむしろ増強されるといった作用を持つ。

### 処方の実際

　注意欠如多動症（ADHD）の多動衝動性および不注意性に対して効果があると考えられている。6歳以上18歳未満のADHD患者に関しては平成29年5月より適応となっている。成人のADHDに関しては現在治験中である。

　ADHD以外では，①アヘン類，アルコール，ベンゾジアゼピン系薬剤，ニコチン等の離脱症状，②トゥレット症およびチック症，③心的外傷後ストレス障害，などに効果を認めるといった報告がされているが，いずれも適応外となっている。①に関しては，離脱症状である自律神経症状や不安症状，渇望，易刺激性などを軽減するためと考えられている。②に関してはチック症状自体への効果が述べられているが，効果不明との意見も認めており，まだ議論を有している。③に関してアドレナリン過剰による症状の軽減に効果的と考えられている。

### 用 量 例

●体重50kg未満の児童は1mg/日から，50kg以上の児童は2mg/日から投

| | 剤　形 | 製薬会社 | 適　応 |
|---|---|---|---|
| インチュニブ | 錠剤：1mg，3mg | 武田 | 注意・欠陥／多動性障害（AD／HD） |

与開始として維持用量を決定していく。増量にあたっては1週間以上の間隔を空けて1mgずつ増量をしていく。最高用量に関しては体重別用量換算表を利用すること。

### *実際に処方したときのエピソード*●・・・・・・・・・・・・・・・・・・・・・・

繰り返し両親や担任教師に叱責を受けてきたADHD男児が、小学校4年生頃より注意されると興奮するようになり、小学校6年生の時に受診となった。基本的に反抗的な素振りを見せ続けたため、まずは環境調整や保護者へのペアレントトレーニングから始めたところ、徐々に本人も提案に耳を貸すようになっていった。機会をみてインチュニブの説明をし、投与開始したところ、2mgに増量した辺りから「なんか頭の中が静かになる」と本人が話すようになった。保護者も「イライラや癇癪が減ってきた」と評価した。最終的には4mgまで増量維持したところ、少なくとも暴力は認めなくなり、また本人が希望していたクラブ活動にも参加できるようになった。

神経発達症治療薬

### ( ワンポイント アドバイス )

#### ●処方の際の留意点

服薬による副作用としては眠気と血圧低下が多い。それ以外にも心拍数減少，QT延長なども認める。よってまず服薬にあたってはその旨の説明をしておく必要がある。副作用が出現した場合は，重症度に応じて減量・中止を図るべきである。ただ眠気に関しては服薬当初強かった場合でも1週間ほどで改善消失するケースもあるため，患者が容認できる場合は，服薬を維持して経過観察するのも1つの選択肢である。出現してくる身体症状としては，立ちくらみ・眩暈といったものもあるが，頭痛の訴えも割合多い。対応としては血圧や脈拍数および心電図の確認をした上で，重症であれば医療的な介入をし，軽症であれば臥位安静にて経過をみることとなる。

#### ●服用のしかたと留意点

本剤は徐放製剤であり，分割や粉砕された場合にはその徐放製剤としての効能が保証されない。よって原則として錠剤での服薬をすることが求められる。服薬の時間帯は朝食後とすることが多いが，徐放製剤のため他の時間帯でも問題はない。また用量の変更にあたっては主治医と相談しながら決定していくことが重要である。急速中止の場合，リバウンドで一過性の血圧上昇や頻脈を認めることがあり，注意を要する。中止にあたっては原則として3日間以上間隔を空けて1mgずつ，血圧および脈拍数を測定しながら漸減していく。

# メチルフェニデート徐放錠 (methylphenidate (Osmotic Controlled Release Oral Delivery System：OROS))

【商品名】コンサータ Concerta

(山下 裕史朗)

### 薬理説明

本剤は，ドーパミンおよびノルエピネフリントタンスポーターに結合し，再取り込みを抑制することにより，シナプス間隙に存在するドーパミンおよびノルエピネフリンを増加させて神経系の機能を亢進するものと考えられているが，AD/HDの治療効果における詳細な作用機序は十分解明されていない。AD/HD患児に投与した場合での依存・乱用のリスクは少なく，また本剤は徐放剤であるため乱用は生じにくいといわれている。しかしながら，メチルフェニデートとしての依存・乱用のリスクには十分注意が必要である。

### 処方の実際

AD/HD患児を対象とした国内第Ⅲ相プラセボ対照ランダム化治療中止試験ではADHD Rating Scale-Ⅳ 日本語版の18項目の総得点および不注意9項目，多動性・衝動性9項目のいずれにおいても，親による評価および教師による評価ともに本剤服用群はプラセボ服用群と比較して有意な症状の改善を認めた。なお，6歳未満の幼児，13歳以上の小児および成人における有効性および安全性は確立していない。

薬物療法の原則は，包括的な診断評価を行い，診断を確立してからはじめること，AD/HDが子どもの社会生活に重大な支障となっている場合に考慮することである。軽症の場合は学校や家庭の環境調整をまず考慮する。中等症・重症で学校でも家庭でも問題が多い場合は環境調整と薬物療法を併用する。AD/HDに対する薬物療法は注意集中力の改善，多動性・衝動性のコントロールを目的とした対症療法である。漫然とした長期投与はせず，加齢や心理社会的治療によって患者が状況に応じた適切な対応がとれるようになったら，薬物療法からの離脱を試みることが重要である。

### 用量例

●徐放製剤のため1日1回朝投与。初回用量18mg，維持用量18〜45mg。

|  | 剤　形 | 製薬会社 | 適　応 |
|---|---|---|---|
| コンサータ | 錠剤：18mg，27mg，36mg | ヤンセンファーマ | 注意欠陥／多動性障害（AD/HD） |

●増量が必要な場合は，1週間以上の間隔をあけて，1日用量として9mgまたは18mgの増量を行う。1日用量は54mgを超えないこと。18歳以上の患者には，18mgを初回用量として，増量は1日用量として9mg又は18mgの増量を行う。1日用量は72mgを超えないこと。また，1カ月以上休薬してから本剤を再投与する場合は18mgから開始する。確定したルールはないが必要に応じて休薬日を設定する。

### *実際に処方したときのエピソード*●

9歳（小学校4年），男児。混合型AD/HDで反抗挑戦性障害も併存，家庭や学校でトラブルが続出するため受診。メチルフェニデート速放錠（現在は使用不可），朝10mg，昼10mg内服によって，ある程度症状の改善をみたが，3〜4時間目の授業になると集中力が落ち，多動になる。服薬せずに友達宅に遊びに行って，「もう二度と来るな」と言われ，泣いて帰ったこともあった。小学校5年時にメチルフェニデート速放錠を本剤に変更。18mgからスタートし，27mg，36mgと漸増したところ，服薬前の保護者によるAD/HD Rating Scaleスコア合計が42点（不注意24点，多動・衝動性18点）であったのが，18点（不注意13点，多動・衝動性5点）まで改善した。1日を通じて，効果が持続するため症状の変動が少なくなった。友達関係が改善し，学業成績も伸びて，希望する中高一貫校に合格することができた。また，母親は，一時期うつになっていたが，不注意，多動・衝動性症状改善とともに，反抗挑戦性障害も軽減し，親子関係が回復した。

### （ ワンポイント アドバイス ）

#### ●処方のしかたと留意点

　本剤の投与は，AD/HDの診断，治療に精通し，本剤のリスクなどについても十分に理解している医師のもとのみで行う。本剤は適正流通管理が義務づけられており，コンサータ錠適性流通管理委員会のリストに登録された医師／医療機関・薬剤師／薬局のみで取り扱いが可能である。

　国内で実施された試験の主な副作用は，食欲不振，不眠症，体重減少，食欲減退，頭痛，腹痛，悪心，チック，発熱であった。臨床上重要で頻度の多い副作用としては，食欲に関する問題（食欲不振，体重減少）と睡眠に関する問題（初期不眠症，不眠症），チックなどであり，頻度は多くないが注意が必要な事象は，心電図異常や血圧変動などがある。本剤投与中は定期的な効果判定および心拍数（脈拍数）および血圧の測定が必要である。本剤はほとんど変形せず外皮および内部の不溶性成分はそのまま糞便中に排泄されるため，このことをあらかじめ患児・家族に説明しておくとともに，消化管狭窄を有する患児には慎重に投与する。成長遅延については，最終身長への影響はあるもののごくわずかであるとされている。

　投与にあたっては，適正使用ガイド，患者向け小冊子，教師向け小冊子などの利用が望ましい。治療にあたっては，家庭や教育現場との連携が重要である。

神経発達症
治療薬

197

# リスデキサンフェタミン （lisdexamfetamine）

【商品名】ビバンセ Vyvanse

（高橋 長秀）

### 薬理説明

　本剤はd-アンフェタミンのプロドラッグであり，経口投与後に速やかに吸収され，主に血中で加水分解により活性体である d-アンフェタミンとなり，ドパミントランスポーター及びノルアドレナリントランスポーターの阻害作用と，脳内におけるドパミン及びノルアドレナリンの遊離促進作用により，シナプス間隙のドパミン及びノルアドレナリン濃度が上昇することでADHDに対する治療効果を示すと考えられている。

　リスデキサンフェタミンメシル酸塩は覚醒剤原料に指定されているため，本剤は諸法規・規制のもとで厳格に管理し，適切に診断された患者に対してのみ適正に使用する必要がある。一方で，本剤は活性体である d-アンフェタミンの急激な血中濃度上昇の抑制と，血中濃度を持続的に維持することを目的として開発された徐放剤であり，依存・乱用に繋がるような多幸感の出現は比較的少ないとされる。

### 処方の実際

　ADHD患児を対象とした国内臨床試験では，プラセボ対照試験，用量反応探索試験いずれにおいても，ADHD-RS-IV合計スコアの減少が見られ，多動・衝動性サブスケール，不注意サブスケールにおいても有意な減少が見られた。初回用量は，国内臨床試験の開始用量である30mgで十分な忍容性が確認されたことから30mgとされ，国内長期投与試験における被験者ごとの至適用量が70mgであった被験者が最も多かったことから，最大用量は70mgとされた。

　本剤はADHD流通委員会による審査の上，登録された医師のみが処方可能であり，有効成分が覚醒剤原料に指定されていることから，他のADHD

|  | 剤　形 | 製薬会社 | 適　応 |
|---|---|---|---|
| ビバンセ | カプセル：20mg,<br>30mg | 武田 | 小児期における注意欠陥／多動性障害（AD/HD） |

治療薬で効果不十分な場合にのみ使用することとされている。また本剤の処方は6歳から18歳未満に限られており，18歳未満で本剤による治療を開始した患者に限って18歳以降も継続して処方することが可能である。

### 用 量 例

●徐放製剤のため1日1回朝に投与する。初回用量は30mg，増量は1週間以上の間隔を開けて20mgを超えない範囲で行い，最大用量は70mgを超えないこととされている。

### *実際に処方したときのエピソード●*

　12歳，男児。混合型のADHDで，アトモキセチンによる治療を受けていたが，改善に乏しく，不用意な発言による友人とのトラブルや私語による授業の妨害，宿題に取り掛かることができず提出物が出せないなどの状態が続いていた。母はペアレントトレーニングで習ったトークンエコノミーなども取り入れて患児を支えていたが，改善は見られず，本剤への切り替えを行った。30mgから開始し，すぐに学校での授業態度などに効果が見られたが，効果の持続時間が短く，帰宅後に宿題に手をつけることは困難であった。用量を増量し，60mgとしてからは宿題もスムーズに終わらせることができるようになった。

### ワンポイント アドバイス

#### ●処方の際の留意点

　頻度の高い副作用としては，食欲減退とそれに伴う体重減少，入眠困難が最も多い。食欲減退・体重減少は用量増加による発現頻度の増加は見られず，まずは少量でよいので頻回の間食を勧め，それでもこれらの副作用が顕著な時には中止・他の薬剤への変更を検討すべきである。また，夏休みなどの長期休暇の際には一時的な休薬を行うことも有効である。入眠困難に対しては，服用時間を早めることや減量も有効である。

#### ●服用のしかたと留意点

　本剤は，活性体である*d*-アンフェタミンの血中濃度上昇が緩やかで，最高血中濃度に達するまで2−4時間を要するため，服用は必ず早朝に行うべきである。また，半減期は9.7時間と長いため，午後に内服するとかなりの高い頻度で入眠困難を引き起こす。ADHD児はその特性のため，服薬管理は苦手なことも多く，たとえ思春期以降であっても養育者がしっかりと服薬を管理することが望ましい。

# リスペリドン （risperidone）

【商品名】リスパダール Risperdal ／リスペリドン（製薬会社名）

（岡田　俊）

### 薬理説明

リスペリドンは，ドーパミン$D_2$受容体拮抗作用とセロトニン5-$HT_{2A}$受容体拮抗作用を併せ持つ抗精神病薬であり，従来型抗精神病薬に比べ錐体外路性副作用が出現しにくく，統合失調症の陰性症状に有効性を示す。しかし，ノルアドレナリン$\alpha_1$受容体遮断作用を持つため，起立性低血圧を来たすほか，しばしば高プロラクチン血症を来たし，無月経等の性機能障害を来たす。また，肥満，耐糖能異常，脂質異常症のリスクともなる。パロキセチン等のCYP2D6を阻害する薬剤の併用下で，リスペリドンの血中濃度が上昇するので注意を要する。

### 処方の実際

統合失調症に加え，小児期の自閉スペクトラム症の易刺激性に対する適応が追加された。自閉スペクトラム症における易刺激性は，自傷行為，他者への攻撃性，かんしゃく，気分の易変性などをいい，患者の適応を妨げ，家族への負担ともなる症状である。しかし，易刺激性の病理的背景は多様であり，欲求不満・無報酬への心理的反応，感情統制の弱さ，否定的に傾きがちな社会認知や情動，こだわりの強さと認知の柔軟性の乏しさ，対処スキルの不足，過覚醒・過緊張，不安症や抑うつ障害の併存など，多様な要因が関与しうる。また，抗精神病薬の投与が対症療法に過ぎないことにも留意し，リスク・ベネフィットのバランスを常に念頭に置かねばならない。環境調整や行動面からのアプローチを行った上でなおも易刺激性が持続する場合に本剤投与の可能性を考慮する。

### 用量例

●体重15kg以上20kg未満の患者: 1日1回0.25mgより開始し，4日目より1日0.5mgを1日2回に分けて経口投与する。増量する場合は1週間以上の間隔をあけて1日0.25mgずつ増量する。但し，1日量は1mgを超えない

| | 剤　形 | 製薬会社 | 適　応 |
|---|---|---|---|
| リスパダール | 錠剤：1mg，2mg，3mg<br>細粒剤：1%<br>内用液：1mg/ml<br>口腔内崩壊錠：0.5mg，1mg，2mg | ヤンセンファーマ | 統合失調症／<br>［以下は錠剤3mgは除く］<br>小児期の自閉スペクトラム症に伴う易刺激性 |

こと。

●体重20kg以上の患者：1日1回0.5mgより開始し，4日目より1日1mgを1日2回に分けて経口投与する。増量する場合は1週間以上の間隔をあけて1日0.5mgずつ増量する。但し，1日量は，体重20kg以上45kg未満の場合は2.5mg，45kg以上の場合は3mgを超えないこと。

### 実際に処方したときのエピソード●‥‥‥‥‥‥‥‥‥‥‥‥‥‥‥‥‥‥‥‥

　10歳，男児。知的能力障害（重度）を伴う自閉症男児。特別支援学校に在籍。日常生活の多くの場面で，決まった手順通りに進まないと気が済まず，予定が変更になると頑なに抵抗し，かんしゃくに至り，ものを投げる，周囲の生徒をたたいたり，かみつくといった行動が見られた。リスペリドンを漸増し1mgとしたところ，こだわりが軽減し，かんしゃくの回数も減った。学校での活動内容を見直すとともに，活動の流れを絵カードの並びで示して見通しを持たせたり，好みの活動を選択できる時間枠も設けるようにするなどの工夫を行った。体重増加が顕著になった。易刺激性も概ね軽減していたため，半年後にリスペリドンの投与を中止したが，その後も易刺激性が増悪することなく経過している。

**治療薬　神経発達症**

### （ワンポイント　アドバイス）

#### ●処方の際の留意点

　小児の場合，特に体重増加が見られやすく，耐糖能障害や脂質異常症は長期的な予後も悪化させる可能性があるので注意を要する。また，アカシジアがあっても言語的に表現することができず，逆に易刺激性を増したり，衝動行為を増加させることもある。月経開始前の女児に投与する場合には，本剤投与のために無月経が持続しても，月経が未発来であるとして見過ごされている可能性もある。

　自閉スペクトラム症の易刺激性にはアリピプラゾールも承認されている。体重増加などの代謝系副作用，鎮静，アカシジアなどの錐体外路系副作用が問題になっている場合には，薬剤の切り替えを考慮する。

#### ●服用のしかたと留意点

　リスペリドンについては，通常錠に加え，口腔内崩壊錠，細粒，内用液など，多様な剤型が使用可能である。錠剤の服用が困難であったり，味覚が敏感であるなど，その児童の特性に応じて，適切な剤型を選択することが望まれる。

　内用液を頓用として使用するケースもあるが，これは易刺激性への対処というよりも鎮静の手段として使用し，用量も比較的高用量となりがちなことに留意すべきである。易刺激性が高まったときには落ち着くまで待つことが基本である。また，対処する大人が感情的になることなく，患者にわかる言葉で静かな口調で対応することが大切である。

# アカンプロサートカルシウム（acamprosate calcium）

【商品名】レグテクト Regtect

（樋口 進）

## 薬理説明

継続的なアルコールの摂取は，抑制系の神経を活性化する作用があるが，これに適応するために興奮系の神経，すなわちグルタミン酸作動性神経が活性化される。この状態でアルコールの刺激が無くなると，興奮系の神経だけが活性化されるため，脳内の神経のバランスが崩れ，これが更なる飲酒につながる。アカンプロサートは，グルタミン酸作動性神経の活動を抑制することにより，脳内神経のバランスを保つと考えられている。

## 処方の実際

わが国では今まで，アルコール依存症の治療に使用できるのは，ジスルフィラムなどの抗酒薬しかなかった。抗酒薬はアルデヒド脱水素酵素活性を阻害することから，飲酒すると体内にアセトアルデヒドが蓄積し，激しい不快感を引き起こす。抗酒薬は，この不快感を連想させることにより，飲酒を抑え断酒に導く薬物である。これに対してアカンプロサートは，アルコール依存症者の飲酒欲求を下げて，断酒率を高める働きがある。国内の臨床試験では治験薬を24週間投与した後の完全断酒率は，アカンプロサート群が47.2%であるのに対して，プラセボ群は36.0%であった。つまり，この薬物はアルコール依存症の24週間断酒率を11ポイント上げたことになり，断酒率の向上に寄与しうる薬物である。

## 用量例

●アカンプロサートの使い方は，1錠333mgを1回2錠，1日3回食後に服用する。それ以外の使用方法は提示されていない。

| | 剤　形 | 製薬会社 | 適　応 |
|---|---|---|---|
| レグテクト | 錠剤：333mg | 日本新薬 | アルコール依存症患者における断酒維持の補助 |

***実際に処方したときのエピソード●*** ··········································

　53歳，男性，会社員。今までにうつ病のエピソードが何回かあり，その
たびに短期の休職を繰り返していた。職場健診での度重なる肝機能異常，
時々職場で酒臭がすることなどから，以前からうつ病の背後に飲酒問題の
あることが疑われていた。最近，肝機能障害で総合病院に入院するエピソ
ードがあり，その退院後に本人や家族から情報を得て，アルコール依存症
の診断が確定した。職場復帰に際して，会社から断酒が強く求められたこ
となどから，本人に本剤使用を提案し，1998mg/日の処方を開始した。下
痢等の副作用も特になく，本人は服薬を続け，断酒を継続している。しか
し，本剤の使用前後で，飲酒欲求に変化があったと自覚できないとのこと
である。断酒にともない，うつ病も今のところコントロールされている。

（ ワンポイント アドバイス ）

●**処方の際の留意点**

　アルコール依存症治療の主体は，認知行動療法のような心理社会的治療であ
る。本薬の投与は，これと並行して行わなければならない。また，使用期間は
24週以内が基本であるが，必要に応じて延長は可能である。国内および海外
の臨床治験の結果から，本薬は以下のような場合に，より有効であることが示
唆されている。①プレアルコホリックのような軽症例より本物のアルコール依
存症，②離脱症状が終了した後から服用開始，③一定の断酒期間（必ずしも明
確ではないが最低5日）後に服用開始，④断酒モチベーションの高い症例。ま
た，有効性に男女差のないことも多くの研究が示唆している。

●**服用のしかたと留意点**

　最も多い副作用は軟便，下痢である。しかし，その程度は軽く，様子観察ま
たは整腸薬の投与で対応可能なことが多い。抗酒薬との併用に関するエビデン
スはほとんどない。しかし，併用のデメリットもないことから，併用を試す価
値は十分にある。この点に関しては，わが国発のエビデンスが期待されるとこ
ろである。

抗酒薬

# シアナミド（cyanamide）

【商品名】シアナミド（製薬会社名）

（宮里　勝政）

### 薬理説明

　主な作用は，肝臓でのアルデヒド脱水素酵素阻害とアルコール増強作用である。飲酒するとアルコールはアセトアルデヒドに分解される。アセトアルデヒドはアルデヒド脱水素酵素により酢酸へと分解される。シアナミドはこのアルデヒド脱水素酵素の働きを阻害する。その結果，アセトアルデヒドが蓄積し不快な状態が起こる。不快な症状は，顔面紅潮，動悸，息苦しさ，吐き気，嘔吐，発汗，めまいなどである。作用は投与5～10分に始まり12時間ほど持続する。

### 処方の実際

　シアナミドは，アルコール依存症者や過剰飲酒者の飲酒の抑制に用いる。アルコール関連問題は飲みすぎての欠勤から，不眠，振戦，悪夢，幻視などの退薬症候が出現するほどの病態まで多彩である。さらにその後に認知障害を呈する病態まである。このような病態は過剰飲酒に基づいて生じる。過剰飲酒の根底には，アルコールの精神効果（酩酊感，多幸感）を求めてやまない強い欲求がある。反復する飲酒の過程で，精神的な依存が強まったものである。臨床的な問題が生じる依存症の段階まで進むと，自らの意志だけでは飲酒のコントロールができない。できなかったことをまず認めることから精神依存の治療が始まる。抗酒薬は，規則的な通院，断酒会やＡＡ（匿名禁酒会）のような自助グループへの参加，周囲の理解と支援などと相まって効果をあげる。

### 用量例

●断酒には1日50～200mg（1％溶液として5～20ml）を1～2回に分服させる。1週間投与後の飲酒試験は平常の飲酒量の10分の1以下を用いる。

| | 剤　形 | 製薬会社 | 適　応 |
|---|---|---|---|
| シアナミド「タナベ」 | 液剤：1％ 100ml/1瓶 | 田辺三菱 | 慢性アルコール中毒及び過飲酒者に対する抗酒療法 |

飲酒試験での症状の程度によって維持量を決める。節酒には，酒量を清酒で180ml前後程度に抑えるのに15〜60mg（1％溶液として1.5〜6ml）を1日1回（朝）投与する。飲酒抑制効果の持続が確認できれば，1日おきの投与でもよい。

***実際に処方したときのエピソード●*** ………………………………………………

　N氏は会社員で58歳。20歳頃から大量飲酒歴があり，次第に飲みすぎての欠勤など飲酒問題が増えていった。42歳時には3カ月間「アルコール依存症」で精神科に入院し，不眠，振戦，悪夢，幻視などの退薬症候を体験した。その後は本剤服用下で断酒を継続，56歳時には運転免許も再取得できた。しかし喜んだのも束の間，57歳時には夜中にトイレに起きたついでに焼酎1合の隠れ飲みが再開した。妻が気づき，ひどくならないうちにと説得。本人も納得し，期間を1カ月に区切り，検査と調整のため入院した。退院後は抑うつ感，不安感，睡眠障害があり，本人の希望もあって，本剤10ml/朝食後 を抗不安薬，抗うつ薬，睡眠薬とともに処方した。本剤服用は家族の安心のためにも妻に確認してもらい，断酒，就労を維持できた。

抗酒薬

（　ワンポイント　アドバイス　）

●**処方の際の留意点**

　治療方針が守られるなら，外来で投与開始してもよい。不可能なら入院して飲酒試験を行い，退院後の抗酒薬へとつなぐ。

○禁忌：重篤な心障害・肝障害・腎障害・呼吸器疾患のある患者，アルコールを含む医薬品を投与中の患者，妊婦。

○慎重投与：肝障害，腎障害，てんかんなどのけいれん性疾患，脳器質障害，糖尿病，甲状腺機能低下症，本剤へ過敏症，ジギタリス投与中の患者。

○併用禁忌：アルコールを含む医薬品（エリキシル剤や薬用酒など）。

○併用注意：アルコールを含む食品や化粧品，フェニトインやエトトイン，ジギタリス製剤，リトナビル。

●**服用のしかたと留意点**

　注意力が低下するので危険を伴う機械操作は避ける。アルコールを含む食品・医薬品・化粧品の使用は避ける。副作用として皮膚粘膜眼症候群，中毒性表皮壊死症，落屑性紅斑，再生不良性貧血，汎血球減少，無顆粒球症，血小板減少，肝機能障害などがある。

# ジスルフィラム （disulfiram）

【商品名】ノックビン Nocbin

（宮里 勝政）

### 薬理説明

　肝でのアルデヒド脱水素酵素の阻害によりアルコール増強作用を示す。経口投与により消化管から速やかに吸収され，排泄は緩徐である。3時間で効果発現し，7～8日間持続する。飲酒すると，アルコールは体内でアルコール脱水素酵素によりアセトアルデヒドに分解される。アセトアルデヒドはアルデヒド脱水素酵素により酢酸へと分解される。ジスルフィラムは，このアルデヒド脱水素酵素の働きを阻害する。その結果，アセトアルデヒド濃度が上昇し，不快な状態が起こる。不快な状態の内容は，顔面紅潮，動悸，息苦しさ，吐き気，嘔吐，発汗，めまいなどである。

### 処方の実際

　アルコール依存症者や過剰飲酒者の飲酒の抑制に用いる。アルコール関連問題は飲みすぎての欠勤から，不眠，振戦，悪夢，幻視などの退薬症候が出現するほどの病態まで多彩である。さらにその後に認知障害を呈する病態まである。このような病態は過剰飲酒に基づいて生じる。過剰飲酒の根底には，アルコールの精神効果（酩酊感，多幸感）を求めてやまない強い欲求がある。反復する飲酒の過程で，精神的な依存が強まったものである。臨床的な問題が生じる依存症の段階まで進むと，自らの意志だけでは飲酒のコントロールができない。できなかったことをまず認めることから精神依存の治療が始まる。抗酒薬は，規則的な通院，断酒会やAA（匿名禁酒会）のような自助グループへの参加，周囲の理解と支援などと相まって効果をあげる。

### 用 量 例

●1日0.1～0.5gを1～3回に分服，1週間投与後に通常実施する飲酒試験で

| | 剤　形 | 製薬会社 | 適　応 |
|---|---|---|---|
| ノックビン | 末剤 | 田辺三菱 | 慢性アルコール中毒に対する抗酒療法 |

発現する症状により用量を調整し，維持量を決める。維持量0.1〜0.2gで毎日続けるか，あるいは1週ごとに1週間の休薬をおく。

***実際に処方したときのエピソード●*** ················································

Aさんは主婦で43歳。20歳頃から飲酒するようになり，31歳頃にはほぼ毎晩飲酒するようになった。次第に飲みすぎての起床困難など飲酒問題が増えていった。

36歳より受療するようになり，2回の入院歴があり，断酒会やAAへの参加歴もあるが，いずれも短期間に終わっている。その過程でアルコール依存症に関する知識を得て，シアナミド10ml（朝食後）を服用するようになった。通院は自発的で，途中から薬剤が管理しやすいとの理由で，本剤0.1g（朝食後）に変更した。断酒を目標にしているが，ときにビール500mlの日がある。抑うつ感，不安感，睡眠障害があり，エチゾラムを併用している。家事や育児など役割意識が高まり，規則的な通院を継続するようになった。

**（ワンポイント アドバイス）**

●**処方の際の留意点**

治療方針が守られるなら外来で投与開始してもよい。不可能なら入院して飲酒試験を行い，退院後の抗酒薬へとつなぐ。

○禁忌：重篤な心障害・肝障害・腎障害・呼吸器疾患のある患者，アルコールを含む医薬品及び食品（奈良漬等），化粧品を使用又は摂取中の患者，妊婦。

○慎重投与：肝障害，腎障害，てんかんなどのけいれん性疾患，脳器質障害，糖尿病，甲状腺機能低下症，本剤へ過敏症，ジギタリス投与中の患者。

○併用禁忌：アルコールを含む医薬品（エリキシル剤や薬用酒など）。

○併用注意：アルコールを含む食品（奈良漬等）や化粧品，フェニトインやエトトイン，ジギタリス製剤，リトナビル。

●**服用のしかたと留意点**

本剤服用中に飲酒すると，顔面紅潮，血圧低下，胸部圧迫感，心悸亢進，呼吸困難，悪心・嘔吐などが起こる。注意力が低下するので危険な機械操作は避ける。アルコールを含む食品・医薬品・化粧品の使用は避ける。副作用として皮膚粘膜眼症候群，中毒性表皮壊死症，落屑性紅斑，再生不良性貧血，汎血球減少，無顆粒球症，血小板減少，肝機能障害のほか，頭痛，発疹，悪心・嘔吐などがある。

# ナルメフェン（nalmefene）

**【商品名】セリンクロ** Selincro

## 薬理説明

　アルコール依存症においては，μオピオイド受容体のシグナル伝達が増強しているため，患者は「快」を求めて大量飲酒するようになる（正の強化）。代償的にκオピオイド受容体のシグナル伝達も増強しているため，患者は飲酒後の「不快」を避けるために，さらに強迫的飲酒を続けざるを得なくなる（負の強化）。これらの病的飲酒欲求の出現により患者は飲酒コントロールが不良な状態となっている。ナルメフェンは，μ受容体に対しては拮抗薬として，κ受容体に対しては部分作動薬として作用することで，飲酒コントロール不良を改善させる。

## 処方の実際

　アルコール依存症に対する最善の治療目標が，断酒であることは論を待たない。しかし多くの患者は，断酒治療に対して強い抵抗を示し，専門医療施設を受診しようとしない。これらの状況に対して，①早期からの治療的介入，②飲酒による諸問題の低減（ハームリダクション），③断酒治療への導入などを目的に，我が国においてアルコール依存症に対する減酒治療の試みが始まっている。ナルメフェンは，本邦初のアルコール依存症に対する飲酒量低減薬であり，減酒治療の中で使用される。国内第Ⅲ相試験において，ナルメフェン投与群はプラセボ投与群に対して，投与開始後24週にわたり1ヵ月当たりの多量飲酒日（男性で純アルコール60g超，女性で40g超飲酒した日），1ヵ月当たりの平均飲酒量をともに有意に減少させた。48週の時点でもこれらの効果は持続した。

| | 剤　形 | 製薬会社 | 適　応 |
|---|---|---|---|
| セリンクロ | 錠剤：10mg | 大塚 | アルコール依存症患者における飲酒量の低減 |

**用　量　例**

●飲酒の1〜2時間前に，1回10mgを服薬（頓服）する。

●20mgまで増量可能であるが，服薬は1日1回まで。

●重度の肝機能障害患者（Child-Pugh分類C）には10mgまで。

●飲酒中の服薬は可。飲酒終了後の服薬は不可。

**実際に処方したときのエピソード●**……………………………………………

　52歳男性。妻と初診。40代から毎日60g超の多量飲酒をしていた。数年前からさらに飲酒量が増え，ブラックアウト（記憶の欠落）を頻回に起こすようになった。肝機能障害も認めた。アルコール依存症と診断し断酒治療の開始を勧めたが，拒絶的であった。そのため暫定的に減酒治療から開始することを提案し，同意を得られた。減酒日記などの心理社会的治療を併用しながらナルメフェンの投与を開始した。治療開始後，患者は「このくらい飲めばもう充分という気になる」「ほどほどでやめられるようになった」「ブラックアウトすることがなくなった」と自己評価した。減酒日記においても明らかな減酒効果を認め，肝機能障害も改善傾向を示した。

**ワンポイント　アドバイス**

●**処方の際の留意点**

　処方の際には，①国際疾病分類にてアルコール依存症の診断基準を満たす，②習慣的な多量飲酒（男性60g超，女性40g超）を認める，③患者に減酒意思がある，④総合的に勘案して減酒治療が適切であると判断される，⑤心理社会的治療（疾病教育，減酒日記など）を併用する，⑥重篤な離脱症状がある場合は離脱症状に対する治療が終了してから使用する，などの条件が設けられている。また処方を行う医療施設についても，医療者が適切な研修（eラーニングでも可）を修了している，初回投与時に診療計画書を作成する，初回投与時あるいはそれ以前のどこかの時点で30分以上の心理社会的治療を行う，漫然と投与せず定期的な評価を行う，などの条件が付けられている。

●**服用のしかたと留意点**

　主な副作用は，悪心（31.0％），浮動性めまい（16.0％），傾眠（12.7％），頭痛（9.7％），嘔吐（8.8％），不眠（6.9％），倦怠感（6.7％），などである。これらは服薬初期に出現しやすい。そのため初回投与時には，制吐剤や鎮暈薬を予防的に併用したり，本剤を2.5mg（0.25錠）〜5mg（0.5錠）から開始するなどの工夫が考えられるだろう（動物実験において皮膚感作性が報告されているため，添付文書上は，錠剤の分割や粉砕は推奨されていない）。

抗酒薬

# ガランタミン（galantamine）

【商品名】レミニール Reminyl ／ガランタミン（製薬会社名）

（柳田 浩）

## 薬理説明

　ガランタミンはアセチルコリンエステラーゼ（AChE）を競合的に阻害し，脳内アセチルコリン（ACh）濃度を上昇させる。また，ニコチン性アセチルコリン受容体（nAChR）のアロステリック部位（Ach結合部位とは異なる部位）に結合してnAChRに対するAChの効果を増強する。さらに，アミロイドβによる神経細胞障害に対する細胞保護作用を認める。

　国内のプラセボ対照二重盲検比較試験としてJPN-3試験とJPN-5試験が実施された。ADAS-J cogを用いた認知機能評価において，16mg/日群（JPN-5）および24mg/日群（JPN-3，JPN-5）とプラセボ群の間に有意差を認めた。CIBIC plus-Jを用いた全般評価尺度ではJPN-3試験のみで16mg/日群とプラセボ群の間に有意差を認めた。

## 処方の実際

　効能は軽度から中等度のアルツハイマー型認知症における認知症症状の進行抑制であり，アルツハイマー型認知症の病態そのものの進行を抑制するという成績は得られていない。また，アルツハイマー型認知症以外の認知症性疾患における有効性は確認されていない。

　主な副作用は悪心，嘔吐，食欲不振，下痢，食欲減退，頭痛である。本剤はコリン作動薬であり，以下の合併症または既往症を有する患者の症状を誘発または増悪させることがあるため，慎重に投与する。洞不全症候群や伝導障害等の心疾患，消化性潰瘍，非ステロイド性鎮痛薬投与中，消化管閉塞，下部尿路閉塞，てんかん等のけいれん性疾患，気管支喘息または閉塞性肺疾患，錐体外路症状（パーキンソン病，パーキンソン症候群等）など。

| | 剤　形 | 製薬会社 | 適　応 |
|---|---|---|---|
| レミニール | 錠剤：4mg，8mg，12mg<br>口崩錠：4mg，8mg，12mg<br>液剤：4mg/mL | ヤンセン<br>ファーマ | 軽度及び中等度のアルツハイマー型認知症における認知症症状の進行抑制 |

**用 量 例**

●1日8mg（1回4mgを1日2回）から開始し，4週間後に1日16mg（1回
8mgを1日2回）に増量する。症状に応じて1日24mg（1回12mgを1日2
回）まで増量できるが，増量する場合は変更前の用量で4週間以上投与し
た後にする。1日8mgは有効用量ではなく，消化器系副作用発現を抑える
目的であるため，原則として4週間を超えて投与しない。中等度の肝障害
患者では4mgを1日1回から開始し少なくとも1週間投与した後に1日8mg
（4mgを1日2回）を4週間以上投与して増量するが，1日16mgを超えない
ようにする。

**実際に処方したときのエピソード●**・・・・・・・・・・・・・・・・・・・・・・・・・・・・・・・・・・・・・・・

74歳，女性。半年前から買い物で同じものを買ってくることが目立ち始
めた。古くなった洗濯機を夫が買い直したところ操作手順がわからず心配
した夫とともに来院。HDS-R20点（下位項目の桜，猫，電車はヒントが必
要で3失点），頭部MRIにおいて大脳の萎縮は年齢相当だが左の海馬萎縮を
認めた。軽度のアルツハイマー型認知症（FAST4）と診断。本人自身も物
忘れの自覚があり「家事をやりたい気持ちはあるが失敗したらどうしよう
かと不安に思います，不甲斐ない感じでイライラする」と心境を語った。
本剤8mg（1回4mgを1日2回）を開始。頭痛や消化器症状は認めず4週後に
16mgに増量したところ不安感やイライラ感は消失し，夫のサポートを受け
ながら家事を続け穏やかに生活できている。

**ワンポイント アドバイス**

●**処方の際の留意点**

本剤の投与によりめまい，眠気が起こる可能性があるので本剤投与中の患者
（特に投与開始数週間）は自動車の運転等危険を伴う機械の操作に注意するよ
う指導する。また，徐脈，心ブロック，QT延長等があらわれることがあるので
心疾患や電解質異常のある患者では重篤な不整脈に移行しないよう観察する。

●**服用のしかたと留意点**

錠剤の内服が困難な場合は口腔内崩壊錠や液剤もあるのでその旨を担当医師
に伝えるとよい。維持量まで段階的に増量が必要な薬剤であるが，内服開始後
や増量中に頭痛や消化器症状等の副作用と思われる症状が出現した場合は服薬
量や服薬の継続について医師とよく相談すること。また，家族や介護者には本
薬剤を内服しても物忘れは進行していく可能性があることを理解していただく
必要がある。

抗認知症薬

# ドネペジル（donepezil）

【商品名】アリセプト Aricept ／ドネペジル（製薬会社名）

（山口 登）

## 薬理説明

ドネペジルは，1983年，日本のエーザイ株式会社で開発された可逆性のアセチルコリンエステラーゼ阻害薬であり，日本では1999年に発売となった。脳内コリン作動性神経系の機能低下が認知・記憶障害の原因であることが知られており，ドネペジルはアセチルコリンの加水分解酵素であるアセチルコリンエステラーゼの活性部位に結合し，その活性を阻害することにより，アセチルコリンの分解を抑制する。この作用により，脳内でのアセチルコリン濃度を上昇させ，コリン作動性神経伝達を促進する。

## 処方の実際

本剤の効能・効果はアルツハイマー型認知症およびレビー小体型認知症における認知症状の進行抑制である。口腔内崩壊錠（D錠），ゼリー等の剤型は嚥下困難や服薬拒否のある患者にも有用である。本剤はコリン作動性作用により，消化性潰瘍や気管支喘息，閉塞性肺疾患の症状を増悪させることがある。QT延長，心室頻脈・高度徐脈等の不整脈が出現することがあるので心疾患や電解質異常のある患者への投与は注意する。またレビー小体型認知症では錐体外路症状の増悪に注意する。

## 用量例

- 錠剤・D錠・細粒剤共通：投与開始時3mg，1日1回。1〜2週間後5mg，1日1回。高度のアルツハイマー型認知症患者では，5mgで4週間以上経

| | 剤 形 | 製薬会社 | 適 応 |
|---|---|---|---|
| アリセプト | 錠剤：3mg，5mg，10mg<br>D錠：3mg，5mg，10mg<br>内服ゼリー：3mg，5mg，10mg<br>細粒剤：0.5%<br>ドライシロップ：1% | エーザイ | アルツハイマー型認知症及びレビー小体型認知症における認知症状の進行抑制 |

過後，10mg/日に増量可能である（消化器系副作用に注意する。症状により適宜減量）。レビー小体型認知症では同様の方法で10mg/日まで増量し，症状により5mg/日まで減量可。

### *実際に処方したときのエピソード●*……………………………………………

70歳，女性。1年ほど前から物忘れがみられるようになった。最近は，保険証を紛失したといって何回も役所に行く，買い物にでかけても必要な品物を買ったことを忘れてしまい複数の店で同じものを買う，といったエピソードがあり，外来を受診した。日常生活上で支障を来たす臨床症状や頭部CT検査で大脳皮質（側頭〜頭頂葉）の萎縮が認められ，アルツハイマー型認知症と診断された。本剤服用後2カ月頃から，拒否していたデイサービスにも参加するようになった。長谷川式認知症スケール得点上の改善はみられないものの，物忘れがあることもある程度受け入れ，カレンダーに予定を書き込むようになった。家庭でもイライラすることが少なくなったため，家族の介護負担感も軽くなっている。

### ワンポイント アドバイス

#### ●処方の際の留意点

錠剤およびD錠の3mg（細粒であれば0.6g）/日投与は認知機能に対する有効用量ではなく，アセチルコリンエステラーゼ阻害による末梢のムスカリン様作用（嘔気，嘔吐，下痢など）の発現を抑制することが目的なので，安全性に問題がなければ，1〜2週間後に5mg（細粒であれば1.0g）に増量する必要がある。本剤がアルツハイマー型認知症およびレビー小体型認知症の病態そのものの進行を抑制するという成績は得られていない。本剤により，意識障害，めまい，眠気等が出現することがあるので自動車の運転等危険を伴う機械の操作に従事しないよう患者等に説明する。

#### ●服用のしかたと留意点

服用初期に下痢，吐き気などの消化器症状が出現することがある。また，意欲の低下や自発性の低下の改善に伴い一時的に興奮や落ち着きのなさなどがみられることがある。その際には，服薬量および服薬継続について担当医とよく相談する。家族や介護者には，本剤を内服しても，物忘れは進行する可能性があることを理解してもらう必要がある。またD錠は口腔粘膜からは吸収されないため，唾液または水で飲みこむようにする。

# ドネペジル経皮吸収型製剤 （donepezil）

## 【商品名】アリドネ Allydone

（中村 祐）

### 薬理説明 /

アルツハイマー型認知症（AD）では，脳内コリン作動性神経系の顕著な障害が認められている。ドネペジルは，アセチルコリン（ACh）を分解する酵素であるアセチルコリンエステラーゼ（AChE）を可逆的に阻害することにより脳内 ACh 量を増加させ，脳内コリン作動性神経系を賦活する。

### 処方の実際 /

AD における認知症症状の進行抑制を目的に処方する。とくにアパシー（無気力・無関心）が認められる場合や遅延再生が障害されている場合には率先して処方する。軽度，中等度，重度のいずれも適応があるため，どのステージでも処方できるが薬物治療の介入は早い方が望ましい。ドネペジル塩酸塩を含めて他の抗認知症薬で効果が不十分な場合には切り替えて処方できる（メマンチン以外との併用は不可）。レビー小体型認知症や血管性認知症などがアルツハイマー型認知症と合併している際には，認知機能障害に対して処方される（レビー小体型認知症，血管性認知症のみは適応外）。

### 用 量 例 /

●軽度〜中等度 AD 患者には本薬 27.5mg を 1 日 1 回 1 枚貼付する。

高度 AD 患者には本薬 27.5mg を 4 週間以上貼付後，55mg に増量する。なお，症状により 27.5mg に減量できる。尚，適正使用ガイド上は，高度 AD 患者にはドネペジル塩酸塩 10mg から本薬 55mg に切り替え可能である。

|  | 剤 形 | 製薬会社 | 適 応 |
|---|---|---|---|
| アリドネ | 貼：27.5mg，55mg | 帝國／興和 | アルツハイマー型認知症における認知症症状の進行抑制 |

*実際に処方したときのエピソード*●⋯⋯⋯⋯⋯⋯⋯⋯⋯⋯⋯⋯⋯⋯⋯⋯⋯⋯

　高度に進行したアルツハイマー型認知症（女性，70歳代）に本薬27.5mgを経由して，55mgに増量したところ，家族によると，「今まで，夫が外出中は何もしなかったのに，雨が降ってきたためと思われるが，洗濯ものを取り込んでいたので驚きました」とのこと。また，若年性認知症（アルツハイマー型認知症）で，進行し食事に対して殆ど興味をしめさなかった例（女性，60歳代）に本薬27.5mgを経由して，55mgに増量したところ，食事を自発的に取るようになった。このように，本薬は自発性の向上が期待でき，その効果発現も速いことが特徴として挙げられる。

（ ワンポイント アドバイス ）

●処方の際の留意点

　貼付剤に特異的な皮膚症状の発現や重篤化を回避するために貼付部位は毎回変えるように指示する。平時からのスキンケアも皮膚症状の回避に有効である。ドネペジルは皮下の血管を拡張することにより紅斑を生じることがあるので，2，3日で消失するので問題はない。ただし，紅斑が剥落後1週間以上持続したり，かゆみを伴っていたりする場合はVery Strongクラスのステロイド軟膏を3日以内の塗布を目安にして用いることが勧められる。治療効果が認められない場合は，アレルギー性皮膚炎の可能性を考慮し，皮膚科医にコンサルトする。下痢，吐き気，嘔吐などの消化器症状，QT延長，心室頻拍などが生じた場合は使用中止を検討する。

●服用のしかたと留意点

　認知症の症状の進行を遅くする目的で使用する薬のため，使用を止めると症状が急に進行する可能性がある。本薬の使用により皮膚症状や吐き気などの症状があった場合は，速やかに医師や薬剤師に相談すること（重度の場合は，一旦使用を見合わせる）。また，必ず貼る時には前日に貼ったパッチを剥がし，同時に2枚貼ることは避けること（過量投与となり副作用などが生じる原因となる）。

抗認知症薬

# メマンチン（memantine）

【商品名】メマリー Memary／メマンチン（製薬会社名）

（柳田 浩）

### 薬理説明

アルツハイマー型認知症ではアセチルコリン神経系の異常のほか，グルタミン酸神経系の機能異常が関与しており，グルタミン酸受容体のサブタイプであるNMDA受容体（N-メチル-D-アスパラギン酸）チャネルの過剰な活性化が原因の1つと考えられている。メマンチンはNMDA受容体チャネル阻害作用を有し，ラットでの学習障害抑制作用が確認されている。

国内で実施されたプラセボ対照二重盲検比較試験では，SIB-Jを用いた認知機能評価成績において20mg/日群とプラセボ群の間に有意差を認めた。Modified CIBIC plus-Jを用いた全般評価成績において20mg/日群はプラセボ群を上回ったが，有意差は認められなかった。

### 処方の実際

中等度から高度のアルツハイマー型認知症における認知症症状の進行抑制を目的として処方する。アルツハイマー型認知症の病態そのものの進行を抑制するという成績は得られていない。また，アルツハイマー型認知症以外の認知症性疾患における有効性は確認されていない。効果の認められない場合は漫然と投与しない。

### 用量例

●1日1回5mgから開始し，1週間に5mgずつ増量し，維持量として1日1回20mgを経口投与する。1日5mgからの漸増投与は副作用発現を抑える目的であり，維持量まで増量する。高度の腎機能障害のある患者には状態を観察しながら慎重に投与し，維持量は1日10mgとする。

| | 剤　形 | 製薬会社 | 適　応 |
|---|---|---|---|
| メマリー | 錠剤：5mg，10mg，20mg<br>口腔内崩壊錠：5mg，10mg，20mg<br>ドライシロップ：2% | 第一三共 | 中等度及び高度のアルツハイマー型認知症における認知症症状の進行抑制 |

*実際に処方したときのエピソード●*……………………………………………………

　82歳，男性。約4年前より同じことを何度も聞く，新聞を何紙とも契約するなどの症状が目立ち始め，物忘れ外来受診しアルツハイマー型認知症と診断。介護保険を申請。以後ホームヘルパーやデイサービスの利用で在宅介護を続けていた。1年前よりトイレでの失敗や徘徊が目立ち始め3カ月前より有料老人ホームに入居。入居時のHDS-Rは10点，FAST5で中等度のアルツハイマー型認知症であった。入居1カ月後より，ホールで食事を食べていないと大声をあげる。介護介入の拒否など苛立ちが目立ち始め職員，家族とともに受診。本剤5mgを1週間ごとに増量し，1日投与量15mgで苛立ちや大声をあげることもなくなり維持量である20mgに増量。めまいや頭痛等の副作用も認めず穏やかに施設での生活を送っている。

### ワンポイント　アドバイス

#### ●処方の際の留意点

　本剤は腎排泄型の薬剤であり腎機能障害のある患者では排泄が遅延する。てんかんまたはけいれんの既往のある患者では発作を誘発または悪化させることがあるので慎重に投与する。承認前の国内臨床試験での主な副作用は，めまい，便秘，体重減少，頭痛などであった。併用に注意する薬剤として，レボドパ等のドーパミン作動薬，ヒドロクロロチアジド，シメチジン等の腎尿細管分泌により排泄される薬剤，アセタゾラミド等の尿アルカリ化を起こす薬剤，アマンタジン等のNMDA受容体拮抗作用を有する薬剤等がある。横紋筋融解症があらわれることがあるので，観察を十分に行い，筋肉痛，脱力感，CK（CPK）上昇，血中及び尿中ミオグロビン上昇等があらわれた場合には，投与を中止し，適切な処置を行うこと。また，横紋筋融解症による急性腎不全の発症に注意すること。

#### ●服用のしかたと留意点

　投与開始初期において，めまいや頭痛等が認められることがあるので状態を注意深く観察する。維持量まで基本的に1週ごとに増量していく必要のある薬剤であるが，増量中に傾眠や逆に易刺激性，興奮を呈することがある（10mgから15mgに多い）。その際は介護に支障のない程度の傾眠であれば夕方以降の内服に変更すべきか医師と相談すること。過度な興奮や過鎮静となった場合は医師と相談した上で増量中止か本剤の中止を検討すること。また，家族や介護者には本剤を内服しても物忘れは進行していく可能性があることを理解していただく必要がある。

# リバスチグミン（rivastigmine）

【商品名】イクセロン Exelon ／リバスタッチ Rivastach ／リバスチグミン（製薬会社名）

（酒井 隆）

## 薬理説明

リバスチグミンはアセチルコリンエステラーゼを阻害し，脳内アセチルコリン濃度を上昇させ，脳内コリン作動性神経を賦活する。

国内のプラセボ対照二重盲検比較試験ではADAS-J cogを用いた認知機能評価において，投与24週時のベースラインからの変化量は18mg/日群とプラセボ群の間に有意差を認めた。一方，CIBIC plus-Jを用いた全般評価尺度では18mg/日群とプラセボ群の間に有意差を認めなかった。

本剤は主にエステラーゼにより加水分解された後，硫酸抱合を受けて腎排泄される。したがって，薬物代謝酵素CYP450は本剤の代謝にほとんど関与していない。

## 処方の実際

軽度から中等度のアルツハイマー型認知症における認知症症状の進行抑制を目的として処方する。アルツハイマー型認知症の病態そのものの進行を抑制するという成績は得られていない。また，アルツハイマー型認知症以外の認知症性疾患における有効性は確認されていない。効果の認められない場合は漫然と投与しない。

## 用量例

●1日1回4.5mgから開始し，原則として4週毎に4.5mgずつ増量し，維持量として1回18mgを貼付する。患者の状態に応じて1日1回9mgを開始用量とし，原則として4週後に18mgに増量することもできる。背部，上腕部，胸部のいずれかの正常な皮膚に貼付し，24時間毎に貼り替える。1日

|  | 剤　形 | 製薬会社 | 適　応 |
|---|---|---|---|
| イクセロン | 貼：4.5mg<br>9mg<br>13.5mg<br>18mg | ノバルティスファーマ | 軽度及び中等度のアルツハイマー型認知症における認知症症状の進行抑制 |
| リバスタッチ | 貼：4.5mg<br>9mg<br>13.5mg<br>18mg | 小野 |  |

18mg未満は有効用量ではなく，漸増または一時的な減量を目的とした用量である。消化器系症状がみられた場合は減量するか症状が消失するまで休薬する。休薬期間が4日程度の場合は休薬前と同量か1段階低い用量で投与を再開する。それ以外の場合は4.5mgから投与を再開する。再開後は再開時の用量を2週間以上投与し，認容性を確認した上で減量前の用量まで2週間以上の間隔で増量する。

### *実際に処方したときのエピソード*● ·······················

83歳，女性。2年ほど前から物忘れが見られるようになり，徐々に進行しているとのことで受診となった。近所での買い物は何とかできるが，同じものを大量に買ってしまう。物忘れの自覚がなく，同居している長女に対してしばしば暴言が見られる。ADAS 21.3点，長谷川式簡易知能評価スケール改訂版15点，頭部MRI検査で大脳皮質および両側海馬の萎縮がみられ，アルツハイマー型認知症と診断された。リバスチグミンパッチ4.5mgから貼付を開始し，18mgまで増量した。13.5mg貼付時ころから物忘れに対する病感が認められ，長女の意見を聞くようになった。また，コミュニケーションも改善し，帰宅してからデイケアでのできごとを話すようになった。

### ( ワンポイント アドバイス )

#### ●処方の際の留意点

主な副作用は，貼付に関連するものとして紅斑，掻痒感，接触性皮膚炎，浮腫，皮膚剥奪がある。皮膚症状が発現した場合は，ステロイド軟膏，抗ヒスタミン外用剤等を使用するか，本剤の減量，一時休薬あるいは中止をする。皮膚症状以外の主な副作用は嘔吐，悪心，食欲不振である。本剤はコリン作動薬であり，洞不全症候群，伝導障害などの心疾患，消化性潰瘍，非ステロイド性鎮痛薬投与中，消化管閉塞，下部尿路閉塞，てんかん等のけいれん性疾患，気管支喘息または閉塞性肺疾患，錐体外路症状などの合併症または既往歴を有する患者には慎重に投与する。

#### ●服用のしかたと留意点

本剤の貼付により皮膚症状が出現することがあるため，貼付箇所を毎回変更する。また，貼り替えの際には，先に貼付した製剤をはがしたことを確認することが大切である（貼り替えの際に，貼付している製剤をはがさずに新たな製剤を貼付したために過量投与となり重篤な副作用が発現した例が報告されている）。

抗認知症薬

# レカネマブ（lecanemab）

【商品名】レケンビ Leqembi

（諸川 由実代）

## 薬理説明

アルツハイマー病（AD）では，脳内のアミロイドベータ（Aβ）の産生と除去の不均衡によって蓄積・沈着したAβが神経変性を生じさせ，認知機能低下につながると考えられる。Aβは可溶性のものから不溶性のフィブリルまで様々な形態で脳内に存在しているが，本剤は可溶性凝集体のひとつであるプロトフィブリル（AβPF）を標的とする遺伝子組み換えヒト化IgG1モノクロナール抗体であり，可溶性AβPFに選択的に結合し，ミクログリアによる食作用を介してこれを減少させる。

## 処方の実際

本剤は厚生労働省による「最適使用推進ガイドライン」に基づいて使用する。ガイドラインには本剤の特徴，作用機序，臨床成績とともに，投与対象となる患者及び投与施設，投与に際して留意すべき事項が記載されている。対象となる患者の概要は以下である。①患者本人及び家族・介護者の，安全性に関する内容も踏まえ本剤による治療意思が確認されていること。②本剤の禁忌に該当しないこと。③MRI検査（1.5Tesla以上）が実施可能であること。④認知機能の低下及び重症度の範囲が，MMSEスコア22点以上かつCDR全般スコア0.5又は1であること。⑤上記①〜④を満たすことを確認した上で，アミロイドPET又は脳脊髄液（CSF）検査を実施し，Aβ病理を示唆する所見が確認されていること。

投与施設については，投与に際して必要な要件（医師の配置，検査体制，チーム体制），医薬品情報管理の体制，副作用の対応が規定されている。また，投与期間中の対応として，有効性・安全性評価，投与継続・中止の判断について記載されている。本剤の投与は原則18カ月までである。

|  | 剤 形 | 製薬会社 | 適 応 |
|---|---|---|---|
| レケンビ | 注射剤：200mg/2ml/1管<br>500mg/5ml/1管<br>（点滴静注） | エーザイ | アルツハイマー病による軽度認知障害及び軽度の認知症の進行抑制 |

**用 量 例**

●通常, レカネマブ（遺伝子組み換え）として 10mg/kg を, 2 週間に 1 回, 約 1 時間かけて点滴静注する。

*実際に処方したときのエピソード●* ……………………………………………

　早期 AD 患者 1795 例を対象として国内外 235 施設で実施された国際共同第Ⅲ相試験では, 本剤の投与開始 18 カ月後において, プラセボ群と比較して CDR-SB（主要評価項目）を指標とした臨床症状の有意な悪化抑制が認められた（抑制率は 27.1%）。CDR は, 認知ドメイン 3 項目（記憶, 見当識, 判断力と問題解決能力）, 機能ドメイン 3 項目（地域社会の活動, 家庭及び趣味, 身の回りの世話）の合計 6 項目からなり, 各項目のスコアの合計が CDR-SB である。また, ADAS-Cog14, ADCOMS, 日常生活動作指標 ADCSMCI-ADL を指標とした本剤群の臨床症状悪化抑制率は, それぞれ 25.8%, 23.5%, 36.6% であった。

（**ワンポイント アドバイス**）

**●処方の際の留意点**

　本剤は疾患の進行を完全に停止, または疾患を治癒させるものではない。また, 無症候の患者及び中等度以降の AD による認知症の患者は対象とならない。

　適正使用推進ガイドラインでは投与に際して留意すべき事項として, 注入に伴う反応（Infusion reaction）, アミロイド関連画像異常（ARIA）, レケンビ治療カードの携帯等が記載されている。

　国際共同第Ⅲ相試験における本剤の有害事象発現頻度は, 注入に伴う反応（頭痛, 悪寒, 発熱, 吐き気, 嘔吐など）が 26.3% であった。ARIA は, ARIA-E として浮腫 / 滲出液貯留（12.6%）, ARIA-H として微小出血及びヘモジデリン沈着（14.0%）, 脳表ヘモジデリン沈着症（5.6%）, と報告されている。ARIA については, 重症度分類, MRI 画像所見による分類, 発現時の対応及び発現後の MRI モニタリングが規定されている。本剤投与開始前に, 最新（1 年以内）の MRI 画像で ARIA を含む異常所見の確認が必要であり, 投与中は ARIA を示唆する症状がみられない場合も, MRI 画像の定期的なモニタリングを行う。

**●服用のしかたと留意点**

　本剤の効果や注意すべき点について十分理解できるまで説明を受け, 同意した上で本剤の使用（2 週間に 1 回, 点滴静注）を開始する。異常が認められた場合は, 速やかに主治医に連絡する。使用中に気をつけることや副作用については, レケンビ点滴静注の患者向医薬品ガイドにわかりやすく記載されている。

https://www.info.pmda.go.jp/downfiles/ph/GUI/170033_11904A5A1025_1_00G.pdf

# シチコリン （citicoline）

【商品名】ニコリン Nicholin ／ニコリン H Nicholin H ／
シチコリン（製薬会社名）／シチコリン H（製薬会社名）

（太田 共夫）

## 薬理説明

　脳虚血動物モデルに対して，シチコリンは脳血管拡張，脳血流量増加を示し，急性脳卒中発作，意識障害，運動障害の発現を抑制，また死亡率を低下させると報告された。本剤のもつ脳代謝改善は，①細胞内ミトコンドリアの酸素消費促進，②グルコース取り込み促進，③乳酸蓄積の抑制，が関与し，上行性網様賦活系と錐体路系機能を亢進させる機序が想定される。また本剤はレシチン合成の補酵素であり，脳内神経伝達においてアセチルコリン合成，線条体のドーパミン産生を促進する。

## 処方の実際

　適応症は，①頭部外傷および脳手術後意識障害，②脳梗塞急性期意識障害，③脳卒中後片麻痺，④（蛋白分解酵素阻害剤との併用下に）各種急性膵炎，の4病変である。適応外ながら精神科領域で有用性が確認され処方機会の多い病態，疾患として，せん妄とパーキンソン病があげられる。せん妄に対する本剤の薬効は，アセチルコリン神経伝達増強が寄与すると考えられる。本剤は鎮静作用をもたないため，類型区分では攻撃性・衝動性を随伴する過活動型または混合型では抗精神病薬，ベンゾジアゼピン系薬剤，静穏作用をもつ抗うつ薬との併用下で，また行動・心理症状を欠く低活動型では単独での使用が一般的である。パーキンソン病に対する薬効は線条体のドーパミン合成と$D_2$受容体活性化が寄与すると考えられる。その効果は微弱であり，使用機会は前薬の中断を余儀なくされ，離脱症状（悪性症候群など）併発を予防しつつ主効果を維持する場合にほぼ限定されよう。

| 剤　形 | | 製薬会社 | 適　応 |
|---|---|---|---|
| ニコリン | 注射剤：100mg/2ml/1 管，250mg/2ml/1 管，500mg/10ml/ 1 管（点滴静注・静注・筋注） | 武田／武田テバ | 頭部外傷に伴う意識障害<br>脳手術に伴う意識障害<br>脳梗塞急性期意識障害<br>脳卒中片麻痺患者の上肢機能回復促進<br>ただし，発作後 1 年以内で，リハビリテーション及び通常の内服薬物療法（脳代謝賦活剤，脳循環改善剤など）の投与）を行っている症例のうち，下肢の麻痺が比較的軽度なもの<br>下記疾患に対する蛋白分解酵素阻害剤との併用療法<br>急性膵炎<br>慢性再発性膵炎の急性増悪期<br>術後の急性膵炎 |
| ニコリンH | 注射剤：0.5g/2ml/1 管，1g/4ml/1 管（点滴静注・静注・筋注） | | |

**用 量 例**

●脳梗塞急性期意識障害およびせん妄に対して

本剤1,000mgを2週間連日静注で投与。健常時の睡眠覚醒周期への同期化を企図して，午前中の投与が推奨される。2週連用下に意識の混濁・変容が改善しないなら，他剤（メコバラミン，メクロフェノキサートなど）への変更を検討。

***実際に処方したときのエピソード●*** ·······················································

　基礎疾患として糖尿病，高血圧，糖尿病を有する80歳男性である。晩酌後傾眠あり翌朝も覚醒不良あり緊急搬送を受けた。初療時に嗜眠レベルの意識混濁，垂直方向の眼球運動制限，Horner症候群が観測された。頭部MRA検査で後交通動脈領域閉塞による右前内側視床病変を指摘された。呼吸および循環器管理下に発病3日後には意識混濁は軽快したが，昼夜逆転が目立ち夕食後から「泥棒が来た，金を盗られる」と大声を上げ興奮状態となった。午前は興奮を認めず，むしろ無為・自閉が目立ち前夜の奇異行為について想起困難であった。脳梗塞後せん妄の臨床診断を下し，本剤1,000mgを毎午前9時に2週間連続で静注投薬した。5日後から日中の覚醒水準向上と注意維持を認め夜間不穏の頻度が減少した。14日後には日中覚醒かつ夜間良眠のパターン回復とともに幻視，妄想の消退を認めた。

（ワンポイント アドバイス）

●処方の際の留意点

　シチコリンは，①重篤な薬剤特異的副作用の報告がない，②併用禁忌薬剤がない，ことから，治療スペクトラムの広い脳代謝活薬である。ただし脳梗塞後遺症に対する本剤の効果は意識水準の向上にとどまり，危険因子除去による再発防止にはつながらない。本剤使用の有無を問わず，脳梗塞再発予防に向けて，①血圧，②血糖値，③血中コレステロール値，④INF計測，⑤抗血小板薬，血栓溶解薬の使い分け，などの方略は神経内科，脳外科との連携下に別途検討される必要がある。

●服用のしかたと留意点

○日本で使用可能な本剤の剤型は現在，注射薬のみである。

○静注または筋注での投与が可能であるが，脳への迅速な分布が確実な前者での使用が推奨される。注入中の疼痛，血管迷走神経反射によるショックは本剤特異的偶発症としては報告されていない。

# チアプリド（tiapride）

【商品名】グラマリール Gramalil／チアプリド（製薬会社名）

（太田 共夫）

### 薬理説明

　各種ドーパミン（D）受容体中，チアプリドはD₂受容体選択性が高く，次いでD₃，またD₄受容体への親和性を有する。本剤の主効果は主に中脳辺縁系D₂受容体遮断に由来すると考えられる。本剤の薬動態的特性は以下の2点である。①最高血中濃度への到達時間は2時間，消失半減期が3.9時間と短く，体内通過が早い，②大部分は肝代謝を受けず未変化体として尿中に排泄される。すなわち本剤不活化の主座は腎臓である。

### 処方の実際

　適応症は，①脳梗塞後遺症に伴う攻撃的行為，精神興奮，徘徊，せん妄，②特発性ジスキネジアおよびパーキンソニズムに伴うジスキネジア，の2病変である。

　前者における静穏効果を演繹して原疾患を問わず，攻撃／衝動の緩和を企図した適応外使用が頻用されている。適応外使用の多い疾患として，アルツハイマー型・脳血管性・前頭側頭型・レビー小体型など各種認知症，不機嫌躁病，激越うつ病，アルコール症を始めとする物質嗜癖，発育障害，境界性・反社会性などのB型クラスター人格障害（DSM-5診断による）が，また症候として，せん妄，高次脳機能障害があげられる。対照的にジスキネジアに対する本剤の処方機会は現実には少ない。効果が一過性であり，中長期的にはD₂受容体遮断により症状増悪の危険を伴うためである。

| | 剤　形 | 製薬会社 | 適　応 |
|---|---|---|---|
| グラマリール | 錠剤：25mg，50mg<br>細粒剤：10% | 日医工 | 脳梗塞後遺症に伴う攻撃的行為，精神興奮，徘徊，せん妄の改善<br>特発性ジスキネジア及びパーキンソニズムに伴うジスキネジア |

**用 量 例**

●攻撃性／衝動性の緩和（静穏）時

初期用量を75mg/分3（毎食後）とし，主効果の発現を得るまで，おおむね1週間間隔で1日用量を25mgずつ最高150mgまで増量可能。

●ジスキネジア時

初期用量を25mg/分1（朝食後）とし，主効果の発現を得るまで，おおむね1週間間隔で1日用量を25mgずつ最高150mgまで増量可能。

**実際に処方したときのエピソード●**

73歳時に記憶低下，失見当識，失計算とともに「調理中に鍋を焦がす」「隣町の実姉宅を訪問後に道に迷い帰宅できない」など日常生活動作自立度低下を認めた。近医初診しアルツハイマー病と臨床診断を受け抗認知症薬のドネペジル5mgの処方を受けた。75歳時には遠隔記憶低下と着衣失行とともにデイケア参加や外来受診について頻回かつ執拗に尋ね「家族から見放され姥捨て山に捨てられる」と不安を表出し家族につきまとうため介護負担が増加した。不安，焦燥を標的に本剤50mg/分2（朝夕食後）の投薬対応とした。投薬初日から情動の安定と徘徊の減少を認めた。2週後に25mg/分1（昼食後）へ一旦用量半減したところ焦燥の再燃を来した。このため再度50mg/分2（朝夕食後）へ戻し速やかに症状の消退を得た。以後は用量・用法を固定し6週間連用中である。

**ワンポイント アドバイス**

●処方の際の留意点

本剤処方に際しては，静穏作用をもつ他薬剤（第二世代抗精神病薬，選択的セロトニン再取り込み阻害薬，気分安定薬，コリンエステラーゼ阻害薬，ベンゾジアゼピンなど）との利失を較量し，個別に判断がなされるべきである。少なくとも認知症の精神症状および行動障害に対する第一選択薬はリスペリドン，オランザピンを始めとする第二世代抗精神病薬に移行している。錐体外路症状の発現は低頻度，認知機能増悪の危険は少ない，などの安全性が，本剤も含む定型抗精神病薬に卓越する第二世代抗精神病薬の利点として確認されているためである。

●服用のしかたと留意点

内服後に，日中の眠気，ふらつき，嚥下障害，動作緩慢が出現あるいは悪化した場合は，減量または中止するべきか処方医に照会することが望ましい。

脳循環・代謝改善薬

# ニセルゴリン（nicergoline）

【商品名】サアミオン Sermion ／ ニセルゴリン（製薬会社名）

（黄田 常嘉・新井 平伊）

### 薬理説明

　ニセルゴリンは選択的で強い抗アドレナリン作用を有するエステル型麦角アルカロイド誘導体である。選択的な脳血管拡張作用により脳血流を増加させるとともに，血小板凝集抑制作用，赤血球変形能改善作用，PAF（Platelet Activating Factor）産生能抑制作用などにより血液流動性を改善し脳循環を改善する。また，脳内アセチルコリン系およびドーパミン系の神経伝達機能を促進し，脳虚血時のグルコース，ATP，ピルビン酸などの各種脳エネルギー関連物質の代謝改善作用も併せもつ脳循環・代謝改善薬である。

### 処方の実際

　ニセルゴリンの効能は，脳梗塞後遺症に伴う慢性循環障害による意欲低下の改善である。1988年に発売され，1996年の再評価でもその有効性が確認された。意欲低下によって脳梗塞後の継続的なリハビリテーションの導入に消極的な症例に対して用いられることが多い。血小板凝集抑制作用があることから，脳梗塞，心筋梗塞，閉塞性動脈硬化症などの動脈血栓の二次予防として，アスピリン・ダイアルミネート（小児用バファリン）やチクロピジン（パナルジン）による抗血小板療法の増強効果を期待して併用されることもある。かつてはアルツハイマー病に対しても，情動障害などの周辺症状の緩和を期待して投与されることがあったが，ドネペジルの発売以降はあまり用いられなくなっている。通常は1日15mgが投与される。

| | 剤　形 | 製薬会社 | 適　応 |
|---|---|---|---|
| サアミオン | 錠剤：5mg<br>散剤：1％ | 田辺三菱 | 脳梗塞後遺症に伴う慢性脳循環障害による意欲低下の改善 |

**用 量 例**

●脳梗塞後遺症に伴う慢性循環障害による意欲低下に対して

本剤（5mg）3錠/分3（朝・昼・夕）。

本剤（散剤）1.5g/分3（朝・昼・夕）。

*実際に処方したときのエピソード●*…………………………………………

　76歳，男性。72歳頃から物忘れが徐々に目立つようになり，心配した妻に連れられて受診した。本人はやや茫乎とした顔つきで頭痛と食思不振を訴え，物忘れについては問診して初めて答える程度で深刻味に欠けた。MMSEは25点で軽度認知障害が疑われた。MRIでは大脳皮質の軽度萎縮と若干のラクナ梗塞がみられたものの，海馬領域の萎縮は認められなかった。妻によれば食事以外は終日布団に寝転び，ぼんやりしているというので，本剤15mg/分3を処方した。その後次第にテレビを見たり，妻と散歩をしたりするなど，意欲の改善が認められ，「頭が痛いのも治って食欲も出ました」と顔つきも明るく話すようになった。

（**ワンポイント アドバイス**）

●**処方の際の留意点**

　頭蓋内出血後3～4週間，止血が完成していないと考えられる患者には，出血を助長するおそれがあるため禁忌であるが，これまでのところ実際の報告例はあがっていない。副作用としては悪心（0.08％），発疹（0.06％），頭痛（0.05％），肝機能異常（0.05％）などがあげられるが，いずれも低頻度であり，安全性の高い薬といえる。本剤が投与される高齢者では生理機能が低下している場合があるので適宜増減する。漫然投与を避けるために，投与後12週で無効な場合には中止する。

●**服用のしかたと留意点**

　即効性がなく，顕著な効果を自覚しにくいかもしれないが，安全性の高い薬剤なので，1～2カ月は服薬を継続してみるとよいだろう。

# メクロフェノキサート（meclofenoxate）

**【商品名】** ルシドリール Lucidril

（黄田 常嘉・新井 平伊）

## 薬理説明

メクロフェノキサートは中枢機能改善薬の分類における嚆矢的存在であり，1961年の発売以来40年あまりにわたり使用され続けている。血液－脳関門の通過性があり，脳波を用いた動物実験では，脳幹網様体の単位放電の増加や脳幹網様体刺激による覚醒反応閾値の下降および知覚求心路・錐体路系の促進，覚醒脳波への移行など，中枢神経賦活作用が認められたほか，脳の抗低酸素作用も確認されている。排泄経路は主として尿中で，健常成人に300mgを1回の経口投与で24時間以内に約85％が代謝物として排泄される。

## 処方の実際

本剤はかつて，注射剤については脳術後・脳卒中の意識障害，頭部外傷急性期における意識障害に対して，錠剤については頭部外傷後遺症におけるめまい，脳出血・脳動脈硬化症の慢性期における不安感・頭重・記憶障害・見当識障害といった諸症状に対して用いられてきた。1999年3月の再評価で脳動脈硬化症が脳梗塞後遺症に読みかえられたが，同年6月の再評価により，脳出血・脳梗塞後遺症に関する効能・効果が削除された。この結果，現在では，注射剤については脳術後の意識障害，頭部外傷急性期における意識障害に対して，錠剤については頭部外傷後遺症におけるめまいに対して保険適用されている。通常，成人には経口で1回100〜300mgを1日3回，注射剤としては1回250mg，1日1〜3回を注射用水10mlに溶解して静注する。

| | 剤　形 | 製薬会社 | 適　応 |
|---|---|---|---|
| ルシドリール | 錠剤：100mg | 共和 | 頭部外傷後遺症におけるめまい |

**用 量 例**

●頭部外傷後遺症におけるめまいに対して

本剤（100mg）6錠/分3（朝・昼・夕）。

●頭部外傷急性期における意識障害，脳術後・脳卒中の意識障害に対して

本剤1回250mg，1日1～3回，注射用水10mlに溶解して静注。

*実際に処方したときのエピソード●*・・・・・・・・・・・・・・・・・・・・・・・・・・・・・・・・・・・・・・・・・・・・・・・・・・・・・・・・・・・・・

74歳，抑うつ状態の女性。66歳のとき，顔面けいれんが出現。72歳のとき，微小血管減圧術を施行され顔面けいれんは治癒したが，その後，頭痛，頭重感，耳鳴り，肩凝り，全身倦怠感，抑うつ，不安に苛まれるようになった。CTでは軽度の脳萎縮のほか，明らかな異常は認められなかった。アミトリプチリン，スルピリドなどの抗うつ薬で抑うつ気分は改善したものの，「首筋から後頭部がドーンと鈍く重たい」「フラフラする」など，頭痛，頭重感，めまいの訴えが遷延した。本剤300mg/分3を処方したところ，2週間後，それまでになくきれいに化粧をして外来を訪れ，「頭の重さがとれてフラフラしなくなりました」と笑顔で語った。

**ワンポイント アドバイス**

●**処方の際の留意点**

本剤の副作用として，けいれん発作増強（0.01％）の報告があるため，リスクのある患者に対しては慎重投与を要する。その他，興奮，不眠，発疹，悪心・嘔吐，肝機能異常などの報告があるが，いずれも0.05％未満の低頻度である。

注射の際には，血管痛，血圧変動をきたすことがあるため，溶解液を用いて緩徐に静注するようにする。血管痛があらわれた場合は，本剤を20％ブドウ糖注射液に溶解して投与することにより軽減できる。

●**服用のしかたと留意点**

即効性は期待しにくいが，副作用の少ない薬剤なので，効果を実感できない場合でも4週間程度は服用を続けてみるとよいだろう。

# エトスクシミド （ethosuximide）

**【商品名】エピレオプチマル** Epileo petit mal ／**ザロンチン** Zarontin

（岡田 元宏・太田 穂高）

## 薬理説明

欠神発作の特異的脳波所見である3Hz棘徐複合体の発現部位として視床－皮質系が想定され，睡眠中のphasic burst firing modeを規定すると考えられているT型カルシウムチャネルをエトスクシミドは抑制し，抗てんかん作用を発現するものと考えられている。

## 処方の実際

定型欠神発作に対する第一選択薬である。ミオクロニー発作にも有効である。成人では，15〜30mg/kg（450〜1,000mg），小児では20〜40mg/kg（150〜600mg）を1日量として投与する。初回投与から定常血中濃度に達するまでに，およそ1週間を要する。

有効血中濃度は50〜100μg/ml（中毒発現と血中濃度の関連性は不明）。半減期は40時間。小児では半減期が短縮される。

## 用量例

●エピレオプチマル（散剤）450〜1,000mg（以上の範囲内で漸増させていく。毎食後，あるいは朝・夕）。

●ザロンチンシロップ（シロップ）小児に対し，1日0.15〜0.6g（3〜12mlを1〜3回に分服し，適宜増減）。

| | 剤 形 | 製薬会社 | 適 応 |
|---|---|---|---|
| エピレオプチマル | 散剤：50% | エーザイ | 定型欠神発作（小発作），小型（運動）発作〔ミオクロニー発作，失立（無動）発作，点頭てんかん（幼児けい縮発作，BNS けいれん等）〕 |
| ザロンチン | シロップ：5% | ファイザー | |

***実際に処方したときのエピソード●*** ························································

　10歳，男性。定型欠神発作に対して，本剤を使用し非常に切れ味の良い抗てんかん作用が得られたが，5年後，強直間代発作が出現し，バルプロ酸ナトリウムの投与に迫られた。結果的にはバルプロ酸ナトリウム単剤でフォローすることになり，欠神発作には有効だが，他の発作を合併する場合には注意を要する抗てんかん薬であることを再認識させられた。

### ワンポイント アドバイス

●**処方の際の留意点**

　本剤の血中濃度は，投与量に比例して直線的に上昇する。併用薬として使用する場合，PHTの血中濃度を上昇させることがある。逆にバルプロ酸ナトリウムが本剤の血中濃度を上昇させることがある。

　一般的に定型欠神発作（規則的な3Hzの棘徐波結合を示す）には本剤を，非定型欠神発作（不規則な棘徐波結合を示す）には広い抗てんかんスペクトラムを有するバルプロ酸ナトリウムの処方が推奨されている。しかし，欠神発作は強直間代発作を伴うことも珍しくなく，欠神発作の第一選択薬にバルプロ酸ナトリウムを処方することが多い。強直間代発作を伴う欠神発作では，強直間代発作を誘発し発作頻度を増加させることがあり，原則としては，本剤の導入は避けるべきである（欠神発作以外のてんかんでは，本剤の単独投与により強直間代発作を誘発することがある）。

　欠神発作は，成長に伴い，発作頻度は減少し，持続時間も短縮し，抗てんかん薬の減量・中止後の再発率もほかのてんかんと比較して低い可能性が報告されている。さらに，本剤は成人で精神症状を誘発することがあることから，十分なコントロールが得られている場合，成人で漸減を考慮する価値は高いと考えられる。

　投与開始時の眠気，吐き気，頭痛が最も頻度の高い副作用である。成人では精神症状（幻覚妄想状態，抑うつ）が出現することがあり，まれにSLE様症状が出現する。逆に抗核抗体が陽性でも無症候性の場合もある。

　本剤の催奇性は不明であるが，妊娠可能年齢の女性に使用される機会は少ない。母乳に高率に排泄されるが，授乳は可能である。

●**服用のしかたと留意点**

　保存は室温でよいが，遮光・防湿をしたほうがよい。長期にわたり発作が抑制されていても，小児期のてんかん類型によっては服薬中止困難な場合があり，担当医師と十分相談する必要がある。

抗てんかん薬

# ガバペンチン（gabapentin）

【商品名】ガバペン Gabapen

（岩佐 博人・兼子 直）

## 薬理説明

　ガバペンチンは，海外で10年以上の使用年数を経ている抗てんかん薬（AED）であるが，2006年よりわが国でも認可された新規AEDである。最近，小児への適応も追加され，てんかん薬物療法における有用性が広がっている。

　本剤はGABAに類似した化合物であるが，GABA$_A$，GABA$_B$受容体への直接作用はない。前シナプス神経細胞の電位依存性Ca$^{2+}$チャネルであるP/QタイプCa$^{2+}$チャネルの$\alpha 2 \delta$サブユニットに特異的に結合し，前シナプスでの細胞内へのCa$^{2+}$流入を阻害してグルタミン酸などの興奮性神経伝達物質の遊離を抑制する。また，GABAトランスポーター活性化によるGABAの細胞内取り込みの促進などの作用機序により，GABA作動神経系の機能の増強により発作抑制効果が発現すると考えられている。

## 処方の実際

　本剤の臨床適応は，他のAEDによって充分な発作抑制効果が得られない成人または小児の部分発作（2次性全般化発作を含む）の患者への併用である。日本では原則として，全般発作や初発のケースへの単剤投与は保険適応上認められていない。

　ほぼ3時間で血中濃度がピークとなる。本剤の血漿蛋白結合率は＜3%であり，通常用量の範囲内でほぼ投与量に比例した血中濃度になるが，高用量で吸収が飽和してくるため生物的利用率は高用量ほど低下する。半減期は6〜7時間であり，2日間ほどで定常状態となるが，有害反応を抑えるために服用量は漸増することが望ましい。

## 用量例

●成人：

　初回投与量：600mg/日を分3。

|  | 剤 形 | 製薬会社 | 適 応 |
|---|---|---|---|
| ガバペン | 錠剤：200mg，300mg，400mg シロップ：5% | 富士製薬 | 他の抗てんかん薬で十分な効果が認められないてんかん患者の部分発作（二次性全般化発作を含む）に対する抗てんかん薬との併用療法 |

維持量：2日目以降は1,200mg/分3，最大用量2,400 mg/日。

●小児：

初回投与量：3〜12歳児は10mg/kg/日から開始し，2日目以降20mg/kg/日を分3。

維持量：3〜4歳では40mg/kg/日，5〜12歳は25〜35mg/kg/日を分3で服用する。5％シロップ剤の使用も，小児の服薬コンプライアンスの向上などに有用である（シロップ剤は成人への処方も可）。

***実際に処方したときのエピソード●*** ·············································

　30歳代女性。専門職。15歳時より複雑部分発作（CPS）が出現し，近医でカルバマゼピン（CBZ）400mg/分2，ランドセン1.5mg/分3にて治療が行われていたが，月2〜3回のCPSが続いたため当院紹介受診。側頭葉てんかんの診断により，CBZ1,100mg/分2まで漸増したが発作頻度の改善を認めず，さらに眠気が強くなったためCBZを減量し，本剤（500mg/分2）を追加投与した。1カ月後には，明確な発作は確認されなくなったが，前兆（aura）と思われる症状が2カ月に1回程度続いていたため，本剤1,200mgまで漸増したところ症状が消失した。現在，ランドセンは漸減中止し，CBZ1,000mg/分2，本剤1,200mg/分3にて維持しているが，本剤による単剤治療を目指しCBZ漸減中止を検討中。

（ワンポイント アドバイス）

●処方の際の留意点

　代謝を受けず未変化体として尿中へ排泄され，チトクローム系代謝酵素の影響を受けず，他剤との相互作用がほとんど無い。

　高齢者や腎機能障害のためにクレアチニンクリアランス（CLcR）が低下している場合は半減期の延長や血中濃度の上昇が認められるため，添付文書の「用法・用量に関連する使用上の注意」を参考にしながら，服用法や用量を決定する。

●服用のしかたと留意点

　本剤によってミオクロニー発作の出現や増悪が起こることがあるので，当該ケースには使用しないこと。また，本剤の投与を中止する際に発作が増悪することがあるので，1週間以上かけて漸減する。

　本剤自体の禁忌はないが，体重増加が見られることがあり，顕著な場合には適切な対処が必要。最も頻度が高い有害反応は傾眠，浮動性めまいであり，車の運転や危険を伴う作業に従事する際は指導が必要。有害反応の多くは本剤服用初期に見られる場合が多いので，予め患者に説明しておくとよい。

　本剤は，ユニークな作用機序，高齢者への有用性や小児への適応拡大など，AED療法において多くの優れた特徴を有しているといえよう。

抗てんかん薬

# カルバマゼピン （carbamazepine）

**【商品名】** テグレトール Tegretol ／ カルバマゼピン （製薬会社名）

（細川 清）

## 薬理説明

　三環系抗うつ薬に近似のイミノスチルベン核をもつ。てんかん発作の部分発作に優れた効果をもっている。以前，精神運動発作といわれた，単純−複雑部分発作に対する第一選択薬となっている。全般性けいれん発作にも有効である。ターゲットは，フェニトインとほぼ同様であるが，長期にわたる治療を考慮すると，フェニトインに比し，副作用の点で本剤のほうがまさっている。

　本剤の半減期は30〜40時間で長い。維持量に達したあと，長期にわたる間に，自身の代謝を促進する酵素誘導がみられるようになり，半減期が短くなり，用量や投与間隔の調節が必要であるといわれているが，実際の治療下ではその操作は難しい。

## 処方の実際

　通常1日量は，200〜1,200mgである。本剤も漸増していくほうがよい。本剤には，副作用の点で留意してほしいことがある。治療開始時に問題が多く，それを乗り越えるとあとは割合投与しやすい。初期に患者のほうから気分的に訴えが多く，拒絶されることが多い。脳波測定をすると，基礎律動に軽度の徐波化がみられることがある。

　血中濃度は，4〜8μgが適当範囲である。増量にルールはないが，1週間に100mg程度の増量で200〜300mgあたりで，しばらくようすをみる。適応が部分発作であるから，患者によく説明すれば，発作が起こっても身に

| | 剤　形 | 製薬会社 | 適　応 |
|---|---|---|---|
| テグレトール | 錠剤：100mg，200mg<br>細粒剤：50％ | サンファーマ | 精神運動発作，てんかん性格及びてんかんに伴う精神障害，てんかんの痙攣発作：強直間代発作（全般痙攣発作，大発作）躁病，躁うつ病の躁状態，統合失調症の興奮状態三叉神経痛 |

危険はなく，発作抑制が少量で可能な症例も多いので，いたずらに増量を続ける必要はない。

　本剤は，くしくもバルプロ酸ナトリウムの場合と同様に，双極性障害治療薬としても認められている。

### 用 量 例

●本剤200mg/分1，朝または夕（初期）。

●本剤400〜600mg/分2，朝・夕。

●400mg/分1，夕（長期，維持）。

### 実際に処方したときのエピソード●・・・・・・・・・・・・・・・・・・・・・・・・・・・・・・・・・・・・・・・・・・・

　本剤をすでに処方されている他剤に加える場合に留意すべきこと。フェニトインは血中濃度を上昇させ，バルプロ酸ナトリウムは低下する。本剤が中心でほかの薬剤を追加する場合，フェニトインを追加すると本剤は低下する。多剤併用は，複雑で予測どおりにならないことが多いので，できうる限り，ぎりぎりの線まで単剤で包括治療を目指してほしい。

　先に述べたが，本剤は治療初期の副作用にとくに留意が必要である。重いものはほとんど初期に出現する。ぼんやりしたようすにみえる軽度の意識障害，血球系の障害も初期が多く，紅皮症などの重篤なものの報告もみられる。多くの場合安全であるが，治療初期の2〜3カ月は，十分な経過観察が必要である。

### ワンポイント アドバイス

#### ●処方の際の留意点

① 本剤の体内動態半減期は30〜40時間と長い。長期にわたると，この半減期が短くなり，自身の代謝を促進する酵素誘導が生じ，多少の増量調整が必要になることがある。

② 高齢の患者にはふらつきが出るので注意。

③ 治療初期の白血球減少で，顆粒球1,000/mm$^3$以下の場合は投与を中止する。

#### ●服用のしかたと留意点

　本剤は多くの人に対して，まず安全な薬剤であるが，まれに重大な副作用をきたすことがあるので，服用後2〜3カ月は十分な注意を。

抗てんかん薬

# クロナゼパム（clonazepam）

【商品名】ランドセン Landsen ／ リボトリール Rivotril

（岡田 元宏・兼子 直）

### 薬理説明 /

クロナゼパムは，バルビツレート結合部位-ベンゾジアゼピン結合部位-$Cl^-$チャネルと高分子複合体を形成する$GABA_A$受容体に結合し，$Cl^-$チャネルの開口頻度を増加することで，神経細胞の興奮性を抑制する。小児では，遊離型の血中濃度が高くなりやすく，半減期が長いなどの特徴がある。

### 処方の実際 /

小児てんかんのなかで難治とされるミオクロニー・失立発作，点頭てんかん，レノックス症候群，難治性精神運動発作に対して，ニトラゼパムよりも有効性・安全性ともに優れているとする二重盲検試験の結果が報告されている。

混合発作のある患者に投与すると，睡眠中の多呼吸発作を誘発する可能性があり，十分な観察が必要である。

有効血中濃度は0.005～0.09μg/ml（血中濃度と副作用の一定の関係は見出しがたい）。半減期は30時間。

### 用 量 例 /

●成人・小児に対して

0.5～1.0mg/分1～3で開始し，以後症状に応じて漸増し，維持量は2～6mg/分1～3とする。

●乳幼児に対して

1日0.025mg/kg/分1～3で開始し，以後症状に応じて漸増し，維持量は1日0.1mg/kg/1～3とする。

| | 剤 形 | 製薬会社 | 適 応 |
|---|---|---|---|
| リボトリール | 錠剤：0.5mg，1mg，2mg 細粒剤：0.1％，0.5％ | 太陽ファルマ | 小型（運動）発作［ミオクロニー発作，失立（無動）発作，点頭てんかん（幼児けい縮発作，BNS けいれん等）］ |
| ランドセン | 錠剤：0.5mg，1mg，2mg 細粒剤：0.1％，0.5％ | 住友ファーマ | 精神運動発作 自律神経発作 |

●レストレス・レッグス症候群に対して

0.5〜2.0mg/分1で就床時。

*実際に処方したときのエピソード*● ·····················································

　12歳，女性。ミオクロニー発作にバルプロ酸ナトリウムを投与していたが，発作頻度が数カ月単位で維持され，もう少し何とかならないかといった状況で本剤を追加投与したところ，年単位に減少した。他にも点頭てんかん・部分発作に加え，不随意運動・レストレスレッグス症候群・双極性気分障害・神経痛への効果もあり，精神科医が行き詰まったときには有効な武器になる治療薬かもしれない。

( **ワンポイント アドバイス** )

● **処方の際の留意点**

　重症筋無力症・狭隅角緑内障患者に対しては禁忌である。耐性の上昇がみられるため，若年齢からの長期投与例に対しては注意が必要である。小児では，通常の投与量でも軽微な学習障害が起こりうることが指摘されている。

　本剤の過量投与が明白な場合は，フルマゼニル（ベンゾジアゼピン受容体拮抗薬）を静注。投与された薬剤が不明な状態でフルマゼニルを投与したあとに，本剤を新たに投与する場合，本剤の鎮静・抗けいれん作用が変化・遅延する可能性がある。

● **服用のしかたと留意点**

　大量連用服薬で依存性を生じることがある。急激な断薬でせん妄，振戦，不眠，幻覚妄想，てんかん発作の増悪，発作重積状態などの離脱症状が出現することがあり，服用中止は，とくに注意し，担当医師の指示に従うこと。出産後の授乳は原則として可能である。しかし，生後1週間は人工栄養の併用も考慮すべきで，担当医師に相談することが望ましい。

抗てんかん薬

# クロバザム（clobazam）

【商品名】マイスタン Mystan

（岩佐 博人・兼子 直）

## 薬理説明

　本来，クロバザムは抗不安薬として開発された薬剤であるが，難治性のてんかん発作に効果があり，海外では1970年代から臨床で使用されてきた。国内では2000年に発売され，最も早い時期に一般臨床での処方が可能となった新規抗てんかん薬として位置づけられている。

　本剤は1，5位に窒素原子を有し，ジアゼパムなど従来のベンゾジアゼピン系薬剤とは構造を異にする。作用機序は不明の部分もあるが，GABA-A受容体に結合し，Cl⁻イオンチャネルの開口により細胞内へのCl⁻の流入が増加することにより，神経細胞の過剰興奮を抑制すると考えられている。

## 処方の実際

　10mg/日，分2（成人）程度で開始する。十分な発作抑制効果が得られるまで，最大30〜40mg/日，分2ないし分3まで漸増する。服用後1〜3時間で血中濃度がピークとなり，比較的速効性がある。半減期は25.5時間程度であるが，高齢者の場合は2倍近くに延長する。

　小児では0.2mg/kg/日から開始し，4週前後，治療効果を判断し効果が認められるまで0.2mg/kg/日ずつ漸増する。最大用量は小児では0.8mg/kg/日を目安とする。

　服用回数は，一般的には2〜3回／日であるが，半減期が比較的長いので，1日1回投与も効果が期待できる。

　発作抑性効果は，ほぼすべてのタイプの全般・部分発作ともに有効であり，他の抗てんかん薬で治療効果が不十分であった場合でも，本剤の付加投与によって発作抑制効果が期待できる。ただし，定型欠神や脱力発作に対する効果は不明。

## 用量例

●初回投与量：本剤（5mg）2錠/分2（朝・夕）。

| | 剤　形 | 製薬会社 | 適　応 |
|---|---|---|---|
| マイスタン | 錠剤：5mg，10mg　細粒：1% | アルフレッサファーマ／住友ファーマ | 他の抗てんかん薬で十分な効果が認められないてんかんの下記発作型における抗てんかん薬との併用 部分発作 単純部分発作，複雑部分発作，二次性全般化強直間代発作 全般発作 強直間代発作，強直発作，非定型欠神発作，ミオクロニー発作，脱力発作 |

●平均的維持量：本剤（10mg）2錠/分2（朝・夕），発作が十分に抑制されなければ，本剤（10mg）3錠/分3（分3・毎食後）まで増量。

*実際に処方したときのエピソード●* ……………………………………………

　30歳代男性。Lennox-Gastaut症候群の診断により，6歳時より抗てんかん薬を服用していたが，月数回の2次性全般化強直間代発作（s-GTC），週に2～3回の複雑部分発作（CPS）が続いていた。当初の処方はバルプロ酸1,400mg/日/分2，カルバマゼピン1300mg/日/分3，クロナゼパム3mg/日/分3，フェニトイン250mg/日/分3であった。当科転院後から本剤併用（30mg/日/分3まで2～3カ月かけて漸増）を開始した後，s-GTCは2～3カ月に1回程度，CPSは週に1回程度まで減少。しかし，過労時や睡眠不足時などに1～2日間の短期間にs-GTCが5～6回頻発することが月1回程度認められたため，発作頻発時に本剤（5～10mg/分1）の頓服を指示。その後，s-GTCの頻発は年に1～2回程度に減少。月1～2回程度のCPS，単発のs-GTCが1カ月に1回程度続いているため，さらに抗てんかん薬の調節を続けている。

（ワンポイント アドバイス）

●処方の際の留意点

　本剤は，他のベンゾジアゼピン系薬剤と同様に，使用後数カ月で耐性が出現する場合があるが，数日程度の休薬期間をおくことで効果は回復する場合が多い。原則的に本剤は治療開始時から第一選択薬として用いるのではなく，他の抗てんかん薬で十分な発作抑制効果が得られなかった場合に付加投与する。発作抑制効果としては，ほぼすべてのタイプの全般・部分発作に有効であり，他の抗てんかん薬で十分な治療効果が得られなかった場合でも発作抑制効果が期待できる可能性がある。

　本剤はCYP3A4によって代謝されるため，同酵素によって代謝される抗てんかん薬との薬物間相互作用に留意する。また，服用開始後しばらく経てから，本剤代謝産物であるN-デスメチルクロバザムの血中濃度増加による有害反応が出現する場合があるので適宜確認すること。

●服用のしかたと留意点

　本剤は，治療効果および副作用の発現までにある程度の時間がかかることに留意して投与量を決定していく必要がある。副作用として，眠気，ふらつきの発現に注意すること。フェニトインとの併用時には，フェニトインの血中濃度が上昇するので注意が必要ある。

　本剤は頓服でも効果が得られることがあるので，短い期間に発作が集中的に頻発する場合などは試みてよい。この際，発作頻発時に本剤（5mgないし10mg/1回，1日1回から2回程度）を服用する。

抗てんかん薬

# ゾニサミド（zonisamide）

**【商品名】エクセグラン** Excegran ／**トレリーフ** Trerief ／**ゾニサミド**（製薬会社名）

（岡田 元宏・内藤 寛）

### 薬理説明

ゾニサミドは，スルフォナマイド基とベンジソキサゾール基を有した新たな抗てんかん薬として，1989年にわが国で開発された。作用機序としては，カルバマゼピン，フェニトインに類似した発作発射伝播抑制作用と，バルプロ酸ナトリウムに類似したてんかん原性焦点抑制作用を併せもつ抗てんかん薬である。トピラマートと同様に脱炭酸酵素阻害効果のため尿路結石の副作用には注意する必要がある。また，2009年にパーキンソン治療薬（トレリーフ）としても承認されたが，25mg/日のみの承認用量であり注意を要する。

### 処方の実際

局在関連てんかんに対しては，カルバマゼピンとともに第一選択薬として用いることができる。単剤での治療開始が原則である。進行性ミオクローヌスてんかん・欠神発作にも有効との報告もある。

投与開始量は，成人で100〜200mg，小児では2〜4mg/kg。維持量は，成人で200〜400mg，小児で4〜8mg/kg。最大投与量は，成人で600mg，小児で12mg/kgの処方量とされている。

初回投与から定常血中濃度に達するまでにおよそ2週間を要し，即効性は期待できないため，用量の増減は比較的緩徐に行う必要がある。

有効血中濃度は，10〜40μg/ml（中毒発現と血中濃度の関連性は不明）。

| | 剤　形 | 製薬会社 | 適　応 |
|---|---|---|---|
| エクセグラン | 錠剤：100mg<br>散剤：20% | 住友ファーマ | 部分てんかんおよび全般てんかんの下記発作型<br>　部分発作<br>　　単純部分発作〔焦点発作（ジャクソン型を含む），自律神経発作，精神運動発作〕<br>　　複雑部分発作〔精神運動発作，焦点発作〕<br>　　二次性全般化強直間代けいれん〔強直間代発作（大発作）〕<br>　全般発作<br>　　強直間代発作〔強直間代発作（全般けいれん発作，大発作）〕<br>　　強直発作〔全般けいれん発作〕<br>　　非定型欠神発作〔異型小発作〕<br>　混合発作〔混合発作〕 |
| トレリーフ | 口腔内崩壊錠：<br>25mg，50mg | 住友ファーマ | パーキンソン病（レボドパ含有製剤に他の抗パーキンソン病薬を使用しても十分に効果が得られなかった場合）〔以下は OD50mg は除く〕<br>レビー小体型認知症に伴うパーキンソニズム（レボドパ含有製剤を使用してもパーキンソニズムが残存する場合） |

半減期は60時間。

## 用 量 例

●てんかん

初回投与量：本剤（100mg）1錠/分1（夕）。

平均的維持用量：本剤（100mg）4錠/分2（朝・夕）。

●パーキンソン

トレリーフ（25mg）1錠/分1（夕）。

### *実際に処方したときのエピソード●*········································

　25歳初発の部分てんかん患者に対し，カルバマゼピンに新規抗てんかん薬を加えても十分な効果が得られず，本剤を追加したところ，100mg/日で十分な効果が得られた。本邦では古い抗てんかん薬と考えられがちだが，海外では最も新しい抗てんかん薬として評価が高まりつつある薬である。幅広い抗てんかんスペクトラムに加えパーキンソン病治療薬としても適応を有し，ラジカル消去作用など，脳保護作用が期待される薬剤である。本邦では，陽性症状・うつ状態などの精神症状副作用が問題視されていたが，近年は緊張病・不安障害・難治性うつ病に対する有効性も海外で報告され始めている。副作用の発現は，投与開始に多く，25～50mg/週程度の緩徐な増加が，副作用防止には重要と考えている。

### ( ワンポイント アドバイス )

#### ●処方の際の留意点

　カルバマゼピン，フェニトインと比較して，副作用発現頻度が低く，広範囲の臨床スペクトラムを有する。

　投与量に比例し，直線的に血中濃度は上昇する。併用薬として使用する場合，フェニトインの血中濃度を上昇させることがある。また，併用中のカルバマゼピン，フェニトイン，バルプロ酸を減量・中止する場合，本剤の血中濃度が上昇することがある。

　食欲減退が最も頻度の高い副作用である。スティーブンス・ジョンソン症候群，ライル症候群は，まれではあるが記憶すべき重篤な副作用である。また幻覚・妄想などの精神症状の発現頻度は0.1％程度である。

#### ●服用のしかたと留意点

　1日1回の服用も可能である。しかし，急激な減量，服用の中断はてんかん重積状態を呈することがある。長期服用による特異的副作用はない。

抗てんかん薬

# トピラマート（topiramate）

【商品名】トピナ Topina／トピラマート（製薬会社名）

（岡田 元宏）

## 薬理説明

　トピラマートは，フルクトピラノース骨格にスルファマート構造を有した新たな抗てんかん薬として，2007年にわが国で承認された。抗てんかん薬としての作用機序は，電位依存性ナトリウムチャネル抑制作用，電位依存性L型カルシウムチャネル抑制作用，AMPA/カイニン酸型グルタミン酸受容体機能抑制作用，GABA存在下におけるGABAᴬ受容体機能増強作用，炭酸脱水酵素阻害作用が考えられており，ブロードスペクトラムな作用機序を持った，第二世代抗てんかん薬の筆頭にあげられる。ゾニサミドと同様，炭酸脱水酵素阻害作用を有するため，乏汗症などには注意が必要である。

## 処方の実際

　本邦では，局在関連てんかん（二次性全般てんかんを含む）に対して，他の抗てんかん薬で十分な効果が得られなかった場合の，併用療法薬としてのみ承認されている。また，国際的には小児てんかん，Lennox-Gastaut症候群，全般性強直間代発作に対する併用療法および単剤療法の適応を有しているが，本邦では未承認である。

　投与量は，成人で50mg（1日1回または2回）で開始し，1週間以上の間隔をあけて50mgずつ漸増し，維持量は200〜400mg（1日2回），症状により600mgまで適宜増減可能と，添付文書に記載されている。

## 用 量 例

●初回投与量：トピナ（50mg）1錠/分1（夕）。
●平均的維持用量：トピナ（100mg）2錠/分2（朝・夕）

|  | 剤 形 | 製薬会社 | 適 応 |
|---|---|---|---|
| トピナ | 錠剤：25mg, 50mg, 100mg<br>細粒：10% | 協和キリン | 他の抗てんかん薬で十分な効果が認められないてんかん患者の部分発作（二次性全般化発作を含む）に対する抗てんかん薬との併用療法 |

***実際に処方したときのエピソード●***·········································

32歳，女性。部分てんかんに対してカルバマゼピンで数年間発作がコントロールされていたが，突然発作が週単位で出現し，本剤を25mg/日から漸増を開始し，3週後に75mg/日にして以降は発作が消失した。強力かつ広汎な抗てんかん作用を有する新規抗てんかん薬である。25mg錠も追加され，従来の投与開始時の漸増法である50mg/週から，更に緩徐な25mg/週の漸増が可能となった。これによって，欧米では認知機能障害，本邦では抑うつ誘発が危惧されていたが，これら精神症状の発現は抑制されている。治療効果判定には，少なくとも200mg/日以上の投与を試みる必要がある。

（ワンポイント アドバイス）

●**処方の際の留意点**

トピラマートはバルプロ酸ナトリウムに匹敵する抗てんかんスペクトラムを有し，しかも筆者の私見ではあるが，バルプロ酸ナトリウムよりも部分てんかんに対する抗てんかん作用は確実である。また，カルバマゼピンやフェニトインで，しばしば経験するparadoxical intoxication/reaction（抗てんかん薬誘発性発作増悪）も少ない。二次性全般化発作を伴う部分てんかんと全般てんかんとの鑑別が困難な症例に対しては，比較的使用しやすい抗てんかん薬に位置づけられると考えている。

しかし，投与量の上限は600mgに設定されているが，近年の海外の情報を見ると高用量では，抗てんかん作用よりも副作用発現リスクが高まる可能性が示唆され始めている。また，副作用は漸増期に発現することが多く，より緩徐な増量で副作用発現の低減に寄与できる可能性が示され始めている。本邦では初期投与量を50mgに設定し，50mg/2週間の増量が推奨されているが，海外では，初期投与量を25mgに設定し，25mg/1週間の漸増が推奨されている。

トピラマートを，本邦で推奨されている漸増法よりも，より緩徐に漸増し，投与量上限を300〜400mgとした場合，現在の評価よりも，より副作用発現が少ない安全なブロードスペクトラムな抗てんかん薬に位置づけられる可能性があると考えている。

●**服用のしかたと留意点**

トピラマートは強力な抗てんかん薬に位置づけられるが，必ずしも副作用がないわけではない。また，トピラマートの抗てんかん作用は，投与直後よりも漸増後数週間（投与開始から数カ月）で評価すべきであると考えられており，腰を据えた服薬が重要と考える。

# バルプロ酸ナトリウム (sodium valproate)

【商品名】セレニカ R Selenica R ／デパケン Depakene ／デパケン R Depakene-R ／
バレリン Valerin ／バルプロ酸ナトリウム（製薬会社名）／
バルプロ酸ナトリウム SR（製薬会社名）

（細川 清）

## 薬理説明

バルプロ酸ナトリウムは，脳内 $\gamma$-アミノ酪酸（GABA）濃度，ドーパミン濃度を上昇させる。セロトニン系の代謝も促進させる。なお不明な点もあるが，てんかん発作に対しては，神経伝達物質への作用を介した脳内の抑制系の賦活作用によるものとされている。その作用は代謝産物によるものではなく，バルプロ酸自体の作用によると考えられている。

## 処方の実際

特発全般てんかんの強直・間代性けいれん（大発作），定型欠神発作，ミオクロニー発作には高い有効率（80％以上）が期待され，続発性に対しても全般化をきたす発作にも効果がある。部分発作に対してはやや有効率は低下する。

本剤は，最近，気分障害，とりわけ躁うつ病躁状態に対して，ほとんど第一選択薬として，その有効性が立証されてきた。

てんかん発作に戻って，本剤の生体内動態は直線的で，体重あたりで用量を決める。10〜20mg/kg/日が目安であるが，小児では成人に比し多量を要する。実際には，消化器症状を防ぐ意味で，漸増していくほうがよい。半減期が8〜15時間で比較的短い。徐放性製剤（Retard）が開発され，本

|  | 剤　形 | 製薬会社 | 適　応 |
|---|---|---|---|
| デパケン | 錠剤：100mg, 200mg<br>細粒剤：20％, 40％<br>シロップ：5％ | 協和キリン | 各種てんかん（小発作・焦点発作・精神運動発作ならびに混合発作）およびてんかんに伴う性格行動障害（不機嫌・易怒性等）の治療 |
| バレリン | 錠剤：100mg, 200mg<br>シロップ：5％ | 住友ファーマ | 躁病および躁うつ病の躁状態の治療 |
| セレニカ R | 錠剤：200mg, 400mg<br>顆粒剤：40％ | 興和 | 片頭痛発作の発症抑制 |

剤のみで加療される場合には，1日1回でよい。

血清濃度も容易に測定されている。目安として，50～100μg/mlの範囲にあるようにしたい。用量の上限は，1,200mgくらいであろう。

### 用 量 例

●単剤の場合：分服の必要はなく，本剤の徐放性製剤600～1,200mg/日。

●他剤のある場合：その服用回数にあわせて，用量を分服する。

### *実際に処方したときのエピソード●* ·······················································

本剤の使用初期，ほとんどの症例で上乗せ使用であった。単剤での有効性について評価にかなりの異論があった。筆者は，比較的初期に，全般性強直・間代性けいれん発作に対する単剤使用を試み，高い有効性を報告した。てんかん治療はなお現在多剤併用が行われている。有効性の有無については，本来の発作生起の容態を把握し，慎重な判断が必要で，性急な他剤追加には慎重でなければならない。

本剤の効果発現は比較的遅いという印象がある。薬剤間相互作用については，本剤をフェニトイン，カルバマゼピンと併用すれば，本剤の血中濃度は低下する。

### (ワンポイント アドバイス)

#### ●処方の際の留意点

副作用の統計のなかに，眠気の記載があるが，他剤に比し少なく，むしろ胃腸症状のほうが多い。しかし，これも一過性である。

これまで，重大な副作用として，催奇形性として二分脊椎と劇症肝炎があるが，前者については妊娠初期における適切な指導，後者についてはほとんど対象が乳児であることを銘記しておけば，避けられる問題であろう。

#### ●服用のしかたと留意点

本剤の導入初期には，薬剤の吸湿性で，患者・家族はその保存に苦慮していたが，現在製剤に改良が加えられ，ほとんどの製剤で問題は軽減されている。また，徐放性製剤も加わり，長期の服用に便利になっている。乳幼児の場合，本剤に5％シロップ剤がある。

抗てんかん薬

# ビガバトリン （vigabatrin）

**【商品名】サブリル** Sabril

（兼本　浩祐）

### 薬理説明

　ビガバトリンは，γ-アミノ酪酸（GABA）の代謝に関わる酵素GABAアミノ基転移酵素（GABA-T）に不可逆的に結合することにより酵素活性を阻害し，脳内のGABA濃度を増加させることにより抗てんかん作用を発揮すると考えられている。フェノバルビタールやベンゾジアゼピン系薬剤はいずれも塩素受容体に結合して過分極を促進することでてんかん発作を抑制するが，これらの薬剤はブロードスペクトラムに有効性を示すのに対して，GABAの濃度を上昇させる薬剤は焦点性てんかんに対して主に有効性を示す傾向がある。

### 処方の実際

　ビガバトリンは，結節性硬化症によるてんかん性スパスム（＝ウェスト症候群）に特効的に作用する。生後3ヵ月以降乳児期に発症するウェスト症候群に対してはビタビミンB₁大量療法，ACTH療法などを行うのが一般的であるが，結節性硬化症に起因する本疾患に関してはいずれも奏効率は低く，大部分はレンノックス症候群に移行してしまっていたが，ビガバトリンは高い効果を本疾患に示すため，下記に示す視野への副作用のため成人での適応は無くなったが，乳児に関する処方は最近可能となった。

　現在は適応外処方となるが，成人の焦点性てんかんについても強い抗てんかん作用を示し，難治例についても一定の効果を示す。またそのユニークな薬理学的特徴のために，他の抗てんかん薬で造血機能障害が出現して使用できないような場合にも本薬剤が使用可能な場合がある。

|  | 剤　形 | 製薬会社 | 適　応 |
|---|---|---|---|
| サブリル | 散分包：500mg | サノフィ／<br>アルフレッサファーマ | 点頭てんかん |

**用 量 例**

●成人の患者に関しては1,000mg/分2から始め1〜2週間毎に500mgずつ増量し，有効性を確認しながら3,000mgまで増量を行う。

***実際に処方したときのエピソード●**・・・・・・・・・・・・・・・・・・・・・・・・・・・・・・・・・・・・・・・・・・

　治験の際に処方を行ったが，てんかん外科手術によっても意識消失を伴う焦点性発作が消失しなかった極めて難治の症例で発作消失例があった。さらに，ベンゾジアゼピンとバルプロ酸以外のあらゆる薬剤（ラコサミドとペランパネルを除く）で，白血球の著しい減少を引き起こし連日の発作のために介助無しでは日常生活が全くできなかった若年女性で，本剤は劇的に奏功し，独立した日常生活を送れるようになった。しかしその後国内で本剤が手に入らなくなったため，高額の費用で海外から個人輸入をせざるをえなくなり，税関との交渉など様々な問題が発生した。

**ワンポイント アドバイス**

●**処方の際の留意点**

　両鼻側に出現する非可逆的な視野欠損が最もユニークな本剤による副作用で，この副作用のために本剤の本邦における治験は中止されている。定期的な視野検査，ＭＲＩ検査が本剤での治療のためには必須である。薬剤のほとんどは代謝を受けず腎排泄され，さらにＣＹＰの誘導作用は無く他の薬剤に対する酵素誘導を行わないので，薬剤相互作用は基本的には考える必要はない。強力な抗てんかん作用のため，精神症状の発現率は相対的に高く，抑うつなどへの配慮も十分に必要である。他の焦点性てんかんに適応が限定される薬剤と同様にミオクロニー発作を悪化させることがある。

●**服用のしかたと留意点**

　何らかのやむを得ない理由で本剤を成人に用いる場合には，定期的な視野検査および万一の時には非可逆的な視野欠損が生じ，「目が見えにくくなる可能性がある」ことを明確に伝え納得してもらう必要がある。しかも現在本薬剤の適応はてんかん性スパスムを起こした乳児に限定されており，実際に成人例で使うためには様々な関係部署との調節が必要だと考えられる。

抗てんかん薬

# フェニトイン（phenytoin）

【商品名】アレビアチン Aleviatin ／ヒダントール Hydantol

（細川 清）

**薬理説明**

　フェニトインは，ヒダントイン誘導体に属する代表的な抗てんかん薬である。新薬の相継ぐ登場のなかで，なお，けいれん発作に対する第一選択の位置を保っている。今や古典的な薬剤となり，その多彩な副作用を思うと，そろそろ引退してもよいのであるが，なお十分な効果に期待されており捨てがたい。本剤の作用は，けいれんの閾値を上昇させるのではなく，発作焦点からの発作波の広がりを抑制するとされている。

**処方の実際**

　投与前の基礎知識：

　本剤は非線系薬物動態，つまり，投与量と血中濃度に直線的な経過を示さず，ある時点で急速に血中濃度が高まることがあり，また個体差が大で，予期せぬ副作用の起こりやすい薬剤であることを銘記されたい。

　ターゲット：

　けいれん発作，とりわけ，強直・間代発作（大発作）に対して第一選択薬である。焦点性けいれん発作，二次性全身けいれんにも有効。その他，複雑部分発作で，精神運動性の発作や自律神経発作にもよく使用されてきたが，現時点では，けいれん発作に限って使用したほうがよい。けいれん

| | 剤　形 | 製薬会社 | 適　応 |
|---|---|---|---|
| アレビアチン | 錠剤：25mg，100mg<br>散剤：10%<br>注射剤：250mg/5ml/<br>1管（静注） | 住友ファーマ | てんかんのけいれん発作<br>強直間代発作(全般けいれん発作，大発作)<br>焦点発作(ジャクソン型発作を含む)<br>自律神経発作<br>精神運動発作<br>注射剤：<br>てんかん様けいれん発作が長時間引き続いて起こる場合(てんかん発作重積症)<br>経口投与が不可能で，かつ，けいれん発作の出現が濃厚に疑われる場合(特に意識障害，術中，術後)<br>急速にてんかん様けいれん発作の抑制が必要な場合 |

発作の重積などに本剤の静脈注入を行うが，ジアゼパムよりも吸収が遅いことを頭におくこと。

**／ 用 量 例／**

　内服は，単剤で始める。体重あたり4mgをこえないようにする。上限を300mg/日 内にとどめる。150mg/日から開始し，経過をみる。治療開始時には，血中レベルの上昇をフォローし，15μg/mlをこえないようにする。発作の再発にはあわてず対処し，一度の発作で薬量を直ちに増量したり，経過良好を即断して減量を急いだりしてはならない。あくまで，てんかん類型を念頭におき，長期に経過を見守る覚悟が必要である。

●本剤（散剤）150〜300mg（朝・夕2分服）。

　初期は2分服，経過観察のうえ，1日1回でもよい。

*実際に処方したときのエピソード●* ……………………………………………

　良好な経過を示す場合にも思わぬ事態が生じた事例を簡単に述べる。特発全般てんかんの中年女性に，多剤併用が行われ，そのなかに本剤250mgが投与されていた。心因性エピソードに続発して，多彩な精神神経症状が出現したが，背景に本剤の高血清レベル（20〜30μg）がみられ，調整後状態は正常に復した。てんかんの多剤併用下によくみられる事態である。なんらかの機序で，高血清レベルにいたるが，経験上，本剤やフェノバルビタールなどによくみられる。

（ワンポイント アドバイス）

●**処方の際の留意点**

　本剤の副作用は，長期にわたる場合に特徴的である。とくに女性の場合，体毛が濃くなる，歯肉の増殖に特徴があり，美容上重大な結果をもたらすので，近時，あまり長期にわたる場合は，バルプロ酸ナトリウムに切りかえるのがよろしい。初期には，重篤な感染症類似の事態になることも多く，情報提供が重要となる。

●**服用のしかたと留意点**

　発作の再発に最も多いのは飲み忘れである。長期にわたれば，就眠前1回にし，コンプライアンス良好を維持させる。

# フェノバルビタール （phenobarbital）

【商品名】ノーベルバール Nobelbar ／フェノバール Phenobal ／ルピアール Lupial ／
ワコビタール Wakobital ／フェノバルビタール （製薬会社名）

（岡田 元宏・兼子 直）

### 薬理説明

　フェノバルビタールは，バルビツレート結合部位-ベンゾジアゼピン結合部位-Cl⁻チャネルと高分子複合体を形成するGABA$_A$受容体に結合し，Cl⁻チャネルの開口時間を延長することで，神経細胞の興奮性を抑制する。

### 処方の実際

　精神科領域では，多彩な臨床効果を示し，不眠症（内服），不安緊張状態の鎮静（皮下，筋注），強直間代発作，焦点発作，精神運動発作，自律神経発作，てんかん発作群発状態に効果がある。経口投与が困難な場合，坐薬の投与も可能である。他剤で抑制困難な強直間代発作に対して本剤を追加することで奏効することがある。

　成人では1.0～1.5mg/kg，小児では1.5～3.0mg/kgを1日あたり投与し，発作が抑制されなければ血中濃度を参照し，漸増する。

　有効血中濃度は，強直間代発作では10～40μg/ml，部分発作では35～45μg/ml。半減期は80時間。このため，基本的には1日1回または2回の服薬でよい。

### 用量例

[内服]

●不眠症に対して

　本剤30mg/1回（就床前）で開始し，効果により200mgまで漸増可。

| | 剤　形 | 製薬会社 | 適　応 |
|---|---|---|---|
| フェノバール | 錠剤：30mg<br>散剤：10%<br>末剤：100%<br>フェノバールエリキシル：0.4%<br>注射剤：100mg/1ml/1管（皮下・筋注） | 藤永／第一三共 | 不眠症<br>不安緊張状態の鎮静<br>てんかんのけいれん発作<br>強直間代発作（全般けいれん発作，大発作），焦点発作（ジャクソン型発作を含む）<br>自律神経発作，精神運動発作<br>注射時：<br>不安緊張状態の鎮静（緊急に必要な場合）<br>てんかんのけいれん発作<br>強直間代発作（全般けいれん発作，大発作），焦点発作（ジャクソン型発作を含む）<br>自律神経発作，精神運動発作 |
| ノーベルバール | 注射剤：250mg/1ml/1管（静注） | ノーベルファーマ | 新生児けいれん，てんかん重積状態 |

●てんかん重積状態の改善に対して本剤15〜20mg/kgを1日1回（静注）。

●てんかんに対して

　本剤50mg（散剤）就床前1回から開始し，200mg/分1〜4まで漸増可。

［注射］

●鎮静，てんかん発作群発状態の改善に対して

　本剤50〜100mg，1日1〜2回（皮下，筋注）。

［坐薬］

●小児で経口投与が困難な場合：4〜7mg/kgの坐薬を直腸に挿入。

***実際に処方したときのエピソード●*** ·······················································

　難治性てんかんということで紹介を受けたが，ジアゼパム，クロナゼパム，クロバザム，本剤の併用となっており，クロバザム以外の薬剤を漸減中止し，バルプロ酸ナトリウムを新規追加することで，発作頻度が日単位から数カ月単位への改善に成功した経験は少なくない。全般的にGABA受容体賦活系抗てんかん薬の多剤併用は発作頻度の増加や発作時間の延長をまねく可能性が高く，避けるべきである。

（ワンポイント　アドバイス）

●**処方の際の留意点**

　血中濃度は投与量に比例して上昇する。血中濃度が40μg/mlをこえると多くの症例で眠気を訴える。それ以上になると失調，構音障害に注意すべき。80μg/mlをこえる血中濃度では，心肺機能不全を引き起こすことがある。プリミドンは生体内で本剤へ代謝されるため，プリミドンとの併用時には，本剤の血中濃度に十分留意する。小児で低い血中濃度（15μg/ml以下）で多動・攻撃性の増大が，老人，小児，精神発達遅滞例では不眠・不穏・興奮がみられることがある。小児では，通常の投与量でも学習障害が起こりうる。

　本剤自身の催奇性は高くないが，妊娠可能女性には，フェニトイン，カルバマゼピンとの併用を避けることが望ましい。

●**服用のしかたと留意点**

　急激な断薬時には不穏，振戦，不眠，易刺激性，てんかん発作の増悪，発作重積状態などの離脱症状が出現することがあり，服用中止時は，担当医師の指示に従うことが重要である。

　出産後の授乳は原則として可能である。しかし，生後1週間は人工栄養の併用も考慮すべきで，担当医師に相談することが望ましい。

抗てんかん薬

# ペランパネル（perampanel）

**【商品名】**フィコンパ Fycompa

（原 広一郎）

### 薬理説明

ペランパネルは本邦で創製された抗てんかん薬である。欧州で2012年，米国では2014年に販売され，本邦では2016年5月に承認された。シナプス後グルタミン酸受容体の一つであるAMPA受容体に選択的かつ非競合的に拮抗し，神経の過剰興奮を直接抑制して発作抑制効果を示すという，他にないユニークな作用機序が最大の特徴である。AMPA受容体はてんかん放電の発生および同期に重要な役割を果たしており，ペランパネルは欠神発作を除く様々なてんかんモデル動物への発作抑制効果が認められている。

### 処方の実際

ペランパネルが適応となる発作型は，二次性全般化発作を含む部分発作，および強直間代発作に対する併用療法である。単剤療法の適応はない。比較的広い作用スペクトラムを持つ。半減期は約60～90時間とかなり長く，1日1回投与が可能であるため，アドヒアランス維持に有利である。眠前投与で睡眠の質を悪化させず眠りを助けることが期待でき，睡眠中に発作を生じる症例には特に適している。肝，腎，骨髄などの臓器毒性は知られていない。同じくグルタミン酸受容体の一つであるNMDA受容体は，選択的拮抗により長期増強を阻害し，記憶障害を引き起こすのに対して，ペランパネルにおけるAMPA受容体の選択的拮抗は高用量でも記憶への影響が殆どないとされる。

| | 剤　形 | 製薬会社 | 適　応 |
|---|---|---|---|
| フィコンパ | 錠剤：2mg，4mg<br>細粒：1% | エーザイ | てんかん患者の部分発作（二次性全般化発作も含む）<br>他のてんかん薬で十分な効果が認められないてんかん患者の強直間代発作に対する抗てんかん薬との併用療法 |

## 用量例

初期投与量は，成人および12歳以上の小児ともに1日1回2mgの就寝前投与から開始し，1週間以上の間隔をあけて2mg/日ずつ漸増する。維持用量は8mg/日であるが，本剤の代謝を促進する抗てんかん薬（カルバマゼピン，フェニトイン）を併用する場合は8〜12mg/日となる。最大用量は12mg/日まで。

### *実際に処方したときのエピソード*●⋯⋯⋯⋯⋯⋯⋯⋯⋯⋯⋯⋯⋯⋯⋯⋯⋯

60代男性，側頭葉てんかん。40歳時に全身けいれん発作で初発。バルプロ酸を開始されたが，その後口部自動症を伴う複雑部分発作に気付かれた。脳波では左側頭部に鋭波を認めた。カルバマゼピンの追加で二次性全般化発作は消失したが，複雑部分発作が残存した。一時他院でレベチラセタムに変薬を試みたが発作が増悪し，本人の希望でカルバマゼピン＋バルプロ酸に戻した。しかし月数回の複雑部分発作が残存するため，ペランパネル2mgを追加したところ，複雑部分発作は消失。長年悩まされていた不眠も改善した。

### ワンポイント アドバイス

#### ●処方の際の留意点

シトクロムP450の3A4（CYP3A4）が主に関与して肝で代謝されるため，ペランパネルの血漿中濃度は，CYP3A4の誘導剤であるカルバマゼピン併用で66％，フェニトイン併用で49％それぞれ低下する。精神症状の副作用としては，易刺激性（6.2％），攻撃性（2.7％），不安（1.4％），怒り（1.0％）などがある。その場合，本人がその症状を自覚していることが多い。浮動性めまい，傾眠のほか，体重増加（5％未満）が出現することがある。緩徐な増量スケジュールにより副作用の出現リスクが低下し，有害作用の殆どは減量により消退することが知られている。催奇形性に関するデータはまだ少ない。

#### ●服用のしかたと留意点

副作用リスクを減らすために，少量より緩徐に漸増する。副作用が出現した際にはまず2mg/日減量してみると改善することが多い。

抗てんかん薬

# ホスフェニトイン（fosphenytoin）

【商品名】ホストイン Fostoin

（井林 賢志・川合 謙介）

## 薬理説明

　ホスフェニトインは従来薬フェニトインナトリウムに代わる薬剤として2011年に本邦で承認された比較的新しい静注製剤である。フェニトイン静注製剤はpH12程度に調整されており，心血管系への副作用に加え，注射部位の静脈炎ならびに血管外漏出時の組織壊死などのリスクが報告されていた。ホスフェニトインは，水溶性でpH 8.5-9.1とほぼ中性であることから，組織障害性の緩和が期待される。ホスフェニトインは体内で速やかに完全にフェニトインに変換されてから薬理作用を示し，その主たる作用点は電位依存性Naチャネルである。

## 処方の実際

　ホスフェニトインの適応は，①てんかん重積状態，②脳外科手術又は意識障害（頭部外傷等）時のてんかん発作の発現抑制，③フェニトインを経口投与しているてんかん患者における一時的な代替療法である。その他の使用法は推奨されない。

## 用量例

●てんかん重積状態に対して

　初回投与：ホスフェニトインナトリウムとして22.5mg/kgを静脈内投与。投与速度は3mg/kg/分または150mg/分のいずれか低い方を超えない。

　維持投与：ホスフェニトインナトリウムとして5～7.5mg/kg/日を1回または分割にて静脈内投与。投与速度は1mg/kg/分または75mg/分のいずれか低い方を超えない。

●脳外科手術又は意識障害（頭部外傷等）時のてんかん発作の発現抑制に対して

　初回投与：ホスフェニトインナトリウムとして15～18mg/kgを静脈内投

| | 剤　形 | 製薬会社 | 適　応 |
|---|---|---|---|
| ホストイン | 注射剤：750mg/10mL/1瓶（静注） | ノーベルファーマ | てんかん重積状態／脳外科手術又は意識障害（頭部外傷等）時のてんかん発作の発現抑制／フェニトインを経口投与しているてんかん患者における一時的な代替療法 |

与。投与速度は1mg/kg/分または75mg/分のいずれか低い方を超えない。
維持投与：ホスフェニトインナトリウムとして5〜7.5mg/kg/日を1回ま
たは分割にて静脈内投与する。投与速度は1mg/kg/分または75mg/分の
いずれか低い方を超えない。

●フェニトインを経口投与しているてんかん患者における一時的な代替療
法に対して
ホスフェニトインナトリウムとして経口フェニトインの1日投与量の1.5
倍量を，1日1回または分割にて静脈内投与。投与速度は1mg/kg/分また
は75mg/分のいずれか低い方を超えない。

*実際に処方したときのエピソード●* ………………………………………………
　てんかんの診断がついている患者。バルプロ酸600mgとフェニトイン
300mgにて発作コントロール良好であったが，アドヒアランス低下が原因
でけいれん発作をきたし搬送された。発作頓挫後も意識は混濁しており，
フェニトインならびにバルプロ酸の血中濃度は感度以下であった。発作後
状態の改善までの経過観察と抗てんかん薬飽和を目的に入院。入院時にホ
ストイン750mg＋生食100mL（30分で滴下）にて飽和し，翌日はホストイ
ン500mg＋生食100mLを投与した。翌日夕方には内服可能となったため通
常の内服を再開し，十分な服薬指導のもと入院3日目に退院となった。

( ワンポイント アドバイス )

●**処方の際の留意点**
　添付文書上の使用禁忌患者の他，①衰弱の著しい患者，高齢者，低血圧また
は心疾患のある患者，②肝障害のある患者，③腎障害・低アルブミン血症の患
者，④血液障害のある患者，⑤薬物過敏症の患者，⑥甲状腺機能低下症の患者，
⑦糖尿病の患者への投与に対しては，適応を慎重に決定する必要がある。投与
の際は心電図，血圧，呼吸機能等のバイタルサインのモニタリングを実施する
など，慎重に観察する。意識障害，血圧低下，心抑制，呼吸障害が現れた場合
には直ちに適切な処置を行う。なお，連用時は定期的な肝腎機能・血液検査を
行う。投与を中止する場合には，徐々に減量するなど慎重に行う。
　ホスフェニトインから体内でフェニトインに変換し様々な薬物相互作用を有
するが，精神科領域では抗うつ剤や抗精神病薬の血中濃度を下げることがあり
注意が必要といえる。

●**服用のしかたと留意点**
　静注製剤のため，薬剤投与は基本的には院内となる。眠気や注意力・集中
力・反射運動能力などの低下が起こりうるので自動車の運転など危険を伴う機
械の操作に従事させないよう注意する。

抗てんかん薬

# ラコサミド（lacosamide）

【商品名】ビムパット Vimpat

（原 広一郎）

## 薬理説明

ラコサミドは，欧州，米国で2008年に，本邦では2016年に承認された新しい作用機序をもつ抗てんかん薬である。カルバマゼピン，フェニトイン，ラモトリギンなどと同様に電位依存性$Na^+$チャネルに作用するが，前者が電位依存性$Na^+$チャネルの急速な不活性化を増強するのに対して，ラコサミドは緩徐な不活性化を選択的に増強することで，過興奮状態の神経細胞膜を安定化させ，抗けいれん作用を示すと考えられている。殆どが腎で代謝，排泄される。

## 処方の実際

ラコサミドが適応となる発作型は，二次性全般化発作を含む部分発作である。併用療法に加えて2017年8月に単剤療法も認可された。難治性部分発作への一貫した効能データをもっており，単剤ではカルバマゼピン徐放剤に対する非劣性が確認されている。本剤の作用機序は，カルバマゼピンなどに対する薬剤抵抗性てんかんへの有力な標的機序とも考えられており，既存薬で十分な効果を示さない患者に対しても有効性が期待される。比較的早期に効果発現がみられ，ほぼ線型の薬物動態を有する。薬疹や体重変動のリスクが少ないのも利点である。概して薬物相互作用は少ないが，母

| | 剤　形 | 製薬会社 | 適　応 |
|---|---|---|---|
| ビムパット | 錠剤：50mg，100mg<br>ドライシロップ：10%<br>点滴静注：<br>100mg/10mL/1 バイアル，<br>200mg/20mL/1 バイアル | ユーシービージャパン<br>／第一三共 | ［錠剤，ドライシロップ］<br>てんかん患者の部分発作（二次性全般化発作を含む）<br>他の抗てんかん薬で十分な効果が認められないてんかん患者の強直間代発作に対する抗てんかん薬との併用療法<br>［点滴］<br>一時的に経口投与ができない患者における，上記の治療に対するラコサミド経口製剤の代替療法 |

集団薬物動態解析では，シトクロムP450誘導作用をもつカルバマゼピン，フェニトイン，またはフェノバルビタールとの併用でラコサミドの定常状態の血中濃度（AUC）が25％減少するとされる。

### 用 量 例

●成人には1日100mg/分2から投与開始する。増量は1日量として100mg以下ずつ1週間以上の間隔をあけて行い，維持用量は1日200mg/日/分2。最大用量は1日400mgまで。

### *実際に処方したときのエピソード*● ·························································

　50代女性，側頭葉てんかん。52歳時に「脳が締まる感じ」がして意識がなくなり，口をもごもごする複雑部分発作が初めて出現，1分で回復した。1ヵ月後に同様の発作が再燃し，当院受診となった。頭部MRIは正常だったが，脳波で左中側頭部に鋭波を認めた。カルバマゼピン200mgを開始し発作は消失したが，その後肝機能障害が出現し，ゾニサミドに変更するも肝機能障害が持続。レベチラセタムに変更し肝機能は正常化したが，発作が再燃した。ラコサミド100mgを追加したところ，発作消失し，副作用もなく経過良好である。

### ( ワンポイント アドバイス )

#### ●処方の際の留意点

　PR間隔延長（心電図）が出現することがあるため，第2度以上の房室ブロックなどに関連する症状の発現に注意し，心電図検査を定期的に行うこと。ラコサミドはカルバマゼピンなど他の電位依存性Na$^+$チャネル作用型抗てんかん薬との併用でも効果が認められる。その場合，中枢神経系の副作用が他の作用機序を持つ抗てんかん薬を併用する場合より生じやすいという報告がある。まれに易刺激性，興奮，攻撃性などの精神症状が現れ，自殺企図に至ることもあるので注意深く観察すること。複視，霧視などの眼症状が生じることがある。催奇形性に関するデータは少ない。

#### ●服用のしかたと留意点

　投与初期に悪心，眩暈が出現することがあるため，症例によってはさらに少量からの開始と緩徐な増量スケジュールを検討したほうがよい。副作用が出た場合，1日量で100mg減量すると服用継続可能となることが多い。

抗てんかん薬

# ラモトリギン（lamotrigine）

**【商品名】ラミクタール Lamictal ／ラモトリギン（製薬会社名）**

（岡田 元宏）

## 薬理説明

　トピラマート・ゾニサミド同様に部分・全般てんかんへの幅広い抗てんかんスペクトラムを有する。前臨床試験では，最大電撃痙攣・薬物誘発性痙攣・キンドリングに対する抑制効果も強い。カルバマゼピン・フェニトインと類似した，電位依存性ナトリウムイオンチャネル抑制作用が主な作用機序と考えられているが，特に軸索に分布すると考えられているNav1.2を抑制し，細胞内興奮性伝播の抑制作用が明らかとなっている。

## 処方の実際

　先行販売された欧米では，ラモトリギン販売直後から，重症皮疹（皮膚粘膜眼症候群・中毒性表皮壊死症）の発現率が高いことが報告され，大規模な市販後調査から，バルプロ酸ナトリウムとの併用が重症皮疹発現リスクである可能性が示唆された。この調査に従って，ラモトリギン導入時の漸増法は厳しく管理されることになった。このため，本稿ではラモトリギン承認時の投与方法を一覧表にまとめておく。原則はラモトリギンの主要

●各投与量　上段：小児，下段：成人

| 併用薬 | 初期投与量<br>（～2週間） | （2～4週） | 維持用量 | 最大用量 |
|---|---|---|---|---|
| バルプロ酸ナトリウム | 0.15 mg/kg（分1） | 0.3 mg/kg（分1） | 1～3mg/kg（分2）[0.3mg/kg/1～2週で漸増] | 200 mg |
| | 25 mg（隔日・分1） | 25 mg（分1） | 100～200mg（分2）[25～50mg/1～2週で漸増] | |
| グルクロン酸抱合誘導薬抗てんかん薬 [注1] | 0.6 mg/kg（分2） | 1.2 mg/kg（分2） | 5～15mg/kg（分2）[1.2mg/kg/1～2週で漸増] | 400 mg |
| | 50 mg（分1） | 100 mg（分2） | 200～400mg（分2）[100mg/1～2週で漸増] | |
| 注1以外の抗てんかん薬 [注2] | 0.15 mg/kg（分1） | 0.3 mg/kg（分1） | 1～5mg/kg（分2）[0.3mg/kg/1～2週で漸増] | 200 mg |
| | 25 mg（隔日・分1） | 25 mg（分1） | 100～200mg（分2）[25～50mg/1～2週で漸増] | |

注1）　フェニトイン，カルバマゼピン，フェノバルビタール，プリミドン，リファンピシン・ロピナビル・リトナビル合剤，経口避妊薬（卵胞ホルモン・黄体ホルモン含剤），その他本剤のグルクロン酸抱合を誘導する薬剤
注2）　ゾニサミド，ガバペンチン，トピラマート，その他本剤のグルクロン酸抱合に対し影響を及ぼさない又は影響が明らかでない薬剤

| | 剤　形 | 製薬会社 | 適　応 |
|---|---|---|---|
| ラミクタール | 錠剤：2mg, 5mg（小児用） | グラクソ・スミスクライン | てんかん患者の下記発作に対する単剤療法<br>部分発作（二次性全般化発作を含む），強直間代発作，定型欠神発作<br>他の抗てんかん薬で十分な効果が認められないてんかん患者の下記発作に対する抗てんかん薬との併用療法<br>部分発作（二次性全般化発作を含む），強直間代発作，Lennox-Gastaut症候群における全般発作<br>双極性障害における気分エピソードの再発・再燃抑制 |
| | 錠剤：25mg, 100mg | | |

代謝経路であるグルクロン酸抱合を抑制する薬剤との併用時と，グルクロン酸抱合を亢進する薬剤との併用時とで，2種類の漸増法が設定されている。グルクロン酸抱合に影響しない薬剤は，原則グルクロン酸抱合抑制薬との併用時の漸増法に準拠する。

### *実際に処方したときのエピソード*●

19歳，女性。側頭葉てんかんで，自動症が著しく時に暴力事件が生じて，社会適応に問題があった。本剤導入後は発作消失に加えて，「気分的にも楽になった」と述べて，コンプライアンスも向上した。重症皮疹の副作用には細心の注意を払わなければならない。てんかんと双極性うつへの適応を有する。双極性障害には単剤投与可能だが，てんかんに対しては併用療法としてのみ適応があるので注意したい。投与初期の漸増法はメセンハイマー指針に準じた3種類が規定されており，これにより重症皮疹の発現は，他の抗てんかん薬と同程度に抑制される。規定投与方法に従った服薬指導が重要である。また，本剤はセロトニントランスポーター，モノアミン酸化酵素，CRF受容体阻害作用を有し，抗うつ薬との併用にも，注意を要するかもしれない。

### （ワンポイント アドバイス）

#### ●処方の際の留意点

海外では，本剤は最も評価の高い第二世代抗てんかん薬に位置づけられている。部分てんかんから全般てんかんまで，幅広い抗てんかんスペクトラムを有するだけではなく情動安定化作用も高い評価を得ている。精神科医の添付文書投与計画への遵守姿勢が乏しく，本邦の市販後調査では，重症皮疹発現例の中で投与法非遵守事例が占める割合が予想以上に多かった。欧米では，添付文書に従った初期投与方法の遵守によって，本剤の重症皮疹の発現率が，一般的な抗てんかん薬と比較しても同等かそれ以下にとどまっている。

#### ●服用のしかたと留意点

バルプロ酸ナトリウム併用時には，本剤は25mg錠を隔日（2日で1錠）となり，服薬遵守に負担が大きかったが，2010年から「ラミクタールスターターパック」が発売され，服薬遵守不良による，皮膚粘膜眼症候群・中毒性表皮壊死症の有害事象の減少が期待される。皮膚粘膜眼症候群・中毒性表皮壊死症は後遺症も問題となることから，医師の指示だけではなく，薬局の服薬指導にも注意を払い，添付文書投与計画への遵守に心掛けるべきである。本剤による皮診は投与開始3カ月以内に発現することも覚えておきたい。

抗てんかん薬

# ルフィナミド（rufinamide）

## 【商品名】イノベロン Inovelon

（西田 拓司）

### 薬理説明

ルフィナミドはトリアゾール骨格を有する化合物である。本剤はラット大脳皮質神経細胞の電位依存性ナトリウムチャネルの不活化状態からの回復を遅延させ，マウスの脊髄神経細胞のナトリウム依存性活動電位の持続性高頻度発火を抑制した。作用機序は不明な部分も多いが，電位依存性ナトリウムチャネルの活動を調整することで抗てんかん作用を示すと考えられている。

ルフィナミドの血清蛋白結合率は34%であり，代謝に関与する主たる酵素はカルボキシエステラーゼである。主代謝物は薬理学的に不活性である。ヒトではCYP450による酸化的代謝またはグルタチオン抱合は認められなかった。

ルフィナミドは服薬後3〜4時間で最高血中濃度に達し，血中半減期は9〜12時間とされている。バルプロ酸を併用するとルフィナミドの血中濃度が上昇し，カルバマゼピン，フェニトイン，フェノバルビタールを併用するとルフィナミドの血中濃度は低下する。

### 処方の実際

ルフィナミドの効能・効果は，他の抗てんかん薬で十分な効果が認められないLennox-Gastaut症候群における強直発作および脱力発作に対する抗てんかん薬との併用療法となっている。本邦の臨床試験の結果によると，強直発作および脱力発作の発作頻度変化率が，プラセボ群では3.3%の減少に対してルフィナミド群では24.2%の減少を示した。当院での経験でも，15名のLennox-Gastaut症候群の患者の強直発作に対して，7名（46%）で何らかの有効性が認められた。また，保険適応外処方になるが，厳密なLennox-Gastaut症候群の診断に含まれないような症候性全般てんかん，あるいは症候性部分てんかん（特に前頭葉てんかん）でも強直発作あるいは強直性の発作に有効なことがある。なお，トリアゾール誘導体（抗真菌薬）に対し過敏症の既往がある場合は禁忌である。

|  | 剤　形 | 製薬会社 | 適　応 |
|---|---|---|---|
| イノベロン | 錠剤：100mg，200mg | エーザイ | 他の抗てんかん薬で十分な効果が認められない Lennox-Gastaut 症候群における強直発作及び脱力発作に対する抗てんかん薬との併用療法 |

●添付文書では，1日400mgを2回に分けて開始し，2日以上の間隔をあけて，1日用量400mg以下ずつ漸増する。維持用量は体重50kg以下では1日1,800mg，50〜70kgでは1日2,400mg，70kg以上では1日3,200mgとなっている。しかし，実際は眠気などの副作用が出現することがあり，より少量から開始し，緩徐に増量するべきである。例えば，1日200mg分2で開始し，1週間以上の間隔をあけて，1日用量200mgずつ漸増する。

### 実際に処方したときのエピソード●·····························································

17歳，男性。Lennox-Gastaut症候群。特別支援学校通学中。生後7カ月時に，てんかん性スパズムが出現し，West症候群と診断される。ACTH（副腎皮質刺激ホルモン）療法で軽快した。その後，てんかん発作はみられなかったが，発達の遅れがみられた。3歳ころから強直発作，ミオクロニー発作，脱力発作が出現し，発作で転倒し怪我をするようになった。脳波では全般性の棘徐波複合，棘波律動がみられた。さまざまな抗てんかん薬を使用するも発作は1日に10回以上みられた。また，時に重積状態となりジアゼパムを使用することもあった。フェニトイン，バルプロ酸，フェノバルビタールにルフィナミドを追加したところ，日中の発作がほとんどなくなり，重積することもなくなった。

### ワンポイント アドバイス

#### ●処方の際の留意点

添付文書で記載されている用法より少量で開始し，緩徐な増量を行うべきである。頻度の高い副作用としては，傾眠，食欲減退，嘔吐，便秘が報告されている。また，他の抗てんかん薬と同様に，皮疹，発熱などアレルギー症状があれば即座に本剤の内服を中止し，必ず主治医に連絡するように伝える。一方，急激な減量や中止はてんかん発作の増悪をもたらすことがあり，注意が必要である。Lennox-Gastaut症候群では，難治で多彩な発作型がみられるため，どうしても多剤併用となってしまうが，薬物の副作用と薬物間の相互作用に十分注意を払う必要がある。

#### ●服用のしかたと留意点

抗てんかん薬は規則正しい服薬を行うことが前提であり，本剤も例外ではない。不規則な服薬は効果がみられないばかりか，てんかん重積状態のリスクもある。そのため，患者と家族への服薬指導が重要である。Lennox-Gastaut症候群は難治なてんかんの代表であり，本剤をもってしても完全な発作消失を得ることは簡単ではない。発作の抑制と副作用とのバランスを考え，患者の生活の質を重視した治療を行う必要がある。

抗てんかん薬

# レベチラセタム（levetiracetam）

**【商品名】イーケプラ** E Keppra／**レベチラセタム（製薬会社名）**

（岡田 元宏）

### 薬理説明

　レベチラセタムは，1999年に米国で承認されたpiracetam誘導体新規抗てんかん薬である。本邦では2010年7月に，〈難治部分てんかんに対する併用療法治療薬〉として承認された。作用機序は不明だが，神経伝達物質受容体・イオンチャネルへの親和性がなく，synaptic vesicle protein 2A（SV2A）に特異的に結合することから，従来の抗てんかん薬とは明らかに異なる分子標的を有している。事実，レベチラセタム急性投与は最大電撃けいれん，PTZ誘発けいれんにも効果がなく，従来の抗てんかん薬とは明らかに異なる抗けいれんスペクトラムを有し，第一世代抗てんかん薬に抵抗性を示す難治てんかんに対する治療効果が期待されている。

### 処方の実際

　本邦では，「他の抗てんかん薬で十分な効果が認められないてんかん患者の部分発作（二次性全般化発作を含む）に対する抗てんかん薬との併用療法」を効能・効果として承認されている。しかし，幅広い抗てんかんスペクトラムが先行欧米臨床データで示され，小児から高齢発症患者に対して，部分てんかんだけではなく全般てんかんへの有効性が期待されているのも事実である。投与方法は，成人には1,000mg（1日2回）で開始し，症状に応じて2週間以上の間隔をあけて1日用量として1,000mg以下ずつの漸増を行う。1日3,000mgが最大用量とされている。

### 用 量 例

- ●初回投与量：本剤（500mg）2錠/分2（朝・夕）。
- ●平均的維持用量：本剤（500mg）4錠/分2（朝・夕）。

|  | 剤　形 | 製薬会社 | 適　応 |
|---|---|---|---|
| イーケプラ | 錠剤：250mg，500mg<br>ドライシロップ：50%<br>点滴静注：500mg | ユーシービー<br>ジャパン | てんかん患者の部分発作（二次性全般化発作を含む）他の抗てんかん薬で十分な効果が認められないてんかん患者の強直間代発作に対する抗てんかん薬との併用療法<br>点滴：一時的に経口投与ができない患者における，上記の治療に対するレベチラセタム経口製剤の代替療法<br>てんかん重積状態 |

***実際に処方したときのエピソード***●……………………………………………………

　65歳女性の初発部分てんかん患者。カルバマゼピンではコントロールが難しく，本剤を導入したが，発作は消失するが眠気が強く服薬継続が困難と訴えるなど，時に使用しづらく感じることもある。作用機序が明らかに異なる抗てんかん薬である。近年高齢発症のてんかんが増加しているが，本剤は高齢発症てんかん患者への高い有効性が報告されている。さらにめまい，ふらつきなど，高齢者の転倒は抗てんかん薬投与初期に配慮しなければならないが，本剤は転倒リスクが非常に少ない抗てんかん薬でもある。

（ワンポイント　アドバイス）

● 処方の際の留意点

　本邦ではレベチラセタムは，部分てんかんのみに適応が限られているが，海外のデータではトピラマート，バルプロ酸に匹敵する幅広い抗てんかんスペクトラムが示され，しかもエキスパートオピニオンでは，部分てんかんに対しては単剤の第一選択薬として推奨されている。しかし，現時点で，他の第一世代・第二世代抗てんかん薬との比較検討（メタアナリシスや大規模調査）は充分とは言い難く，エキスパートオピニオンを鵜呑みにすることは避けるべきと考える。

　腎排泄型であることから第一世代抗てんかん薬との相互作用に過敏となる必要はないが，高齢者は腎機能が低下している可能性が高く，近年増加している腎排泄型の各種薬剤との併用には，注意を要する。しかし，高齢発症てんかん患者に対しては比較的低用量で発作コントロールが得られ，しかも抗てんかん薬投与で問題となる，せん妄・意識障害・転倒に対しては，他の抗てんかん薬よりも転倒リスクが少ないとの報告もある。

● 服用のしかたと留意点

　妊娠可能女性に対しても，エキスパートオピニオンでは高い評価を受けている。しかし根拠となるデータは無く，現時点では可能な限り慎重に投与すべき薬剤に位置づけるべきである。胎児移行性もあり，加えて妊娠第三期の妊婦患者の本剤血中濃度低下が報告されており，この時期の発作頻度増加に対する本剤の投与量調整に関しては，コンセンサスが得られていないのが実情である。

　半減期は7～8時間と比較的短いため，投与開始3日で定状状態に達する。逆にコンプライアンスへの配慮を要する薬剤となる。投与1時間で最高値を示すことから，この時期に傾眠・めまいを訴える場合は，投薬時間調整がQOL観点からも重要となる。

抗てんかん薬

# アマンタジン （amantadine）

**【商品名】シンメトレル** Symmetrel ／**アマンタジン（製薬会社名）**

（大谷 義夫）

## 薬理説明

　アマンタジンのパーキンソニズムに対する効果発現は，前シナプスにおけるドーパミンの放出促進，再取り込み抑制，合成促進によってドーパミン作動ニューロンの活性が高められることによると考えられている。このほかに，精神活動改善作用，A型インフルエンザウイルスに対する作用を有している。日本での発売は1975年である。

## 処方の実際

　アマンタジンの適応は，パーキンソニズム，脳梗塞に伴う意欲・自発性低下，およびA型インフルエンザウイルス感染症である。

## 用量例

●パーキンソニズムに対して

　通常，成人には初期量1日100mg（分1～2），1週間後に維持量として1日200mg（分2）を投与する。症状や年齢によって適宜増減できるが，1日300mgを限度とする。

●脳梗塞後遺症に対して

　1日100～150mg（分2～3）を投与し，12週で効果が認められない場合は中止する。

●A型インフルエンザウイルス感染症に対して

　1日100mg（分1～2）を経口投与する。症状や年齢によって適宜増減するが，高齢者および腎障害のある患者では上限を100mgとする。

　本剤はA型以外のインフルエンザウイルス感染症には効果がない。

|  | 剤　形 | 製薬会社 | 適　応 |
|---|---|---|---|
| シンメトレル | 錠剤：50mg，100mg<br>細粒剤：10% | サンファーマ | パーキンソン症候群<br>脳梗塞後遺症に伴う意欲・自発性低下の改善<br>A型インフルエンザウイルス感染症 |

*実際に処方したときのエピソード●*············································

　72歳，女性。68歳時うつ病を発症し，その後徐々に歩行困難も加わり，頭部MRIで多発性梗塞が認められ，血管性パーキンソニズムと診断されていた。1993年に半年間の入院で症状はやや改善していたが，退院5年後から再び歩行困難，構音障害が増悪し，食欲低下や抑うつ焦燥も強い状態となり，外来を訪れた。それまでの主な処方内容は，1日にドロキシドパ200mg，塩酸ニカルジピン60mg，ドラガノン600mg，イミプラミン75mgであったが，ドロキシドパ→本剤（150→300mg），イミプラミン→ロフェプラミン（60→30mg）の処方に変更したところ，パーキンソニズム，抑うつ，焦燥症状ともに徐々に軽快した。

（ワンポイント アドバイス）

●処方の際の留意点

　高齢者でL-ドパなど，ほかのドーパミン製剤や抗コリン性抗パーキンソン薬が副作用の問題などで使いにくい場合に，本剤は極めて有用である。筆者の経験では，脳血管障害やびまん性レビー小体病などによる症候性パーキンソニズムに対して副作用が少なく，よい結果が得られたことがまれでない。本剤は主として腎から未変化体として排泄されるので，腎疾患のある患者では蓄積して血漿中濃度が上昇し，幻覚や錯乱などの重篤な副作用をまねくことがある。また，本剤は透析によって少量しか除去されず，特異的な解毒剤も知られていない。通常，急性中毒時には次のような処置が行われる。胃洗浄，活性炭および塩類下剤の投与，強制利尿および尿の酸性化。けいれん，運動不穏に対してはジアゼパム静注などの抗けいれん薬投与，尿閉にはカテーテル挿入など。

●服用のしかたと留意点

　薬剤交付時，PTP（press through package）包装の薬剤はPTPシートから取り出して服用する。PTPシートの誤飲により，硬い鋭角部が食道粘膜に刺さり，穿孔を起こした例が報告されている。

　投与を急に中止すると，パーキンソニズムが悪化するおそれがあるので，投与中止の場合は医師の指導のもと，徐々に減量していく。

抗パーキンソン薬

# エンタカポン （entacapone）

**【商品名】** コムタン Comtan ／エンタカポン （製薬会社名）

（齋藤 豊和・荻野 裕）

## 薬理説明

　1980年代後半に開発された末梢Catechol-O-Methyltransferase（COMT）の阻害薬である。パーキンソン病に使用されているレボドパは末梢でドパ脱炭酸酵素によるドーパミンへの代謝のほかにCOMTによる水酸基のメチル化も受けている。したがって，wearing-off現象を起こしている患者では，COMTを阻害してレボドパの脳への移行性をさらに向上させることで，レボドパ療法の作用持続時間の延長が期待できることになる。

## 処方の実際

　レボドパは末梢組織で多くが代謝され，脳に達するのは数％とされており，末梢性ドパ脱炭酸酵素阻害薬であるカルビドパやベンセラジドとの併用でレボドパの脳への移行を増やすことが行われている。本剤の使用によりCOMTを阻害して，さらにレボドパの脳への移行を向上させることから，レボドパおよびドパ脱炭酸酵素阻害薬と併用するパーキンソン病治療薬として開発された。本剤は血中でL-ドパ濃度を持続させ，L-ドパ療法による間歇的なドーパミン受容体刺激を軽減してwearing-off現象を改善する。したがって適応はパーキンソン病患者初期から単独で使用可能とされるものでなく，必ずレボドパ＋カルビドパ，またはレボドパ＋ベンセラジド使用例と併用することになる。

## 用量例

●通常，成人には本剤を1回100mg経口投与する。例えば1日2回，1回1錠飲んでいる患者は服用回数ごとに追加し，1日200mg，1回100mgを服

| | 剤　形 | 製薬会社 | 適　応 |
|---|---|---|---|
| コムタン | 錠剤：100mg | ノバルティスファーマ | レボドパ・カルビドパ又はレボドパ・ベンセラジド塩酸塩との併用によるパーキンソン病における症状の日内変動（wearing-off 現象）の改善 |

用する。なお症状により，1回200mgを投与することができる。ただし，1日8回をこえないこと。本剤はレボドパ＋カルビドパ，またはレボドパ＋ベンセラジドとの併用により効果が認められる薬剤であり，単剤では効果が認められない。

### *実際に処方したときのエピソード*●······························

79歳，男性。74歳時に右手の震えで発症。徐々に動作緩慢も出現。レボドパ＋カルビドパで治療を開始され300mg/分3の投与で良好にコントロールされていた。4カ月くらい前から薬の効果時間が短くなり次の薬の前に震えや動作緩慢が出現するようになった（ウェアリングオフ）。プラミペキソール（非麦角系アゴニスト）を開始し漸増を試みたが眠気の訴えが強く十分な増量が困難であった。そこで本剤をレボドパの服用回数に合わせ300mg/分3で投与開始したところレボドパの効いている時間（オン時間）が延長し安定した薬効がえられた。患者には本剤は必ずレボドパ製剤と一緒に服用する必要があることを十分説明する。副作用ではないが尿色がオレンジ色（代謝物自体の色）になるので害はなく心配する必要がないことを伝えておく。

### ワンポイント アドバイス

#### ●処方の際の留意点

本剤はレボドパの分解を抑えることにより効果を発揮するものであるので，必ずレボドパと一緒に服用することが必要である。このことを患者にきちんと説明する必要がある。COMT阻害薬はエピネフリン，ノルエピネフリンなどのカテコラミン製剤の分解も抑えるので併用する場合には注意が必要である。同様にカテコラミン分解を抑えるセレギリンと併用すると血圧上昇などの副作用の恐れがあるので併用には注意が必要である。またワーファリンの効果を軽度増強すると報告されているので併用する場合には凝固機能のチェックが必要である。

#### ●服用のしかたと留意点

本剤はレボドパの利用率を上げるために，レボドパ過剰状態による副作用（異常運動，ジスキネジア）があらわれる場合がある。このため，本剤の投与開始時あるいは増量時にはそのことを話し，またその副作用がみられた場合は，レボドパ＋カルビドパ，またはレボドパ＋ベンセラジドの量を調節していくことになる。1日1,600mgをこえないようにする。肝障害のある患者は肝機能検査を定期的に行い，また体重が40kg未満の患者では1回200mgへの増量は必要最小限にとどめる。

# カベルゴリン（cabergoline）

【商品名】カバサール Cabaser ／カベルゴリン（製薬会社名）

（齋藤 豊和・荻野 裕）

## 薬理説明

　ドーパミン受容体刺激薬（アゴニスト）の作用はその種類によって受容体に対する効果は異なるが，その臨床効果に関しては，ある薬剤がほかの薬剤に比べてより有用であるとの確証は得られていない。ドーパミン・アゴニストの血中半減期については，ブロモクリプチンの半減期は3時間，本剤は最も長く44時間である。理論的には半減期の長いアゴニストほど安定した効果が得られ，wearing-off現象に効果が高いように思われるが，5種類のアゴニスト間でwearing-off現象に対する効果の違いをエビデンスとして示したものはない。

## 処方の実際

　同じ麦角系であってもペルゴリドは半減期を異にし，$D_1$，$D_2$受容体に対する親和性も異にしている。本剤にて効果不十分な症例のペルゴリドへの切りかえの報告もあり，保険で認可されている数多くのほかのドーパミン・アゴニストへの切りかえが行われている。また治療中のレボドパに各種のドーパミン・アゴニストを併用し，レボドパの減量，wearing-off現象の軽減などについて各アゴニストに違いがあるか，などの検討も行われている。

|  | 剤　形 | 製薬会社 | 適　応 |
|---|---|---|---|
| カバサール | 錠剤：0.25mg，1mg | ファイザー | パーキンソン病<br>乳汁漏出症<br>高プロラクチン血性排卵障害<br>高プロラクチン血性下垂体腺腫（外科的処置を必要としない場合に限る）<br>産褥性乳汁分泌抑制<br>［以下は 0.25mg のみ］<br>生殖補助医療に伴う卵巣過剰刺激症候群の発症抑制 |

**用量例**

●本剤1錠（0.25mg）から開始し，2週間で0.75mgまで増量する。最大量3mgをこえないようにする。

*実際に処方したときのエピソード●*……………………………………………

　75歳，女性。72歳発症，レボドパ＋ベンセラジドで150mg/分3から治療を開始，徐々に症状の進行あり300mgまで増量されていた。徐々に効果時間が短縮しウェアリングオフが出現したためロピニロール（非麦角系アゴニスト）を開始したが眠気が強く服用ができなかった。そこで心臓弁膜症の副作用を説明したうえ心臓超音波検査を含む心臓の評価を行い問題がないことを確認し，本剤0.25mg/分1朝から漸増し2mgにてウェアリングオフは軽快した。麦角系アゴニストの使用に際しては上記のようなステップが必要である。開始後も定期的に心臓弁膜症のモニターが必要である。

**ワンポイント アドバイス**

**●処方の際の留意点**

　麦角アルカロイド系ドーパミン・アゴニストでは，浮腫，息切れ，胸水などの合併症の報告がある。プロモクリプチン，ペルゴリドにより胸膜炎，肺線維症などの報告が散見され，本剤でも同様の胸膜肺疾患，心不全の合併が報告されている。とくに本剤服用者ではほかのドーパミン・アゴニストと比較して弁膜症の発生率が有意に高い，との指摘がある。その理由として，ペルゴリドと比較すると本剤の使用量が多いことがあげられている。本剤もペルゴリドも5-HT$_{2B}$受容体を介しての線維芽細胞への刺激，線維化の亢進が胸膜炎，心臓弁膜症の発症機序になるとも考えられている。

**●服用のしかたと留意点**

　麦角系アゴニスト（カベルゴリン，プロモクリプチン，ペルゴリド）では心臓弁膜症の発症のリスクが報告されており第一選択薬としては使用しないことが推奨されている。非麦角系アゴニストが副作用などのために使用できない場合に使用するべきである。使用前には心臓弁膜症の危険を説明したうえで，心電図・胸部レントゲン写真・心臓超音波検査を確認する。使用開始後には3〜6カ月毎に心臓超音波を含む検査を行い弁膜症の出現をモニターする必要がある。

# セレギリン（selegiline）

【商品名】エフピー FP ／セレギリン塩酸塩（製薬会社名）

（齋藤 豊和・荻野 裕）

## 薬理説明

パーキンソン病では脳内ドーパミンが減少している一方で，ドーパミンを分解する酵素モノアミンオキシダーゼ-B（MAO-B）の働きが相対的に優位になっており，ドーパミンの分解が促進されている状態にある。セレギリンはMAO-Bの働きを阻害することにより，この異常状態を是正する薬剤である。すなわち，①MAO-Bの働きを阻害してドーパミンの分解を抑制する，②シナプス間隙へ一度放出されたドーパミンの神経細胞終末への再取り込み防止作用を有している。またドーパミン分解を抑制することにより，③フリーラジカルの産生も抑える。本剤はこの①，②の働きにより神経細胞内ドーパミン貯蔵量を増し，線条体でのドーパミン長期間効力を維持するとともに，③により神経細胞の変性，進行を抑止する神経保護作用も期待される。

## 処方の実際

日本初のMAO-B阻害薬であるセレギリンは本邦以外では80カ国以上で発売，使用されている。パーキンソン病の改善，レボドパ剤の減量，増量抑制，wearing-off減少など日内変動の改善が期待されている。

本剤はレボドパとの併用により効果がみられ，本剤2.5mgをレボドパと併用した1年間投与の結果では，6カ月で14.7％，12カ月で12.5％のレバドパ量を減少し得たとの報告，328例のパーキンソン病の偽薬との二重盲検試験の結果では，wearing-off現象（off時の重症度），固縮（下肢），無動（全般）の症状に対し，本剤2.5mgで有意の改善が認められている。

| | 剤 形 | 製薬会社 | 適 応 |
|---|---|---|---|
| エフピー | 口腔内崩壊錠：2.5mg | エフピー | パーキンソン病（レボドパ含有製剤を併用する場合：Yahr重症度ステージⅠ～Ⅳ，レボドパ含有製剤を併用しない場合：Yahr重症度ステージⅠ～Ⅲ） |

**用量例**

●本剤は，レボドパと併用し，成人に1日1回2.5mg（1錠）朝食後の服用から開始し，2週ごとに1日量として2.5mg（1錠）ずつ増量し，最適投与量を定めて維持量とする。標準維持量は1日7.5mgである。1日量を5mgとした場合は，朝食・昼食後に分服し，7.5mgの場合は朝食後5mg，昼食後2.5mg服用とする。1日10mg（4錠）をこえないこととする。

**実際に処方したときのエピソード●**

　72歳，男性。65歳のとき左手の振戦で発症，70歳以下の発症でありプラミペキソールで治療を開始され3mg/分3でまずまずのコントロールを得た。徐々に症状が強くなり69歳時にレボドパ＋カルビドパの投与を開始され300mg/分3で再び良好なコントロールとなった。徐々に薬効時間が短縮しウェアリングオフが出現，すでに眠気がありプラミペキソールは増量しにくく，本剤2.5mgから開始，5mg/分2朝昼としたところウェアリングオフは軽快した。

**ワンポイント アドバイス**

**●処方の際の留意点**

　本剤はレボドパ治療で十分に改善のみられなかった固縮，無動にさらなる改善がみられ，また一日の内での症状変動を和らげる効果がみられている。レボドパとの併用では，幻覚が出現した場合はレボドパを減量する。本剤使用の禁忌は，①本剤に過敏症のある患者，②統合失調症を合併している患者，③覚せい剤，コカインなどの中枢神経興奮薬（合成麻薬：塩酸ペチジン）の依存，その既往のある患者，とくに④非選択的MAO阻害薬（塩酸サフラジン），⑤三環系抗うつ剤（クロミプラミン，アモキサピン，アミトリプチリン，ノルトリプチリン，ドスレピン，ロフェプラミンなど），⑥選択的セロトニン再取り込み阻害薬（フルボキサミン，パロキセチンなど）を投与中，あるいは中止後7〜14日間の患者や，セロトニン・ノルアドレナリン再取り込み阻害薬（ミルナシプラン）を投与中あるいは中止後2〜3日の患者である

**●服用のしかたと留意点**

　夕方，夜間の服用は避け，朝食・昼食後の服用を徹底させる。④〜⑥使用中の患者は服用してはならない。

抗パーキンソン薬

# トリヘキシフェニジル (trihexyphenidyl)

【商品名】アーテン Artane ／セドリーナ Sedrena ／パーキネス Parkines ／
トリヘキシフェニジル（製薬会社名）

（大谷 義夫）

### 薬理説明 /

　トリヘキシフェジニルは，1949年アメリカのサイアナミド社で開発され
た中枢性の抗コリン薬であり，日本では1953年に発売となった。薬理機序
としては，ドーパミン系の遮断あるいは活動低下によって相対的に亢進し
ている線状体のアセチルコリン(Ach)神経活動を抑制することによって効
果をもたらす。アトロピンと比較すると，末梢性抗コリン作用（末梢ムス
カリン性Ach受容体遮断作用）は弱い。

### 処方の実際 /

　本剤の適応は，①向精神薬投与によるパーキンソニスム，ジスキネジア
（遅発性を除く），アカシジア，②特発性パーキンソニスムおよびその他の
パーキンソニスム（脳炎後，動脈硬化性）であるが，通常は，少量から開
始し，慎重に維持量まで増量する。また年齢により適宜増減する。

### 用量例 /

●抗精神病薬投与によるパーキンソニスムに対して
　本剤2〜10mg/日（分3〜4）。
●特発性パーキンソニスムやその他のパーキンソニスム（脳炎後など）に
　対して
　第1日目1mg，第2日目2mg，以後1日につき2mgずつ増量し，1日量6〜
　10mg（分3〜4）を維持投与する。

| | 剤　形 | 製薬会社 | 適　応 |
|---|---|---|---|
| アーテン | 錠剤：2mg<br>散剤：1% | ファイザー | 特発性パーキンソニズム<br>その他のパーキンソニズム(脳炎後，動脈硬化性)<br>向精神薬投与によるパーキンソニズム・ジスキネジア(遅発性を除く)・アカシジア |

***実際に処方したときのエピソード●*** ·················································

　30歳，女性，家庭主婦。半年前からミシンを踏むたびに「ほら，やーね」「また何か言ってる？」などと近所の人の声が聞こえるようになり，盗撮妄想も出現し来院。リスペリドン2mg，レボメプロマジン25mg，プロメタジン25mgで異常体験はほぼ消失に至っていたが，4カ月後ジストニア様症状で夜間救急を受診したため，翌日プロメタジンを本剤4mg（就寝前服用）に変更したところ，さらに翌日母親に伴われて来院し，夜間に冷蔵庫に洗剤を入れるなど奇妙な行動をして，翌朝本人はそれを全く覚えていないとのことであった。低血圧傾向はあるがこれまでに同様のエピソードはなく，当院の処方以外には何も服用していない。本剤を中止して経過をみたところ，その後このようなエピソードの出現はみられなくなったことから，本剤の抗コリン作用に起因する「せん妄」と考えられた。

---

（ **ワンポイント アドバイス** ）

●**処方の際の留意点**

　緑内障と重症筋無力症は症状を悪化させるおそれがあるので適応禁忌である。このほか，重大な副作用として，悪性症状群，精神錯乱・幻覚・せん妄，急性狭隅角緑内障があげられている。さらに，妊産婦・授乳婦・小児への投与に関する安全性は確立していない。

　高齢者では，せん妄・不安などの精神症状および抗コリン作用による口渇，排尿困難，便秘などがあらわれやすいので，慎重に投与する必要がある。とくにせん妄は夜間にあらわれやすいので，夕食前や就寝前投与には注意を要する。筆者の経験では，まれではあるが若年者でも本剤に過敏な症例がみられるようであり，やはり少量からの投与開始を心がけなければならない。三環系抗うつ薬など抗コリン作用を有する薬剤との併用では抗コリン作用が増強され，著しい便秘から麻痺性イレウスに移行することがある。手指振戦があると，すぐに抗コリン性抗パーキンソン薬が処方されるケースをみることがある。しかし，本態性振戦や抗うつ薬などの薬物性振戦（セロトニン症候群）の可能性を常に念頭におくべきである。

●**服用のしかたと留意点**

　副作用が出現しても，勝手に服用を中止したりせず，必ず医師に相談し，その指示に従うこと。

# ドロキシドパ（droxidopa）

**【商品名】ドプス Dops ／ドロキシドパ（製薬会社名）**

（齋藤 豊和・荻野 裕）

## 薬理説明

L-DOPS（L-threo-3,4-dihydroxyphenilserine）は人体に存在しない合成アミノ酸であるが，ヒトに投与すると体内で脱炭酸されてノルアドレナリンを生成する。もともと本剤は末梢性自律神経障害治療薬として，家族性アミロイドーシスなどの自律神経障害，とくに起立性低血圧などに対して開発された。一方，パーキンソン病が進行すると，ドーパミンβ-ヒドロキシラーゼ（DBH）が減少してくる。レボドパを大量に投与し，ドーパミンを増加させても，ノルアドレナリンまで変換されなくなる。脳内に入ってからDBHによらず，ノルアドレナリンに変換される前駆物質としてドロキシドパが使用されるようになった。病理学的にもパーキンソン病ではノルアドレナリンを伝達物質とする青斑核（locus ceruleus）の細胞変性がみられることから，わが国でパーキンソン病に対する治療薬としての応用が検討された。ドロキシドパは，脳内でノルアドレナリンに変換されるばかりでなく，ドーパミンの放出を促進させたり，アセチルコリン放出を阻止するなどの作用も有しているとされている。

## 処方の実際

コントロール困難なすくみ足，突進現象に効果的とされている。一方，本剤は起立性低血圧にも著効例がみられ，低血圧に対しても使用頻度が高い。パーキンソン病では重症化が進むにつれて起立性低血圧の発症頻度が

| | 剤　形 | 製薬会社 | 適　応 |
|---|---|---|---|
| ドプス | 細粒剤：20%<br>口腔内崩壊錠：<br>100mg，200mg | 住友ファーマ | パーキンソン病（Yahr重症度ステージⅢ）におけるすくみ足，たちくらみの改善<br>下記疾患における起立性低血圧，失神，たちくらみの改善<br>シャイドレーガー症候群，家族性アミロイドポリニューロパチー<br>起立性低血圧を伴う血液透析患者における下記症状の改善<br>めまい・ふらつき・たちくらみ，倦怠感，脱力感 |

高くなり，臨床上有用な治療薬となっている。しかしながら著者の臨床経験からは，すくみ足，突進現象例に効果をみた症例はない。

### 用 量 例

●起立性低血圧に対して

成人では，1日200～300mgを2～3回に分けて経口投与する。900mgで著効した症例もあるが，600mg/日にとどめるのが一般的である。

●すくみ足に対して

成人に対して1日100mg，1日1回の経口投与から開始し，隔日に100mgずつ増量していく。最適投与量を定めて維持量とする（1日600mgを3回に分服）。

### *実際に処方したときのエピソード*●・・・・・・・・・・・・・・・・・・・・・・・・・・・・・・・・・・

78歳，女性。経過10年。最近座位から介助で立ち上がったときに目の前が白くなるような感覚が出現。血圧が臥位128/70→立位100/60と起立性低血圧を認め，パーキンソン病に伴う自律神経症状としての起立性低血圧と考えた。レボドパで効いている時間にも歩行開始時にすくみ足が出現することもあるため，昇圧剤として本剤200mg/分2から投与開始，600mg/分3としたところ起立性低血圧は軽快した。すくみ足にはほとんど変化は見られなかった。本剤の適応症にすくみ足があるがあまり有効であった例を経験しない。主に起立性低血圧に使用することが多い。

### ( ワンポイント アドバイス )

●処方の際の留意点

ドロキシドパのすくみ足への効果に対しては賛否両論あり，過去の400例近い自験例で本剤のすくみ足に対する効果を認めた症例はないが，パーキンソン病後半になると起立性を含む低血圧が強くなるケースがあり，本剤の積極的服用が勧められる。

●服用のしかたと留意点

パーキンソン病では経過とともに血圧は低下する傾向にあるが，ときに一過性の血圧上昇が数カ月から1年にわたり持続することがある。本剤の使用にあたり注意すべき点であり，服用中も定期的な血圧測定が望ましい。

抗パーキンソン薬

# ビペリデン（biperiden）

【商品名】アキネトン Akineton ／ ビペリデン（製薬会社名）

## 薬理説明

　ビペリデンはトリヘキシフェニジルのシクロヘキシル基をビシクロアルキル基で置換した構造物であり，日本での発売は1964年である。中枢性の抗コリン薬であり，ムスカリン受容体遮断によって相対的に亢進している線状体のアセチルコリン（Ach）神経活動を抑制する。抗振戦作用はアトロピンやプロメタジンよりも強い。また，急性ジストニア誘発にシグマ受容体が関与するといわれているが，本剤はシグマ受容体に高親和性であることが報告されている。

## 処方の実際

　本剤の適応は，特発性パーキンソニズムおよびその他のパーキンソニズム（脳炎後，動脈硬化性，中毒性），向精神薬投与によるパーキンソニズム，ジスキネジア（遅発性を除く），アカシジアである。特発性パーキンソニズムに対しては，トリヘキシフェニジルと同様に，少量から開始し，観察を十分に行い，慎重に維持量まで増量する。抗精神病薬による急性ジストニアには抗コリン薬が極めて有効であり，本剤の筋注は効果発現が10～20分と速効性であるため，臨床の場でよく使われる。

## 用量例

●抗精神病薬投与によるパーキンソニズムに対して

　本剤2～6mg/日（分3～4）。

　通常，成人1mg1日2回より始め，その後漸増し，1日3～6mgを分割経口投与する。

| | 剤　形 | 製薬会社 | 適　応 |
|---|---|---|---|
| アキネトン | 錠剤：1mg<br>細粒剤：1%<br>注射剤：5mg/1ml/1管<br>（筋注・静注） | 住友ファーマ | 特発性パーキンソニズム<br>その他のパーキンソニズム（脳炎後，動脈硬化性，中毒性）<br>向精神薬投与によるパーキンソニズム・ジスキネジア（遅発性を除く）・アカシジア |

●特発性パーキンソニズムやその他のパーキンソニズム（脳炎後など）に対して
第1日目1mg，第2日目2mg，以後1日につき2mgずつ増量し，1日量6〜10mg（分3〜4）を維持投与する。

●注射剤は通常，成人5〜10mgを筋肉内注射する。静脈注射は特殊な場合のみ行い，5〜10mgを約3分かけて徐々に注入する。

### 実際に処方したときのエピソード●··········································

20歳の大学生。2〜3カ月前から「自分の思っていることがまわりの人に知られている」「見られている」「監視されている」と言いだし，母親に伴われて来院した。リスペリドン2mg/日（分2，朝・夕）を処方し，4週後4mg/日にまで増量したところ，異常体験はおおむね消えたが，「寝る前にソワソワして落ち着かない」とアカシジアが出現。プロメタジン25mgを併用処方したが，虚脱感が出ると言い，すぐに服用を中断。さらに4週後，「親指が動く」「まばたきすると目が開かなくなる」「口がモゴモゴする」と訴えた。筋強剛や手指振戦を認めないが，リスペリドンによるパーキンソニズムと判断し，本剤2mg/日（分2，朝・夕）を追加したところ，2週後来院時には上記症状は消失しており，アカシジアの訴えもなかった。

### ワンポイント アドバイス

#### ●処方の際の留意点

副作用については，トリヘキシフェニジルの場合と全く同様である。さらに本剤では，気分高揚症状がみられることがあり，依存形成につながるおそれのあることが指摘されている。

抗精神病薬の維持投与期における安易な併用は問題であり，遅発性ジスキネジアの発生予防のためにも，なるべく少量の併用か中止にもっていくべきであろう。ただし，漸減の過程で再びパーキンソニズムが出現することもまれではなく，この場合は併用もやむを得ない。また，急激な中止はいわゆる悪性症状群を誘発することがあるので避けなければならない。

#### ●服用のしかたと留意点

副作用が出現しても，勝手に服用を中止したりせず，必ず医師に相談し，その指示に従うこと。

# プラミペキソール（pramipexole）

【商品名】ビ・シフロール BI・Sifrol ／ミラペックス Mirapex ／
プラミペキソール（製薬会社名）

（齋藤 豊和・荻野 裕）

## 薬理説明

ベンゾチアゾール誘導体の非麦角系の選択的ドーパミン（$D_2$）受容体刺激薬（アゴニスト）である。神経保護作用を有する可能性が示唆されており，本剤はパーキンソン病治療の中心に位置づけられている。

## 処方の実際

プラミペキソールなどのドーパミン作動薬で得られる症候上のメリットは，ドーパミン受容体刺激薬（アゴニスト）の薬剤としての特徴のみでなく，レボドパ用量削減から得られるレボドパ治療に伴う合併症の軽減から大部分の説明が可能である。さらにパーキンソン病の一症状である気分障害（意欲低下，アンヘドニア）の改善効果がみられている。また神経保護作用に関する効果の可能性も指摘されている。

アゼピン誘導体の非麦角系$D_2$受容体刺激薬のタリペキソールは日本で開発された薬剤であり，タリペキソール使用頻度が高率であったが，眠気が多いなど日常生活に支障が出たりすることから，同社の本剤への切りかえが進んだ。この場合は，タリペキソール：プラミペキソール＝ 0.4mg（1錠）：0.5mg（1錠）が妥当，とした報告がある。麦角系ドーパミン（$D_2$）に対するアゴニストであるペルゴリドにて維持療法中のパーキンソン病患者に対する本剤への切りかえや，レボドパ維持療法により運動合併症が出現し，ブロモクリプチン，ペルゴリドの併用投与にもかかわらず効果の減弱がみられる進行期パーキンソン病に対する本剤への切りかえ，タリペキソールからの本剤への切りかえも検討され，これらすべてで有効性，安全性の両面から有効な手段であることが示唆された。当然，本剤単独から治療を開

| | 剤　形 | 製薬会社 | 適　応 |
|---|---|---|---|
| ビ・シフロール | 錠剤：0.125mg，0.5mg | 日本ベーリンガーインゲルハイム | パーキンソン病／中等度から高度の特発性レストレスレッグス症候群（下肢静止不能症候群） |

始する症例も少なくない。

**用量例**

●成人には1日量0.25mgから開始し，2週目に1日量を0.5mgとし，以後経過を観察しながら，1週間ごとに1日量として0.5mgずつ増量し，維持量を（～4.5mg）を定める。1日量が1.5mg未満時は2回に分割し，朝食・夕食後に，1.5mg以上のときは3回に分割し毎食後に経口投与する。1日量は4.5mgをこえないこと。

***実際に処方したときのエピソード***●·········································

62歳，男性。1年くらい前から右手の振戦があり，徐々に右手が固く使いづらくなり受診。右手の安静時振戦と固縮あり。利き手であり日常生活に支障があるため薬物療法を開始することとした。治療はレボドパかドーパミン・アゴニストのどちらかで開始するのが原則である。62歳と比較的若いためドーパミン・アゴニストでの治療開始を選択。本剤2.5mgから開始，1.5mg/分3で症状の軽快あり当面の維持量とした。おおむね70歳以下の例には運動合併症が出にくいことからドーパミン・アゴニストで治療を開始することがすすめられる。また麦角系アゴニストには心臓弁膜症のリスクがあるためアゴニスト使用時は非麦角系アゴニストを第一選択とする。

**ワンポイント アドバイス**

**●処方の際の留意点**

重大な副作用（？）として突発的睡眠，幻覚，妄想などがあるが，ほかのドーパミン・アゴニストも同様な副作用はあり，突出しているものではない。

**●服用のしかたと留意点**

突発的睡眠，傾眠があることもあるので，自動車運転，高所での作業などの危険性を伴う作業を避けるように指導する。腎機能障害がある場合は本剤投与で，腎クリアランス低下により本剤の消失時間が延長するため，腎機能の指標となるクリアチニン・クリアランスが50ml/分では1日量1.5mg 未満（以上）の服用患者では0.125mgずつ2回投与（1日3回に分服）する。

非麦角系アゴニストを投与すると前兆のない突発的睡眠および傾眠等がみられることがある。また突発的睡眠等により自動車事故を起こした例が報告されているので，患者に本剤の突発的睡眠および傾眠等についてよく説明し，本剤服用中には，自動車の運転，機械の操作，高所作業等危険を伴う作業に従事させないよう注意する。

抗パーキンソン薬

# プロメタジン（promethazine）

**【商品名】** ヒベルナ Hiberna ／ ピレチア Pyrethia

（大谷 義夫）

## 薬理説明 /

プロメタジンはフェノチアジン系化合物である。薬理作用として，抗コリン性抗パーキンソン作用，抗ヒスタミン作用，抗アナフィラキシー作用と中枢神経抑制作用を有する薬剤であるが，臨床では抗パーキンソン薬，抗ヒスタミン薬として用いられる。

## 処方の実際 /

本剤は，まず振戦麻痺とパーキンソニズムが適応であるが，とくに抗精神病薬投与によって頻発する「足がムズムズしてじっと座っていられない」といった静座不能あるいは着座不能と歩行要求を特徴とするアカシジアに有効である。その他の適応としては，麻酔前投薬，人工（薬物）冬眠，感冒等上気道炎に伴うくしゃみ・鼻汁・咳嗽，アレルギー性鼻炎，枯草熱，血管運動性浮腫，皮膚疾患に伴う掻痒・蕁麻疹，動揺病があげられる。

## 用量例 /

● 振戦麻痺，パーキンソニズムに対して

本剤25〜200mg/日，1〜4回に適宜分服。

● その他アレルギー性鼻炎などに対して

通常，成人には1回5〜25mgを1日1〜3回経口投与。

1日100〜150mg（分2〜3）を投与し，12週で効果が認められない場合は中止する。

| | 剤　形 | 製薬会社 | 適　応 |
|---|---|---|---|
| ピレチア | 錠剤：5mg，25mg<br>細粒剤：10% | 高田 | 振戦麻痺，パーキンソニズム<br>麻酔前投薬，人工（薬物）冬眠 |
| ヒベルナ | 錠剤：5mg，25mg<br>散剤：10%<br>注射剤：25mg/1ml/1管<br>（皮下・筋注） | 田辺三菱 | 感冒等上気道炎に伴うくしゃみ・鼻汁・咳嗽<br>アレルギー性鼻炎，枯草熱，血管運動性浮腫<br>皮膚疾患に伴うそう痒（湿疹・皮膚炎，皮膚そう痒症，薬疹，中毒疹），蕁麻疹<br>動揺病 |

*実際に処方したときのエピソード●*･････････････････････････････

　26歳の無職男性。高校2年時から「強い心臓の痛み」を訴えるようになった。内科的には異常なく精神科にまわされたが，執拗に心臓痛を訴え続け，統合失調症，躁うつ病，非定型精神病などさまざまな病名で治療されていた。弟に対する暴力で措置入院にまでなった。退院後当院を受診したが，やはり時々激しい心臓痛が起こると訴え，心臓痛に対する恐怖は心気妄想ともいえる内容であった。処方は1日量として，バルプロ酸ナトリウム400mg，ゾテピン50mg，スルトプリド200mg，ニトラゼパム10mg，ブロチゾラム0.5mgといった内容であったが，心臓痛のほかに「イライラする」「じっとしていられない」と訴え，いらだった口調，態度であった。ゾテピン，スルトプリドが投与されているが抗パーキンソン薬は投与されておらず，アカシジア症状もあると判断して，本剤を1日60mg（分3）投与し，ゾテピン，スルトプリドを漸減中止にもっていったところ，アカシジアは改善した。なお，心臓痛に対しては，森田的説得とアルプラゾラムで改善が得られた。

---

（ ワンポイント アドバイス ）

●**処方の際の留意点**

　眠気は本剤の副作用の1つであるが，ベンゾジアゼピン系睡眠薬で効果の得られない睡眠障害（とくに中途覚醒型不眠）で，レボメプロマジンなどの催眠鎮静型抗精神病薬の少量（5〜25mg）と本剤の等量を併用することで良眠を得られるケースが多い。肝障害のある患者では，肝障害を悪化させるおそれがあり，また，脱水・栄養不良などで身体的疲弊のある患者では悪性症状群が起こりやすいので，慎重投与する必要がある。緑内障や前立腺肥大症の患者は適応禁忌である。

●**服用のしかたと留意点**

　血圧降下薬や抗コリン作用を有する薬剤を服用している人，または飲酒習慣のある人は，相互に作用を増強することがあるので，医師に申し出ること。

抗パーキンソン薬

# ブロモクリプチン （bromocriptine）

【商品名】パーロデル Parlodel ／パドパリン Padoparine ／
　　　　　ブロモクリプチン（製薬会社名）

（斎藤 豊和・荻野 裕）

### 薬理説明

　ドーパミン受容体刺激薬（アゴニスト）の薬理学的な重要性はドーパミン（$D_1$, $D_2$）の各受容体であるが，ブロモクリプチンは$D_2$受容体を直接刺激する麦角系の刺激剤である。$D_1$に対しては軽度の拮抗作用を示す。パーキンソン病はドーパミンニューロンの前シナプス側にあり，後シナプス側に存在するドーパミン受容体に一次的な病変はない。しかし前シナプス現象により，受容体のup regulation，レボドパ投与によるdown regulationなどがみられ，後シナプスにある受容体に対する刺激剤が必要となる。血中半減期は4〜6時間である。

### 処方の実際

　レボドパ剤はドーパミン受容体の数の減少を起こし，治療効果の低下に結びつくが，これらのアゴニストはこの現象を阻止することが明らかになっている。本剤単独での治療開始，その後の低用量のレバドパとの併用療法は，選択療法として極めて重要である。パーキンソン病の症状改善に最も有効なのは$D_2$受容体刺激である。

| | 剤　形 | 製薬会社 | 適　応 |
|---|---|---|---|
| パーロデル | 錠剤：2.5mg | サンファーマ | 末端肥大症<br>下垂体性巨人症<br>乳汁漏出症<br>産褥性乳汁分泌抑制<br>高プロラクチン血性排卵障害<br>高プロラクチン血性下垂体腺腫<br>（外科的処置を必要としない場合に限る）<br>パーキンソン症候群 |

### 用 量 例

●1錠2.5mgから投与を開始し，2週間で1日1錠の割合で漸次増量して適量（6錠，15mg）まで増量する。消化器症状が強いために，初回は就寝前から開始し，吐き気止めとしてドンペリドンを併用すると，消化器症状の軽減につながる。

### 実際に処方したときのエピソード●・・・・・・・・・・・・・・・・・・・・・・・・・・・・・・・

　最初に使用された最も古いドーパミン・アゴニストである。効果がやや弱い印象があり近年は麦角系アゴニストの中での使用頻度は減っている。すでにカベルゴリンやペルゴリドなどの麦角系アゴニストを使用している患者が療養病棟などに入院することになり，薬剤費を抑えたいがアゴニスト投与が必要な場合などに薬価の安いブロモクリプチンに変更することがある。

### ワンポイント アドバイス

#### ●処方の際の留意点

　本剤は1日3錠（7.5mg）から6錠（15mg）が維持量として使用されるが，単剤のみで長期間維持できることは極めて困難であり，いずれレボドパとの併用に移行することが一般的である。併用した場合は，レボドパの投与量を長期間少量に抑えうるし，wearing-off現象などの長期間服用後に出現してくるドパ誘発性ジスキネジアなどを抑えたり，軽減させることができる。麦角アルカロイド製剤の長期投与中には胸膜疾患の症例が報告されており，胸膜肥厚，間質性肺炎，浸出液大量貯留などがあり，呼吸困難，咳嗽などを呈するので注意。本剤など麦角系のD2受容体刺激剤は，長期使用にあたり間質性肺炎など副作用について充分な説明（と同意）を得てから使用するのが望ましい。

#### ●服用のしかたと留意点

　麦角系アゴニスト（カベルゴリン，ブロモクリプチン，ペルゴリド）では心臓弁膜症の発症のリスクが報告されており第一選択薬としては使用しないことが推奨されている。非麦角系アゴニストが副作用などのために使用できない場合に使用するべきである。使用前には心臓弁膜症の危険を説明したうえで，心電図・胸部レントゲン写真・心臓超音波検査を確認する。使用開始後には3〜6カ月毎に心臓超音波を含む検査を行い弁膜症の出現をモニターする必要がある。

　消化器症状のために初期服用を半錠から開始することもある。服用前に胸部理学的所見，心電図検査，胸部X線検査，ときに心臓超音波検査を施行して，長期服薬により出現しうる副作用に備える。

抗パーキンソン薬

## ペルゴリド（pergolide）

【商品名】ペルゴリン Pergolin ／ペルマックス Permax ／ペルゴリド（製薬会社名）

（斎藤 豊和・荻野 裕）

### 薬理説明 /

　麦角系のドーパミン・アゴニストであり，ドーパミン$D_1$と$D_2$受容体の両方を刺激する。ブロモクリプチンと異なるのは，その薬理効果を示すのに内因性ドーパミンを必要とせず，主にシナプス後受容体活性を示す。血中の半減期は15〜42時間である。

### 処方の実際 /

　$D_1$と$D_2$が同時に活性化されると，ドーパミン系機能が増大される。したがって$D_1$アゴニストでの反応が低下したパーキンソン病患者に使用すると効果が得られる。また神経保護作用も指摘されており，神経細胞変性に関与する一酸化炭素ラジカルの消去作用を有する。血中の半減期が長いために，日常生活動作（ADL）の改善により有効ともされている。本剤を使用することにより，併用しているレボドパ量を減らすことが可能となる。半減期が長いこと，$D_1$，$D_2$の両方の受容体を刺激することによる。

### 用量例 /

●本剤（50μg）を1日1回，夕食直後，または就寝前に2日間投与する。ほかのドーパミン受容体刺激薬（アゴニスト）同様，服用すると嘔気が強いためである。以後，2〜3日ごとに1日用量として50μgずつ増量し，第1週の最終時は150μgとなる。第2週目は1日150μgより開始し，2〜3日ごとに1日150μgずつ増量する。第2週末には総量600μgとする。その後の増量は，患者の反応，継続可能かなどを判断材料とする。最大量は1,250μg（25錠）であるが，日本人の一般的使用量は750μg/日である。

### *実際に処方したときのエピソード*●

　79歳，男性。76歳発症でレボドパ300mg/分3でまずまずのコントロールであったが徐々にADLが低下しウェアリングオフも出現。本剤を50μg

|  | 剤　形 | 製薬会社 | 適　応 |
|---|---|---|---|
| ペルマックス | 錠剤：50μg，250μg | 協和キリン | パーキンソン病 |

284

から開始して徐々に増量，1,500mg/分3でADLはほぼ自立しウェアリングオフも軽快した。2カ月後くらいから下肢の浮腫が出現，胸部レントゲン写真では少量の両側胸水を認めた。麦角系アゴニストである本剤の副作用と考えて中止し，プラミペキソール（非麦角アゴニスト）3mg/分3に変更したところ浮腫，胸水とも軽快した。麦角系アゴニストでは心臓弁膜症だけでなく浮腫や胸水なども時に認められる副作用であるので注意が必要である。なお本例は，心臓弁膜症のために麦角系アゴニストの使用が制限される以前に経験したものである。現在であれば非麦角系アゴニストを第一選択として用いるべき症例である。

## ( ワンポイント アドバイス )

### ●処方の際の留意点

　単独で開始し，治療効果が今ひとつ不十分な場合にレボドパとの併用へと進めることが一般的である。レボドパ量を低量に抑えられる，併用しているレボドパ量の減量が可能などの利点がある。その結果，レボドパ療法で出現してくるジスキネジアなどの不随意運動，wearing-off（擦り切れ）現象などの発現の遅延などにつながる。本剤はwearing-off現象とともに，後方突進にも高い改善率が示されている。

　近年，多くのドーパミン・アゴニストが開発され，本剤を含め5剤が使用されているが，どのドーパミン・アゴニストが有効かの結論は出ていない。しかし米国で2007年に心疾患の合併により発売が患者の同意のもとでの服用など限定され，わが国でも本剤の使用に影響が出ており，その使用はかなり縮小された。心エコー検査により心臓弁尖肥厚，心臓弁可動制限およびこれらに伴う狭窄などの心臓弁膜の病変が確認された患者，その既往のある者に使用は禁忌とされた。心弁膜症の発現機序は不明であるが，本剤を含む麦角アルカロイドとセロトニンの構造は類似しており，5-HT$_{2B}$受容体の刺激作用が推測されている。

### ●服用のしかたと留意点

　麦角系アゴニスト（カベルゴリン，プロモクリプチン，ペルゴリド）では心臓弁膜症の発症のリスクが報告されており第一選択薬としては使用しないことが推奨されている。非麦角系アゴニストが副作用などのために使用できない場合に使用するべきである。使用前には心臓弁膜症の危険を説明したうえで，心電図・胸部レントゲン写真・心臓超音波検査を確認する。使用開始後には3～6カ月毎に心臓超音波を含む検査を行い弁膜症の出現をモニターする必要がある。

　副作用として長期の使用により，胸水，胸膜炎，心臓弁膜症などが出現してくるために，使用前に心エコー，胸部X線検査などを施行する。また年に1回は胸部X線，心電図の検査を行う。原因不明の咳嗽，胸痛に注意する。

抗パーキンソン薬

# レボドパ（levodopa）

【商品名】ドパストン Dopaston ／ ドパゾール Dopasol

（吉井 文均）

## 薬理説明

　レボドパ（L-dopa）は生理的に脳内のドーパミン細胞において，チロシンからチロシン水酸化酵素によって産生される物質である。薬剤として投与されたレボドパは，消化管から吸収，生体内で代謝分解された後，脳内に移行するとドーパミン神経細胞に取り込まれる。ここでドーパ脱炭酸酵素によりドーパミンに変換され，シナプス小胞モノアミントランスポーターによって神経終末にあるシナプス小胞に取り込まれて濃縮される。神経終末からは拍動性に放出されて，ドーパミン受容体を非生理的に刺激して，神経伝達物質として作用する。

## 処方の実際

　抗パーキンソン病薬の中では，高齢（70歳以上が目安）および/または認知症を合併したパーキンソン病患者ではレボドパが第一選択薬となる。非高齢かつ認知症を合併していない患者ではドーパミン受容体作動薬が第一選択薬であるが，この場合でも，その効果が不十分となった場合や副作用で十分量が使用できない場合はレボドパが追加投与される。

　わが国ではレボドパ製剤としてはレボドパ単剤の使用も可能であるが，通常はレボドパ・カルビドパ(10:1)配合剤，レボドパ・ベンセラジド(4:1)配合剤が使用される。カルビドパ/ベンセラジドはドーパ脱炭酸酵素阻害薬(DCI)であり，経口服用時に胃および小腸，腎臓，血管内皮に存在するドーパ脱炭酸酵素を抑制する目的で配合されている。

| | 剤　形 | 製薬会社 | 適　応 |
|---|---|---|---|
| ドパストン | 散剤：98.5%<br>カプセル：250mg<br>注射剤：25mg/10ml/1 管，<br>　　　　50mg/20ml/1 管<br>　　　　（点滴静注・静注） | 大原 | パーキンソン病，<br>パーキンソン症候群 |

## 用 量 例

●初回の1回用量はレボドパとして50〜100mg，1日1〜2回の服用とする。1日量として100mg程度ずつ徐々に増量，維持量は300〜600mg/日を目安とする。症状により適宜増量するが，1日1,500mgを超えないようにする。

### 実際に処方したときのエピソード●……………………………………………………

レボドパは運動合併症を起こしやすいため，70歳以下の患者ではドーパミン・アゴニストで治療を開始するのが原則であった。しかし，パーキンソン病治療ガイドライン2011では，症状が重い，転倒のリスクが高い，患者にとって症状の改善の必要度が高い場合は，年齢にかかわらず，レボドパでの治療開始を推奨している。レボドパの血中半減期は60〜90分と短いため，病初期はよいが進行期になると効果持続時間が短くなり，頻回の投与が必要となる。60歳代の男性患者で，日常生活動作（ADL）を維持するために，1日10回もレボドパを分割投与せざるを得なかった患者を経験している。結局，この患者は運動症状をコントロールするために後日DBS（深部脳刺激療法）を施行し，レボドパの投与回数を減らすことができた。

### ワンポイント アドバイス

#### ●処方の際の留意点

レボドパ単剤は末梢でもレボドパからドーパミンへの代謝が行われ，消化器系，循環器系の副作用が出やすいので，現在では特殊な目的以外では使用しない。

レボドパ/DCI配合剤も服用開始時に嘔気の副作用が出ることがあるので食後服用とするが，最初から副作用出現を見越してドンペリドンを処方することもある。長期予後に関する報告から，患者がレボドパの効果を必要とした時期から，速やかに投与を開始するのがよい。長期治療中に出現する症状の日内変動，ジスキネジア，精神症状などの問題症状については，その対処法も含めてあらかじめ患者に説明しておくのがよい。

なお，消化管手術後で経口投与ができない場合には，レボドパ注射薬もあるので，適宜使用する。

#### ●服用のしかたと留意点

レボドパ製剤の胃内での溶解には胃酸が必要であるので，プロトンポンプ阻害剤の使用時や萎縮性胃炎がある場合はアスコルビン酸製剤を併用する。また胃排出時間の遅延によってレボドパ製剤の吸収は低下するので，その短縮目的でドンペリドンやモサプリドを併用することがある。大型中性アミノ酸，およびガバペンチン，バクロフェンはレボドパ製剤の血液から脳への移行に競合するので，日中蛋白質摂取の制限，薬剤服用時間をずらすなどの工夫をする。

抗パーキンソン薬

# レボドパ (levodopa) ＋カルビドパ (carbidopa)

**【商品名】カルコーパ** Carcopa ／**ドパコール** Dopacol ／**ネオドパストン** Neodopaston ／
**パーキストン** Parkiston ／**メネシット** Menesit ／**レプリントン** Leprinton

（齋藤 豊和・荻野 裕）

## 薬理説明

　レボドパ＋ベンセラジドの項も参照すること。ドーパミンの前駆体であるレボドパを効率よく高濃度に脳内に移行させるために，また症状の改善を図るに必要な量を保持するための大量経口服薬を避けるために，DOPA脱炭酸酵素阻害薬（dopa decarboxylase inhibitor：DCI）とレボドパの合剤が使用されている。現在使用されているレボドパ剤は大半がDCIを併用している。DCIにはカルビドパとベンセラジドがある。カルビドパ剤とベンセリド剤の bioavailability には差があり，健常人における100mg錠の単独投与では area under the curve に2倍の違いがあり，すなわち120分までの吸収率，血中濃度にベンセラジド剤に高い濃度が認められており，両剤の切り替えに考慮すべきデータとなっている。

## 処方の実際

　本剤にはレボドパ100mgに対してカルビドパ10mg（DCI）が含まれている。レボドパは単剤・合剤ともに長期間の使用，大量投与を行うと，ドーパミン受容体は down regulation（下向き調節）され，受容体数も減少し，臨床効果も減退することがあきらかになっている。パーキンソン病は緩徐進行性疾患であり，ドーパミン産生神経細胞は減少していくが，これらの薬剤を増量しても臨床効果は不十分で頭打ちになる（効果の減退）。

| | 剤　形 | 製薬会社 | 適　応 |
|---|---|---|---|
| メネシット | 錠剤：レボドパ　100mg，カルビドパ水和物（無水物として）10mg，レボドパ250mg，カルビドパ水和物（無水物として）25mg | オルガノン | パーキンソン病，パーキンソン症候群 |

**用 量 例**

●70歳以上の患者に対しては，メネシット（100mg）から開始する。症状の進展に応じて増量していく（3～6錠）。服薬量が多くなれば，また服薬に問題があるときは，状況に応じてネオドパストン（250mg）に切りかえていく。

*実際に処方したときのエピソード●*……………………………………………

　77歳，男性。1年くらい前から右手の振戦が出現，徐々に動きも遅くなり受診。右上下肢の安静時振戦，固縮，無動がありパーキンソン病と診断。日常生活に支障があるため薬物療法開始の適応と判断。治療はレボドパ製剤かドーパミン・アゴニストで開始するのが原則であるが，77歳と比較的高齢であり本製剤を選択，100mg/分2から開始，徐々に増量し300mg/分3で症状は軽快した。おおむね70～75歳をめどに，若い例はドーパミン・アゴニストで，高齢者はレボドパ製剤で治療を開始するのが原則である。症状を完全にとるまで増量する必要はなく日常生活に困らない程度までとし，できるだけ投与量を少なくする方が後々の運動合併症や精神症状が出にくい。

（**ワンポイント アドバイス**）

●**処方の際の留意点**

　本剤使用の基本的姿勢は low and slow 療法であり，急速な増量は将来高頻度に起こりうるwearing-off現象やon and off現象を早期から出現させる可能性が高い。症状の進行にともない，ドーパミン・アゴニストを併用していくことが望ましい。

●**服用のしかたと留意点**

　レボドパ+ベンセラジドの合剤も同様であるが，本剤開始後5，6年頃からwearing-off現象が起こりやすくなる。高蛋白食を，満腹になるほど食べることを避けるのが基本である。高蛋白食は薬剤の吸入が悪くなるため，一時期低蛋白食がすすめられたが，特別低蛋白食を摂取する必要性は認められない。勤務体制にある患者では，日中はアミノ酸の少ない食事をとり，夕食に1日の必要量を補うことも一方法としてある。

抗パーキンソン薬

# レボドパ（levodopa）＋ベンセラジド（benserazide）

**【商品名】イーシー・ドパール** EC-doparl ／ **ネオドパゾール** Neodopasol ／
**マドパー** Madopar

（齋藤 豊和・荻野 裕）

## 薬理説明

　パーキンソン病の治療はドーパミン補充療法が今でも最強の治療薬で，これらの薬剤は脳内でドーパミンに転換され，すべてのドーパミン受容体のサブタイプを刺激する作用を有する。ドーパミンの血中半減期は30〜90分である。ドーパミンは血液−脳関門を通過しないために，ドーパミンの直接の前駆体であり，血液−脳関門を通過して，脳内でドーパミンに変換させるようにした薬剤である。単剤と合剤があるが，単剤はとくに末梢組織でDOPA脱炭酸酵素によりDOPAに変換されてしまうため，脳内への移行は少量となる。そのために脳内に十分に移行が可能になるようレボドパとDOPA脱炭酸阻害薬（DCI）の合剤が使用されている。イーシー・ドパールやネオドパゾールにはレボドパ100mgに対してベンセラジド10mg，マドパーにはレボドパ100mgに対してベンセラジド25mgが含まれている。DOPA脱炭酸酵素の阻害力は25mgを含む合剤のほうが強く，効力も大きいとされている。

## 処方の実際

　パーキンソン病は黒質−線条体系のドーパミン細胞の変性・脱落であり，線条体でのドーパミン系機能の低下のために筋の強剛，無動などが出現する。したがってパーキンソン病の治療はドーパミンを補充することにより，正常化することになる。ドーパミン補充薬による治療の歴史は約40年を有し，その評価は固定した。しかしながら，服薬期間が長くなるにつれて薬の血中濃度に応じて運動能力が大きく変動するwearing-off現象や，血中濃度の上昇とともに不随意的に身体が動くドーパ誘発性ジスキネジアなどの

| | 剤　形 | 製薬会社 | 適　応 |
|---|---|---|---|
| マドパー | 錠剤：レボドパ　100mg<br>ベンセラジド塩酸塩　28.5mg<br>（ベンセラジドとして　25mg） | 太陽ファルマ | パーキンソン病,<br>パーキンソン症候群 |

運動合併症が頻繁にみられるようになった。これらを解決するために，ドーパミン補充療法以外のドーパミン・アゴニストなどが開発された。

しかしながらこれらのアゴニストにも一長一短があり，現在では基本的には，高齢者（70〜75歳以上）や認知症を伴う症例ではレボドパの選択が第一となっている。

### 用 量 例

● 70歳以上の患者：本剤（100mg）から開始する。

● 69歳以下の患者，若年発症例：基本的にはドーパミン・アゴニストから開始し，症状の改善が不十分なときに本剤を適宜加え，増量していく。

### 実際に処方したときのエピソード ●・・・・・・・・・・・・・・・・・・・・・・・・・・・・・・・・・・・・・・・

58歳，男性。9カ月前に右手の震えに気づく。徐々に右上肢の硬さと使いにくさが出現し仕事に支障をきたすようになり来院した。右手の振戦と右半身の固縮，無動があり書字が不自由となっていた。業務に支障があり早急に症状の改善を要するため58歳と若いがドーパミン・アゴニストではなく本剤を選択，100mg/分2から開始，150mg/分3でおおむね仕事の支障がなくなったためこの用量を当面の維持量とした。おおむね70〜75歳をめどに，若い例はドーパミン・アゴニストで，高齢者はレボドパ製剤で治療を開始するのが原則であるが，ドーパミン・アゴニストは効果発現に時間がかかるため，本例のように早急な改善が必要な場合はレボドパ製剤を第一選択薬とすることがある。

### ワンポイント アドバイス

#### ● 処方の際の留意点

本剤はレボドパ+カルビドパの合剤と同様に消化器症状が必発である。パーキンソン病の初期治療では少量からのスタートではDCIの含量の多い合剤は消化器症状も少なく，本剤を選択するほうがよいとされている。長期にわたり本剤を服用した場合，4〜5年後に薬効の減退，wearing-off現象，on-off現象，ジスキネジア，幻覚などの精神症状など，長期レボドパ症候群ともいわれる副作用の頻度が高率に出現し，この対策が日常生活動作（ADL），生活の質（QOL）の向上に直接影響を及ぼすことになる。

#### ● 服用のしかたと留意点

食後に服薬し，空腹時の投与は原則として避ける。空腹で服用すると急激な血中濃度上昇があり，病勢を悪化させる。また，高蛋白食の摂取はレボドパの分解を促進し，吸収の低下を引き起こし，症状の改善につながらなくなるので腹八分とする。

# ロピニロール（ropinirole）

**【商品名】レキップ** ReQuip ／**ハルロピテープ** Haruropi Tape ／
**ロピニロール**（製薬会社名）

### 薬理説明

プラミペキソールに極めて類似した非麦角系ドーパミン受容体刺激薬である。ドーパミン受容体亜型への親和性に関してはドーパミンと同じく $D_2 > D_3$ であるが，プラミペキソールほど $D_3$ への親和性は強くなく，またセロトニン系などのほかの受容体への親和性は低い。血中半減期は約6時間で，肝臓でグルクロン酸抱合を受けたあとに腎から排泄されるために，腎障害の影響は受けにくい。

### 処方の実際

本剤は早期から進行期のパーキンソン病患者において，運動能力や日常生活動作を改善し，ほかのドーパミン受容体刺激薬（ドーパミン・アゴニスト）のなかで，本邦にて初めて第Ⅲ相試験でoff時間の短縮効果が認められた。臨床効果については，単独使用でも，運動合併症などを有する患者に対しても，その有用性が報告されている。本剤で治療を開始すると被殻において $^{18}$F-dopaのドーパミン作動性神経終末への取り込み低下を抑制することがPositron Emission Tomography（PET）により示された。

ほかのドーパミン受容体作動薬と同様に，悪心，嘔吐などの消化器症状や血圧の低下がある。眠気の出現頻度が多少高く，また突発的睡眠により自動車事故を起こした症例の報告があることより，自動車運転，機械操作，高所での作業などの危険を伴う作業をさせないように指導することが重要である。

### 用 量 例

●成人には，1回0.25mg，1日3回（0.75mg）から開始する。その後1週ご

| | 剤　形 | 製薬会社 | 適　応 |
|---|---|---|---|
| レキップ | 錠剤：0.25mg，1mg，2mg CR剤：2mg，8mg | グラクソ・スミスクライン | パーキンソン病 |

とに1日量として0.75mgずつ増量し，4週目に1日量を3mgとする。その後は経過をみながら，必要ならば1日量として1.5mgずつ1週間以上の間隔で増量して，維持量を定めていく（標準1日量3〜9mg）。投与量は1日3回に厳しく分散し，経口投与とする。最大1日15mgをこえないこととする。

### *実際に処方したときのエピソード●*.........................................................

78歳，男性。74歳時発症，レボドパ＋カルビドパ300mgでまずまずのコントロールを得ていたが徐々にウェアリングオフが出現，レボドパの投与回数を増やすことも検討したが服用回数が増えるのと飲みにくいとの希望があり，特に認知障害の合併もないためドーパミン・アゴニストを使用することとし本剤0.75mg/分3から開始，徐々に増量。6mg/分3としたところで軽度の眠気が出現したがウェアリングオフは軽快した。非麦角系アゴニストでは副作用として眠気を見ることが多い。眠気の強さはタリペキソール＞プラミペキソール≧ロピニロールの印象である。

### ( ワンポイント アドバイス )

#### ●処方の際の留意点

本剤の使用のベストはレボドパ製剤非併用例（すなわち早期パーキンソン病患者）である。本剤のみを投与することによりパーキンソン病の諸症状に対する改善効果が認められている。本剤から治療を開始すると，異常運動の発現リスクを有意に低下させ，日常生活動作をL-ドパ製剤と同程度に5年間維持できることも指摘されている。本剤から開始し，その後にL-ドパを併用する場合には異常運動などのコントロールは可能であるが，提示症例のように，長期間ほかの抗パーキンソン薬で治療されてきた患者に本剤を追加する場合の効果についての検討は不十分である。

#### ●服用のしかたと留意点

パーキンソン病早期の患者に使用していくことが望ましい。ほかの抗パーキンソン病薬との併用では副作用が出やすくなる傾向がある。

非麦角系アゴニストを投与すると前兆のない突発的な睡眠および傾眠等がみられることがある。また突発的睡眠等により自動車事故を起こした例が報告されているので，患者に本剤の突発的睡眠および傾眠等についてよく説明し，本剤服用中には，自動車の運転，機械の操作，高所作業等危険を伴う作業に従事させないよう注意する。

抗パーキンソン薬

# ガバペンチン エナカルビル（gabapentin enacarbil）

【商品名】レグナイト Regnite

（井上 雄一）

## 薬理説明

　本剤は体内で速やかに加水分解され，活性代謝物であるガバペンチンを生成する。ガバペンチンは，脊髄後角において感覚神経終末に発現する電位依存性カルシウムチャネル$\alpha_2\delta$サブユニットへ特異的に結合し，細胞内へのカルシウム流入を部分的に抑制することにより，興奮性アミノ酸やモノアミン等の神経伝達物質の放出を抑制する。レストレスレッグス症候群（RLS）患者では脊髄後角における求心性線維からのシグナル伝達の亢進あるいは異常が起こっていることが示唆されており，これらの作用によりRLSの異常感覚や疼痛等の症状に対して治療効果を発揮すると考えられる。また，ガバペンチンは脳内GABA量の増加，およびGABAトランスポーターの活性化によるGABA細胞内取り込みを促進して，GABA神経活動を上昇させることが報告されており，これにより不眠に対する改善効果が期待される。

## 処方の実際

　ガバペンチン エナカルビルは，脊髄後角において感覚神経終末に発現する電位依存性カルシウムチャネル$\alpha_2\delta$サブユニットに結合し，興奮性シナプス伝達を抑制することで，RLSに対して効果を発揮する。本剤にはRLSの感覚・運動症状抑制効果とともに，睡眠促進効果があるので，夜間に発現するRLS症状のために不眠を生じている症例に対しては，他のRLSに対して適応を得ている薬剤（ドパミン受容体アゴニストであるプラミペキソールやロピニロール）より有効な可能性がある。本剤は，初期治療としての単剤投与，ならびにこれらの薬剤との併用が可能である。また，本剤は抗疼痛作用を有することから，疼痛症状を呈するRLS（全体の10〜20%程

| | 剤　形 | 製薬会社 | 適　応 |
|---|---|---|---|
| レグナイト | 錠剤：300mg | アステラス | 中等度から高度の特発性レストレスレッグス症候群（下肢静止不能症候群） |

度）に対しても重要な治療選択となる。300mgないし600mgを夕食後に投
与するのが原則である。

### 用 量 例

●通常，成人にはガバペンチン エナカルビルとして1日1回600mg（レグ
ナイト錠300mg×2錠）を夕食後に経口投与する。

### *実際に処方したときのエピソード●*⋯⋯⋯⋯⋯⋯⋯⋯⋯⋯⋯⋯⋯⋯⋯⋯⋯

　処方後効果の発現は比較的早いので，少なくとも2週間以内には効果の有無
を確認できる。有効例では，投与開始後数日以内に自覚的に問題ない水準まで
改善される。しかし，600mg/日が保険適応なため，増量による効果増強は期
待できないので，無効な際には他剤への変更・併用を余儀なくされるケースも
ある。RLSは慢性疾患なので，長期間服用が必要なことが多いが，長期服用に
よる耐性形成ないし症状促進現象（上記のドパミン系薬剤でしばしばみられる，
薬剤服用下で症状出現範囲の拡大や出現時刻の前進がみられるもの）は起こら
ない。全体的には，作用機序は異なるものの，かつて保険適応外でRLS治療に
よく用いられていたクロナゼパムの効果がより安定・強化された存在というイ
メージがある。

### （ワンポイント アドバイス）

#### ●処方の際の留意点

　ドパミン系薬剤投与による副作用（吐き気，眠気，その他の精神症状）が生
じている場合には，本剤はこれに代わる重要な治療選択になりうるが，本剤に
ついても副作用として眠気・ふらつきなどが，症例の性別・年齢に関係なく発
現しうる。これらは，ほとんど投与開始初期に発現するので，まず300mg錠
1錠投与で治療を開始して効果/安全性を確認した後に増量するのが良い。ま
た，これらの副作用は，連用中に消失することが少ない点にも留意すべきであ
る。服用時刻が就眠時刻に近すぎると，朝眠気が持ち越されることがあるので，
この点も注意したい。

#### ●服用のしかたと留意点

　本剤は，その代謝阻害に関連した理由により適応禁忌となる薬剤は存在しな
いが，モルヒネと併用すると代謝が遅延する可能性がある。本剤は腎排出性で
あり，クレアチニンクリアランスが60mL/min以下で30mL/min以上の症例で
は1日量の上限を300mgに，30mL/min未満では投与禁忌になる。RLSは高度
腎障害患者で発現頻度が高いが，このような症例には本剤は適応とはならない。

# カルテオロール（carteolol）

【商品名】ミケラン Mikelan ／カルテオロール（製薬会社名）

（上村 誠）

### 薬理説明

　βアドレナリン受容体を遮断し，高血圧，狭心症，不整脈の治療薬として広く用いられている。頻脈の改善作用があり，心臓神経症への健康保険適応のある唯一の薬剤である。

### 処方の実際

　慢性の不安に伴う身体症状，すなわち心臓神経症といわれる動悸，息切れ，胸部圧迫感，めまいなどに有効である。しかし不安の精神症状そのものの改善には，通常3〜6週間を要する。また急性の不安発作に対する効果は乏しい。ベンゾジアゼピン系薬剤も優れた抗不安作用を有するが，その一方で，物忘れ，倦怠感，運転能力への弊害，耐性の形成，長期投与時の身体依存性などさまざまな問題がある。β遮断薬はこのような副作用がないことが利点である。

　抗精神病薬の副作用のアカシジア（下肢のムズムズ感，着座制止不能，不眠など）は，ビペリデンなどの抗コリン薬で治療することが多い。しかし物忘れ，眠気，口渇，視力調節障害，便秘，排尿障害，急性狭隅角緑内障悪化などの抗コリン性の副作用が出現する。本剤を含む多くのβ遮断薬がアカシジアに有効で，健康保険の適応はないが，これらの抗コリン性の副作用もないことから有用性が期待できる。

| | 剤　形 | 製薬会社 | 適　応 |
|---|---|---|---|
| ミケラン | 細粒剤：1% | 大塚 | 心臓神経症，不整脈（洞性頻脈，頻脈型不整脈，上室性期外収縮，心室性期外収縮），狭心症 |
| | 小児用細粒剤：0.2% | | ファロー四徴症に伴うチアノーゼ発作 |
| | 錠剤：5mg | | 本態性高血圧症（軽症〜中等症），心臓神経症，不整脈（洞性頻脈，頻脈型不整脈，上室性期外収縮，心室性期外収縮），狭心症 |
| | ミケラン LA カプセル：15mg | | 本態性高血圧症（軽症〜中等症） |

**用量例**

●慢性的不安の心循環器症状に対して

本剤15mg/日，1日3回毎食後から開始し，1週間で効果がなければ，30mg/日に増量する。

●アカシジアに対して（保険適応外）

本剤15mg/日，1日3回毎食後から開始し，3〜4日で効果がなければ，30mg/日に増量する。

***実際に処方したときのエピソード●***·············································

　29歳，男性。元来，軽度の社会不安障害あり。システムエンジニアの仕事が多忙で，進捗状況も悪く，加えて顧客よりの苦情処理にもあたるということが続いていた。半年前より混雑した電車に乗ると動悸や身体動揺感が出現するようになった。その後間もなく自動車や職場にいるだけでも動悸や不安感が出現するようになり，当クリニックを受診。広場恐怖とこれにともなういわゆる心臓神経症として治療開始。パロキセチンやセルトラリンはいずれも副作用のためにすぐに中断。そこで本剤15mg/日開始したところ，数日で動悸や不安感は消失し，乗車前や出勤前の不安感も消失。頓服の抗不安薬も不要となり，2カ月後には業務軽減のうえで復帰できた。

**ワンポイント アドバイス**

●**処方の際の留意点**

　β遮断薬には，気管支攣縮，徐脈，低血圧などの重大な副作用が少なくないが，本剤はこれらの重篤な副作用が少なく比較的安全性の高いβ遮断薬である。しかし，気管支喘息，閉塞性肺疾患，末梢性閉塞性動脈疾患を有する患者においては，症状を悪化させるために使用を避ける。

●**服用のしかたと留意点**

　1日3回，1回1〜2錠を食後に服用する。喘息・肺気腫・末梢の動脈閉塞症のある方は服用を避けること。まず最初に胸の症状から軽くなり，服用を続ければ慢性的な不安も軽快する。たとえ効果がない場合でも急に中止せず，2〜4週間かけてゆっくりと中止すること。

その他

# ダントロレンナトリウム（dantrolene sodium）

**【商品名】** ダントリウム Dantrium

（日域 広昭・山脇 成人）

## 薬理説明

　ダントロレンナトリウムの薬理作用には，筋弛緩作用および悪性症候群改善作用がある。前者は，本剤が骨格筋の筋小胞体からのカルシウム遊離を抑制することにより引き起こされると考えられている。一方，後者は，本剤が中枢神経系において細胞内カルシウム濃度上昇を抑制し，神経伝達物質の遊離亢進を抑制する結果，ドーパミン-セロトニン神経活性の不均衡を改善し，体温上昇および筋硬直を改善すると考えられている。

## 処方の実際

　ダントロレンナトリウムには，経口用カプセルおよび静注用バイアルがある。保険適応が認められている疾患は，前者では，①脳血管障害後遺症，脳性麻痺などに伴う痙性麻痺，②全身こむら返り病，③悪性症候群，後者では，①麻酔時における悪性高熱症，②悪性症候群，である。悪性症候群に対して，急性期には本剤経静脈投与を行い，その後経口投与に切りかえることが多い。精神科領域で本剤の有用性について報告があるその他の疾患としては，適応外使用になるが，抗精神病薬誘発性の遅発性ジストニアがあげられる。原因薬の減量・中止で改善がみられない場合，本剤の経口投与が有効なことがある。

## 用量例

●悪性症候群に対して

　全身管理とともに，40〜200mg/日の範囲で経静脈投与し，症状をみて

|  | 剤　形 | 製薬会社 | 適　応 |
|---|---|---|---|
| ダントリウム | 硬カプセル剤：25mg<br>注射剤：20mg/1瓶<br>（静注） | オーファンパシフィック | 下記疾患に伴う痙性麻痺<br>脳血管障害後遺症，脳性麻痺，外傷後遺症（頭部外傷，脊髄損傷），頸部脊椎症，後縦靱帯骨化症，脊髄小脳変性症，痙性脊髄麻痺，脊髄炎，脊髄症，筋萎縮性側索硬化症，多発性硬化症，スモン（SMON），潜水病<br>全身こむら返り病<br>悪性症候群<br>注射剤：<br>麻酔時における悪性高熱症<br>悪性症候群 |

298

経口に切りかえる。軽症例では25mgまたは50mgを1日3回経口投与する。

●遅発性ジストニア（保険適応外）に対して

経口投与で25〜50mg/日から開始・漸増し，50〜150mg/日の範囲で継続する。

### *実際に処方したときのエピソード*●⋯⋯⋯⋯⋯⋯⋯⋯⋯⋯⋯⋯⋯⋯⋯⋯

38歳，男性。数カ月前から，気分がハイテンションとなり，徐々に多弁，多動となった。多額の借金をするなど浪費行動もあり入院となった。双極性障害躁病エピソードの診断で内服加療を開始したが，内服を拒否し興奮状態が続いたため，ハロペリドール筋肉内投与を繰り返していたところ，筋強剛，40℃の発熱，頻脈，発汗過多，意識障害などが出現した。白血球数，CK（クレアチン・キナーゼ）などの上昇も認めたため，悪性症候群と診断しハロペリドールを中止した。輸液などの全身管理を行い，本剤40mg，1日2回の点滴を開始したところ，翌日には意識障害が改善し筋強剛なども改善傾向であった。臨床症状，検査値の改善を確認しつつ3日間の点滴の後，本剤75mg/日の経口投与に変更し，その後漸減・中止した。

## ( ワンポイント アドバイス )

### ●処方の際の留意点

悪性症候群の場合，早期に発見し原因薬を速やかに中止することが大切であるが，本剤の使用を躊躇すべきではない。経静脈投与の場合静脈炎に注意する。まれではあるが重篤な副作用として，呼吸不全，ショック，イレウスなどがある。遅発性ジストニアの場合，効果がないのに漫然と投与することは避ける。有効であった場合も，慢性投与中に肝機能障害，血小板減少，薬剤性胸膜炎などが出現することがあり，定期的に血液検査やレントゲン検査などを行うなど，慎重に経過をみる必要がある。ほかの筋弛緩剤やベラパミル，エストロゲンとの併用では注意を要する。

### ●服用のしかたと留意点

服用方法は必ず医師に従うこと。とくに悪性症候群の場合は，点滴も含め適切な治療が必要である。ただし症状改善後も漫然と処方されている場合は，主治医に問い合わせてみること。遅発性ジストニアの場合は長期間服用することもある。自覚的な副作用として，脱力感，倦怠感などを感じることがある。息苦しさなどの症状を感じた場合，必ず主治医に報告する。

その他

# バルベナジン （valbenazine）

【商品名】ジスバル Dysval

（竹内 啓善）

### 薬理説明

　小胞モノアミントランスポーター（vesicular monoamine transporter：VMAT）は，神経終末内のシナプス小胞膜にあり，細胞質で合成されたモノアミンをシナプス小胞に貯蔵し，シナプス間隙にモノアミンを放出する働きをする。VMAT1とVMAT2の2種類があるが，VMAT2は中枢神経系や交感神経系のモノアミン作動性神経終末にあるシナプス小胞の膜上に存在する。バルベナジンはVMAT2選択的阻害薬であり，バルベナジンがVMAT2に結合し阻害することにより，細胞質で合成されたドパミンはシナプス小胞へ取り込まれず，シナプス間隙に放出されるドパミンの量が減少する。この結果，錐体外路における直接路のドパミン$D_1$受容体および間接路のドパミン$D_2$受容体への刺激が減少し，運動のアクセルが抑制されかつブレーキも強化され，運動過多症状であるジスキネジアを改善する。

### 処方の実際

　バルベナジンは，本邦で初めて承認された遅発性ジスキネジアの治療薬である。遅発性ジスキネジアは，「神経遮断薬の少なくとも2〜3カ月以上の使用に関連して発現するアテトーゼ様，または舞踏病様の不随意運動（少なくとも2〜3週間持続する）」とDSM-5で定義されている。神経遮断薬という用語が採用されているように，抗精神病薬だけでなく，メトクロプラミドのような制吐薬などを含むドパミン受容体遮断薬はすべて原因薬剤となりえる。遅発性ジスキネジアは，しばしば上肢の舞踏様運動を伴う，口腔顔面領域の反復的で目的のない運動を特徴とする不随意運動であり，難治性で，日常生活に多大な影響を及ぼす。遅発性ジスキネジアの重症度評価には，異常不随意運動評価尺度（Abnormal Involuntary Movement Scale：AIMS）が広く用いられる。AIMSは合計14項目で構成され，項目1-7で各部位（表情筋，口，顎，舌，上肢，下肢，躯幹）の重症度を0-4点（0はなし，1は最小限または正常上限，2は軽度，3は中等度，4は重度）で評価し，これらの合計点を総スコアとして使用する。項目8では，異常運動の重症度を総合的に評価する。バルベナジンの使用にあたっては，遅発性

| | 剤　形 | 製薬会社 | 適　応 |
|---|---|---|---|
| ジスバル | カプセル：40mg | 田辺三菱／ヤンセンファーマ | 遅発性ジスキネジア |

ジスキネジアの経過をAIMSで評価することが望ましい。

**用 量 例**

●臨床試験の結果では，40mg/日，80mg/日ともに2週間程度で効果が発現し，8週間程度で十分な効果が認められる。また，用量依存性の効果が見込める。このため，まずは40mg/日で開始し，8週後に効果がなくかつ副作用が問題でない場合，80mg/日への増量を検討する。40mg/日，80mg/日ともに1日1回投与とする。なお，バルベナジンを中止すると4週間程度で元に戻ることが臨床試験で確認されている。

**実際に処方したときのエピソード●**

74歳女性。重度の精神病性うつ病と診断され，ミルタザピン30mg/日とオランザピン10mg/日による治療が行われ，精神症状は改善した。しかし，3カ月後，口唇と舌がもごもごと勝手に動く動きが出現し，食事や会話など日常生活に支障をきたすようになった。AIMSの総スコアは5点であった。オランザピンを漸減中止するも不随意運動は改善せず，ビタミンEやイチョウ葉エキスを追加したが無効であった。このため，バルベナジン40mg/日を追加したところ，徐々に不随意運動は改善し，2カ月後にはAIMS総スコアは2点となり，日常生活に支障をきたさなくなった。特に副作用は出現せず，精神症状も安定したままであった。

**（ワンポイント アドバイス）**

●**処方の際の留意点**

多くのガイドラインでは，遅発性ジスキネジアの治療として，まずは原因薬剤である抗精神病薬の減量，クロザピンなどのドパミン$D_2$受容体親和性の低い抗精神病薬への変更を推奨している。よって，まずはこれらを試みる。それでも改善が認められない場合，バルベナジンの追加を検討する。バルベナジンは薬価が高いこと，中止すると元に戻るため，その適応については十分に検討する必要がある。その他の治療として，ビタミンE，イチョウ葉エキス，アマンタジン，ビタミンB6などがある。

バルベナジンはCYP3A，その活性代謝物はCYP2D6およびCYP3Aで代謝される。このため，パロキセチンなどCYP2D6阻害作用のある薬剤，一部の抗真菌薬や抗菌薬などCYP3A阻害作用のある薬剤と併用した場合，バルベナジンやその活性代謝物の血中濃度が上昇する可能性がある。これによってQT延長をきたすことがあるため，注意する。

●**服用のしかたと留意点**

最も多い副作用は眠気である。よって，車などの運転には十分気をつける。また，アカシジアやパーキンソン症候群などの錐体外路症状が出現することがある。CYP2D6やCYP3A阻害作用のある薬剤を服用していないか確認する。服薬を中止すると遅発性ジスキネジアが戻ることを説明する。

# フルマゼニル (flumazenil)

【商品名】アネキセート Anexate ／ フルマゼニル（製薬会社名）

（上條 吉人）

## 薬理説明

　フルマゼニルは，ベンゾジアゼピン骨格のある化学構造を持ち，ベンゾジアゼピン受容体拮抗薬としてGABA$_A$受容体・複合体にあるベンゾジアゼピン結合部位において，用量依存性にジアゼパムやエチゾラム，ゾピクロンなどのベンゾジアゼピン受容体作動薬と競合的に拮抗する。フルマゼニルは静注後に速やかに中枢神経系に達するため効果は1～2分以内と短時間にあらわれる。一方，半減期は0.7～1.3時間と短いため効果は長続きしない。ベンゾジアゼピン受容体作動薬としての作用は弱いため，大量に投与しても中枢神経抑制は生じない。

## 処方の実際

　ベンゾジアゼピン受容体作動薬中毒の鑑別の目的で用いられる。ベンゾジアゼピン受容体作動薬の単独中毒では，静注後1～2分以内に完全に覚醒するが，複合中毒では効果は減弱する。ただし，尿の定性キットであるTriage DOA®の出現で使用頻度は激減している。ベンゾジアゼピン受容体作動薬中毒の治療に関しては，ベンゾジアゼピン受容体作動薬中毒は予後が良好である，フルマゼニルの効果が長続きしない，けいれん発作を誘発することがある，などの理由から用いられることは少ない。この他，ミダゾラムやフルニトラゼパムなどの急速静注の際に生じる呼吸・循環抑制の解除，手術室や集中治療室でのミダゾラムによる鎮静後の覚醒改善，内視鏡検査による苦痛を軽減するためのミダゾラム鎮静後に早期の覚醒・帰宅などの目的で用いられる。

| | 剤　形 | 製薬会社 | 適　応 |
|---|---|---|---|
| アネキセート | 注射剤：0.5mg/5mg/1管 | サンド／サンドファーマ | ベンゾジアゼピン系薬剤による鎮静の解除及び呼吸抑制の改善 |

**用 量 例**

●フルマゼニル注（アネキセート®注）0.2〜0.3mgの静注を覚醒が得られるまで繰り返す。ベンゾジアゼピン受容体作動薬中毒の鑑別の際には，総投与量が3mgに達しても反応が得られなければ他の薬物による中毒や他の意識障害の原因を考える。

*実際に処方したときのエピソード*● ⋯⋯⋯⋯⋯⋯⋯⋯⋯⋯⋯⋯⋯⋯⋯⋯⋯⋯⋯

　24歳の女性が自宅で倒れているのを発見されて救急搬送された。来院時の意識レベルはJCS200，瞳孔は左右2.0mm同大で対光反射は緩徐であった。Triage DOA®ではBZO（ベンゾジアゼピン類）を含めて何も検出されなかった。ところが，本剤0.3mg静注したところ30秒程で覚醒し，ゾルピデム5mg錠をおよそ50錠服用したことを認めた。15分後には再鎮静し元の意識レベルとなった。ゾルピデムおよびゾピクロンは，構造上はベンゾジアゼピン誘導体ではなく，非ベンゾジアゼピン系睡眠薬に分類されるが，ベンゾジアゼピン受容体作動薬である。したがって，ゾルピデムを過量服薬してもTriage DOA®ではBZOは検出されないが，本剤の静注により覚醒する。

（ワンポイント アドバイス）

●**処方の際の留意点**

　副作用として，けいれん発作と再鎮静には特に留意する。また，頭部外傷患者では脳圧亢進にも留意する。ベンゾジアゼピン受容体作動薬中毒の鑑別として用いる際は，けいれん発作や頭部外傷の既往のある患者による過量服用や，環系抗うつ薬などのけいれん発作をきたす可能性のある薬物との複合中毒ではフルマゼニルを用いない。また，長期間ベンゾジアゼピン受容体作動薬を服用していた患者にも用いない。フルマゼニルの効果は長続きしないため，作用時間の長いベンゾジアゼピン受容体作動薬を投与されていたり，ベンゾジアゼピン受容体作動薬の過量服用の患者に投与すると，再鎮静することがある。さらに，頭部外傷により脳圧が上昇している患者に投与すると脳圧の上昇，および，脳灌流圧の減少がみられることがある。

●**服用のしかたと留意点**

　注射薬のみで，医師の指示でのみ使用できる。

その他

# メチルフェニデート（methylphenidate）

【商品名】リタリン Ritalin

（竹内 潤一）

## 薬理説明

本剤はアドレナリン，ドーパミンのシナプス間隙への遊離の促進，および再取り込みトランスポーターの阻害によって，シナプスでのカテコラミン濃度を持続的に上昇させ，中枢神経を刺激・興奮させる。覚せい剤として知られるメトアンフェタミンと働きは類似しているが，作用発現はやや遅い。末梢交感神経の興奮作用や依存は比較的少ないとされる。

## 処方の実際

本剤は2007年10月までは，特殊な状況下のうつ病に有用な薬剤として使用され，遷延性うつ・難治性うつに適応があったが，乱用などが社会的問題となり，現在では，睡眠障害のナルコレプシーのみの適応となり，代わって児童期のAD/HDに適応が追加された（AD/HDについては，メチルフェニデート徐放錠の項参照）。

本薬剤の効果は速やかにあらわれ，代謝とともに消失する。徐放錠（コンサータ：12時間の効果を持続）は服用回数を減らし，児童においては使用しやすくなった。中枢性の交感神経刺激作用もあることから，高血圧や不整脈をもつ患者では注意を要する。また不安を惹起することがあり，不安の強い症例では使用を控えるべきだろう。てんかん発作の閾値を下げ，けいれんを起こしやすくする可能性もあるため，慎重投与の注意が付されている。覚醒作用のため不眠を起こすため，午後3時以降は服用させない。

〔補：身体疾患を合併するうつ状態，とくに癌などの緩和ケア場面で，鎮痛剤（麻薬）の眠気・過鎮静に拮抗し，意欲・行動の改善にとくに効果的で，効果が比較的短期間であらわれるため，入院患者のQOL向上に役立つ。現在，そのようなうつ状態に本剤が使用できないのは大変残念である。〕

## 用量例

●ナルコレプシーに対して

添付文書では20〜60mg（1〜2回）。人によっては3回に分けるが夕刻以後は避ける。

〔参考〕

●身体疾患を合併したうつ状態や難治性うつ病・遷延性うつ病に対して

| | 剤 形 | 製薬会社 | 適 応 |
|---|---|---|---|
| リタリン | 錠剤：10mg | ノバルティスファーマ | ナルコレプシー |

10～20mg（1～2回）分2（朝・昼食後）朝0.5～1錠から始めて，効果の少ない場合，昼に追加する。また，他の抗うつ薬（SSRIなど）との併用も効果あり。

### *実際に処方したときのエピソード*●

　乱用例：26歳システムエンジニア。仕事の能率を上げるために，精神科医にうつ病と言って本剤を処方してもらっていた。仕事が厳しくなるとさらに使用量を自己調節し，40mg程度を常用していた。やがて，なんとなく周囲に違和感を感じるようになり（妄想気分），周りの人に見られているんじゃないかという恐れを抱くようになった（注察妄想）。また本剤だけでは効かなくなり，インターネットでプロビジル（日本未発売，同様の作用）も購入し併用するようになった。自分の名前を呼ばれているような幻聴が気になり，別の精神科医に相談し，乱用による精神症状と判明した。

### ( ワンポイント アドバイス )

#### ●処方の際の留意点

　一般に本剤は特殊な病態の薬であるという印象が強く，依存性・耐性の問題が強調されるが，処方対象者や量，期間を正しく設定すれば非常に有効で，問題も少ない薬であった。しかし，最近のインターネットなどによる安易な入手のための情報や，社会的な薬物乱用の拡大から，「リタラー（リタリン常用者）」などに代表される不正で問題の多い処方・使用が増え，その裾野が広がり，不適切な処方を乱発する悪質な医療機関が摘発されるに及んだ。そのため厚生労働省が2007年10月末日をもって「うつ病」の適応をはずした。よって，身体疾患併発の患者や高齢者の一部，脳外傷後などのうつ状態など，この薬以外での治療薬では得がたい効果を期待できた患者にも原則使用不可になった。今後もナルコレプシーに対して処方はできるが，安易な診断・処方は禁物である。処方の際は統合失調症の患者や，精神病症状の既往のある患者には避けるべきで，また高用量（40mg程度からそれ以上）を使用した例では素因がなくても幻覚・錯乱・発汗亢進などの症状がみられることがあり，その場合は直ちに減薬か中止すること。幻覚などに対して対症的な抗精神病薬の一時的投与は有効である。

#### ●服用のしかたと留意点

　当然ながら専門医師の指示に従っての服用が原則。夕方以降に服用すると不眠を生ずるので注意。飲み忘れたら主治医の指示を仰ぐか，その日はそのままにするのがよい。ダイエット目的や仕事の効率を上げるために乱用すると，いずれ耐性が生じ，使用量が増え，服用していないと身体がだるくて動けなくなり，かえってうつ状態がひどくなってしまう。注察妄想が出現し，外出もできなくなる症例もあり，覚せい剤と同様の末路をたどってしまいかねない。

その他

305

# モダフィニル（modafinil）

【商品名】モディオダール Modiodal

### 薬理説明

　メチルフェニデート（リタリン）やペモリン（ベタナミン）など今まで使用されていた中枢神経賦活剤とは異なり，ドーパミン神経系の活性作用は弱く，主にヒスタミン神経系を介した大脳皮質の賦活化作用やGABA遊離抑制作用が関与するといわれているが，作用機序に関しては未だ十分に解明されていない。覚醒促進作用の特徴は，最高血中濃度到達時間が2.5時間で血中消失半減期が14.2時間という血中動態特性を有しており，その覚醒効果が長時間持続する。投与4日目に定常状態に達する。

### 処方の実際

　本剤の効能はナルコレプシーに伴う過度の眠気であり，本剤は睡眠障害国際診断分類(ICSD)等の診断基準に基づき，ナルコレプシーと確定診断された患者に投与する。確定診断のための睡眠潜時反復検査(MSLT)，睡眠ポリグラフ検査(PSG)が実施困難な場合は，検査可能な医療機関での実施を考慮する。他の医療機関で診断された患者に本剤を投与する場合は，診断根拠の確認が必要である。

### 用 量 例

●1日1回，朝に100mg 2錠を経口投与する。年齢，症状により適宜減量するが，1日最大投与量300mgまでとする。

| | 剤　形 | 製薬会社 | 適　応 |
|---|---|---|---|
| モディオダール | 錠剤：100mg | アルフレッサファーマ／田辺三菱 | 下記疾患に伴う日中の過度の眠気<br>ナルコレプシー<br>特発性過眠症<br>持続陽圧呼吸（CPAP）療法等による気道閉塞に対する治療を実施中の閉塞性睡眠時無呼吸症候群 |

***実際に処方したときのエピソード●***・・・・・・・・・・・・・・・・・・・・・・・・・・・・・・・・・・・・・・・・・・・・・・・

　ナルコレプシーと診断された高校3年生の男子で，朝から我慢できない眠気に襲われ，授業中にいつも眠ってしまう。また，緊張した試験中や人と話している時でも居眠りをしてしまうという日中の過度の眠気に対して，モダフィニル100mg 2錠を朝食後に1回投与を行った。1～2週間後より日中の過度の眠気は軽減したが，特に午後の授業中や緊張していない時には居眠りしてしまうという訴えを認めたため，投与4週目より300mgまで増量したところ我慢できない眠気は改善し，学校だけではなく帰宅後も勉強に集中できるようになり，頭もすっきりしたと話し，昼間の活動量も増加したため，夜間もより眠れるようになった。

### ワンポイント アドバイス

#### ●処方の際の留意点

　重篤な不整脈のある患者には投与禁忌である。連用により薬物依存を生じるおそれがあるため，用量・使用期間に注意する。精神疾患の合併・既往のない患者においても，幻覚，妄想，自殺念慮等の精神症状が報告されているため，これらの症状が見られた場合は投与中止を考慮する。本剤投与により覚醒レベルが正常に復さない可能性があるので，十分な症状観察を行う。

　覚醒効果が長時間持続するため昼食後や午後遅くの投与は夜間の睡眠に影響を与え，入眠障害や中途覚醒，熟眠障害を呈することがある。朝食後投与でも夜間の入眠障害が出現する人もいるので注意が必要である。不眠以外の副作用としては，頭痛，動悸，口渇，胃不快感などが多いが比較的軽度である。時に血圧上昇，脈拍数増加，体重減少が認められることもある。一般に用量を減少することによって，これらの副作用は軽減する。本剤は一部薬物代謝酵素CYP3A4で代謝され，CYP2C9，CYP2C19を阻害し，CYP1A2，CYP2B6，CYP3A4を誘導すると考えられる。一方，食事は薬物動態に影響を及ぼさない。

#### ●服用のしかたと留意点

　用量を勝手に増やしたり減らしたりすると，日中の過度の眠気が増悪したり，夜間の睡眠が障害されることがある。また300mg服用中の場合は，急に中止することによって日中の眠気が出現し，車の運転中に居眠りによる交通事故を生じることもある。したがって，医師の指導のもとで徐々に減量していく必要がある。催奇性は否定できないため妊娠中は服用しないことが望ましい。母乳に移行する可能性が高いため授乳は避ける。副作用が出現した時は自分で対処せず医師に相談することが大切である。

その他

# 黄連解毒湯（オウレンゲドクトウ）

**【商品名】（製薬会社名）黄連解毒湯**

（出典）外台秘要　　　　　　　　　　　　　　　　　（柳田 浩・諸川 由実代）

## 薬理説明

　ラットへの経口投与では，以下の作用が認められた。海馬での局所脳血流量増加，Compound48/80投与時における胃粘膜障害部位の面積縮小，抗炎症作用（卵白アルブミン，ブラジキニンによる足蹠浮腫ならびにブラジキニンによる血管透過性亢進の抑制）。本剤の作用機序としてヒト血小板における血小板凝集抑制作用の関与が示唆されている。

## 処方の実際

　本剤は「清熱薬」として皮膚科領域の炎症などに利用されることが多いが，いらいらや不眠をおこす「心火」の状態にあるものに対しては精神的な安定を図れる場合がある。具体的には，黄連（オウレン），山梔子（サンシシ）には充血を去り，興奮を鎮める作用があるので，頭がさえてなかなか眠れない，気分が落ち着かずつまらないことが気にかかる，いらいらする，のぼせるなどの傾向のあるものに効果があるとされる。

　甘草を含有していないため甘麦大棗湯（カンバクタイソウトウ）などの甘草含有量の多い製剤との併用も可能である。

　投与に際しては患者の証（体質・症状）を考慮し，症状・所見の改善が認められない場合は継続投与を避ける。

| 適　応 | 組成（日局） | 剤形／1日量 |
|---|---|---|
| 比較的体力があり，のぼせぎみで顔色赤く，いらいらする傾向のある次の諸症：鼻出血，高血圧*，不眠症，ノイローゼ，胃炎，二日酔，血の道症，めまい，動悸，湿疹・皮膚炎，皮膚そう痒症 | オウゴン，オウレン，サンシシ，オウバク | 顆粒剤，細粒剤，錠剤／ツムラ：7.5g<br>オースギ：4.5g<br>テイコク：7.5g<br>ジュンコウ：4.5g<br>クラシエ：6.0g<br>ほか |

**用 量 例**

●成人では1日7.5gを2〜3回に分割し，食前または食間に経口投与する。年齢，体重，症状により適宜増減する。高齢者では生理機能が低下しているため減量するなどの注意をする。使用経験が少なく，小児に対する安全性は確立していない。妊娠中の投与に関する安全性は確立していないため，妊娠中または妊娠の可能性がある女性には，治療上の有益性が危険性を上回る場合にのみ投与する。

*実際に処方したときのエピソード*●……………………………………………

28歳，男性。クリーニング工場に勤務しているが2年ほど前より衣替え時期などの繁忙期の悪夢（犯罪に関することや性的な夢が多い）を主訴に精神科を受診。本剤7.5gを毎食前に内服したところ3週間ほどで悪夢が減り始めた。その後減量し繁忙期のみ眠前に2.5g内服とし浅眠は改善した。

（甘麦大棗湯との併用例）

48歳，高校教論の男性。責任感が強く周囲から熱血漢と言われるタイプ。新学期からラグビー部の顧問となり多忙を極め，部員の態度にいらいらして叱責するようになった。焦燥感とほてりを伴う不眠を主訴に来院。甘麦大棗湯7.5g毎食前を処方開始するも「いらいらが多少減った感じがする」程度で不眠には効果不十分であった。そこで本剤5gを朝，夕食前に追加投与したところ不眠は5日ほどで改善。その後は甘麦大棗湯2.5gと本剤2.5gを頓服としている。

**ワンポイント アドバイス**

●**処方の際の留意点**

本剤は実証向け（体力あり，体格良く胃腸が強い）の漢方である。味も苦味が強く飲みにくい漢方の代表格である。重大な副作用としては，間質性肺炎，肝機能障害，黄疸があるが，特に山梔子含有漢方製剤の長期投与による腸間膜静脈硬化症の報告があるため，腹痛，下痢，便秘，腹部膨満等が繰り返しあらわれる，または便潜血陽性になった場合には投与を中止し，腹部精査を実施するとともに，適切な処理を行うこと。

●**服用のしかたと留意点**

もともと晩酌をするものには解毒作用を持つため（二日酔いになりにくくなる），かえって寝酒が増えるので注意する。

漢方製剤の中でも苦味が強烈である。その事を説明したうえでも内服できなければ効果も期待できないため中止する。

漢方薬

# 加味帰脾湯 （カミキヒトウ）

**【商品名】（製薬会社名）加味帰脾湯**

（出典）済世全書

（柳田　浩）

### 薬理説明

マウスへの経口投与により，改良型高架式十字迷路実験において抗不安様作用を認めた。

### 処方の実際

本剤の標的症状は，体質虚弱な人が，顔色が悪く貧血気味で，精神不安，心悸亢進，不眠などの精神症状を訴え，微熱のある場合である。神経症（不安障害）や不定愁訴に対して処方されることが多い。また，うつ病や不安障害で抗うつ薬や抗不安薬を投与されている患者を対象として本剤を併用したところ，抗うつ薬や抗不安薬の減量や離脱に有効であったとする報告がなされている。

投与に際しては患者の証（体質・症状）を考慮し，症状・所見の改善が認められない場合は継続投与を避ける。

### 用量例

●成人では1日7.5gを2〜3回に分割し，食前または食間に経口投与する。年齢，体重，症状により適宜増減する。小児に対する安全性は確立していない。妊娠中の投与に関する安全性は確立していないため，妊娠中または妊娠の可能性がある女性には，治療上の有益性が危険性を上回る場合にのみ投与する。

| 適　応 | 組成（日局） | 剤形／1日量 |
|---|---|---|
| 虚弱な体質で血色の悪い人の次の諸症：貧血，不眠症，精神不安，神経症 | オウギ，サイコ，サンソウニン，ソウジュツ*（ビャクジュツ**），ニンジン，ブクリョウ，リュウガンニク，オンジ，サンシシ，タイソウ，トウキ，カンゾウ，ショウキョウ，モッコウ（*ツムラ　オースギ，**クラシエ） | 顆粒剤，細粒剤，錠剤／ツムラ：7.5gオースギ：12.0gクラシエ：7.5gほか |

***実際に処方したときのエピソード●**⋯⋯⋯⋯⋯⋯⋯⋯⋯⋯⋯⋯⋯⋯⋯⋯⋯⋯

　38歳，女性。半年前からイライラ感，常に焦る気持ち，決断力の低下，不眠を認めレディースクリニック受診。月経前緊張症と診断。加味逍遥散を開始したが症状改善せず，苦くて内服できないこともあり中断。不眠に対しレンドルミン錠の頓服のみを続けていた。精神科受診後，加味帰脾湯7.5gを毎食間に内服開始し，次回月経終了予定後の受診時には「今回の生理前から気分的に安定した感じ」「イライラしてもコントロールできるようになった」と症状が軽快した。不眠時のレンドルミンの使用回数も減りレンドルミン錠は終了とした。

（ ワンポイント アドバイス ）

●**処方の際の留意点**

　投与に際しては患者の証（体質・症状）を考慮し，症状・所見の改善が認められない場合は継続投与を避ける。カンゾウ（グリチルリチン酸を含有）を含むため，尿細管でのカリウム排泄促進作用により，血清カリウム値の低下，ミオパシーが生じることがある。本剤は使用成績調査などの副作用頻度が明確となる調査は実施していない。重大な副作用としては，偽アルドステロン症，ミオパシーがある。消化器系の副作用として，食欲不振，胃部不快感，悪心，腹痛，下痢等がある。また，他の漢方製剤を併用する場合は，含有生薬の重複に注意する。

　本剤の構成生薬であるオンジの成分polygalitol と糖尿病の検査項目のひとつである1,5-anhydro-D-glucitol（AG）が同じものであるため，血中に移行し，測定値を上昇させる可能性がある。

●**服用のしかたと留意点**

　構成生薬により頻度不明ながら上述のようにさまざまな副作用を念頭に置く必要があるが，漢方製剤は正しく服用すれば非常に安全かつ有効であるといえる。そのため他の漢方製剤を内服中の場合その旨医師に伝えることが肝要である。上述の副作用が出現した場合は減量または中止とし医師に相談すること。内服を忘れても翌日に2日分内服することは避けること。

漢方薬

# 加味逍遙散（カミショウヨウサン）

**【商品名】（製薬会社名）加味逍遙散**

（出典）和剤局方　　　　　　　　　　　　　　　　　　　（吉永 陽子）

### 薬理説明

　更年期障害患者45名に漢方的診断（証）に基づき，1日7.5gを4週間投与し投与前後に簡略更年期指数および自覚症状改善度を評価した報告では，投与終了時において両尺度得点が改善し，有効率は73％であった。また，月経前症候群と診断され，漢方薬の処方を希望した26名の患者に1日7.5gを月経周期6サイクル期間投与した際の寛解率が54％であったとの報告がある。

### 処方の実際

　本剤は，比較的虚弱な人で疲労しやすく，精神不安，不眠，イライラなどの精神神経症状を訴える場合に用いる。

　肩こり，頭痛，めまい，上半身の灼熱感，発作性の発汗などを伴う場合，心窩部・季肋部に軽度の抵抗・圧痛のある場合（胸脇苦満），性周期に関連して上記精神症状を訴える場合に効果が期待できる。肩こり，めまい，四肢の冷感，のぼせ，頭重感などの不定愁訴の多い女性や更年期障害に対して処方されることが多いが，身体化症状の強い男性にも有効である。保険適応外であるが，器質的変化を伴わない舌痛症に対する有効性が報告されている。投与に際しては患者の証（体質・症状）を考慮し，症状・所見の改善が認められない場合は継続投与を避ける。

| 適　応 | 組成（日局） | 剤形／1日量 |
|---|---|---|
| 体質虚弱な婦人で肩がこり，疲れやすく，精神不安などの精神神経症状，ときに便秘の傾向のある次の諸症：冷え症，虚弱体質，月経不順，月経困難，更年期障害，血の道症 | サイコ，シャクヤク，ソウジュツ*（ビャクジュツ**），トウキ，ブクリョウ，サンシシ，ボタンピ，カンゾウ，ショウキョウ，ハッカ（*ツムラ，**オースギ　テイコク　ジュンコウ　クラシエ）逍遙散に山梔子（サンシシ）と牡丹皮（ボタンピ）を加えた組成である。 | 顆粒剤／ツムラ：7.5gオースギ：7.5gテイコク：9.0gジュンコウ：6.0gクラシエ：6.0gほか |

**用量例**

●成人では1日7.5gを2～3回に分割し，食前または食間に経口投与する。年齢，体重，症状により適宜増減する。小児に対する安全性は確立していない。本剤に含まれるボタンピにより流早産の危険性があるため妊娠中または妊娠の可能性がある女性には投与しないことが望ましい。

*実際に処方したときのエピソード●*……………………………………………

31歳，女性。摂食障害，境界性パーソナリティ障害で10年以上の入院を含む治療歴がある。さまざまな薬物療法を行ったがいずれも薬効はなく，却ってリストカットの悪化，大量服薬のため全く処方はしていなかった。この数年は弁証法的行動療法を行い，体重が増加し月経も再開。しかし，月経前のイライラがひどくリストカットをしてしまいそうという訴えあり。衝動的となるのは月経前のみに限定されることから本剤を処方した。患者は，それまで処方していた薬にはだるさ，眠気といった副作用があるため怠薬することになり，怠薬した薬をためておいて大量服薬していた。本剤は副作用がなくすっきりして口あたりが良いため，薬が余ることはなく大量服薬をしなくて済むと語った。

**ワンポイント アドバイス**

●**処方の際の留意点**

カンゾウ（グリチルリチン酸を含有）を含むため，尿細管でのカリウム排泄促進作用により，血清カリウム値の低下，ミオパシーが生じることがある。本剤は使用成績調査などの副作用頻度が明確となる調査は実施していない。重大な副作用としては，偽アルドステロン症，ミオパシー，肝機能障害，黄疸，腸間膜静脈硬化症がある。消化器系の副作用として，食欲不振，胃部不快感，悪心，腹痛，下痢等がある。また，他の漢方製剤を併用する場合は，含有生薬の重複に注意する。

●**服用のしかたと留意点**

漢方薬は「飲み心地」が大切なのでまずオブラート等は使用せずに服用してみるように指示する。口が曲がるようなことなく飲み続けることが可能であれば効果も大きい傾向にあると伝える。胃腸障害の副作用を避けるために，服用に必要な水だけでなくコップ一杯分の水を全て飲むように指示する。月経痛用に本剤と芍薬甘草湯（シャクヤクカンソウトウ）を併用する場合は，定期的に電解質をチェックする。

# 甘麦大棗湯（カンバクタイソウトウ）

**【商品名】（製薬会社名）甘麦大棗湯**

（出典）金匱要略　　　　　　　　　　　　　　　（柳田 浩・諸川 由実代）

## 薬理説明

該当資料無し

## 処方の実際

　本剤は感情の起伏が激しく，ヒステリー発作を示すようなものに効果があるとされている。本剤の組成は，甘草（カンゾウ），小麦（ショウバク），大棗（タイソウ）の3種類のみである。いずれの成分も緩和鎮静作用があり，神経の興奮を鎮めるとされている。ショウバクは「こむぎ」，タイソウは「なつめ」であり，カンゾウは甘味料としても使用されるので，食品から作られている漢方薬ということもできる。金匱要略には「婦人，蔵躁，しばしば悲傷し，哭せんと欲し，かたち神霊のなすところの如く，喜（しばしば）欠神す，甘麦大棗湯これをつかさどる」との記載がある。現在で言えば感覚過敏，情緒不安定，言語障害，幻覚，発作後の傾眠下での躁状態または抑うつ状態であり「随伴症状が前景の片頭痛発作の一連の経過」を的確に捉えている。また小児の夜泣きにも奏功することが示されている。抑肝散（ヨクカンサン）との使い分けには目安となる所見はないとされ，「飲み心地で」判断する場合もある。

## 用 量 例

●成人では1日7.5gを2〜3回に分割し，食前または食間に経口投与する。年齢，体重，症状により適宜増減する。高齢者では生理機能が低下しているため減量するなどの注意をする。使用経験が少なく，小児に対する安全性は確立していない。妊娠中の投与に関する安全性は確立していな

| 適　応 | 組成（日局） | 剤形／1日量 |
|---|---|---|
| 夜泣き，ひきつけ | タイソウ，カンゾウ，ショウバク | 顆粒剤／<br>ツムラ：7.5g<br>オースギ：9.0g<br>ほか |

いため，妊娠中または妊娠の可能性がある女性には，治療上の有益性が危険性を上回る場合にのみ投与する。

### *実際に処方したときのエピソード●*…………………………………………………

　32歳，男性。半年前に転職。仕事内容は本人の希望通りであったが離職者が相次ぎ仕事量が数倍に増えた。入眠困難を認め受診。初診時は会社の体制への不満が多くイライラした様子であった。本剤を1日3回毎食前に投与し7日後には「寝る前に会社の事を延々と考えてしまう」ことがなくなり，入眠困難は改善，また職場で上司と些細な事で言い合いになることも無くなった。

　35歳，会社員の女性。片頭痛発作があり頭痛外来にてトリプタン製剤を処方され発作時に頓服していた。最近は頭痛そのものより頭痛前の閃輝暗点に続く感覚過敏や呂律不良，あくび及び頭痛発作後の夕方まで続く抑うつ気分と眠気が強くなりメンタルクリニック受診。本剤を1日2回朝夕食前に処方したところ3週間後には一連の症状は軽快傾向となった。

### （ワンポイント　アドバイス）

#### ●処方の際の留意点

　投与に際しては患者の証（体質・症状）を考慮し，症状・所見の改善が認められない場合は継続投与を避ける。本剤は使用成績調査などの副作用頻度が明確となる調査は実施していない。カンゾウ（グリチルリチン酸を含有）を含むため，尿細管でのカリウム排泄促進作用により，血清カリウム値の低下が生じることがある。低カリウム血症の結果としてミオパシーが生じることがある。本剤は使用成績調査などの副作用頻度が明確となる調査は実施していない。重大な副作用としては，偽アルドステロン症，ミオパシーがある。他の漢方製剤等を併用する場合には，含有生薬の重複に注意する。

　投与禁忌は，アルドステロン症の患者，ミオパチーのある患者，低カリウム血症のある患者である。

#### ●服用のしかたと留意点

　本剤は芍薬甘草湯（シャクヤクカンゾウトウ）につぎ甘草の含有量が多い漢方製剤である。適宜増減の原則に従い症状に応じて一日量を決定し漫然と最大容量を投与しない。一日投与量で禁忌処方になりえる疾患がある漢方製剤に入るので注意すること。ショウバク（小麦）を含むため小麦アレルギーの有無を必ず確認する。

# 呉茱萸湯（ゴシュユトウ）

......................................................

**【商品名】（製薬会社名）呉茱萸湯**

（出典）傷寒論，金匱要略　　　　　　　　　　　　　　　　（柳田 浩・諸川 由実代）

### 薬理説明

　呉茱（ゴシュ）に含まれるアルカロイドであるエポジアニンが感覚神経終末において疼痛の発生に関与するtransient receptor potential（TRP）チャネルを脱感作させることにより鎮痛効果が発現する可能性が報告されている。

### 処方の実際

　精神科領域では片頭痛はストレスや疲労などでも発作を誘発することから，随伴症状を心身症ではないかと考え受診に至る患者が多い。本剤は片頭痛時の痛みの軽減に内服し，もし効果が不十分な場合でも後から鎮痛剤の内服も可能である。また他の片頭痛治療薬（抗てんかん薬，抗うつ剤，トリプタン製剤）との併用も可能であり，使用しやすい薬剤であるといえる。痛み自体の軽減作用に加え発作頻度の減少効果も合わせ持ち，効果発現はカルシウム拮抗薬よりも早く，1カ月程度で発作回数の減少を認めることが多い。頭痛を伴わない吐き気のみの発作時にも吐き気を軽減する効果がある。

### 用量例

●成人では1日7.5gを2〜3回に分割し，食前または食間に経口投与する。

---

| 適　応 | 組成（日局） | 剤形／1日量 |
|---|---|---|
| ツムラ：手足の冷えやすい中等度以下の体力のものの次の諸症：習慣性偏頭痛，習慣性頭痛，嘔吐，脚気衝心<br><br>ジュンコウ：みぞおちが膨満して手足が冷えるものの次の諸症：頭痛，頭痛に伴うはきけ，しゃっくり | タイソウ，ゴシュユ，ニンジン，ショウキョウ | 顆粒剤，細粒剤／ツムラ：7.5g<br>ジュンコウ：6.0g<br>ほか |

年齢，体重，症状により適宜増減する。高齢者では生理機能が低下しているため減量するなどの注意をする。使用経験が少なく，小児に対する安全性は確立していない。妊娠中の投与に関する安全性は確立していないため，妊娠中または妊娠の可能性がある女性には，治療上の有益性が危険性を上回る場合にのみ投与する。

### *実際に処方したときのエピソード●*·······························

32歳，女性。週初めになると出勤前よりあくびと吐き気が出現し，通勤途中の電車内で頭痛と吐き気がさらに悪化し，途中下車をして遅刻が多くなった。仕事始めの月曜日や通勤電車内での症状出現が多く，出社後に頭痛が治まっても抑うつ気分を訴えることからストレスによるものと上司が心配し，心療内科受診を提案された。受診後，問診から一連の症状は片頭痛発作によるものと考え，本剤7.5gを毎食前に開始。内服して2週間後の受診時には吐き気と頭痛の軽減を自覚し，内服1カ月後遅刻の頻度も減少傾向となった。二次性頭痛の除外のため頭痛外来を紹介とした。

### ( ワンポイント アドバイス )

#### ●処方の際の留意点

投与に際しては患者の証（体質・症状）を考慮し，症状・所見の改善が認められない場合は継続投与を避ける。他の漢方製剤等を併用する場合には，含有生薬の重複に注意する。

本剤は使用成績調査などの副作用頻度が明確となる調査は実施していない。AST，ALTの上昇など肝機能異常がみられることがある。発疹，蕁麻疹等の過敏症が出現した場合には投与を中止する。

#### ●服用のしかたと留意点

独特の強い苦味があることを本人に伝えておく。実際には頭痛患者のほとんどは内服継続が可能であることが多い。最初の4〜8週間は1日量7.5gを内服してもらう。症状が軽減し1日3回内服が辛いようなら減量を指示して経過を観る，2.5g〜5gを定期内服する，週末の夜から週初めに内服する，頭痛時のみ内服する，生理前の1週間のみ内服する等本人にあった内服方法を探していくのがよい。

漢方薬

# 柴胡加竜骨牡蠣湯（サイコカリュウコツボレイトウ）

**【商品名】（製薬会社名）柴胡加竜骨牡蠣湯**

（出典）傷寒論 （諸川 由実代）

## 薬理説明

向精神作用としては，慢性水浸拘束負荷ストレスラットに経口投与時に副腎重量の増加が抑制され，グルココルチコイドによるネガティブフィードバック反応の減弱が改善された。また，前頭前野におけるセロトニンおよびドパミンの放出量減少が改善された。

## 処方の実際

柴胡剤の中で中枢作用が最も強いとされている。比較的体力のある人で，精神不安，不眠，いらいらなどの精神神経症状があり，胸脇苦満（心窩部から季肋部にかけて苦満感があり，抵抗・圧痛を認める状態）がある場合，頭痛，頭重，肩こりを伴う場合や臍傍に腹部大動脈の拍動の亢進を認める場合に効果が期待できる。投与に際しては患者の証（体質・症状）を考慮し，症状・所見の改善が認められない場合は継続投与を避ける。

## 用 量 例

●成人では1日7.5gを2〜3回に分割し，食前または食間に経口投与する。年齢，体重，症状により適宜増減する。小児および妊娠中の投与に関する安全性は確立していない。

ツムラ以外の製剤ではダイオウが含まれており，ダイオウの子宮収縮作

| 適　応 | 組成（日局） | 剤形／1日量 |
|---|---|---|
| ツムラ：比較的体力があり，心悸亢進，不眠，いらだち等の精神症状のあるものの次の諸症：高血圧症，動脈硬化症，慢性腎臓病，神経衰弱症，神経性心悸亢進症，てんかん，ヒステリー，小児夜啼症，陰萎<br><br>テイコク，ジュンコウ，オースギ，クラシエ：精神不安があって，動悸，不眠などを伴う次の諸症：高血圧の随伴症状（動悸，不安，不眠），神経症，更年期神経症，小児夜泣き | サイコ，ハンゲ，ケイヒ，ブクリョウ，オウゴン，タイソウ，ニンジン，ボレイ，リュウコツ，ショウキョウ，ダイオウ*<br><br>(*ジュンコウ，テイコク，オースギ，クラシエ) | 顆粒剤，細粒剤，錠剤／<br>ツムラ：7.5g<br>オースギ：7.5g<br>テイコク：9.0g<br>ジュンコウ：6.0g<br>クラシエ：6.0g<br>ほか |

318

用および骨盤内臓器の充血作用により流早産の危険性があるため，妊婦または妊娠中の女性には投与しないことが望ましい。またダイオウ中のアントラキノン誘導体が母乳中に移行し，乳児の下痢を起こすことがあるため，授乳中の女性には慎重に投与する。

### *実際に処方したときのエピソード●* ·······················································

　36歳，男性。大学卒業後事務職として勤務していたが，同僚の退職を機に仕事量が増え，ストレスの多い状況が続いていた。3カ月前に上司から些細なミスが多いと注意されたことをきっかけに，仕事でミスをしたらどうしようと考えると通勤電車の中で動悸が出現するようになり，不安感，緊張感が増強し，集中力低下，焦燥感，抑うつ気分，不眠も認められるようになったため受診した。意欲低下，食欲不振などは認めず，職場ではミスを気にして注意が散漫になるとのことで，本剤を1日3回食間に投与したところ，1週間目頃から不安感や動悸が軽快しはじめ，仕事に集中できるようになった。仕事上の間違いがあってもその時に対処すればよいと考えられるようになり，焦燥感，抑うつ気分，不眠も改善した。

### ワンポイント アドバイス

#### ●処方の際の留意点

　使用成績調査などの副作用頻度が明確となる調査は実施していない。重大な副作用としては，間質性肺炎，肝機能障害，黄疸がある。また，他の漢方製剤を併用する場合は，含有生薬の重複に注意する。

　ツムラ以外の製剤ではダイオウが含まれ，下痢，軟便のある患者，著しく胃腸の虚弱な患者，著しく体力の衰えている患者は慎重投与の対象である。ダイオウの瀉下作用には個人差が認められるため，用法・用量に注意するとともに，ダイオウを含む他の漢方製剤との併用には特に注意が必要である。

#### ●服用のしかたと留意点

　漢方薬は効果が現れるのが西洋薬に比べて遅く，1カ月程度かかると思っている人がいるが，1週間以内に効果を実感できる場合も多い。本薬はストレスに関連した不安感，焦燥感などに有効性が高い印象である。同じ名称の製剤が複数の製薬会社から販売されており，ダイオウを含有する製剤は妊娠中や授乳中の女性は服用を避けた方がよいため，妊娠の可能性については医師に話すことが大切である。

漢方薬

# 酸棗仁湯 (サンソウニントウ)

**【商品名】（製薬会社名）酸棗仁湯**

（出典）金匱要略　　　　　　　　　　　　　　　　　　　　　　　（諸川　由実代）

## 薬理説明

添付文書およびインタビューフォームに該当記載なし。

## 処方の実際

　体力の低下した人で，心身ともに疲労して不眠を訴える場合に用いる。慢性疾患患者や高齢者などで夜間に目が冴えて眠れない場合や精神不安，神経過敏などを伴う場合に有効性が期待できる。投与に際しては患者の証（体質・症状）を考慮し，症状・所見の改善が認められない場合は継続投与を避ける。

## 用量例

●成人では1日7.5gを2〜3回に分割し，食前または食間に経口投与する。年齢，体重，症状により適宜増減する。高齢者では生理機能が低下しているため減量するなどの注意をする。使用経験が少なく，小児に対する安全性は確立していない。妊娠中の投与に関する安全性は確立していないため，妊娠中または妊娠の可能性がある女性には，治療上の有益性が危険性を上回る場合にのみ投与する。

| 適　応 | 組成（日局） | 剤形／1日量 |
|---|---|---|
| 心身が疲れ弱って眠れないもの | サンソウニン，ブクリョウ，センキュウ，チモ，カンゾウ | 顆粒剤／<br>ツムラ：7.5g<br>オースギ：6.0g<br>マツウラ：6.0g |

*実際に処方したときのエピソード●*・・・・・・・・・・・・・・・・・・・・・・・・・・・・・・・・・・

24歳，女性。職場の異動により仕事内容が大きく変わったことから緊張が続き，3週間前から浅眠がちになった。疲れているのに眠れない，起床時に疲れがとれないとのことで受診した。仕事はこなしており，食事は摂取できていた。習慣性になるのが怖いので，いわゆる西洋薬の睡眠薬は内服したくないとのことで，本剤を1日3回食前に投与したところ，4〜5日で浅眠感は消失した。本人が満足できる睡眠になったため，3週間目から減量し，約6週間で内服を終了した。

( ワンポイント アドバイス )

### ●処方の際の留意点

著しく胃腸の虚弱な患者では食欲不振，胃部不快感，悪心，下痢などが出現することがあり，慎重に投与する。食欲不振，悪心，嘔吐のある患者はこれらの症状が悪化するおそれがあり，慎重に投与する。カンゾウ（グリチルリチン酸を含有）を含むため，尿細管でのカリウム排泄促進作用により，血清カリウム値の低下が生じることがある。また，低カリウム血症の結果としてミオパシーが生じることがある。本剤は使用成績調査などの副作用頻度が明確となる調査は実施していない。重大な副作用としては，間質性肺炎，偽アルドステロン症，ミオパシーがある。他の漢方製剤を併用する場合は，含有生薬の重複に注意する。

### ●服用のしかたと留意点

ベンゾジアゼピン系睡眠薬とは異なるので，就寝前に服用すると短時間で眠気を自覚するという効果の現れ方ではない。不眠に対してすでにベンゾジアゼピン系睡眠薬を処方されて毎晩服用している場合は，睡眠薬を突然中断すると離脱症状により，不眠が強くなったり不安感が発現することがあるので注意する。

漢方薬

# 四逆散（シギャクサン）

【商品名】（製薬会社名）四逆散

（出典）傷寒論　　　　　　　　　　　　　　　　　（諸川 由実代・柳田 浩）

### 薬理説明

　ラットへの経口投与では，以下の作用が認められた。Compound48/80投与時における胃粘膜障害部位の面積縮小，前投与による虚血再灌流惹起性胃粘膜障害の抑制，α-Naphtylisothiocyanate (ANIT) 惹起肝・胆道障害における血清ALT，AST，LDH，Al-P，血清総胆汁酸，総コレステロール，過酸化脂質，総ビリルビン，直接ビリルビン濃度の増加抑制。

　本剤の作用機序には，抗潰瘍作用の他，活性酸素除去作用およびプロトンポンプ活性阻害作用が示唆されている。

### 処方の実際

　本剤の主薬は柴胡（サイコ）であり，柴胡加竜骨牡蛎湯や加味逍遙散などと共に柴胡剤の1つである。柴胡剤とは主薬に生薬として「柴胡」を持つものでストレス関連の症状に効果があるとされている。

　本剤は柴胡と枳実（キジツ）による抗ストレス作用に芍薬（シャクヤク）と甘草（カンゾウ）による筋緊張，痙攣性疼痛の緩和作用があるとされる。具体的には神経質な性格で抑うつ状態やイライラがあるのに文句の言えないうっ積した状況にあり，身体所見としてお腹が張るなど腹直筋が緊張したものに処方される。胃痛やガス貯留，頻尿，手掌の発汗を呈していればさらに奏功しやすい。最近では心因性疼痛関連疾患などへの効果も期待されている。

### 用量例

●成人では1日7.5gを2〜3回に分割し，食前または食間に経口投与する。

| 適　応 | 組成（日局） | 剤形／1日量 |
|---|---|---|
| 比較的体力のあるもので，大柴胡湯証と小柴胡湯証との中間証を表わすものの次の諸症：胆嚢炎，胆石症，胃炎，胃酸過多，胃潰瘍，鼻カタル，気管支炎，神経質，ヒステリー | サイコ，シャクヤク，キジツ，カンゾウ | 顆粒剤／<br>ツムラ：7.5g |

年齢，体重，症状により適宜増減する。高齢者では生理機能が低下しているため減量するなどの注意をする。使用経験が少なく，小児に対する安全性は確立していない。妊娠中の投与に関する安全性は確立していないため，妊娠中または妊娠の可能性がある女性には，治療上の有益性が危険性を上回る場合にのみ投与する。

### *実際に処方したときのエピソード●*‥‥‥‥‥‥‥‥‥‥‥‥‥‥

　62歳，女性。母親が癌を患い長期の入院生活を送っていた。入院先が遠方で面会で徐々に疲労が蓄積し胃の痛みを認めたため内科受診したが，問題はないと言われ精神科受診となった。初診時は心窩部痛に加え「病人の前では元気に振る舞わないといけないので疲れる，お腹が張りガスが溜まる，頻尿も困る」といった症状を認めた。本剤を1日3回処方とし2週後再診時には「3回は飲み切ることができなかったが，1日2回の服用で症状が無くなった」と3週間で終了とした。終了後1カ月で同じ症状が再燃し内服を再開，現在も5gで内服を継続している。

　30歳，女性。パニック障害にてパロキセチン内服中。各駅停車には乗車出来るようになったが，混雑時に「胃を掴まれたような苦しさから始まる動悸発作」は残存しエチゾラムを頓服していた。本剤を外出前に2.5g頓服とした。胃からムカムカして動悸をおこす発作は「受け流せる」程度になりエチゾラムの頓用は必要なくなった。

### （ワンポイント　アドバイス）

#### ●処方の際の留意点

　投与に際しては患者の証（体質・症状）を考慮し，症状・所見の改善が認められない場合は継続投与を避ける。他の漢方製剤等を併用する場合には，含有生薬の重複に注意する。カンゾウ（グリチルリチン酸を含有）を含むため，尿細管でのカリウム排泄促進作用により，血清カリウム値の低下やミオパシーが生じることがある。本剤は使用成績調査などの副作用頻度が明確となる調査は実施していない。重大な副作用としては，偽アルドステロン症，ミオパシーがある。

#### ●服用のしかたと留意点

　漢方では構成成分が少ないほど「切れ味」が良いとされる。本剤の柴胡以外の組成は甘草（カンゾウ），芍薬（シャクヤク），枳実（キジツ）のみで，柴胡剤の中では最も成分数が少なく速やかな効果が期待できるため処方後2〜3週の来院を指示し効果判定を行う。病状によっては頓服での使用も有効である。

漢方薬

# 人参養栄湯（ニンジンヨウエイトウ）

**【商品名】（製薬会社名）人参養栄湯**

（佐藤 晋爾）

## 薬理説明

　漢方の研究は，各漢方薬と成分となる生薬ごとの検討が混在する。成分ではなく，人参養栄湯そのものを対象にした研究では，中枢神経系の脱髄の修復，NGF合成の誘導，骨髄造血系の機能促進，マウスではドパミン活性の上昇，TGF-$\beta$制御を通じた自己免疫系の機能改善，NOを介した炎症の抑制作用などが報告されている。臨床像への作用では，認知機能低下，疲労，うつ，アパシー，食欲低下の改善，貧血や感染症の軽快，抗がん剤の副作用軽減など，精神科のみならず幅広い領域で報告されている。

## 処方の実際

　慢性疾患で疲弊，消耗している患者に用いる。一般的には病後，術後，出産後の体力低下や寝汗，手足の冷え，貧血などに用いられる。したがって，体力が低下しているもので，易疲労感，不安に加え，高齢者にみられる意欲低下（いわゆるアパシー），認知機能の低下，食思不振などの精神神経症状がある場合に効果を期待できる。虚証すなわちやせ型か水太りで，顔色不良，皮膚が乾燥して血圧が低く，寒さを訴える患者がよい適応となる。症状の改善を認めない場合は，漫然投与は避ける。

## 用量例

●成人では通常，1日9.0gを2〜3回に分割し，食前もしくは食間に水またはぬるま湯で経口摂取する。年齢，体重，症状に応じて量は増減する。妊娠中の投与に関する安全性は確立していないので，妊婦又は妊娠して

| 適　応 | 組成（日局） | 剤形／1日量 |
|---|---|---|
| 病後の体力低下，疲労倦怠，食欲不振，ねあせ，手足の冷え，貧血 | ニンジン，オウギ，ビャクジュツ，ブクリョウ，トウキ，ジオウ，ケイヒ，シャクヤク，チンピ，オンジ，ゴミシ，カンゾウ | 顆粒剤／ツムラ：9.0gクラシエ：7.5gオースギ：12.0gほか |

いる可能性のある女性には，治療上の有益性が危険性を上回ると判断される場合にのみ投与する。一般に高齢者では生理機能が低下しているので減量するなどの配慮が必要。小児への安全性は確立していない。

### *実際に処方したときのエピソード*●

70歳代　男性。慢性閉塞性肺疾患（COPD）で治療中。呼吸苦のために入院したが，症状に合致する所見がなく当科にコンサルテーションされた。初診時は，呼吸苦に加え易疲労感を訴え，ベッドに臥床して自室からほとんど出てこず，「このままでは家に帰れない」と訴えた。睡眠，食欲に問題はなく，抑うつ気分，興味感心の喪失なども否定した。認知機能にも異常はなかった。当初，アパシーの目立つ高齢者特有の抑うつ状態と考え，SSRIやSNRIなどを投薬したが有害事象を訴えて中断となった。やせ型で疲弊が目立つことから人参養栄湯を朝昼2包で処方した。内服開始約3週間後には自室から出るようになり，内服1カ月後，「気力が出てきた」「まあまあなので退院したい」と自宅退院となった。なお，内服前後で血算，生化学検査の結果に変化はなかった。

### ワンポイント アドバイス

#### ●処方の際の留意点

本剤にはカンゾウが含まれているので，偽アルドステロン症（低カリウム血症，血圧上昇，ナトリウムの貯留，浮腫，体重増加）に注意する。さらに低カリウムでミオパチーが生じるので脱力感，四肢痙攣，麻痺などの異常が認められた場合には投与を中止すること。また，肝機能障害や黄疸の出現にも留意すること。また食欲不振，胃部不快感，悪心，嘔吐，腹痛，下痢などの消化器症状が出現することもある。

また製造会社によって一包あたりの量が異なるので，処方の際，薬局に確認することが必要である。

#### ●服用のしかたと留意点

漢方薬によっては錠剤もあるが本剤は顆粒しかないため，顆粒を苦手とする患者にはオブラート使用などを勧める。また，本剤も漢方独特のやわらかな効果のために1カ月程度継続しないと効果が発現しないことが多い。さらに，疲労感や意欲低下は主観的に改善を実感しにくいようであり，客観的な行動変化を周囲に観察してもらうことを勧め，また日常生活を細やかに問診し，変化を見逃さないことが重要である。

漢方薬

# 半夏厚朴湯（ハンゲコウボクトウ）

**【商品名】（製薬会社名）半夏厚朴湯**

（出典）金匱要略 （吉永 陽子）

### 薬理説明

マウスへの経口投与により，高架式十字迷路実験において抗不安様作用を認めた。

### 処方の実際

漢方には「気うつ」という考え方があり，具体的には，抑うつ気分，不安感，腹部にガスが溜まった感じ，息が詰まるような感じ，十分に息が吸えないような感じ，咽中炙臠（いんちゅうしゃれん：炙った肉が喉に詰まっている感じを指す）などの症状があげられる。本剤に含まれる半夏および厚朴はいずれも「気うつ」を改善する効果があるとされている。体力が中等度以下の人で顔色がすぐれず，神経症的傾向があり，器質的異常を認めないにもかかわらず咽頭部や喉頭部の異常感を訴え咽喉が塞がる感じ（いわゆるヒステリー球）があり，不安感や抑うつ気分を伴う患者に対して多く処方される。

投与に際しては患者の証（体質・症状）を考慮し，症状・所見の改善が認められない場合は継続投与を避ける。

| 適　応 | 組成（日局） | 剤形／1日量 |
|---|---|---|
| 気分がふさいで，咽喉，食道部に異物感があり，ときに動悸，めまい，嘔気などを伴う次の諸症：不安神経症，神経性胃炎，つわり，せき，しわがれ声，*神経性食道狭窄症，*不眠症<br>（*ツムラ） | ハンゲ，ブクリョウ，コウボク，ソヨウ，ショウキョウ | 顆粒剤，細粒剤，錠剤／<br>ツムラ：7.5g<br>オースギ：3.0g<br>テイコク：7.5g<br>ジュンコウ：4.5g<br>クラシエ：6.0g<br>ほか |

**用 量 例**

●成人では1日7.5gを2〜3回に分割し，食前または食間に経口投与する。年齢，体重，症状により適宜増減する。高齢者では生理機能が低下しているため減量するなどの注意をする。使用経験が少なく，小児に対する安全性は確立していない。妊娠中の投与に関する安全性は確立していないため，妊娠中または妊娠の可能性がある女性には，治療上の有益性が危険性を上回る場合にのみ投与する。

### *実際に処方したときのエピソード*●

　55歳，女性，他院でうつ状態にSSRIが処方されたが嘔気のため服薬困難。イライラ，胸のつかえも出現し紹介にて夫とともに来院。本人は黙して語らず，夫のみが「子どもは独立，住宅ローンも完済，病気の原因になるようなことはないはず」と言う。症状は夫が定年退職してから発現している。本剤を処方し次回は本人のみで受診するように指示した。2週間後「うそのようにすっきりしました」と語るので「梅の種が喉に詰まっていて（梅核気）話したい事があるのに言いづらいのでは」と本人の気持ちを代弁した。するとそれを機に夫のアルコール問題を告白するに至った。本剤の効果がラポールを取るのに一役買い言語化が可能になったと考えられる。

**ワンポイント アドバイス**

### ●処方の際の留意点

　本剤は使用成績調査などの副作用頻度が明確となる調査は実施していない。発疹，発赤，掻痒等の過敏症が出現した場合は投与を中止する。また，他の漢方製剤を併用する場合は，含有生薬の重複に注意する。

### ●服用のしかたと留意点

　長期処方可能であるが，本剤は比較的すみやかに効果発現がみられる場合も多いため，処方から1〜2週間での来院を指示する。漢方薬は食前でなければいけないと思い込み，飲み忘れの場合そのままにしてしまうことがあり，食間でもよいので気がついたら服用するように指示する。エスシタロプラムと併用する場合は必ず心電図検査を実施しQ-T延長をチェックする。

漢方薬

# 半夏白朮天麻湯（ハンゲビャクジュツテンマトウ）

**【商品名】（製薬会社名）半夏白朮天麻湯**

（出典）脾胃論

（諸川 由実代・柳田 浩）

## 薬理説明

末梢性めまい患者25例に1日7.5gを8週間投与し，自覚症状（めまい，めまい感）に対する改善度を検討したところ，64％が有効以上であったとする報告がある。また，小児起立性調節障害患者19名に1日5.0gを8週間投与したところ，起立性調節障害に対する改善度（めまい，立ちくらみ等の自覚症状及び起立性試験による評価）は著効53％，有効26％であったとの報告がある。

## 処方の実際

めまい，頭重感，頭痛に対して使用される。本剤は耳鼻科でめまいに対して，小児科で起立性調節障害に対して処方される頻度が高い。構成生薬は六君子湯（リックンシトウ）の半分の去加方（組成の一部を除去して新しい組成を加えたもの）で（タイソウ，カンゾウを除去しオウギ，タクシャ，オウバク，テンマ，カンキョウ，バクガを加えた），対象になる臨床症状としては六君子湯と補中益気湯（オウギ，ニンジン）を合わせたものと考えると理解しやすい。つまり胃腸が弱く，胃内に食物が停滞し，嘔気や食後に眠気を呈しやすく，疲れやすく，手足が冷える人にみられるめまいや頭痛に用いられる。本剤が奏功する頭痛は眉間から頭頂部の痛みが多く，天候が悪い日に頭重感として訴えることが多い。まためまいは頸部屈曲により「ぐらっとした」訴えをするものや歩行時にふわふわするといった訴えが多い。

| 適 応 | 組成（日局） | 剤形／1日量 |
|---|---|---|
| 胃腸虚弱で下肢が冷え，めまい，頭痛などがあるもの | チンピ，ハンゲ，ビャクジュツ，ブクリョウ，テンマ，バクガ，オウギ，タクシャ，ニンジン，オウバク，カンキョウ*，ショウキョウ，（ソウジュツ**）（*ツムラ，**クラシエ） | 顆粒剤，細粒剤／ツムラ：7.5g クラシエ：7.5g ほか |

**用量例**

●成人では1日7.5gを2～3回に分割し，食前または食間に経口投与する。年齢，体重，症状により適宜増減する。高齢者では生理機能が低下しているため減量するなどの注意をする。使用経験が少なく，小児に対する安全性は確立していない。妊娠中の投与に関する安全性は確立していないため，妊娠中または妊娠の可能性がある女性には，治療上の有益性が危険性を上回る場合にのみ投与する。

***実際に処方したときのエピソード●**・・・・・・・・・・・・・・・・・・・・・・・・・・・・・・・・・・

65歳，女性。地域ボランティアを始め次第に多忙となった。定例会に加え子供会などのイベントが重なり，「頭の重い感じと胃もたれ」とともに歩行時に浮動性のめまいを感じ「後ろに倒れそうで怖い」と耳鼻科受診。抗めまい薬を処方されるも効果はなく，抗不安薬を投与され精神科受診を勧められた。精神科受診後，抗不安薬による副作用も考え減量したが症状不変であった。本剤を1日3回7.5g食前に投与したところ2週間後にはめまいと胃もたれ，頭重感は軽快傾向となり10週後には一連の症状はほぼ消失し，投与開始3カ月で投薬を終了とした。

14歳，女性。起床後に1時間以上ベッドでボーッとしている，通学中のバス内で気持ちが悪くなりしゃがみ込むこともあり内科受診。血液検査上問題なく起立性調節性障害の診断のもと昇圧剤を投与されたが改善しなかった。本剤を開始（5gを1日2回）2週間ほどで自覚症状は改善し始め8週後には消失した。

**ワンポイント アドバイス**

●**処方の際の留意点**

投与に際しては患者の証（体質・症状）を考慮し，症状・所見の改善が認められない場合は継続投与を避ける。他の漢方製剤等を併用する場合には，含有生薬の重複に注意する。

本剤は使用成績調査などの副作用頻度が明確となる調査は実施していない。

●**服用のしかたと留意点**

本剤は症例によって異なるが早い人で2週位から効果が発現するが少なくとも4週以上は経過を観察するべきである。症状が改善して内服を終了する際は，季節の変わり目など再度内服が必要になる場合が多いことを説明したほうがよい。

# 抑肝散 (ヨクカンサン)

## 【商品名】（製薬会社名）抑肝散

（出典）保嬰撮要　　　　　　　　　　　　　　　　　　　　　　　　　　　（柳田 浩）

### 薬理説明

　本剤はラットやマウスを用いた試験および培養細胞を用いた実験において，グルタミン酸放出抑制作用，グルタミン酸取り込み是正作用，セロトニン2受容体ダウンレギュレーション作用，セロトニン1A受容体刺激作用が報告されており，これらの作用が攻撃性抑制の薬理効果発現の機序である可能性が示唆されている。

### 処方の実際

　抑肝とは肝気がたかぶっているときの症状を抑制するという意味である。本剤の標的症状は易怒性、興奮状態，焦燥感，不安，不眠などであり，古典的には「怒気」があれば奏功しやすいと考えられている。保険適応病名は神経症，不眠症，小児夜なき，小児疳症である。もともとは小児を対象とした漢方製剤であるが，近年はあらゆる年齢層に投与されている。保険適応外であるが，認知症の精神・行動障害（BPSD）に対する有効性についての報告が多い。投与に際しては患者の証（体質・症状）を考慮し，症状・所見の改善が認められない場合は継続投与を避ける。

### 用量例

●成人では1日7.5gを2〜3回に分割し，食前または食間に経口投与する。年齢，体重，症状により適宜増減する。小児に対する安全性は確立していない。妊娠中の投与に関する安全性は確立していないため，妊娠中または妊娠の可能性がある女性には，治療上の有益性が危険性を上回る場合にのみ投与する。

| 適　応 | 組成（日局） | 剤形／1日量 |
|---|---|---|
| 虚弱な体質で神経がたかぶるものの次の諸症：神経症，不眠症，小児夜なき，小児疳症 | ブクリョウ，センキュウ，チョウトウコウ，トウキ，サイコ，カンゾウ，ソウジュツ*（ビャクジュツ**）<br>(*ツムラ，**オースギ) | 顆粒剤／<br>ツムラ：7.5g<br>オースギ：7.5g |

## 抑肝散

***実際に処方したときのエピソード●*** ……………………………………

48歳，男性，路線バス運転手。1カ月前接触事故を起こし会社側から注意を受け報告書を提出した。以後運転前に「事故を起こし，上司に叱責されたらどうしよう」と不安感を強く感じるようになり運転に集中ができなくなったと来院。仕事柄，抗不安薬の内服はできず抑肝散7.5gを毎食間投与開始とした。1週間後の再診時には「内服すると気分が落ち着き運転に集中ができるようになった」と不安感，切迫感の改善を認めた。現在は抑肝散5gを午前中，午後の2回の内服で維持している。

76歳，女性，アルツハイマー型認知症（高度）。施設入所して7カ月が経過した頃より夕方の情緒不安定，立ち上がり行為，徘徊を認めるようになった。歩行は不安定で見守りが必要な状態。以前転倒し大腿骨頸部骨折の既往あり。抑肝散7.5gを毎食前投与とした。投与開始4日目頃より夕方以降の一連の症状が改善傾向となり立ち上がり行為，徘徊の頻度が減少した。

### ワンポイント アドバイス

#### ●処方の際の留意点

投与に際しては患者の証（体質・症状）を考慮し，症状・所見の改善が認められない場合は継続投与を避ける。著しく胃腸の虚弱な患者では食欲不振，胃部不快感，悪心，下痢などが出現することがある。食欲不振，悪心，嘔吐のある患者はこれらの症状が悪化するおそれがある。カンゾウ（グリチルリチン酸を含有）を含むため，尿細管でのカリウム排泄促進作用により，血清カリウム値の低下，ミオパシーが生じることがある。本剤は使用成績調査などの副作用頻度が明確となる調査は実施していない。重大な副作用としては，間質性肺炎，偽アルドステロン症，ミオパシー，肝機能障害，黄疸がある。また，他の漢方製剤を併用する場合は，含有生薬の重複に注意する。

#### ●服用のしかたと留意点

まれに本剤内服後，眠気を呈する場合があるため，運転や危険な作業に従事する者は休日等に内服して確認することが望ましい。高齢者の場合他の漢方製剤がすでに処方されていることが多くその旨医師に伝えること。介護状況により食前，食間投与が困難な場合は食後でも支障ない。また，内服して問題がない場合でも本人の体調不良で「証」が変わることがあるので，上述した副作用が出現する場合もあり注意が必要である。副作用と思われる症状の出現や体調不良による減量や中止は可能だが勝手な増量は避けるべきである。やむを得ず本薬剤を減量または中止した場合，その理由を含め必ず医師に報告すること。

漢方薬

# 抑肝散加陳皮半夏 （ヨクカンサンカチンピハンゲ）

【商品名】（製薬会社名）抑肝散加陳皮半夏

（水上　勝義）

## 薬理説明

抑肝散に陳皮と半夏が加わった漢方薬である。抑肝散と同様，セロトニン伝達系の調節作用やグルタミン毒性緩和作用を有する。さらに抑肝散にはみられない，コリンアセチルトランスフェラーゼ活性の増加や脳内アセチルコリン含有量の増加といったアセチルコリン神経伝達系の賦活作用や，脳内のドパミンおよびノルアドレナリンの増加作用も報告されている。なお抑肝散や抑肝散加陳皮半夏に含まれる生薬の釣藤鈎はアルツハイマー型認知症（AD）の原因の一つと考えられているアミロイドβ蛋白質の凝集を抑制することが示されている。

## 処方の実際

適応症は，抑肝散と同じで，神経症，不眠症，小児の夜なき，癪性である。眼瞼痙攣の治療にも用いられる。いらいらして怒りっぽいときに効果的である。抑肝散と同様，認知症の行動・心理症状（BPSD）に対する効果も蓄積され，易怒性，興奮，幻覚，妄想，うつ，不安などの心理症状や，攻撃的言動，夜間の徘徊，介護抵抗などの行動症状などへの効果が報告されている。AD，血管性認知症（VD），レビー小体型認知症（DLB）のいずれのBPSDにも効果を認めるが，ADよりVDやDLBにより効果があるとされる。ただし抑肝散加陳皮半夏の研究は，比較的少人数を対象としたオープン試験に限られ，エビデンスレベルはそれほど高くない。今後さらなる効果検証が求められる。

| 適　応 | 組成（日局） | 剤形／1日量 |
|---|---|---|
| 虚弱な体質で神経がたかぶるものの次の諸症：神経症，不眠症，小児夜なき，小児疳症 | ハンゲ，ソウジュツ*，ブクリョウ，センキュウ，チョウトウコウ，チンピ，トウキ，サイコ，カンゾウ，（ビャクジュツ**）（*ツムラ，**クラシエ） | 顆粒剤，細粒剤／クラシエ：7.5gツムラ：7.5gほか |

332

●抑肝散加陳皮半夏は，1日5gから7.5gを2回から3回に分けて食前または食間に投薬する。高齢者や小柄な人の場合は1日5gなど少量から投与を開始する。2週間投与し効果も副作用も見られない場合，7.5gに増量するとよい。いらいら時に頓服でも使用されることがある。

### 実際に処方したときのエピソード●·····················································

　70歳，女性。69歳頃から時にぼーっとした表情でちぐはぐな返答をするようになった。人物幻視，物忘れ，手指の振戦も出現し，外来でDLBと診断され塩酸ドネペジルを投薬された。状態は一時改善したが，70歳時，易怒性，興奮，暴力，不眠がみられるようになった。身体所見として腹力がやや弱く，臍上悸を認めたことから，抑肝散加陳皮半夏7.5gを開始した。2週間後に，易怒性，攻撃性，不眠が改善し，8週間後に症状はほぼ消失した。本例ではBPSDの改善とともに認知機能にも改善がみられ，抑肝散加陳皮半夏開始前にミニメンタルステート検査（MMSE）得点が21点であったが，8週間後に26点となった。

### ワンポイント アドバイス

#### ●処方の際の留意点

　抑肝散は中間証から虚証の患者で，腹直筋に緊張がある例に用いると効果が得られやすいことが知られている。抑肝散加陳皮半夏は，より体力が低下した虚証の患者に対して用い，腹診において腹直筋の緊張が無く，腹部大動脈の拍動がふれる（臍上悸あるいは臍傍悸）場合に効果が得られやすいとされる。抑肝散で消化器症状が発現した場合，本剤に変更するとよい。副作用として抑肝散と同様に偽アルドステロン症による低カリウム血症が現れることがある。投与後に下肢のむくみや血圧上昇が出現した場合，低カリウム血症を疑う。ループ利尿剤など低カリウム血症のリスクがある薬剤との併用の際はとくに注意が必要である。事前の血液検査で血清カリウム値が低い場合は，投薬を控えるべきである。

#### ●服用のしかたと留意点

　食後は吸収が低下するため，食前や食間の服用が勧められるが，食前に飲み忘れた場合は食後に服用してよい。カテキン，タンニンなどの成分が含まれるお茶・ウーロン茶は漢方薬と相互作用を生じる可能性がある。このほかジュース類，牛乳，豆乳なども相互作用を生じたり，吸収を低下したりする可能性があるため，漢方薬を服用するときは水か白湯で服用するのが原則である。

漢方薬

# 新しい抗パーキンソン薬

**ホスレボドパ・ホスカルビドパ水和物（ヴィアレブ®配合持続皮下注），アッヴィ**

［薬理作用］

・ホスレボドパ

プロドラッグであるホスレボドパはホスファターゼによりレボドパに速やかに変換される。ドパミンの前駆体であるレボドパは，血液脳関門を通過し，脳内でドパミンに変換され，レボドパがパーキンソン病の症状を軽減すると考えられる。

・ホスカルビドパ水和物

プロドラッグであるホスカルビドパはホスファターゼによりカルビドパに速やかに変換される。カルビドパは末梢性ドパ脱炭酸阻害薬である。カルビドパの脱炭酸酵素阻害活性は脳外組織に限定されるため，カルビドパとレボドパとの併用投与によって，カルビドパは末梢におけるレボドパの脱炭酸化を阻害し，脳内に移行するレボドパ量を増加させ，また，レボドパの脱炭酸反応に起因する末梢作用（悪心，嘔吐など）を軽減する。

［効能・効果］

レボドパ含有製剤を含む既存の薬物療法で十分な効果が得られないパーキンソン病の症状の日内変動（Wearing-off現象）の改善。

［用法及び用量］

本剤投与前の経口レボドパ量に応じて1時間あたりの注入速度を設定し，24時間持続皮下投与する。患者がオフ状態で本剤の投与を開始する場合には，持続投与開始前に負荷投与を行う。なお，必要に応じて持続投与中に追加投与を行うことができる。

通常，成人には，本剤を0.15 ～ 0.69mL/時間（レボドパ換算量として約26 ～ 117mg/時間）で持続投与する。負荷投与を行う場合は本剤0.6 ～ 2.0mL（レボドパ換算量として約100 ～ 350mg）を投与する。追加投与は本剤を1回あたり0.1 ～ 0.3mL（レボドパ換算量として約17 ～

51mg）で投与する。

　本剤の投与量は症状により適宜増減するが，1日総投与量は16.67mL（レボドパ換算量として2840mg）を超えないこと。

### サフィナミドメシル酸塩（エクフィナ®錠），エーザイ

［薬理作用］

　サフィナミドは，選択的かつ可逆的なMAO-B阻害作用を有し，内因性及びレボドパ製剤由来のドパミンの脳内濃度を高める。このMAO-B阻害作用がサフィナミドの主要な作用機序と考えられる。また，サフィナミドは非ドパミン作動性作用（電位依存性ナトリウムチャネル阻害作用を介するグルタミン酸放出抑制作用）を併せ持つ。

［効能・効果］

　レボドパ含有製剤で治療中のパーキンソン病におけるWearing-off現象の改善

［用法］

　本剤は，レボドパ含有製剤と併用する。通常，成人にはサフィナミドとして50mgを1日1回経口投与する。なお，症状に応じて100mgを1日1回経口投与できる。

### オピカポン（オンジェンティス®錠），小野薬品工業

［薬理作用］

　本剤は，末梢で作用する長時間作用型COMT阻害剤であり，血中でのレボドパから3-O-メチルドパへの代謝を持続的に阻害し，レボドパの脳内移行を向上させる。

［効能・効果］

　レボドパ・カルビドパまたはレボドパ・ベンセラジド塩酸塩との併用によるパーキンソン病における症状の日内変動（Wearing-off現象）の改善

［用法］

　本剤は，レボドパ・カルビドパまたはレボドパ・ベンセラジド塩酸塩と併用する。通常，成人にはオピカポンとして25mgを1日1回，レボドパ・カルビドパまたはレボドパ・ベンセラジド塩酸塩の投与前後及び食事の前後1時間以上あけて経口投与する。

**ロピニロール塩酸塩（ハルロピ®テープ），久光製薬（協和キリン）**

［薬理作用］

主に線条体のドパミンD2受容体を直接刺激し，ドパミン様に働き抗パーキンソン病効果を示す。

［効能・効果］

パーキンソン病

［用法］

通常，成人にはロピニロール塩酸塩として1日1回8mgから始め，以後経過を観察しながら，必要に応じて1週間以上の間隔で，1日量として8mgずつ増量する。いずれの投与量の場合も1日1回，胸部，腹部，側腹部，大腿部または上腕部のいずれかの皮膚に貼付し，24時間毎に貼り替える。なお，年齢，症状により適宜増減するが，ロピニロール塩酸塩として1日量64mgを超えないこととする。

**ラサリギンメシル酸塩（アジレクト®錠），武田薬品（Teva Pharmaceutical Industries Ltd.）**

［薬理作用］

ラサギリンは非可逆的かつ選択的なMAO-B阻害作用を示し，線条体における細胞外ドパミン濃度を増加させる。ドパミン濃度の上昇により，ドパミン作動性運動機能障害を改善する。

［効能・効果］

パーキンソン病

［用法］

通常，成人にはラサギリンとして1mgを1日1回経口投与する。

**レボドパ・カルビドパ水和物液（デュオドーパ®配合経腸用液），アッヴィ**

［薬理作用］

ドパミンの前駆体であるレボドパは，血液脳関門を通過し脳内でドパミンに変換され，パーキンソン病の症状を軽減すると考えられる。しかしレボドパを単剤投与した場合，脳外組織においてドパ脱炭酸酵素等により速やかに代謝されるため，中枢へ移行するレボドパはごくわずかとなってし

まう。末梢性のドパ脱炭酸酵素阻害薬であるカルビドパは，レボドパとの併用投与により，脳外組織におけるレボドパの脱炭酸化を阻害し，脳内に移行するレボドパ量を増加させる。また，レボドパの脱炭酸反応に起因する末梢作用（悪心，嘔吐等）を軽減する。

［効能・効果］

レボドパ含有製剤を含む既存の薬物療法で十分な効果が得られないパーキンソン病の症状の日内変動（Wearing-off現象）の改善。

［用法］

本剤投与前の経口レボドパ量に応じて初回投与量を決定し，朝の投与及び持続投与に分けて胃瘻を通じて空腸に直接投与する。

通常，成人には，朝の投与として5〜10mL（レボドパ/カルビドパ水和物として100/25〜200/50mg）を10〜30分かけて投与した後，2〜6mL/時間（レボドパ/カルビドパ水和物として40/10〜120/30mg/時間）で持続投与する。なお，1日の最大投与時間は16時間とする。1回あたりの追加投与は0.5〜2.0mL（レボドパ/カルビドパ水和物として10/2.5〜40/10mg）とする。

本剤の投与量は症状により適宜増減するが，朝の投与は15mL（レボドパ/カルビドパ水和物として300/75mg），持続投与は10mL/時間（レボドパ/カルビドパ水和物として200/50mg/時間）を超えないこととする。また，1日総投与量は100mL（レボドパ/カルビドパ水和物として2000/500mg）を超えないこととする。

**アデノシンA2A受容体拮抗薬 イストラデフィリン（ノウリアスト®錠），協和キリン**

［薬理作用］

運動機能の低下をもたらす脳内GABA（γ-アミノ酪酸）を分泌する神経は，ドパミンにより抑制され，逆にアデノシンA2A受容体からの刺激で興奮する。パーキンソン病ではドパミンが不足し，アデノシンA2A受容体のほうが優勢となるため，アデノシンA2A受容体を阻害し，GABA神経の過剰興奮を抑制することで，アンバランスになった神経シグナル伝達を正常化する。

［効能・効果］

レボドパ含有製剤で治療中のパーキンソン病におけるWearing-off現象の改善

［用法］

レボドパ含有製剤と併用する。通常，成人はイストラデフィリンとして20mgを1日1回経口服用する。なお，症状により40mgを1日1回経口服用できる。


**レボドパ・カルビドパ・エンタカポン配合剤（スタレボ®配合錠），ノバルティスファーマ**

［薬理作用］

ドパミンは脳内に移行しないため，その前駆物質であるレボドパを投与することにより，血液脳関門を通過する。脳内に移行したレボドパがドパミンとなり作用するため，内因性のドパミンを補う補充療法として使用される。カルビドパとエンタカポンは，レボドパを代謝する2つの酵素を阻害し，レボドパの脳内移行量を増やす働きを持つ。カルビドパはドパ脱炭酸酵素（DC）を阻害し，エンタカポンはカテコール-O-メチル基転移酵素（COMT）を阻害する。レボドパは末梢でレボドパ脱炭酸酵素によるドパミンへの代謝の他に，COMTによる水酸基のメチル化も受けている。したがって，Wearing-off現象が起きている患者では，COMTを阻害しレボドパの脳への移行をさらに向上させることで，レボドパ療法の作用持続時間の延長が期待できる。

［効能・効果］

パーキンソン病〔レボドパ・カルビドパ投与において症状の日内変動（Wearing-off現象）が認められる場合〕

［用法］

成人は，レボドパ・カルビドパ・エンタカポンとして1回50mg/5mg/100mg〜200mg/20mg/200mgの間で1回1または2錠を経口服用する。

なお，症状により用量及び服用回数を調節するが，1日総レボドパ量として1,500mg，総カルビドパ量として150mg，総エンタカポン量として1,600mgを超えないこと。また，服用回数は1日8回を超えないこと。

**非麦角系D₂受容体刺激薬 ロチゴチン（ニュープロ®パッチ），大塚製薬**

［薬理作用］

ドパミンD₂受容体刺激作用。脳内のドパミンD₂受容体に結合し，ドパミンの作用を補う。臨床効果はレボドパに劣るが，併用によりレボドパ使用量を減らすことができる。

［効能・効果］

パーキンソン病（震えやこわばりの改善）

［用法］

通常，成人にはロチゴチンとして1日1回4.5mg/日から始め，以後経過を観察しながら1週間毎に1日量として4.5mgずつ増量し維持量（標準1日量9〜36mg）を定める。なお，年齢，症状により適宜増減できるが，1日量は36mgを超えないこと。本剤は肩，上腕部，腹部，側腹部，臀部，大腿部のいずれかの正常な皮膚に貼付し，24時間毎に貼り替える。

**（吉尾 隆）**

# 今後発売される予定の新薬

## 1. 抗精神病薬

**ulotaront（開発コード：SEP-363856, 製品名：未定, 第Ⅲ相, 住友ファーマ／大塚製薬）**

統合失調症の陽性症状および陰性症状の改善，全般性不安症

微量アミン関連受容体1（Taar1）およびセロトニン5-HT$_{1A}$受容体アゴニスト，ドパミンD$_2$またはセロトニン5-HT$_{2A}$受容体には結合しない低分子経口剤である。統合失調症の陽性症状および陰性症状への効果を示し，錐体外路症状，体重増加，脂質およびグルコースの異常，プロラクチン上昇の副作用はプラセボと同程度である。

**cariprazine（開発コード：RGH-188／MP214, 製品名：未定, 経口薬, 第Ⅲ相, アッヴィ／田辺三菱）**

中枢のドパミンD$_2$とセロトニン5-HT$_{1A}$受容体でのパーシャルアゴニスト作用とセロトニン5-HT$_{2A}$受容体での拮抗作用の組み合せによって効果を示すと推定されている。また，ドパミンD$_3$受容体，ドパミンD$_2$受容体，セロトニン5-HT$_{1A}$受容体に対して，高い結合親和性を示すパーシャルアゴニストとして作用することが薬力学的試験（主に血中濃度と薬効の関係を調べる試験）により示されている。

## 2. 抗うつ薬

**セルトレキサント（開発コード：JNJ-42847922, 製品名：未定, 第Ⅱ相, ヤンセンファーマ）**

選択的オレキシン2受容体拮抗薬であり，SSRIまたはSNRIによる現在のうつ療法の効果が不十分な大うつ病性障害患者を対象として，抑うつ症状を改善する上での抗うつ効果増強療法に使用する。不眠症状を伴う大うつ病性障害の補助治療。

## 3. アルツハイマー型認知症薬

**開発コード：E2027, 製品名：未定, 第Ⅱ/Ⅲ相, エーザイ**

レビー小体型認知症治療剤／PDE9 阻害剤。選択的なホスホジエステラーゼ（PDE）9 阻害作用により，細胞内のシグナル伝達に重要なサイクリックGMP（cGMP）の分解を抑制し，cGMPの脳内濃度を維持する。

**（吉尾 隆）**

# 小児・思春期に対する薬物療法の注意点

## 疾患診断

　小児・思春期の精神疾患における薬物療法の注意点としては，まず，子どもは症状を自ら述べることが困難なことが多く，症状を客観的な行動観察や養育者からの情報に基づいて同定する必要が生じることが挙げられる。また，小児・思春期の精神疾患では併存症が多いことを認識している必要がある。また，非典型的で多様な症状が特徴であると考えられているが，薬物治療の根拠の基礎となる疾患概念は成人と概ね変わらない。併存症の多さ，症状の聴取の問題が診断を難しくするが，「精神疾患の診断・統計マニュアル（DSM-5）」等の標準的な診断基準に基づき，一つ一つの症状と条件（除外基準，社会的障害の有無など）を丁寧に確認することで疾患診断を行うことがむしろ肝要となる。

## 薬効評価

　疾患診断を実施した上で，薬物療法の標的症状を同定するが，本人の訴えを基に評価することが困難な場合には，客観的な事象（暴力行為の頻度，持続時間，内容，あるいは登校状況など）を用いて薬物の効果を測定する。臨床評価尺度を利用することも選択肢だが，同じ疾患を対象にしていても自記式，養育者評価，観察者評価など多彩な評価尺度があり，年齢，知的水準によっても臨床的な解釈は異なる。状況に応じて，柔軟に選択する必要があり，臨床評価尺度を薬効判定において有効に利用するためには修練を要する。また，客観性を担保するために，複数の環境での症状・状況を評価することが望ましく，質問紙を用いて学校の教員に評価を依頼することも少なくない。さらに，小児・思春期の精神疾患の治療は，薬物療法のみを行うことは少ない。並行して実施される心理療法（認知行動療法や支持的精神療法など），環境調整（家庭・学校など）の効果も評価の際には勘案する必要がある。

## 薬剤投与

　薬剤の投与に関しては，〈少量からはじめ，ゆっくり増やし，十分量で終わる〉と考えられている。体重，年齢による用量の指定がない場合は，成人の半量程度で開始する。十分な効果を得るためには，副作用が出現しなければ成人と同量まで増量する価値がある。また，子どもでは薬効の出現に時間がかかると考えられており，成人で薬剤の効果が無効・不十分と判定する期間の後でも，若干ではあるが効果を期待することができる。前に述べたように，薬効の評価に成人と比した困難がある可能性が高いことを踏まえると，薬物療法の変更は，1度の変更で1種類とすることが望ましい。

| 薬物 | 適応症 | 年齢 | 用量 |
|---|---|---|---|
| フルボキサミン | 強迫性障害 | 小児（8歳以上） | 50-150mg |
| リスペリドン | 小児期の自閉症スペクトラム症に伴う易刺激性 | 5-18歳 | 0.5-3mg |
| アリピプラゾール | 小児期の自閉症スペクトラム症に伴う易刺激性 | 6-18歳 | 1-15mg |
| ピモジド | 小児の自閉性障害，小児の精神遅滞に伴う症状 | 小児 | 1-6mg |
| ブロナンセリン | 統合失調症 | 小児（12歳以上） | 8-16mg |
| メチルフェニデート | 注意欠如/多動性障害 | 6-18歳 | 18-54mg |
| リスデキサンフェタミン | 注意欠如/多動性障害 | 6-18歳 | 30-70mg |
| アトモキセチン | 注意欠如/多動性障害 | 6-18歳 | 1.2mg/kg-1.8mg/kg（あるいは120mg以下） |
| グアンファシン | 注意欠如/多動性障害 | 6-18歳 | 1-6mg |
| メラトニン | 小児期の神経発達症に伴う入眠困難 | 6-16歳 | 1-4mg |

## 薬剤の選択

　小児・思春期における薬物療法は適応が不明確であることが多い。別表に小児・思春期での適応を明記している薬剤を掲載する。限られてはいるが，適応症に対して，適応を明記している薬剤を投与せずに，他の薬剤を投与する場合には，その理由を明確に示す必要がある。尚，ピモジドに関しては心血管系の副作用，併用禁忌薬の多さから，アプリオリ（ケースの事情に関わらず）に投与しがたい理由が存在していると考えられる。

　適応を明記している薬剤の次に優先する薬剤は，小児・思春期を対象としたランダム化比較試験（RCT）の結果から外挿するか（例えば，12—17歳であればエスシタロプラムはうつ病に有効），成人での適応から外挿するかが，選択肢になる。両方を満たしている薬剤がより望ましい。これらの選択肢を十分な量・期間で試して十分な効果を得られないか，十分に吟味した結果投与できない理由がある，という状況に至った場合に，次の選択肢に進む。

　適応が明記されていなくても，効果・副作用は本人・家族に説明する必要があり，説明するためには，RCTの結果を科学的に理解することが求められ，また適応の追加・変更にキャッチアップする必要がある。

## おわりに

　子どもは，薬物療法を〈悪い子である自分に対する罰〉だと捉えることが少なくない。また親も同様の感情を持つことが多いようである。そのような感情を患者が持っているかもしれないということを十分に理解し，〈本人が幸福になるために疾患の治療を行っているのだ〉というメッセージを伝えられるよう心がけたい。

**（桑原 斉，池谷 和）**

# 高齢者に対する薬物療法の注意点

75歳以上の高齢者での薬物療法では，15％に有害事象が認められ，5剤以上を内服している高齢の外来患者では転倒の発生率が高い。その理由として，①薬物動態の加齢性変化，②服薬数の増加，③薬物反応性の個人差の大きさなどが挙げられる。

高齢者への薬物治療の原則は，①成人投与量の1/2-1/4程度の少量から投与を開始し少量ずつ増量する，②腎機能および肝機能を考慮し，投与量や増量までの間隔を長くする，③漫然と処方せず，短期間で薬効を評価する，④服薬回数を減らす，⑤服薬方法を単純化する，④多剤併用を避ける，⑤本人以外にも内服管理をしてもらう，などである。

## 薬物動態

高齢者では，腸管の吸収は低下するが，体の筋肉重量と水分量の減少，脂肪の割合の増加，腎血流量の減少，肝臓の血流低下，酵素活性の低下による薬物代謝の遅延，血中アルブミンの減少などで，全体として体内には多くの薬物が残りやすく，薬物の血中濃度が上昇しやすい。通常の成人薬用量でも，高齢者では数日で高い血中濃度に至ることがあり，注意が必要である。血中濃度が高くなり脳内への移行が増え，かつ加齢よる神経細胞数の減少，血液脳関門の老化で，中枢性の副作用は出現しやすい。

腎機能評価については，高齢者では体格が小さく，筋肉量が少ないため，シスタチンCを用いた推算式が有用とされている。

## 向精神薬使用の際の注意点

### 1．抗不安薬，睡眠薬

高齢者では，筋弛緩作用による転倒・骨折，過鎮静，認知機能低下，せん妄，運動機能低下，呼吸抑制等のリスクがあり極力使用しない。やむを得ず使用する場合も短期間で少量を心掛ける。非ベンゾジアゼピン系薬剤は，$\omega_1$受容体選択性が高く筋弛緩作用は弱いが，転倒・骨折のリスクが報告され，同等の注意が必要である。

メラトニン受容体作動薬のラメルテオンとオレキシン受容体阻害作用薬のスボレキサント，レンボレキサントは，高齢者に関する知見は少ないが，筋弛緩作用がない利点とせん妄の予防効果の報告もあり，高齢者に適している可能性がある。漢方薬では，酸棗仁湯あるいは抑肝散がしばしば有効である。

### 2．気分安定薬

リチウムは，腎障害で容易に蓄積しやすいため少量で用い，頻回の血中濃度の

チェックが必要である。高血圧治療のための塩分制限により低ナトリウム血症に陥ると，リチウム中毒を呈しやすい。カルバマゼピンやバルプロ酸では，めまい，ふらつき，鎮静などの副作用があるため，少量から投与し慎重に増量する。

### 3. 抗うつ薬

高齢者のうつ状態への治療の場合，選択的セロトニン再取り込み阻害薬（SSRI），セロトニン・ノルアドレナリン再取り込み阻害薬（SNRI），ノルアドレナリン作動性・特異的セロトニン作動性抗うつ薬（NaSSA）などが用いられ，副作用の少なさからNaSSAが比較的使いやすい。SSRIは，嘔気，頭痛，不眠，振戦，性機能障害，体重増加，低ナトリウム血症，QT延長などの副作用がある。また，NSAIDs，抗凝固薬，ワーファリンとの併用による出血のリスクや，オピオイド鎮痛剤やMAO阻害薬との併用によるセロトニン症候群のリスクにも留意する必要がある。用量依存性に転倒のリスクが高まることも指摘されている。SSRIが有する薬剤代謝酵素チトクロームP450阻害作用により併用禁忌の薬剤があることにも注意が必要である。SNRIは，排尿困難や眼圧上昇の副作用があり，前立腺肥大の患者には注意が必要である。三環系抗うつ薬は，認知機能低下，せん妄，便秘，起立性低血圧，尿閉，めまいなどの副作用が起こりやすいため，高齢者には通常使用しない。

食欲低下に対しスルピリドが用いられることがあるが，錐体外路症状が発現しやすいためあまり勧められず，使用するにしてもごく少量（50mg/日以下）とすべきである。

### 4. 抗精神病薬

高齢者に対する抗精神病薬の投与は，定型あるいは非定型を問わず死亡率を上昇させるため，極力行わない。やむを得ず使用する場合はごく少量を短期間とし，常に減量・中止のタイミングを見計らうことが原則である。非定型薬の方が定型薬よりも副作用は少ないが，非定型薬でも，耐糖能異常，高脂血症，不整脈，脳血管系のリスク，過鎮静などの副作用に留意する必要がある。

認知症患者の妄想，幻覚，興奮，易怒性，暴力などのBPSDに対しては，まず誘因の除去等の環境調整を行い，無効な場合に薬物療法を施行する。使用する薬剤の順番はメマンチン等の抗認知症薬，抑肝散，気分安定薬等をまず用い，それらが無効な場合にはじめて少量の非定型抗精神病薬の使用を考慮する。特に，レビー小体型認知症あるいはパーキンソン病の幻視や妄想には，抗認知症薬のアセチルコリンエステラーゼ阻害剤がしばしば有効であることは知っておく必要がある。高齢者に比較的用いられる抗精神病薬とその1日投与量としては，クエチアピン25-100mg，リスペリドン0.5-2mg，アリピプラゾール3-6mg，ペロスピロン4-8mg，ブロナンセリン2-4mgなどが挙げられる。**（塚田 恵鯉子，新井 哲明）**

## 解　説 ········································································································· ●
# せん妄に対する薬物療法について

　せん妄は，末梢性炎症や低酸素症などの刺激が透過性の亢進した血液脳関門を越えてミクログリア（中枢神経系に存在するグリア細胞の1つ）を活性化させ，さらにアストロサイト（同）や神経細胞に波及する一種の脳症と考えられるようになっている。高齢人口が増加する中で一般病院入院患者に頻発する精神症状・病態であり，身体疾患の疾病状況を増悪させ，そのために医療費を上昇させて社会資源への負担を増大させる。それにもかかわらず適応薬剤がない。しかも，さらに増加することが自明な優先度の高い課題である。ここではその治療，および予防的な薬物療法について概説する。

### 1. せん妄の治療方針

　せん妄の惹起因子としての身体疾患，薬物・薬剤因子への対策が最重要である。しかし，多くの場合，惹起因子は複合的であり，除去できない惹起因子もある。また，せん妄は急性の行動障害として危険を伴うため，即応の必要がある。したがって，短期的な治療技術や予防方略を行使することは必須である。エビデンスの少ない領域であるため，現時点では薬理学的特性を勘案した臨床経験からの推奨が主になる。

### 2. せん妄の治療

　過活動型および混合型の治療には抗精神病薬を用いる。睡眠覚醒サイクル障害を避けるため，高齢者には，半減期の短いクエチアピンやペロスピロンが初回投与に向いている。液剤のあるリスペリドンや口腔内崩壊錠のあるオランザピンは服用させやすいことが実務上有利である。わが国ではオランザピンおよびクエチアピンは糖尿病に禁忌とされている（図1）。内服できない状況のうち，消化管術後などでは，口腔内粘膜吸収であるアセナピンを使いうる。拒薬の場合は，せん妄の出現しやすい夜間の効果を狙って夕方にブロナンセリンを貼付する方法がある。注射剤ではハロペリドールが今後も不動の役割を果たす。

　なお，2011年9月，厚生労働省から，クエチアピン，ハロペリドール，ペロスピロン，リスペリドンの適応外使用について「処方を審査上認める」という通知が出ている。

　抗精神病薬の使用にあたっては副作用管理が重要である。常勤精神科医のいる一般病院で抗精神病薬を投与されたせん妄患者2,453例のうち，錐体外路症状の出現は5.4%，重篤な有害事象は0.9%，ただし経過から副作用の可能性が考えられない事例を除くと0.4%という結果が示されている。重篤な有害事象のほとんどは誤嚥性肺炎，少数が心血管イベントであった。錐体外路症状に留意することで誤嚥性肺炎の発生を防ぎ，QTcが500msを超えたりモニターで心室頻拍が出

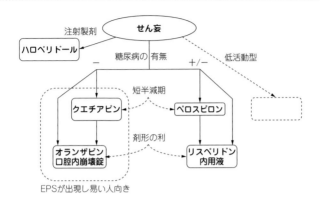

**図1　せん妄に対する薬物療法アルゴリズム**
日本総合病院精神医学会　せん妄指針改訂班：せん妄の臨床指針［せん妄の治療指針 第2版］

現する患者では抗精神病薬の使用を避けるといった対応が望まれる。

　低活動型の治療にはコンサルテーション・リエゾンの専門家の間でも50%以上の支持を得る薬剤はない。

### 3. せん妄予防的な不眠症対策としての薬物療法

　急性発症する意識変容ゆえにインフォームドコンセントを得る工夫に難渋するせん妄の治療研究は，ランダム化比較試験（RCT）が非常に少ない。このため国際的なガイドラインでも抗精神病薬は弱い推奨の水準である。精神科医はこれを実臨床との乖離と理解するが，抗精神病薬使用経験が乏しいゆえにその副作用管理に精通していない非精神科領域のせん妄研究者は，抗精神病薬使用のエビデンスはないと認識して忌避感を益々強くしている感がある。そのような状況に加えて，せん妄がその後の認知症発症のリスクを増大させることがフィンランドの大規模なコホート研究で明らかにされ，せん妄予防に関する研究が活発化している。従来から非薬物療法的な予防介入がある程度の成果を示してきたが，せん妄が脳症である以上，限界もある。

　そのような状況でメラトニン受容体作動薬やオレキシン受容体拮抗薬のせん妄予防効果に関する試験が複数なされ，そのメタ解析でいずれも有意な効果が示されている。せん妄臨床の治療から予防へのパラダイムシフトが期待される。

（八田　耕太郎）

# 解　説

## ベンゾジアゼピン系薬剤について

### 1. 作用機序，薬理作用，対象疾患

本剤は，主に縫線核，海馬，扁桃体，視床下部に存在するシナプス内GABA$_A$-ベンゾジアゼピン受容体を活性化し催眠，抗不安，抗自律神経失調，筋弛緩，抗けいれんを発現する1群の薬剤である。

我が国では(1)ジアゼパムを始めとするベンゾジアゼピン環を有する狭義，また(2)ゾピクロンやゾルピデムなどベンゾジアゼピン環を持たないが作用点は共通する広義，の2者を合わせて30種が処方可能である。

受容体は$\alpha$，$\beta$，$\gamma$の3種のサブユニットから構成され，中枢では，含まれるサブユニットにより$\omega_1$（$\alpha_1$を含むもの）と$\omega_2$（$\alpha_2$，$\alpha_3$，$\alpha_5$の何れかを含むもの）の2種の受容体が存在する。前者の賦活は催眠および鎮静，後者の賦活は抗不安，筋弛緩との関連が想定されている。

対象となる疾患または病態として，不眠症（原発性，他の精神疾患に関連したもの，身体疾患に関連したもの），パニック障害，全般性不安障害を始めとする不安障害が挙げられる。ICD-10診断に拠る神経症性障害において強迫性障害，外傷後ストレス障害に付随する不安に対して本薬は無効あるいは部分奏効に止まる。

不眠への効果は，睡眠潜時短縮，総睡眠時間延長により発現し後者は長半減期薬または高用量の選択下に増強される。

不安の構成要素別には，(1)動悸，発汗，口渇，嘔気などの自律神経機能不全，(2)筋緊張性頭痛，四肢振戦，肩凝りほかの身体的緊張に概ね投薬数日以内に効果を発現する。(1)即効性，(2)他の薬物との相互作用が少ない，(3)忍容性が高く代謝耐性形成を来たしにくい，(4)循環器への影響が少ない，など短期使用下での安全性の高さから急性期治療の場でなお本剤の処方頻度は高い。

### 2. 有害事象と予防，発現時の対処法

ベンゾジアゼピン受容体作動薬は抗不安，催眠薬としての先行薬であるバルビツレート酸，プロモバレリル尿素や抱水クロラールと比して安全性が高く，入院患者を対象とした前向研究において有害事象の発現は処方10,000毎に1件であり常用下に生命危機を伴う重篤な副作用の発現は極めて稀と報告されている。とはいえ用法・用量の遵守下においても十全な安全性が保証されるものでは決してない。主な有害事象として，(1)薬効の過剰発現による過鎮静・眠気の持ち越し・前向性健忘，筋弛緩による運動失調（フラツキや転倒），(2)奇異反応，すな

わち不安・焦燥，興奮，不眠，抑うつ，精神病症状（幻覚，妄想）など期待と相反する薬効の発現，(3)依存と離脱症状，が挙げられる。

薬効の過剰発現予防に関して，フラツキや転倒の回避に筋弛緩に関連する$\omega_2$受容体作用を持たず鎮静と催眠に関連する$\omega_1$受容体選択性の高い非ベンゾジアゼピン系睡眠薬の使用は主効果の選択的抽出の一法である。但し，睡眠状態誤認や不眠恐怖を伴いやすく，かつ日常臨床の場で遭遇する機会の多い精神生理性不眠症に抗不安作用の脆弱な非ベンゾジアゼピン系睡眠薬単独での治療は無効または増悪を来す危険を有する。したがって同疾患治療に際しては薬物に睡眠衛生指導ほかを併用する多元的アプローチを個別に検討する必要がある。

一般に高力価薬，高用量の連用下に有効薬物血中濃度は薬物固有の血中半減期を超えて高値に維持され持ち越し効果の発現に繋がることが報告されている。ベンゾジアゼピン受容体作動薬は，記憶，注意，遂行，精神運動ほかの広範なヒト認知機能を低下させるが，高用量，高力価，血中半減期の短い薬物，長期使用，高齢者の条件下でその発現頻度と重篤度は増強する。上記危険因子の重複は相加的に認知機能低下を増悪させることが知られ，高齢者では累積内用量，内服期間は共に記憶，遂行機能を低下させると報告されている。

広範な認知機能低下を来したベンゾジアゼピン受容体作動薬長期使用者は薬剤中止数週後に注意，処理速度，遂行，精神運動は可逆的に回復するが，コントロール群と比して多くの認知機能検査下位項目の遂行成績は有意低値に止まるとのメタ解析が存在する。

ベンゾジアゼピン受容体作動薬使用に際して，その包括的有用性の確保の視点からは主効果が発現し患者のQOLが回復すれば漫然と処方を継続することなく漸次，低力価薬への置換や用量の漸減・中止を検討していくべきである。

ベンゾジアゼピン受容体作動薬使用下に発現する奇異反応の頻度は0.2～0.7%と比較的低値に止まるが，一旦発現時には自傷，他害，自死へ発展する危険が大きく警戒を要する有害事象である。

奇異反応発現の被投薬者側の危険因子として，(1)複数，長期，重篤なストレッサーへの曝露，(2)欲求不満耐性の低さや衝動統制不良などの性格偏倚，(3)小児，高齢者，脳器質疾患の併存，交差耐性を有するアルコール連用下にあるケースなど中枢神経系薬剤感受性亢進あるいは忍容性低下を持つ群，が挙げられる。高リスク群へのベンゾジアゼピン受容体作動薬使用は事前に利失を慎重に較量し薬剤側の危険因子である，高力価，高用量，短時間作用型，の重複を避ける配慮が望まれる。

（太田 共夫）

# 抗精神病薬の副作用について

　抗精神病薬は中枢性，末梢性に多様な副作用を生じるが，その出現頻度や程度は薬物ごとに異なり，用量も影響する。副作用はドーパミン（$D_2$）受容体，ムスカリン性アセチルコリン（Ach）受容体，アドレナリン（$\alpha_1$）受容体，ヒスタミン（$H_1$）受容体が，抗精神病薬で遮断された結果生じるものが多い。多くの副作用は投与早期に出現し，長期投与で耐性を生じやすいが，持続的使用の後出現するものもある。軽微な副作用は，抗精神病薬の減量や薬物の変更，副作用止めの薬物の追加などで対応可能な場合が多い。しかし，頻度は低いが悪性症候群など重篤な副作用もある。一般的に非定型（第二世代）抗精神病薬（以下，非定型薬）は，定型（第一世代）抗精神病薬と比較して，錐体外路症状，過鎮静，抗コリン性副作用の発現頻度は低いが，体重増加や高血糖など代謝性副作用に注意が必要である。

## 1. 錐体外路症状

　抗精神病薬が黒質線条体系の$D_2$受容体を遮断した結果，脳内のドーパミンとアセチルコリンのバランスが崩れて出現する。ハロペリドールなど高力価薬で多く，低力価薬や非定型薬では少ない。投与開始後早期に現れる急性の錐体外路症状と，長期投与で出現する遅発性の副作用がある。

　急性副作用として，急性ジストニア，パーキンソニズム，アカシジアがある。急性ジストニアは，眼球上転，舌・頸部・体幹のねじれや突っ張りが特徴的で，ピペリデンの筋注で速やかに改善する。パーキンソニズムは，筋固縮，振戦，無動（アキネジア）を3徴候とし，仮面様顔貌，小刻み歩行や流涎もみられる。アカシジア（静座不能症）は，「じっとしていられない，足がムズムズする」などの異常な感覚を自覚し，不眠，不安，焦燥感を伴うことが多く，精神症状との鑑別が重要である。治療は抗精神病薬の減量をまず試みる。改善しない場合には，薬物の変更（非定型薬や低力価薬）や抗コリン薬の必要最小限の投与を検討する。アカシジアにはプロプラノロールやクロナゼパムが有効との報告もある。

　遅発性の錐体外路症状は，$D_2$受容体の過感受性によるとされる遅発性ジスキネジアが代表的である。口唇や舌をモグモグ動かすような口周囲の不随意運動がほとんどである。抗精神病薬の減量や非定型薬への切り替えが推奨される。2022年6月に本邦初の遅発性ジスキネジア治療剤となるバルベナジンが市販された。なお抗コリン薬は症状を悪化させるので注意が必要である。

## 2. 悪性症候群

　抗精神病薬の投与開始や増量時，あるいは抗パーキンソン薬や抗不安薬の減量・中止時に，脱水や身体的衰弱などが重なった場合に生じやすい。症状は高熱，錐体外路症状（筋固縮，振戦，無動など），自律神経症状（発汗，頻脈，血

圧変動など），意識障害などが出現し，CPK，血中・尿中ミオグロビンの上昇などがみられ，重篤な場合は腎不全を合併し，死に至ることもある。治療は原因薬剤を中止し，輸液などで全身管理をしながらダントロレンナトリウムやブロモクリプチンを投与する。

### 3. 自律神経症状

抗コリン性の副作用として頻度の高い症状は，口渇，便秘，麻痺性イレウス，排尿困難（尿閉），かすみ目，鼻閉，頻脈，血圧上昇，眼圧上昇（緑内障の悪化）であり，低力価薬や併用した抗コリン薬で生じやすい。いずれも不快な症状でアドヒアランス低下につながりやすい。対策として薬物の減量や抗コリン作用の少ない薬物に変更する。また認知機能障害は，中枢性の抗コリン性副作用であり，注意・集中力・記憶力の低下などを来す。

抗$\alpha_1$性副作用として，低血圧（特に起立性低血圧）とそれに伴うふらつき，めまい，立ちくらみ，倦怠感がしばしば出現する。稀に持続性勃起症が生じる。また心・循環器系副作用として，心電図異常（特にQTc延長）と致死性不整脈（torsade de pointes）が生じる可能性がある。

### 4. 代謝内分泌系症状

代謝系副作用として，食欲亢進，体重増加，高血糖（耐糖能異常），脂質異常症，2型糖尿病が問題となる。食欲増加には，$H_1$受容体やセロトニン($5-HT_{2C}$)受容体の遮断作用の関与が推定されている。清涼飲料水の多飲や過食後，著しい高血糖から糖尿病性ケトアシドーシスや糖尿病性昏睡など重篤な副作用が生じることがある。非定型薬の中では，オランザピンが代謝系副作用の頻度が高い。

内分泌系副作用としては高プロラクチン血症が代表的であり，それに起因する乳汁分泌，無月経，女性化乳房，性欲減退，勃起障害や射精障害などの性機能障害がある。下垂体の$D_2$受容体の遮断作用に基づくとされる。リスペリドンやパリペリドンを除く非定型薬は，通常の用量下では高プロラクチン血症を来しにくい。

抗精神病薬を長期服用している患者には，病的な多飲水を原因とする低Na血症を認める場合が多い。抗利尿ホルモン不適合分泌症候群（SIADH）が生じていることもあり，さらに多飲による低Na血症が進行すると，水中毒に至り，意識障害やけいれんを呈する。治療は原因となる抗精神病薬を中止し，水分制限などにより低Na血症を補正する。

### 5. その他の副作用

抗精神病薬の投与初期や大量投与では，抗$\alpha_1$作用や抗$H_1$作用により，日中の眠気や過鎮静が生じることがある。また薬剤性肝障害や薬疹などのアレルギー反応は，フェノチアジン系薬物で多い。その他けいれん，顆粒球減少症，色素沈着，光線過敏症などの副作用がみられることがある。　　　　　　　**（宮本 聖也）**

# 抗うつ薬の副作用について

　抗うつ薬はセロトニンやノルアドレナリンなどのモノアミンの再取り込み阻害作用，ムスカリン性アセチルコリン受容体遮断作用（抗コリン作用），アドレナリン（$\alpha_1$）受容体遮断作用，ヒスタミン（$H_1$）受容体遮断作用などを持ち，その薬物の作用や構造の特性からSSRI（選択的セロトニン再取り込み阻害薬），SNRI（セロトニン・ノルアドレナリン再取り込み阻害薬），三環系，四環系，その他に分類することができる。抗うつ薬の副作用は，その薬理作用に関連したものが多く，分類別に特徴がある。ここでは，よくみられる副作用と稀であるが注意が必要な副作用について述べるとともに，抗うつ薬の副作用全般についての注意事項を解説する。

## 1. よくみられる抗うつ薬の副作用

　SSRIでは，セロトニン系に関連した副作用が発現しやすい。嘔気などの消化器症状は，治療継続とともに改善していく一過性のものである。他に性機能障害が発現することもある。また，アクチベーション症候群と呼ばれ，不安，不眠，焦燥感などの精神症状が顕著となることがあり，症状の変化に注意が必要である。

　SNRIでは，セロトニン系およびノルアドレナリン系に関連した副作用が発現しやすい。ノルアドレナリンに関連した副作用として排尿困難や頻脈，血圧上昇が発現することがあり，泌尿器や循環器疾患患者への投与は注意が必要である。

　三環系抗うつ薬では，ムスカリン性アセチルコリン受容体遮断作用，アドレナリン（$\alpha_1$）受容体遮断作用，ヒスタミン（$H_1$）受容体遮断作用による副作用が発現しやすい。ムスカリン性アセチルコリン受容体遮断作用により，口渇，便秘が高頻度に発現し，眠気や排尿障害，視調節障害，頻脈もみられることがある。そのため，前立腺肥大や，心伝導障害のある患者への投与は注意が必要である。眼圧を上昇させるので，緑内障の患者には抗コリン作用の強い抗うつ薬は禁忌となっている。また，高齢者などではせん妄を引き起こすことがあるので，注意が必要である。アドレナリン（$\alpha_1$）受容体遮断作用により，起立性低血圧やめまい，眠気が発現することがあり，高齢者では転倒に注意が必要である。ヒスタミン（$H_1$）受容体遮断作用により，眠気，倦怠感，体重増加が発現することがある。

　また，躁うつ病のうつ状態の患者に抗うつ薬を投与する場合には，抗うつ薬の種類にかかわらず躁転することがある。躁状態の既往がない場合も躁転の可能性があるため，注意深い病状の観察が必要となる。

　海外の疫学調査において，SSRIおよび三環系抗うつ剤を含む抗うつ薬を投与

された主に50歳以上の患者で骨折のリスクが上昇したとの報告があるため，高齢者に抗うつ薬を投与する際はふらつき，転倒等に注意する。

## 2. 稀であるが注意が必要な抗うつ薬の副作用

・退薬症候：急激に抗うつ薬を中断すると退薬症候が発現することがある。SSRIに多く，中断から数日後に，めまい，倦怠感，嘔気，下痢，頭痛，発汗，悪寒，筋肉痛などの身体症状や不安，不眠や抑うつなどの精神症状が発現する。特に高用量を用いているときには急に中止せず，漸減することが必要となる。

・けいれん発作：これはけいれんの閾値を下げるためであり，てんかん患者等への投与はより注意が必要である。

・過量投与時のリスク：三環系抗うつ薬には心毒性がみられる。過量投与で致死的となるため，自殺企図のおそれがある患者に三環系抗うつ薬を使わざるを得ないときは，処方日数を少なくするとか他者が管理するなどの対応が必要になる。

・セロトニン症候群：セロトニン作動薬投与中に生じるもので，錯乱や興奮，軽躁状態などの精神症状，ミオクローヌス，反射の亢進，発汗，下痢，振戦，悪寒・発熱などの身体症状を呈し，時に死に至る。

・悪性症候群：抗精神病薬に比べて頻度は少ないものの，抗うつ薬による悪性症候群も報告されている。高熱，強度の筋強剛，意識障害，血圧の変動等をきたすもので，早期に診断，治療が必要となるため，注意が必要である。

・出血傾向の増強：SSRI，SNRIでは出血の危険を高める薬剤を使用している患者，出血傾向または出血性素因のある患者で胃腸出血等の報告がある。

## 3. 抗うつ薬の副作用に関する注意点

抗うつ薬は効果の発現まで少なくとも1～2週間を要するが，嘔気，口渇，便秘，眠気などのよく認められる副作用は開始直後から発現する。つまり抗うつ薬開始直後は効果がみられず，副作用のみ目立ってしまうため，患者は症状がかえって増悪したと誤解して，効果発現前に自己判断で内服を中止してしまうことがある。このため，回復までの時間が延長したり，治療薬の選択肢を狭めてしまったりする可能性もある。また，治療中に症状がある程度改善すると，抗うつ薬を内服継続する必要はないと考えて，自己判断で中止や減量をしてしまうこともある。早すぎる抗うつ薬の内服終了や突然の内服中断は，再燃の危険が増加したり，退薬症候の危険が生じたりする。いずれにしても薬物療法を行っているときは，効果や副作用について患者と治療者が十分にコミュニケーションをとりながら，二人三脚で治療を進めていくことが大切である。

（石関　圭）

# 解 説 ·············································································●

# 薬の飲み合わせについて

　薬物相互作用には，ある薬物の併用によって他方の薬物の吸収，分布，代謝，排泄の各段階に影響をおよぼす結果として生じる薬物動態的相互作用と，それぞれの薬物の作用機序が異なる場合に生じる相加的，相乗的な薬理作用の増加，あるいは同じ受容体への拮抗や競合作用で生じる相互作用があり，これを薬力学的相互作用という。特に薬物動態的相互作用では，各薬物の肝臓のcytochrome P450（CYP）への影響が重要となる（各薬物がどのCYPで代謝されるか，あるいはどのCYPを阻害または誘導するかなどに関しては，多くのわかり易い成書が出版されているので一読をお勧めする）。

## 1. 抗精神病薬

　いくつかの薬物ではCYPを介した薬物相互作用が生じる。ハロペリドールやブロムペリドールにレボメプロマジンを併用するとハロペリドールやブロムペリドールの血中濃度が上昇する（CYP2D6の関与）。また，ハロペリドールやリスペリドンにカルバマゼピンを併用するとハロペリドールやリスペリドンおよびその活性代謝産物の血中濃度が低下する（CYP3A4の関与）。しかし，これらの相互作用の結果が，それぞれの薬物の臨床効果や有害反応の発現に直接結びつくわけではない。オランザピンは喫煙との相互作用（CYP1A2の関与）があり，喫煙者ではオランザピンの血中濃度が上昇する可能性がある。ルラシドンはCYP3A4を強く阻害する薬剤を服用中の患者には禁忌である。

## 2. 抗うつ薬

　SSRI（特にフルボキサミンやパロキセチン）はCYPの阻害作用により種々の薬物との相互作用が生じる可能性がある。たとえば，フルボキサミンはカフェインやテオフィリン（CYP1A2の関与），β-ブロッカー，マクロライド系抗生物質，抗真菌薬や多くのベンゾジアゼピン系薬物など（CYP3A4の関与），オメプラゾール（CYP2C19の関与）などの血中濃度を上昇させる。パロキセチンはβ-ブロッカーやCa拮抗薬などの血中濃度を上昇させる（CYP2D6の関与）。セルトラリンは一般的にCYP阻害作用が弱いと考えられている。また，SSRIと三環系抗うつ薬を併用すると，三環系抗うつ薬の血中濃度の上昇による有害反応が生じやすい。これらはいずれも薬物動態的作用機序による相互作用である。一方，薬力学的作用機序に基づくと考えられるセロトニン症候群（錯乱，発熱，ミオクローヌス，振戦，協調運動障害など）の危険性がSSRIとMAO阻害薬（セレギニン）やリチウムとの併用で増加する。SNRI（ミルナシプラン）はその代謝にCYPが関与しないため，CYPを介した薬物動態的相互作用は生じない。エスシタロプラムは主にCYP2C19，CYP2D6，CYP3A4で代謝される。日本人の約20％がCYP2C19

遺伝子を欠損，あるいは低活性であるとの報告があるために，このような患者に投与した場合にはエスシタロプラムの血中濃度が上昇する可能性がある。ボルチオキセチンはCYP2D6，CYP3A4/5，CYP2C19，CYP2C9，CYP2A6，CYP2C8，CYP2B6で代謝される。

### 3. 双極性障害治療薬

リチウムは肝代謝を受けないためCYPを介した薬物相互作用は生じないが，サイアザイド系利尿薬や非ステロイド系消炎鎮痛薬などとの併用により血中リチウム濃度の上昇を来す場合がある。特にリチウムは治療濃度と中毒濃度が近接しているために，薬物相互作用に対しては細心の注意を払う必要がある。また，バルプロ酸やカルバマゼピンの代謝には多くのCYPが関与しているため，多くの薬物と薬物動態的相互作用を生じる可能性がある。ラモトリギンはCYPによる代謝ではなくグルクロン酸抱合される。したがってグルクロン酸抱合を受ける薬物との併用で相互作用を生じる。いずれにせよ，双極性障害治療薬に関しては治療的薬物モニタリングを行う必要がある。

### 4. ベンゾジアゼピン系睡眠薬

アルコールとベンゾジアゼピン系睡眠薬を併用した場合，薬力学的相互作用（GABA$_A$受容体への相乗的薬理作用）により，中枢神経抑制作用や筋弛緩作用などが増強するため，過鎮静，健忘，転倒などの有害反応が生じ易くなる。また，その代謝にCYP3A4が関与する睡眠薬，例えばトリアゾラム，ニトラゼパム，フルニトラゼパムなどでは，マクロライド系抗生物質，抗真菌薬，Ca拮抗薬，$\beta$-ブロッカー，グレープフルーツジュースなどの併用により血中濃度が上昇する。

### 5. オレキシン受容体拮抗薬

スボレキサント，レンボレキサント共にCYP3A4で代謝される。スボレキサントはCYP3A4を阻害する薬剤とは併用禁忌であり，レンボレキサントも併用注意である。

### おわりに

精神科治療薬の相互作用に関して，すべてを網羅することは非常に困難である。さらに，患者個人のCYPなどの遺伝子情報の差異によっても，相互作用の出現が影響を受ける可能性もある。したがって，精神科薬物療法に携わる者は最低限，各薬物がどのような代謝を受け（どのCYPが関与しているのか），主としてどのような部位（受容体やトランスポーターなど）に作用するのかといった臨床精神薬理学的な基礎知識ならびに精神科薬物療法に関する最新知識の習得が必要である。

（吉村 玲児）

# 薬剤の依存性について

　ベンゾジアゼピン系薬剤（BZ）と選択的セロトニン再取り込み阻害薬（SSRI）は先行同効薬，すなわちBZはバルビツール酸系薬剤と，またSSRIは三環系抗うつ薬（TCA）と比較して有害事象の発現が低く各科一般臨床において処方される機会が多い。両薬剤に共通する利点である安全性を確保するために，身体依存形成に留意し，同時にその対処法に習熟することが必要である。

　BZ依存形成には服薬期間の関与が大きい。精神依存形成の臨界期は2～3カ月，身体依存形成には3～8カ月の連用を要する。常用量依存の診断基準は確立されていない。伊澤らは実態に即して下記の5項目を全て満たす状態を「BZ常用量依存」と定義するよう提案している。

(1)適正目的で開始した臨床用量を6カ月以上連用

(2)適正目的に奏効して寛解導入を得ている

(3)使用量の著しい増加を認めない

(4)中断後に，疾患本来の症状が増悪して発現する反跳現象や疾患本来の症状に知覚変容など新規症状が随伴する離脱症状が出現する

(5)計画的な漸減により離脱症状の回避下に薬物中止を得て，BZの再使用無しにQOLの高い社会生活が営めること

　BZ常用量依存の出現頻度は疫学調査により異なり40～50％から80～90％の範囲に算定する報告が多い。依存形成に寄与する薬物側の要因として，高臨床力値，短時間作用型，高用量，長期投与が指摘されてきた。しかし，「1日量は離脱症状の頻度や重症度と相関しない」，「半減期や最高血中濃度への到達時間は離脱症状の出現頻度とは相関しないが，短時間型BZの離脱症状は中・長期作用型と比較して重篤になる」とする近年の研究報告がある。

　寛解導入後BZの中止・減量時の経過は(1)寛解維持，(2)原疾患の再燃，(3)反跳現象，(4)離脱症状，に大別される。

　離脱症状の出現は潜行性に存在した常用量依存を後向視性に確認させる。離脱症状は，精神症状（不眠，不安，焦燥，集中力低下，など），身体症状（筋肉痛，振戦，頭痛，嘔気，など），知覚障害の3領域から構成される。精神，身体症状は高頻度（30～70％）に出現するが再燃や反跳現象と症状レベルで重複し特異性は低い。経過，知覚障害の有無が鑑別の要点となる。離脱症状の消長は半減期など薬物動態学的要因の関与が大きく，大多数の症例で薬物中止の5日以内に出現し2週間以内に消退する。出現頻度は低いが（10～40％），音や光に対する知覚

過敏，知覚の質的変化（動揺感，動揺視，金属味など）はBZの離脱症状として特異性が高い。

治療，すなわちBZ中止の対象となるのは，長期BZ使用者のなかで(1)原疾患が既に寛解を得ており，(2)再燃に関与しうる状況因を認めず，(3)家庭および社会において期待される役割遂行が可能であり主観的・客観的にQOLが高いレベルで安定している，一群である。BZの中止は医師の指導下に計画的な漸減が図られるべきである。反跳現象や離脱症状の併発を監視しつつ2～4週毎に当初1日量の1/4を減量していく。漸減下に反跳現象や離脱症状が続発すれば，(1)長時間型BZへ置換後に漸減再開，(2)薬理学的に離脱症状を続発しないとされる5-HT$_{1A}$ agonist付加後にBZ漸減再開（bridge medication），(3)離脱症状の抑制効果が期待できる別種薬剤（カルバマゼピン，クロニジン，プロプラノロールなど）への置換，2～4週後に付加薬を中止，などの方略が報告されている。

SSRIは，中断後2～5日をピークに10～80％の頻度で離脱症状が発現する。症状は，(1)平衡障害（めまい，ふらつき），(2)知覚障害（電撃様感覚，視覚変容，頭痛，筋肉痛），(3)消化器症状（悪心，嘔吐），(4)流感様症状，(5)睡眠障害，(6)精神症状（不安，焦燥，軽躁状態）など多彩である。電撃様感覚，視覚変容は低頻度ながらSSRI離脱時に特異性が高い。発症機序として，(1)一過性かつ急激なセロトニン神経伝達低下，(2)コリン作動性反跳現象，の関与が想定される。

各種SSRIにおいて離脱症状の報告数が最多な薬物はパロキセチンである。各種SSRIで血中濃度低下率と離脱症状発現の2要因間に相関を認めたとの知見があり，血中半減期が短く活性代謝産物を持たないパロキセチンの薬理特性が発現頻度の高さに関与すると考えられた。離脱症状の予防には漸減による減量，発現時には減量前用量への増量，が推奨されている。パロキセチンの減量は1週に5～10mgずつ緩徐に行い中止の直前週は下限量（5～10mg）の隔日投与を選択するなど慎重な対応が必要である。

BZ，SSRIの離脱症状は，(1)処方医の性急な減量や中止，(2)用法・用量指示の不遵守，(3)大量服薬後意識障害からの回復過程，(4)検査や治療を理由とする他科医師の指示，など日常臨床の様々な場面において遭遇しうる。薬物の減量・中止に先立ち原疾患の再燃，反跳現象，離脱症状に関する告知は必須である。また症例特性に応じて行動療法や認知療法を含む非薬物的介入の是非も個別に検討されるべきである。

（太田　共夫）

# ジェネリック医薬品とは

　新薬を開発した製薬会社には，特許の出願により20～25年間特許の権利が与えられ，独占的に製造販売することができる。また，別に，薬の発売から4～5年間は有効性と安全性を確認することが義務付けられている。しかし，その時期を過ぎると，製法や成分の情報は国民の財産とされ，同じ成分で同じ効き目の医薬品を多くの製薬会社から製造販売することができる。これをジェネリック医薬品と言い，新薬の有効性と安全性が確認された後に製造され，販売されている医薬品である。

　ジェネリック医薬品の有効性・安全性については既に先発医薬品で確認されていることから，安定性試験・生物学的同等性試験等を実施して基準をクリアすれば製造承認がなされる。厚生労働省の後発医薬品承認基準では，品質，有効性，安全性が生物学的同等性試験，規格試験（性状，確認試験，純度試験，溶出試験，含量試験等），安定性試験（加速試験，長期保存試験，光安定性試験等）により先発医薬品と同等とみなされた場合に製造販売の許可が承認される。しかし，生物学的同等性試験，溶出試験等において，抗不安薬・睡眠薬におけるジェネリック医薬品の先発医薬品との同等性にいくつかの問題点が指摘されている。

　生物学的同等性試験とは先発品と後発品の生物学的利用能を比較評価することにより行われ，投与者の生物学的利用能に統計的に差がなければ効果も同じで生物学的に同等であるものと判断される。血中濃度の推移が同等であれば生物学的効果に差がないとする考え方は米国食品医薬品局（FDA）を始め諸外国でも同様に認められた解釈である。

　生物学的同等性試験ではデータとしては試験製剤と標準製剤の生物学的同等性判定パラメータの対数値の平均値の差の90％信頼区間が，$\log (0.80)$ ～$\log$ (1.25) の範囲にあるとき，試験製剤と標準製剤は生物学的に同等と判定する。ジェネリック医薬品は構造的に先発品と似ているが，化学特性において多少の違いは許されている。ジェネリック医薬品は，先発医薬品と同じ容量・タイプの活性体，同じ投与経路，同じ治療的効果という点で，本質的に似ていなければならない。しかし，ジェネリック医薬品は，効果，安全性の研究でなく生物学的同等性（先発品の80～125％以内でなければならない）の研究で同等性が立証されている。したがって，末梢血の生物学的同等性が中枢神経系の受容体での生物学的同等性を反映するか検討する必要がある。

　我が国における，ジェネリック医薬品の使用量は，政府による政策誘導もあり

確実に増加している。全国健康保険協会による2014年7月分の医薬品使用状況におけるジェネリック医薬品使用割合は，57.6%（数量ベース，新指標）であり，増加傾向が続いている。このうち，中枢神経用剤は48.6%であり，やはり増加傾向にある。ジェネリック医薬品を使用する際のメリットとして，経済的な側面や製剤的な工夫による服薬のしやすさ等が考えられる。また，政府は，今後ジェネリック医薬品の処方率を80%まで引き上げることを計画しており，その目標は達成されつつある。しかし，ジェネリック医薬品の処方率を上げるためには，ジェネリック医薬品の有効性，安全性の保障は勿論であるが，安定した製造と供給が保証されていなければならず，今後製薬企業の責任ある取り組みが求められていたが，2021年には，後発医薬品メーカーを中心に承認書から逸脱した不正製造が相次いで発覚した。その結果，医薬品製造販売業許可を廃止されたジェネリック医薬品製造会社もあった。代替需要の急増で玉突き的に供給不足が起こり，市場は大混乱した。不祥事の影響は業界全体に波及し，代替需要が集中したメーカーも出荷調整を余儀なくされ，厚生労働省のデータでは2023年1月時点で1991品目に上っている。厚生労働省は，メーカー側に増産などの対応を呼びかけているが，状況が元に戻るにはまだ2～3年かかるとみられていて，影響が長引くと予測され，行政側にも十分な役割を期待したい。

（吉尾 隆）

# 解　説 ……………………………………………………………………………………………●

## 漢方薬─はじめの一歩─

　漢方薬は「どくだみ」など単一の生薬で使用されている家庭薬とは異なり，自然から採取可能な生薬を2種類以上配合した医薬品である。今から約1300年前に古代中国から日本に伝来し，室町時代以降は中国の古典を踏襲しつつ様々な臨床上の経験を経て日本独自の発展を遂げた。血圧計はおろか解剖学すら存在しない時代に患者の体質を含めた全体的な状態（病因・病位・病期など）から治療にアプローチしたのである。一方で，病位・病態を表裏や虚実に分類したり，症候を「肝心脾肺腎」の五臓の異常と捉えるなどの理論は，医学の進歩と共に現在の解剖学や病態生理学との乖離が大きくなり，難解で敬遠されてきたのも事実である。

　漢方薬に対する敷居を低くするため，本書ではあえて漢方医学の専門的な用語は使用していない。漢方は病気を診断するのではなく，病人をみてその人がある漢方薬で治療できるかどうかを判断する「証」という考え方がある。本書の特徴である処方の留意点と実際のエピソードを踏まえて「証」について知りたい場合は，他の専門書を参照したり漢方セミナーなどに参加されることをおすすめする。

### 精神科領域の薬物療法における漢方

　漢方薬の効果は，その歴史的な背景から「命にかかわらない」状態にあるものには西洋薬に劣らないといえる。例えば，軽度～中等症の神経症やうつ病，悲嘆反応，月経前緊張症，不眠などである。漢方薬は複数の生薬を組み合わせることで作用の増強や副作用の減弱が図られており，その処方の中には多くの成分が含まれている。それ故一つの処方で色々な症状に対応している。加味帰脾湯（カミキヒトウ）は不眠に対する効果の他，月経前症候群（PMS），耳閉感にも有効であり，呉茱萸湯（ゴシュユトウ）は頭痛や吐き気に効果を持つといった具合である。また近年ベンゾジアゼピンの処方量が問題になっているが，漢方薬を併用することによりベンゾジアゼピンの減量が可能であるとの報告がある。

### 漢方薬だけで治せないもの

　統合失調症の幻覚妄想や躁病の精神運動興奮状態，うつ病の希死念慮に対しての漢方治療はあくまで西洋薬の補完医療であり，西洋薬をきちんと内服すべきである。西洋薬の副作用が気になるからといって安易に漢方薬に変更することは大変危険であることを患者に理解していただく。ただし，初めて精神科を受診して

向精神薬の内服に抵抗が強い場合は，緊急性が高くなければ漢方薬から処方して医師患者関係を築きながら徐々に西洋薬も試していく方法もある。

### 同じ病名なのに効果があるときとないときがある

抑肝散（ヨクカンサン）は「認知症の周辺症状」に投与されることが多い。抑肝散で「効果あり」と判断された症例の多くは「落ち着いて座っていられない」「イライラした口調や表情」といった初期あるいはすでに介護サービスを受けている混乱期を過ぎた状態に多い。これに対し「効果なし」と判断された患者の多くがベット柵を投げつける，介護者に突発的に暴力を振るうような急性期の精神運動興奮状態に処方されていることが多い。両者とも「認知症の周辺症状」ではあるが，漢方薬治療では「病名や症状」のみで判断するとこのように効果に差が出ることがある。できれば虚実や病期などの「証」も把握して投薬することが効果につながりやすい。

### 向精神病薬との併用

抗精神病薬，抗うつ剤，抗不安薬や睡眠薬との併用に特に制限はない。

### 漢方薬における併用注意/禁忌

漢方は2種類以上の生薬の配合比率により個々のプロフィールを持つことから基本的には単一処方が望ましい。併用しても問題ない漢方薬が多いが，組み合わせにより他の作用を生じることや作用の減弱が生じる可能性がある。また複数の医療機関からの処方には注意を要する。

併用注意や禁忌に関与する生薬成分は数種類なので，これらが組成に含まれているかどうかを確認するだけで処方がしやすくなる（図1，2）。

### 妊婦・授乳婦への投与

基本的には問題はない。ただし添付文書では生薬組成のうち「ダイオウ」「ボウショウ」による子宮収縮作用，同じく「ボタンピ」「コウカ」「トウニン」による早流産の危険性について記載されている。また「ダイオウ」には緩下作用がありダイオウ中の成分が母乳に移行し乳児に下痢を起こすことがある。

妊婦への安産性は確立されていないものの小半夏加茯苓湯（ショウハンゲカブクリョウトウ）は妊娠嘔吐（つわり）に，当帰芍薬散（トウキシャクヤクサン）は妊娠中の諸病（浮腫，習慣性流産）の適応があり安胎薬として使用されてきて

図1　禁忌

| 生薬成分／含有物質 | 留意すべき作用／機序　禁忌／該当漢方薬 | 西洋薬との併用注意点など |
|---|---|---|
| カンゾウ<br>グリチルリチン酸含有 | 低カリウム血症によるミオパチーや不整脈を生じる可能性がある。<br>機序：酵素阻害作用によりコルチゾールが増加し尿細管からのカリウム排泄が増加<br>禁忌：アルドステロン症のある患者<br>　　　ミオパチーのある患者<br>　　　低カリウム血症のある患者<br>（1日量として甘草2.5g以上含有する製剤は上記疾患または症状が悪化するおそれがある。）<br>該当漢方薬：<br>半夏瀉心湯（14），小青竜湯（19），人参湯（32），五淋散（56），炙甘草湯（64），芍薬甘草湯（68），甘麦大棗湯（72），芎帰膠艾湯（77），桂枝人参湯（82），黄連湯（120），排膿散及湯（122），桔梗湯（138） | ・副腎皮質ホルモン，甲状腺ホルモン，ループ利尿薬，チアジド系利尿薬，甘草を含む他の漢方薬との併用で血中カリウム値の低下が促進される。<br>・降圧剤の合剤には利尿薬が含まれていることがあるので注意を要する。<br>・QT延長の可能性のある薬剤との併用で不整脈が増悪する可能性がある。<br>・漢方薬の併用により，甘草が1日量2.5g以上になり，禁忌に該当することがあるので注意を要する。 |
| 詳細不明 | 小柴胡湯<br>禁忌：<br>1. インターフェロン投与中の患者<br>2. 肝硬変，肝がん（間質性肺炎が起こり，死亡等の重篤な転帰に至ることがある）<br>3. 慢性肝炎における肝機能障害で血小板数が10万/mm³以下の患者（肝硬変が疑われる） | 機序は不明であるが，間質性肺炎が発現し，早期に適切な処置を行わないと死亡等の重篤な転帰に至ることがある。 |

（　）内はツムラ製剤番号

いる。漢方薬と言っても「薬剤」である旨，添付文書上の情報として記載されている旨を充分説明する。

### 小児への投与量

　小児用量は次の量を標準とする（厚生省薬務局監修「一般用漢方薬処方の手引」，「ツムラ漢方ハンドブック」より）

**図2　併用時に留意すべき成分**

| 生薬成分<br>含有物質 | 留意事項 |
|---|---|
| マオウ<br>エフェドリン含有 | 交感神経刺激作用による頻脈，発汗，興奮，不眠を生じる可能性がある。<br>エフェドリン含有製剤，キサンチン系製剤，カテコールアミン製剤，甲状腺製剤，モノアミン酸化酵素（MAO）阻害剤 |
| シャクヤク，ケイヒ<br>タンニン含有 | 緑茶，紅茶，コーヒーとの飲み合わせと同様に，タンニンのため鉄剤の吸収を減弱することがあるので鉄剤は1時間以上服薬間隔を空けて服用する。 |
| リュウコツ，ボレイ，<br>セッコウ<br>カルシウム含有 | テトラサイクリン系抗生剤，ニューキノロン系抗生剤の吸収を減弱することがある。 |

15歳未満7歳以上……成人用量の2/3

7歳未満4歳以上……成人用量の1/2

4歳未満2歳以上……成人用量の1/3

2歳未満……成人用量の1/4以下

## 瞑眩（めんげん）について

　漢方薬投与後，一過性に発熱，嘔吐，下痢，眠気，その他予期しないような副作用が生じ，その後に元の病状も含め改善することがあり，これを瞑眩という。好転反応であるが副作用との判別がつきにくいので「瞑眩」だからと安易に判断して内服を継続するようなことは避け，薬剤の中止を指示すること。

**（諸川 由実代・柳田 浩）**

# 識別コード一覧表

| 識別コード | 薬品名 | 製薬会社 | ページ |
|---|---|---|---|
| 1　KL160/1 | ブロマゼパム錠 1mg「サンド」 | サンド | 146 |
| 1　エスゾピ　クロン　トーワ/裏面同じ | エスゾピクロン錠 1mg「トーワ」 | 東和 | 156 |
| 1　エスゾピクロン　ニプロ/裏面同じ | エスゾピクロン錠 1mg「ニプロ」 | ニプロ | 156 |
| 2　KL160/2 | ブロマゼパム錠 2mg「サンド」 | 日本ジェネリック／サンド | 146 |
| 2　エスゾピクロン　ニプロ/裏面同じ | エスゾピクロン錠 2mg「ニプロ」 | ニプロ | 156 |
| 2　ブロナンセリン　ニプロ/裏面同じ | ブロナンセリン錠 2mg「ニプロ」 | ニプロ | 44 |
| 3 | エビリファイOD錠 3mg | 大塚 | 4, 108, 192 |
| 3　KL160 | ブロマゼパム錠 3mg「サンド」 | サンド | 146 |
| 3　エスゾピ　クロン　トーワ/裏面同じ | エスゾピクロン錠 3mg「トーワ」 | 東和 | 156 |
| 3　エスゾピクロン　ニプロ/裏面同じ | エスゾピクロン錠 3mg「ニプロ」 | ニプロ | 156 |
| 4　ガランタミン　ODトーワ/裏面同じ | ガランタミンOD錠 4mg「トーワ」 | 三和化学／東和／共創未来 | 210 |
| 4.5mg　イクセロン（/） | イクセロンパッチ 4.5mg | ノバルティス | 218 |
| 4.5mg　リバスタッチ（/） | リバスタッチパッチ 4.5mg | 小野薬品 | 218 |
| 4.5mg　リバスチグミン「KMP」（/） | リバスチグミンテープ 4.5mg「KMP」 | 三和化学／共創未来 | 218 |
| 4.5mg　リバスチグミン「YD」 | リバスチグミンテープ 4.5mg「YD」 | 陽進堂 | 218 |
| 4.5mg　リバスチグミン「YP」 | リバスチグミンテープ 4.5mg「YP」 | 日本ケミファ／祐徳薬品 | 218 |
| 4.5mg　リバスチグミン　/ | リバスチグミンテープ 4.5mg「日医工」 | 日医工 | 218 |
| 4.5mg　リバスチグミン　（/） | リバスチグミンテープ 4.5mg「トーワ」 | 東和 | 218 |
| 4.5mg　リバスチグミン　（/）「アメル」 | リバスチグミンテープ 4.5mg「アメル」 | 帝國／共和 | 218 |
| 4.5mg　リバスチグミン　（/）　サワイ | リバスチグミンテープ 4.5mg「サワイ」 | 沢井 | 218 |
| 4.5mg　リバスチグミン　月　日　時　DSEP | リバスチグミンテープ 4.5mg「DSEP」 | 第一三共エスファ／第一三共 | 218 |
| 5 | シクレスト舌下錠 5mg | Meiji Seika ファルマ | 2 |
| 5　KL160/5 | ブロマゼパム錠 5mg「サンド」 | 日本ジェネリック／サンド | 146 |
| 5　NLP | ニューレプチル錠 5mg | 高田 | 48 |
| 5　PYT | ピレチア錠 5mg | 高田 | 280 |
| 5　メマンチン　ODトーワ/裏面同じ | メマンチン塩酸塩OD錠 5mg「トーワ」 | 東和／共創未来 | 216 |
| 5　メマンチン　トーワ/裏面同じ | メマンチン塩酸塩錠 5mg「トーワ」 | 東和／共創未来 | 216 |
| 6 | エビリファイOD錠 6mg | 大塚 | 4, 108, 192 |
| 7　01 | カバサール錠 1mg | ファイザー | 268 |
| 9mg　イクセロン（/） | イクセロンパッチ 9mg | ノバルティス | 218 |
| 9mg　リバスタッチ（/） | リバスタッチパッチ 9mg | 小野薬品 | 218 |
| 9mg　リバスチグミン「KMP」（/） | リバスチグミンテープ 9mg「KMP」 | 三和化学／共創未来 | 218 |
| 9mg　リバスチグミン「YD」 | リバスチグミンテープ 9mg「YD」 | 陽進堂 | 218 |
| 9mg　リバスチグミン「YP」 | リバスチグミンテープ 9mg「YP」 | 日本ケミファ／祐徳薬品 | 218 |
| 9mg　リバスチグミン（/） | リバスチグミンテープ 9mg「トーワ」 | 東和 | 218 |
| 9mg　リバスチグミン　（/）「アメル」 | リバスチグミンテープ 9mg「アメル」 | 帝國／共和 | 218 |
| 9mg　リバスチグミン　（/）　サワイ | リバスチグミンテープ 9mg「サワイ」 | 沢井 | 218 |
| 9mg　リバスチグミン　月　日　時　DSEP | リバスチグミンテープ 9mg「DSEP」 | 第一三共エスファ／第一三共 | 218 |
| 9mg　リバスチグミン　日医工（/） | リバスチグミンテープ 9mg「日医工」 | 日医工 | 218 |
| 010 | アマンタジン塩酸塩錠 50mg「ツルハラ」 | 日本ジェネリック／鶴原 | 264 |
| 10 | シクレスト舌下錠 10mg | Meiji Seika ファルマ | 2 |
| 10 | マプロチリン塩酸塩錠 10mg「タカタ」 | 高田 | 100 |
| 10　NLP | ニューレプチル錠 10mg | 高田 | 48 |
| 10　エスシタ 10　エスシタ/エスシタロプラム 10　ODトーワ | エスシタロプラムOD錠 10mg「トーワ」 | 東和／共創未来 | 72 |
| 10　エスシタ 10　エスシタ/エスシタロプラム 10トーワ | エスシタロプラム錠 10mg「トーワ」 | 東和 | 72 |
| 12 | エビリファイOD錠 12mg | 大塚 | 4, 108, 192 |
| 12　ガランタミン　ODトーワ/裏面同じ | ガランタミンOD錠 12mg「トーワ」 | 三和化学／東和／共創未来 | 210 |
| 13A　13A/ ⚖ | レンドルミン錠 0.25mg | 日本ベーリンガーインゲルハイム | 178 |
| 13C　13C/ ⚖ | レンドルミンD錠 0.25mg | 日本ベーリンガーインゲルハイム | 178 |

| 識別コード | 薬品名 | 製薬会社 | ページ |
|---|---|---|---|
| 13.5mg イクセロン (/) | イクセロンパッチ 13.5mg | ノバルティス | 218 |
| 13.5mg リバスタッチ (/) | リバスタッチパッチ 13.5mg | 小野薬品 | 218 |
| 13.5mg リバスチグミン 「KMP」 (/) | リバスチグミンテープ 13.5mg 「KMP」 | 三和化学／共創未来 | 218 |
| 13.5mg リバスチグミン 「YD」 / | リバスチグミンテープ 13.5mg 「YD」 | 陽進堂 | 218 |
| 13.5mg リバスチグミン 「YP」 / | リバスチグミンテープ 13.5mg 「YP」 | 日本ケミファ／祐徳薬品 | 218 |
| 13.5mg リバスチグミン (/) | リバスチグミンテープ 13.5mg 「トーワ」 | 東和 | 218 |
| 13.5mg リバスチグミン (/) 「アメル」 | リバスチグミンテープ 13.5mg 「アメル」 | 帝國／共和 | 218 |
| 13.5mg リバスチグミン (/) サワイ | リバスチグミンテープ 13.5mg 「サワイ」 | 沢井 | 218 |
| 13.5mg リバスチグミン 月 日 時 DSEP | リバスチグミンテープ 13.5mg 「DSEP」 | 第一三共エスファ／第一三共 | 218 |
| 13.5mg リバスチグミン 日医工 / | リバスチグミンテープ 13.5mg 「日医工」 | 日医工 | 218 |
| 18mg イクセロン (/) | イクセロンパッチ 18mg | ノバルティス | 218 |
| 18mg リバスタッチ (/) | リバスタッチパッチ 18mg | 小野薬品 | 218 |
| 18mg リバスチグミン (/) | リバスチグミンテープ 18mg 「トーワ」 | 東和 | 218 |
| 18mg リバスチグミン 「KMP」(/) | リバスチグミンテープ 18mg 「KMP」 | 三和化学／共創未来 | 218 |
| 18mg リバスチグミン 「YD」 | リバスチグミンテープ 18mg 「YD」 | 陽進堂 | 218 |
| 18mg リバスチグミン 「YP」 | リバスチグミンテープ 18mg 「YP」 | 日本ケミファ／祐徳薬品 | 218 |
| 18mg リバスチグミン (/) 「アメル」 | リバスチグミンテープ 18mg 「アメル」 | 帝國／共和 | 218 |
| 18mg リバスチグミン (/) サワイ | リバスチグミンテープ 18mg 「サワイ」 | 沢井 | 218 |
| 18mg リバスチグミン 月 日 時 DSEP | リバスチグミンテープ 18mg 「DSEP」 | 第一三共エスファ／第一三共 | 218 |
| 18mg リバスチグミン 日医工 / | リバスチグミンテープ 18mg 「日医工」 | 日医工 | 218 |
| 20 DSEP／デュロ キセチン | デュロキセチンカプセル 20mg 「DSEP」 | 第一三共エスファ／第一三共 | 80 |
| 20P | パロキセチン錠 5mg 「TSU」 | 鶴原 | 90 |
| 20 エスシタ 20 エスシタ/エスシタロプラム 20 ODトーワ | エスシタロプラムOD錠 20mg 「トーワ」 | 東和／共創未来 | 72 |
| 20 エスシタ 20エスシタ/エスシタロプラム 20トーワ | エスシタロプラム錠 20mg 「トーワ」 | 東和 | 72 |
| 20 メマンチン 20 メマンチン/メマンチンOD NIG | メマンチン塩酸塩OD錠 20mg 「NIG」 | 日医工／日医工岐阜工場 | 216 |
| 20 メマンチン 20 メマンチン/メマンチン 20トーワ | メマンチン塩酸塩錠 20mg 「トーワ」 | 東和／共創未来 | 216 |
| 21P | パロキセチン錠 10mg 「TSU」 | 鶴原 | 90 |
| 22P | パロキセチン錠 20mg 「TSU」 | 鶴原 | 90 |
| 24 | エビリファイOD錠 24mg | 大塚 | 4, 108 |
| 025 | エチゾラム錠 0.25mg 「ツルハラ」 | 鶴原 | 124, 160 |
| 25 | フルボキサミンマレイン酸塩錠 25mg 「杏林」 | 杏林／キョーリンリメディオ | 94 |
| 25 | マプロチリン塩酸塩錠 25mg 「タカタ」 | 高田 | 100 |
| 25 NLP | ニューレプチル錠 25mg | 高田 | 48 |
| 25 PYT | ピレチア錠 25mg | 高田 | 280 |
| 25 QU/VLE | クエチアピン錠 25mg 「VTRS」 | ヴィアトリス・ヘルスケア／ヴィアトリス | 12 |
| 25タカタ セルトラリン/裏面同じ | セルトラリン錠 25mg 「タカタ」 | 高田 | 80 |
| 25 ラモトリギン アメル/裏面同じ | ラモトリギン錠 25mg 「アメル」 | 共和 | 118, 258 |
| 30 DSEP／デュロ キセチン | デュロキセチンカプセル 30mg 「DSEP」 | 第一三共エスファ／第一三共 | 80 |
| 33 | ベルソムラ錠 10mg | MSD | 164 |
| 50 | アマンタジン塩酸塩錠 50mg 「杏林」 | 杏林／キョーリンリメディオ | 264 |
| 50 | スタレボ配合錠L50 | ノバルティス | 338 |
| 50 | マプロチリン塩酸塩錠 50mg 「タカタ」 | 高田 | 100 |
| 50 セルトラリン/50 セルトラリン タカタ | セルトラリン錠 50mg 「タカタ」 | 高田 | 78 |
| 100 | アマンタジン塩酸塩錠 100mg 「杏林」 | 杏林／キョーリンリメディオ | 264 |
| 100 | スタレボ配合錠L100 | ノバルティス | 338 |
| 100 QU/VLE | クエチアピン錠 100mg 「VTRS」 | ヴィアトリス・ヘルスケア／ヴィアトリス | 12 |
| 100 セルトラリン タカタ/裏面同じ | セルトラリン錠 100mg 「タカタ」 | 高田 | 78 |
| 100 ラモトリギン アメル/裏面同じ | ラモトリギン錠 100mg 「アメル」 | 共和 | 118, 258 |
| 110/HD | ニセルゴリン錠 5mg 「NP」 | 三和化学／日本ジェネリック／ニプロ | 226 |
| 200 QU/VLE | クエチアピン錠 200mg 「VTRS」 | ヴィアトリス・ヘルスケア／ヴィアトリス | 12 |

| 識別コード | 薬品名 | 製薬会社 | ページ |
|---|---|---|---|
| 500 レベチ ラセタム 500 レベチ ラセタム レベチ ラセタム 500 トーワ | レベチラセタム錠 500mg「トーワ」 | 東和／共創未来／三和化学 | 262 |
| 503/1MG | インチュニブ錠 1mg | 武田 | 194 |
| 503/3MG | インチュニブ錠 3mg | 武田 | 194 |
| ♠ 111 | トレドミン錠 15mg | 旭化成／ピエールファーブルメディカメン | 106 |
| ♠ 113 | トレドミン錠 25mg | 旭化成／ピエールファーブルメディカメン | 106 |
| ♠ 115 | トレドミン錠 50mg | 旭化成／ピエールファーブルメディカメン | 106 |
| ♠ 117 | トレドミン錠 12.5mg | 旭化成／ピエールファーブルメディカメン | 106 |
| AA 006/5 | パロキセチン錠 5mg「AA」 | あすか／武田 | 90 |
| AA 016/10 | パロキセチン錠 10mg「AA」 | あすか／武田 | 90 |
| AA 026/20 | パロキセチン錠 20mg「AA」 | あすか／武田 | 90 |
| AK 229 | ロラメット錠 1mg | あすか／武田 | 188 |
| ⊟ L25 | ルボックス錠 25mg | アッヴィ | 94 |
| ⊟ L50 | ルボックス錠 50mg | アッヴィ | 94 |
| ⊟ L75 | ルボックス錠 75mg | アッヴィ | 94 |
| alza18 | コンサータ錠 18mg | ヤンセン | 196 |
| alza27 | コンサータ錠 27mg | ヤンセン | 196 |
| alza36 | コンサータ錠 36mg | ヤンセン | 196 |
| AML DO/3 | ドネペジル塩酸塩錠 3mg「アメル」 | 共和 | 212 |
| AML DO/5 | ドネペジル塩酸塩錠 5mg「アメル」 | 共和 | 212 |
| AML DO/10 | ドネペジル塩酸塩錠 10mg「アメル」 | 共和 | 212 |
| AML DON/OD 3 | ドネペジル塩酸塩OD錠 3mg「アメル」 | 共和 | 212 |
| AML DON/OD 5 | ドネペジル塩酸塩OD錠 5mg「アメル」 | 共和 | 212 |
| AML DON/OD 10 | ドネペジル塩酸塩OD錠 10mg「アメル」 | 共和 | 212 |
| AML RIS/0.5 | リスペリドン錠 0.5mg「アメル」 | 共和 | 58, 200 |
| AML RIS1 | リスペリドン錠 1mg「アメル」 | 共和 | 58, 200 |
| AML RIS2 | リスペリドン錠 2mg「アメル」 | 共和 | 58, 200 |
| AML RIS3 | リスペリドン錠 3mg「アメル」 | 共和 | 58 |
| AML RIS/OD | リスペリドンOD錠 0.5mg「アメル」 | 共和 | 58, 200 |
| AML RIS/OD 1 | リスペリドンOD錠 1mg「アメル」 | 共和 | 58, 200 |
| AML RIS/OD 2 | リスペリドンOD錠 2mg「アメル」 | 共和 | 58, 200 |
| AML RIS/OD 3 | リスペリドンOD錠 3mg「アメル」 | 共和 | 58 |
| B 25 | ブロモクリプチン錠 2.5mg「F」 | 富士 | 282 |
| B T | ブロチゾラム錠 0.25mg「テバ」 | 武田／武田テバファーマ | 178 |
| BRX 1 | レキサルティ錠 1mg | 大塚 | 42 |
| BRX 2 | レキサルティ錠 2mg | 大塚 | 42 |
| C. | カバサール錠 0.25mg | ファイザー | 268 |
| ⊕ | エバミール錠 1mg | バイエル | 188 |
| CG 202 | リタリン錠 10mg | ノバルティス | 304 |
| ⊄ 03/100 | ゾテピン錠 100mg「ヨシトミ」 | 長生堂 | 24 |
| ⊄ 16 | ブロチゾラム錠 0.25mg「CH」 | 日本ジェネリック／長生堂 | 178 |
| ⊄ 62 | ゾテピン錠 25mg「ヨシトミ」 | 長生堂 | 24 |
| ⊄ 65 | ゾテピン錠 50mg「ヨシトミ」 | 長生堂 | 24 |
| ⊄ 101 | リスペリドン錠 1mg「CH」 | 日本ジェネリック／長生堂 | 58, 200 |
| ⊄ 102 | リスペリドン錠 2mg「CH」 | 日本ジェネリック／長生堂 | 58, 200 |
| ⊄ 189/3 | リスペリドン錠 3mg「CH」 | 日本ジェネリック／長生堂 | 58 |
| CH 416/25 | フルボキサミンマレイン酸塩錠 25mg「CH」 | 日本ジェネリック／長生堂 | 94 |
| CH 417/50 | フルボキサミンマレイン酸塩錠 50mg「CH」 | 日本ジェネリック／長生堂 | 94 |
| CH 418/75 | フルボキサミンマレイン酸塩錠 75mg「CH」 | 日本ジェネリック／長生堂 | 94 |
| cH 421/0125 | トリアゾラム錠 0.125mg「CH」 | 日本ジェネリック／長生堂 | 170 |
| cH422 | トリアゾラム錠 0.25mg「CH」 | 日本ジェネリック／長生堂 | 170 |

| 識別コード | 薬品名 | 製薬会社 | ページ |
|---|---|---|---|
| CH 522 | トリヘキシフェニジル塩酸塩錠 2mg「CH」 | 日本ジェネリック／長生堂 | 272 |
| CLOZ 25 | クロザリル錠25mg | ノバルティス | 16 |
| CLOZARIL 100 | クロザリル錠100mg | ノバルティス | 16 |
| COM | エンタカポン錠 100mg「サンド」 | サンド | 266 |
| COM | コムタン錠100mg | ノバルティス | 266 |
| CP 1 | レキソタン錠 1mg | サンド／サンドファーマ | 146 |
| CP 2 | レキソタン錠 2mg | サンド／サンドファーマ | 146 |
| CP 5 | レキソタン錠 5mg | サンド／サンドファーマ | 146 |
| CT 4/☆ORGANON | テトラミド錠10mg | オルガノン／第一三共 | 102 |
| CT 7 CT 7/Organon | テトラミド錠30mg | オルガノン／第一三共 | 102 |
| D7 | エチゾラム錠 0.5mg「ツルハラ」 | 鶴原 | 124, 160 |
| D15 | エチゾラム錠 1mg「ツルハラ」 | 鶴原 | 124, 160 |
| D17/3 | ドネペジル塩酸塩錠 3mg「TSU」 | 鶴原 | 212 |
| D21/5 | ドネペジル塩酸塩錠 5mg「TSU」 | 鶴原 | 212 |
| D22/10 | ドネペジル塩酸塩錠 10mg「TSU」 | 鶴原 | 212 |
| DH D3 | ドネペジル塩酸塩OD錠 3mg「科研」 | 科研／シオノケミカル | 212 |
| DH D5 | ドネペジル塩酸塩OD錠 5mg「科研」 | 科研／シオノケミカル | 212 |
| DH D10 | ドネペジル塩酸塩OD錠 10mg「科研」 | 科研／シオノケミカル | 212 |
| DK 025 | ブロモクリプチン錠 2.5mg「フソー」 | 扶桑／ダイト | 282 |
| DK 026 | ドパコール配合錠L100 | 扶桑／日医工／ダイト | 288 |
| DK/421 | ドパコール配合錠L50 | 扶桑／日医工／ダイト | 288 |
| DK 501 | ドパコール配合錠L250 | 扶桑／日医工／ダイト | 288 |
| DK 511/10 | パロキセチン錠 10mg「科研」 | 科研／ダイト | 90 |
| DK 512/20 | パロキセチン錠 20mg「科研」 | 科研／ダイト | 90 |
| DK 513/5 | パロキセチン錠 5mg「科研」 | 科研／ダイト | 90 |
| DO 3 | ドネペジル塩酸塩OD錠 3mg「サンド」 | サンド | 212 |
| DO 5 | ドネペジル塩酸塩OD錠 5mg「サンド」 | サンド | 212 |
| DO 10 | ドネペジル塩酸塩OD錠 10mg「サンド」 | サンド | 212 |
| DS 011/0.5 | ランドセン錠 0.5mg | 住友ファーマ | 236 |
| DS 012/1 | ランドセン錠 1mg | 住友ファーマ | 236 |
| DS 013/2 | ランドセン錠 2 mg | 住友ファーマ | 236 |
| DS 047/20 | セディール錠 20mg | 住友ファーマ | 136 |
| DS 053 | ドプスOD錠 100mg | 住友ファーマ | 274 |
| DS 054/200 | ドプスOD錠 200mg | 住友ファーマ | 274 |
| DS 059 | ルーラン錠16mg | 住友ファーマ | 54 |
| DZ/025 | エチゾラム錠 0.25mg「NIG」 | 武田／日医工／日医工岐阜工場 | 124, 160 |
| DZ 0.5/T | エチゾラム錠 0.5mg「NIG」 | 武田／日医工／日医工岐阜工場 | 124, 160 |
| DZ 1/T | エチゾラム錠 1mg「NIG」 | 武田／日医工／日医工岐阜工場 | 124, 160 |
| E201 E201/1 | サイレース錠 1mg | エーザイ | 174 |
| E202 E202/2 | サイレース錠 2mg | エーザイ | 174 |
| € 247 3/裏面同じ | アリセプトD錠 3mg | エーザイ | 212 |
| € 248 5/裏面同じ | アリセプトD錠 5mg | エーザイ | 212 |
| € 250 10 € 250/裏面同じ | アリセプトD錠 10mg | エーザイ | 212 |
| € 261 | イノベロン錠 100mg | エーザイ | 260 |
| € 262 | イノベロン錠 200mg | エーザイ | 260 |
| € 275/2 | フィコンパ錠 2mg | エーザイ | 252 |
| € 277/4 | フィコンパ錠 4mg | エーザイ | 252 |
| EE 01/裏面同じ | トリアゾラム錠 0.125mg「EMEC」 | アルフレッサ／エルメッド／日医工 | 170 |
| EE 04/裏面同じ | エチゾラム錠 0.5mg「EMEC」 | アルフレッサ／エルメッド／日医工 | 124, 160 |
| EE 13/裏面同じ | ブロチゾラム錠 0.25mg「EMEC」 | アルフレッサ／エルメッド／日医工 | 178 |

| 識別コード | 薬品名 | 製薬会社 | ページ |
|---|---|---|---|
| EE　025 | フルボキサミンマレイン酸塩錠 25mg「EMEC」 | エルメッド／日医工 | 94 |
| EE　26/0.25 | トリアゾラム錠 0.25mg「EMEC」 | アルフレッサ／エルメッド／日医工 | 170 |
| EE　28/1 | エチゾラム錠 1mg「EMEC」 | アルフレッサ／エルメッド／日医工 | 124, 160 |
| EE　36/0.25 | エチゾラム錠 0.25mg「EMEC」 | アルフレッサ／エルメッド／日医工 | 124, 160 |
| EE　050 | フルボキサミンマレイン酸塩錠 50mg「EMEC」 | エルメッド／日医工 | 94 |
| EE　075 | フルボキサミンマレイン酸塩錠 75mg「EMEC」 | エルメッド／日医工 | 94 |
| EE76（シート） | ドネペジル塩酸塩ODフィルム 3mg「EE」 | 救急薬品／エルメッド／日医工 | 212 |
| EE77（シート） | ドネペジル塩酸塩ODフィルム 5mg「EE」 | 救急薬品／エルメッド／日医工 | 212 |
| EE78（シート） | ドネペジル塩酸塩ODフィルム 5mg「EE」 | 救急薬品／エルメッド／日医工 | 212 |
| EE　252/25 | クエチアピン錠 25mg「EE」 | 高田／エルメッド／日医工 | 12 |
| EE　253/50 | クエチアピン錠 50mg「EE」 | 高田／エルメッド／日医工 | 12 |
| EE　254/100 | クエチアピン錠 100mg「EE」 | 高田／エルメッド／日医工 | 12 |
| EE　255/200 | クエチアピン錠 200mg「EE」 | 高田／エルメッド／日医工 | 12 |
| EE　257/0.125 | プラミペキソール塩酸塩錠 0.125mg「EE」 | エルメッド／日医工 | 278 |
| EE　258/0.5 | プラミペキソール塩酸塩錠 0.5mg「EE」 | エルメッド／日医工 | 278 |
| EP100（PTPシート） | バルプロ酸ナトリウム錠 100mg「フジナガ」 | 藤永／第一三共 | 116, 244 |
| EP　110/5 | ゾルピデム酒石酸塩錠 5mg「DSEP」 | 第一三共エスファ／第一三共 | 168 |
| EP　111/10 | ゾルピデム酒石酸塩錠 10mg「DSEP」 | 第一三共エスファ／第一三共 | 168 |
| EP200（PTPシート） | バルプロ酸ナトリウム錠 200mg「フジナガ」 | 藤永／第一三共 | 116, 244 |
| € アリセプト　3／裏面同じ | アリセプト錠 3mg | エーザイ | 212 |
| € アリセプト　5／裏面同じ | アリセプト錠 5mg | エーザイ | 212 |
| € アリセプト　10／裏面同じ | アリセプト錠 10mg | エーザイ | 212 |
| F　9/5 | パロキセチン錠 5mg「フェルゼン」 | フェルゼン | 90 |
| F　10/10 | パロキセチン錠 10mg「フェルゼン」 | フェルゼン | 90 |
| F　11/20 | パロキセチン錠 20mg「フェルゼン」 | フェルゼン | 90 |
| ⊞ 601 | マイスリー錠 5mg | アステラス／サノフィ／sanofi | 168 |
| ⊞ 611 | ロドピン錠 100mg | LTLファーマ | 24 |
| ⊞ 621 | ロドピン錠 25mg | LTLファーマ | 24 |
| ⊞ 631 | マイスリー錠 10mg | アステラス／サノフィ／sanofi | 168 |
| ⊞ 651 | ロドピン錠 50mg | LTLファーマ | 24 |
| FF　141/3 | ドネペジル塩酸塩錠 3mg「FFP」 | 共創未来 | 212 |
| FF　142/5 | ドネペジル塩酸塩錠 5mg「FFP」 | 共創未来 | 212 |
| FF　143/10 | ドネペジル塩酸塩錠 10mg「FFP」 | 共創未来 | 212 |
| FF　161/0.125 | プラミペキソール塩酸塩錠 0.125mg「FFP」 | 共創未来 | 278 |
| FF　162/0.5 | プラミペキソール塩酸塩錠 0.5mg「FFP」 | 共創未来 | 278 |
| FF　164/3 | ドネペジル塩酸塩OD錠 3mg「FFP」 | 共創未来 | 212 |
| FF　165/5 | ドネペジル塩酸塩OD錠 5mg「FFP」 | 共創未来 | 212 |
| FF　166/10 | ドネペジル塩酸塩OD錠 10mg「FFP」 | 共創未来 | 212 |
| FF　220/25 | クエチアピン錠 25mg「FFP」 | 共創未来 | 12 |
| FF　221/100 | クエチアピン錠 100mg「FFP」 | 共創未来 | 12 |
| FF　222/200 | クエチアピン錠 200mg「FFP」 | 共創未来 | 12 |
| FP　2.5 | エフピーOD錠 2.5mg | エフピー | 270 |
| FY102 | トリアゾラム錠 0.125mg「FY」 | 共和／富士薬品 | 170 |
| FY　103 | トリアゾラム錠 0.25mg「FY」 | 共和／富士薬品 | 170 |
| G　25 | チアプリド錠 25mg「NIG」 | 武田／日医工／日医工岐阜工場 | 224 |
| G　50 | チアプリド錠 50mg「NIG」 | 武田／日医工／日医工岐阜工場 | 224 |
| GIL　0.5 | アジレクト錠 0.5mg | 武田薬品工業／Teva Pharmaceutical Industries Ltd. | 336 |
| GIL　1 | アジレクト錠 1mg | 武田薬品工業／Teva Pharmaceutical Industries Ltd. | 336 |
| GPN　200 | ガバペン錠 200mg | 富士製薬 | 232 |
| GPN　300 | ガバペン錠 300mg | 富士製薬 | 232 |

| 識別コード | 薬品名 | 製薬会社 | ページ |
|---|---|---|---|
| GPN 400 | ガバペン錠 400mg | 富士製薬 | 232 |
| GS/3V2 | レキップCR錠 2mg | グラクソ・スミスクライン | 292 |
| GS/5CC | レキップCR錠 8mg | グラクソ・スミスクライン | 292 |
| GSCL2/5 | ラミクタール錠小児用 5mg | グラクソ・スミスクライン | 118, 258 |
| GSCL5/25 | ラミクタール錠 25mg | グラクソ・スミスクライン | 118, 258 |
| GSCL7/100 | ラミクタール錠 100mg | グラクソ・スミスクライン | 118, 258 |
| GS/FC1 | パキシル錠 10mg | グラクソ・スミスクライン | 90 |
| GS/FE2 | パキシル錠 20mg | グラクソ・スミスクライン | 90 |
| GSK/6.25 | パキシルCR錠 6.25mg | グラクソ・スミスクライン | 92 |
| GSK/12.5 | パキシルCR錠 12.5mg | グラクソ・スミスクライン | 92 |
| GSK/25 | パキシルCR錠 25mg | グラクソ・スミスクライン | 92 |
| GS/TEZ | パキシル錠 5mg | グラクソ・スミスクライン | 90 |
| HP 0.75/Kw | ハロペリドール錠 0.75mg「アメル」 | 共和 | 38 |
| HP 1/Kw HP1 | ハロペリドール錠 1mg「アメル」 | 共和 | 38 |
| HP 1.5/Kw | ハロペリドール錠 1.5mg「アメル」 | 共和 | 38 |
| HP 2/Kw HP2 | ハロペリドール錠 2mg「アメル」 | 共和 | 38 |
| HP 3/Kw HP3 | ハロペリドール錠 3mg「アメル」 | 共和 | 38 |
| HP3210T（識別コード） | ハルロピテープ 8mg | 久光／協和キリン | 294, 336 |
| HP3211T（識別コード） | ハルロピテープ 16mg | 久光／協和キリン | 294, 336 |
| HP3212T（識別コード） | ハルロピテープ 24mg | 久光／協和キリン | 294, 336 |
| HP3213T（識別コード） | ハルロピテープ 32mg | 久光／協和キリン | 294, 336 |
| HP3214T（識別コード） | ハルロピテープ 40mg | 久光／協和キリン | 294, 336 |
| HP3230T（識別コード） | リバスチグミンテープ 4.5mg「久光」 | 久光 | 218 |
| HP3231T（識別コード） | リバスチグミンテープ 9mg「久光」 | 久光 | 218 |
| HP3232T（識別コード） | リバスチグミンテープ 13.5mg「久光」 | 久光 | 218 |
| HP3233T（識別コード） | リバスチグミンテープ 18mg「久光」 | 久光 | 218 |
| HS 5/5 | パロキセチン錠 5mg「DK」 | 三和化学／大興 | 90 |
| HS 10/10 | パロキセチン錠 10mg「DK」 | 三和化学／大興 | 90 |
| HS 20/20 | パロキセチン錠 20mg「DK」 | 三和化学／大興 | 90 |
| JA/FC1 | パロキセチン錠 10mg「SPKK」 | サンド／サンドファーマ | 90 |
| JA/FE2 | パロキセチン錠 20mg「SPKK」 | サンド／サンドファーマ | 90 |
| JA/TEZ | パロキセチン錠 5mg「SPKK」 | サンド／サンドファーマ | 90 |
| JANSSEN /G 4 | レミニール錠 4mg | ヤンセン | 210 |
| JANSSEN /G 8 | レミニール錠 8mg | ヤンセン | 210 |
| JANSSEN /G 12 | レミニール錠 12mg | ヤンセン | 210 |
| JG 16 | プラミペキソール塩酸塩錠 0.125mg「JG」 | 日本ジェネリック | 278 |
| JG 17 | プラミペキソール塩酸塩錠 0.5mg「JG」 | 日本ジェネリック | 278 |
| JG C01 | ハロペリドール錠 0.75mg「JG」 | 日本ジェネリック／長生堂 | 38 |
| JG C02 | ハロペリドール錠 1mg「JG」 | 日本ジェネリック／長生堂 | 38 |
| JG C03 | ハロペリドール錠 1.5mg「JG」 | 日本ジェネリック／長生堂 | 38 |
| JG C04 | ハロペリドール錠 3mg「JG」 | 日本ジェネリック／長生堂 | 38 |
| JG C09/5 | パロキセチン錠 5mg「JG」 | 日本ジェネリック | 90 |
| JG C15/5 | ゾルピデム酒石酸塩錠 5mg「JG」 | 日本ジェネリック | 168 |
| JG C16/10 | ゾルピデム酒石酸塩錠 10mg「JG」 | 日本ジェネリック | 168 |
| JG C17/10 | パロキセチン錠 10mg「JG」 | 日本ジェネリック | 90 |
| JG C20/20 | パロキセチン錠 20mg「JG」 | 日本ジェネリック | 90 |
| JG C24 | ブロチゾラムOD錠 0.25mg「JG」 | 日本ジェネリック／大興 | 178 |
| JG C26/3 | ドネペジル塩酸塩錠 3mg「JG」 | 日本ジェネリック | 212 |
| JG C27/5 | ドネペジル塩酸塩錠 5mg「JG」 | 日本ジェネリック | 212 |
| JG C28/10 | ドネペジル塩酸塩錠 10mg「JG」 | 日本ジェネリック | 212 |

| 識別コード | 薬品名 | 製薬会社 | ページ |
|---|---|---|---|
| JGC30 | ニトラゼパム錠 5mg「JG」 | 日本ジェネリック | 172 |
| JGC31 | ニトラゼパム錠 10mg「JG」 | 日本ジェネリック | 172 |
| JG C32/1 | フルニトラゼパム錠 1mg「JG」 | 日本ジェネリック | 174 |
| JG C33/2 | フルニトラゼパム錠 2mg「JG」 | 日本ジェネリック | 174 |
| JG C40/0.25 | エチゾラム錠 0.25mg「JG」 | 日本ジェネリック／長生堂 | 124, 160 |
| JG C41/25 | クエチアピン錠 25mg「JG」 | 日本ジェネリック | 12 |
| JG C42/100 | クエチアピン錠 100mg「JG」 | 日本ジェネリック | 12 |
| JG C43/200 | クエチアピン錠 200mg「JG」 | 日本ジェネリック | 12 |
| JG C44/0.5 | エチゾラム錠 0.5mg「JG」 | 日本ジェネリック／長生堂 | 124, 160 |
| JG C45/1 | エチゾラム錠 1mg「JG」 | 日本ジェネリック／長生堂 | 124, 160 |
| JG C52/25 | セルトラリン錠 25mg「JG」 | 日本ジェネリック | 78 |
| JG C53/50 | セルトラリン錠 50mg「JG」 | 日本ジェネリック | 78 |
| JG C54/0.25 | ロピニロール錠 0.25mg「JG」 | 日本ジェネリック／長生堂 | 292 |
| JG C55/1 | ロピニロール錠 1mg「JG」 | 日本ジェネリック／長生堂 | 292 |
| JG C56/2 | ロピニロール錠 2mg「JG」 | 日本ジェネリック／長生堂 | 292 |
| JGC57/OD2.5 | オランザピンOD錠 2.5mg「JG」 | 日本ジェネリック | 10, 110 |
| JG C58/OD 5 | オランザピンOD錠 5mg「JG」 | 日本ジェネリック | 10, 110 |
| JG C59/OD 10 | オランザピンOD錠 10mg「JG」 | 日本ジェネリック | 10, 110 |
| JG C61/100 | セルトラリン錠 100mg「JG」 | 日本ジェネリック | 78 |
| JG C73/3 | アリピプラゾール錠 3mg「JG」 | 日本ジェネリック | 4, 108 |
| JG C74/6 | アリピプラゾール錠 6mg「JG」 | 日本ジェネリック | 4, 108 |
| JG C75/12 | アリピプラゾール錠 12mg「JG」 | 日本ジェネリック | 4, 108 |
| JG S2 | ラモトリギン錠小児用 2mg「JG」 | 日本ジェネリック | 118, 258 |
| JGS5 | ラモトリギン錠小児用 5mg「JG」 | 日本ジェネリック | 118, 258 |
| JK 101 | リスパダール錠 1mg | ヤンセン | 58, 200 |
| JK 102 | リスパダール錠 2mg | ヤンセン | 58, 200 |
| JK 103 | リスパダール錠 3mg | ヤンセン | 58 |
| JP 107 | リスパダールOD錠 1mg | ヤンセン | 58, 200 |
| JP 108 | リスパダールOD錠 2mg | ヤンセン | 58, 200 |
| JP 110 | レミニールOD錠 4mg | ヤンセン | 210 |
| JP 111 | レミニールOD錠 8mg | ヤンセン | 210 |
| JP 112 | レミニールOD錠 12mg | ヤンセン | 210 |
| JP 113 | リスパダールOD錠 0.5mg | ヤンセン | 58, 200 |
| KC 31 | プロチアデン錠 25mg | 日医工／科研 | 82 |
| KH102（PTPシート） | デパケン錠 100mg | 協和キリン | 116, 244 |
| KH103（PTPシート） | デパケン錠 200mg | 協和キリン | 116, 244 |
| KH 108 | イーシー・ドパール配合錠 | 協和キリン | 290 |
| KH 113 | デパケンR 100mg | 協和キリン | 116, 244 |
| KH 114 | デパケンR 200mg | 協和キリン | 116, 244 |
| KH 115 | トピナ錠 25mg | 協和キリン | 242 |
| KH 116 | トピナ錠 50mg | 協和キリン | 242 |
| KH 117 | トピナ錠 100mg | 協和キリン | 242 |
| KH 120 | ペルマックス錠 50μg | 協和キリン | 284 |
| KH 121 | ペルマックス錠 250μg | 協和キリン | 284 |
| KH 131 | ノウリアスト錠 20mg | 協和キリン | 337 |
| KO 78 | ゾニサミド錠 100mgEX「KO」 | 寿 | 240 |
| kowa 603 | セレニカR錠 200mg | 興和 | 116, 244 |
| kowa 604 | セレニカR錠 400mg | 興和 | 116, 244 |
| KRM 120 | フルボキサミンマレイン酸塩錠 50mg「杏林」 | 杏林／キョーリンリメディオ | 94 |
| KRM 121 | フルボキサミンマレイン酸塩錠 75mg「杏林」 | 杏林／キョーリンリメディオ | 94 |

| 識別コード | 薬品名 | 製薬会社 | ページ |
|---|---|---|---|
| KRM 131/3 | ドネペジル塩酸塩錠 3mg「杏林」 | 杏林／キョーリンリメディオ | 212 |
| KRM 132/5 | ドネペジル塩酸塩錠 5mg「杏林」 | 杏林／キョーリンリメディオ | 212 |
| KRM 133/10 | ドネペジル塩酸塩錠 10mg「杏林」 | 杏林／キョーリンリメディオ | 212 |
| KRM 134 | ドネペジル塩酸塩OD錠 3mg「杏林」 | 杏林／キョーリンリメディオ | 212 |
| KRM 135 | ドネペジル塩酸塩OD錠 5mg「杏林」 | 杏林／キョーリンリメディオ | 212 |
| KRM 136 | ドネペジル塩酸塩OD錠 10mg「杏林」 | 杏林／キョーリンリメディオ | 212 |
| KRM 137 | ゾルピデム酒石酸塩錠 5mg「杏林」 | 杏林／キョーリンリメディオ | 168 |
| KRM 138 | ゾルピデム酒石酸塩錠 10mg「杏林」 | 杏林／キョーリンリメディオ | 168 |
| KRM214/100 | セルトラリン錠 100mg「杏林」 | 杏林／キョーリンリメディオ | 78 |
| KS 211/Q | エチゾラム錠 0.25mg「クニヒロ」 | 皇漢堂 | 124, 160 |
| KS 212/H | エチゾラム錠 5mg「クニヒロ」 | 皇漢堂 | 124, 160 |
| KS 213/1 | エチゾラム錠 1mg「クニヒロ」 | 皇漢堂 | 124, 160 |
| KS 351/3 | ドネペジル塩酸塩錠 3mg「クニヒロ」 | 皇漢堂 | 212 |
| KS 352/5 | ドネペジル塩酸塩錠 5mg「クニヒロ」 | 皇漢堂 | 212 |
| KS 357/10 | ドネペジル塩酸塩錠 10mg「クニヒロ」 | 皇漢堂 | 212 |
| KS 521/3 | ドネペジル塩酸塩OD錠 3mg「クニヒロ」 | 皇漢堂 | 212 |
| KS 522/5 | ドネペジル塩酸塩OD錠 5mg「クニヒロ」 | 皇漢堂 | 212 |
| KS 527/10 | ドネペジル塩酸塩OD錠 10mg「クニヒロ」 | 皇漢堂 | 212 |
| KSK 121/05 | リスペリドン錠 0.5mg「クニヒロ」 | 皇漢堂 | 58 |
| KSK 122/1 | リスペリドン錠 1mg「クニヒロ」 | 皇漢堂 | 58 |
| KSK 123/2 | リスペリドン錠 2mg「クニヒロ」 | 皇漢堂 | 58 |
| KSK 125/3 | リスペリドン錠 3mg「クニヒロ」 | 皇漢堂 | 58 |
| KSK 311/5 | ゾルピデム酒石酸塩錠 5mg「クニヒロ」 | 皇漢堂 | 168 |
| KSK 317/10 | ゾルピデム酒石酸塩錠 10mg「クニヒロ」 | 皇漢堂 | 168 |
| KT ZP/5 | ゾルピデム酒石酸塩錠 5mg「NIG」 | 武田／日医工／日医工岐阜工場 | 168 |
| KT ZP/10 | ゾルピデム酒石酸塩錠 10mg「NIG」 | 武田／日医工／日医工岐阜工場 | 168 |
| KW 012/25 | トラゾドン塩酸塩錠 25mg「アメル」 | 共和／日本ジェネリック | 84 |
| KW 013/50 | トラゾドン塩酸塩錠 50mg「アメル」 | 共和／日本ジェネリック | 84 |
| KW 017 | エチゾラム錠 0.25mg「アメル」 | 共和 | 124, 160 |
| KW 087/1 | エスタゾラム錠 1mg「アメル」 | 日医工／共和 | 158 |
| KW 088/2 | エスタゾラム錠 2mg「アメル」 | 日医工／共和 | 158 |
| KW 095 | ゾニサミド錠 100mg「アメル」 | 共和 | 240 |
| KW 097 | ビペリデン塩酸塩錠 1mg「アメル」 | 共和 | 276 |
| KW 127 | アルプラゾラム錠 0.4mg「アメル」 | 日本ジェネリック／共和 | 122 |
| KW 156 | アルプラゾラム錠 0.8mg「アメル」 | 共和 | 122 |
| KW 161/CBZ 100 | カルバマゼピン錠 100mg「アメル」 | 共和 | 234 |
| KW 162/CBZ 200 | カルバマゼピン錠 200mg「アメル」 | 共和 | 234 |
| KW 168 | クアゼパム錠 15mg「アメル」 | 共和 | 162 |
| KW 169 | クアゼパム錠 20mg「アメル」 | 共和 | 162 |
| KW 177 | カルコーパ配合錠L100 | 共和 | 288 |
| KW 180 | カルコーパ配合錠L250 | 共和 | 288 |
| Kw 210/50 | スルピリド錠 50mg「アメル」 | 共和 | 22 |
| Kw 212/100 | スルピリド錠 100mg「アメル」 | 共和 | 22 |
| Kw 221/200 | バルプロ酸ナトリウム 200mg「アメル」 | 共和 | 116, 244 |
| Kw 222/200 | スルピリド錠 200mg「アメル」 | 共和 | 22 |
| KW 231/2 | ジアゼパム錠 2mg「アメル」 | 日本ジェネリック／共和 | 134 |
| KW 232/5 | ジアゼパム錠 5mg「アメル」 | 日本ジェネリック／共和 | 134 |
| KW 236 | チミペロン錠 0.5mg「アメル」 | 共和 | 26 |
| KW 237 | チミペロン錠 1mg「アメル」 | 共和 | 26 |
| KW 238 | チミペロン錠 3mg「アメル」 | 共和 | 26 |

| 識別コード | 薬品名 | 製薬会社 | ページ |
|---|---|---|---|
| KW ST 25 | スルモンチール錠 25mg | 共和 | 86 |
| KW STL/OD 25 | セルトラリンOD錠 25mg「アメル」 | 共和 | 78 |
| KW STL/OD 50 | セルトラリンOD錠 50mg「アメル」 | 共和 | 78 |
| KW TAN/5 | タンドスピロンクエン酸錠 5mg「アメル」 | 共和 | 136 |
| KW TAN/10 | タンドスピロンクエン酸塩錠 10mg「アメル」 | 共和 | 136 |
| KW TAN/20 | タンドスピロンクエン酸錠 20mg「アメル」 | 共和 | 136 |
| KW TPM/25 | トピラマート錠 25mg「アメル」 | 共和 | 242 |
| KW TPM/50 | トピラマート錠 50mg「アメル」 | 共和 | 242 |
| KW TPM/100 | トピラマート錠 100mg「アメル」 | 共和 | 242 |
| Kw VPA R | バルプロ酸ナトリウムＳＲ錠 200mg「アメル」 | 共和 | 116, 244 |
| KW ドロキシドパ/100 | ドロキシドパカプセル 100mg「アメル」 | 共和 | 274 |
| KW ドロキシドパ/200 | ドロキシドパカプセル 200mg「アメル」 | 共和 | 274 |
| LEM/2.5 | デエビゴ錠 2.5mg | エーザイ | 186 |
| LEM/5 | デエビゴ錠 5mg | エーザイ | 186 |
| LEM/10 | デエビゴ錠 10mg | エーザイ | 186 |
| Lilly 3226/5mg | ストラテラカプセル 5mg | 日本イーライリリー | 190 |
| Lilly 3227/10mg | ストラテラカプセル 10mg | 日本イーライリリー | 190 |
| Lilly 3228/25mg | ストラテラカプセル 25mg | 日本イーライリリー | 190 |
| Lilly 3229/40mg | ストラテラカプセル 40mg | 日本イーライリリー | 190 |
| LILLY 4112 | ジプレキサ錠 2.5mg | 日本イーライリリー | 10, 110 |
| LILLY 4115 | ジプレキサ錠 5mg | 日本イーライリリー | 10, 110 |
| LILLY 4117 | ジプレキサ錠 10mg | 日本イーライリリー | 10, 110 |
| LL 145/裏面同じ | アモキサンカプセル 10mg | ファイザー | 68 |
| LL 146/裏面同じ | アモキサンカプセル 25mg | ファイザー | 68 |
| LL 147/裏面同じ | アモキサンカプセル 50mg | ファイザー | 68 |
| LL 434 | アーテン錠 2mg | ファイザー | 272 |
| LT 011 | エミレース錠 3mg | LTLファーマ | 32 |
| LT 010 | エミレース錠 10mg | LTLファーマ | 32 |
| LTG 2 | ラミクタール錠小児用 2mg | グラクソ・スミスクライン | 118, 258 |
| M6 | プラミペキソール塩酸塩錠 0.125mg「VTRS」 | ヴィアトリス・ヘルスケア／ヴィアトリス | 278 |
| M 8 | プラミペキソール塩酸塩錠 0.5mg「VTRS」 | ヴィアトリス・ヘルスケア／ヴィアトリス | 278 |
| MH792 | メシル酸ペルゴリド錠 50μg「VTRS」 | ヴィアトリス・ヘルスケア／ヴィアトリス | 284 |
| MH793 | メシル酸ペルゴリド錠 250μg「VTRS」 | ヴィアトリス・ヘルスケア／ヴィアトリス | 284 |
| MI 504 | バランス錠 5mg | 丸石 | 132 |
| MI 505 | バランス錠 10mg | 丸石 | 132 |
| MI 510 | ホリゾン錠 2mg | 丸石 | 134 |
| MI 511 | ホリゾン錠 5mg | 丸石 | 134 |
| MN 113 | クアゼパム錠 15mg「MNP」 | Meiji Seika ファルマ／日新 | 162 |
| MN 114 | クアゼパム錠 20mg「MNP」 | Meiji Seika ファルマ／日新 | 162 |
| MO 110 | グランダキシン錠 50mg | 持田 | 138 |
| MO 130 | テシプール錠 1mg | 持田 | 76 |
| MO 132 | ドネペジル塩酸塩OD錠 3mg「モチダ」 | 持田／ダイト | 212 |
| MO 133 | ドネペジル塩酸塩OD錠 5mg「モチダ」 | 持田／ダイト | 212 |
| MO 134 | ドネペジル塩酸塩OD錠 10mg「モチダ」 | 持田／ダイト | 212 |
| MO 183 | レクサプロ錠 10mg | 吉富／持田／ルンドベック | 72 |
| MO 184 | レクサプロ錠 20mg | 吉富／持田／ルンドベック | 72 |
| MS 25 | デプロメール錠 25mg | Meiji Seika ファルマ | 94 |
| MS 032/5 | ゾルピデム酒石酸塩錠 5mg「明治」 | Meiji Seika ファルマ | 168 |
| MS 033/10 | ゾルピデム酒石酸塩錠 10mg「明治」 | Meiji Seika ファルマ | 168 |
| MS 040/クエチアピン 25 | クエチアピン錠 25mg「明治」 | Meiji Seika ファルマ | 12 |

| 識別コード | 薬品名 | 製薬会社 | ページ |
|---|---|---|---|
| MS　041/クエチアピン　100 | クエチアピン錠100mg「明治」 | Meiji Seika ファルマ | 12 |
| MS　042/クエチアピン　200 | クエチアピン錠200mg「明治」 | Meiji Seika ファルマ | 12 |
| MS　50 | デプロメール錠50mg | Meiji Seika ファルマ | 94 |
| MS　75 | デプロメール錠75mg | Meiji Seika ファルマ | 94 |
| MS　082/クエチアピン　12.5 | クエチアピン錠12.5mg「明治」 | Meiji Seika ファルマ | 12 |
| MS　083/クエチアピン　50 | クエチアピン錠50mg「明治」 | Meiji Seika ファルマ | 12 |
| MS　112 | ミルタザピン錠15mg「明治」 | Meiji Seika ／大蔵 | 104 |
| MS　113 | ミルタザピン錠30mg「明治」 | Meiji Seika ／大蔵 | 104 |
| MSD/TZ　3　TZ　3 | レメロン錠15mg | オルガノン | 104 |
| MSD/TZ　5　TZ　5 | レメロン錠30mg | オルガノン | 104 |
| MS　M18 | メイラックス錠1mg | Meiji Seika ファルマ | 152 |
| MS　M19 | メイラックス錠2mg | Meiji Seika ファルマ | 152 |
| MS　M28 | リフレックス錠15mg | Meiji Seika ファルマ | 104 |
| MS　M29 | リフレックス錠30mg | Meiji Seika ファルマ | 104 |
| N3 | チアプリド錠25mg「日新」 | 日新 | 224 |
| N3 | クロチアゼパム錠5mg「ツルハラ」 | 鶴原 | 130 |
| $n$　005 | アマンタジン塩酸塩錠50mg「日医工」 | 日医工 | 264 |
| $n$　006 | アマンタジン塩酸塩錠100mg「日医工」 | 日医工 | 264 |
| N7 | クロチアゼパム錠10mg「ツルハラ」 | 鶴原 | 130 |
| $n$　032 | ミルナシプラン塩酸塩錠15mg「日医工」 | 日医工 | 106 |
| $n$　034 | ミルナシプラン塩酸塩錠25mg「日医工」 | 日医工 | 106 |
| $n$　035 | クアゼパム錠15mg「日医工」 | 日医工 | 162 |
| $n$　037 | クアゼパム錠20mg「日医工」 | 日医工 | 162 |
| $n$　038 | ミルナシプラン塩酸塩錠12.5mg「日医工」 | 日医工 | 106 |
| $n$　39/50 | ミルナシプラン塩酸塩錠50mg「日医工」 | 日医工 | 106 |
| $n$　045/5 | タンドスピロンクエン酸錠5mg「日医工」 | 日医工 | 136 |
| $n$　046/10 | タンドスピロンクエン酸塩錠10mg「日医工」 | 日医工 | 136 |
| $n$　047/20 | タンドスピロンクエン酸塩錠20mg「日医工」 | 日医工 | 136 |
| $n$ 075/裏面同じ | ドロキシドパカプセル100mg「日医工」 | 日医工／日医工ファーマ | 274 |
| $n$ 076/裏面同じ | ドロキシドパカプセル200mg「日医工」 | 日医工／日医工ファーマ | 274 |
| $n$　151 | ニセルゴリン錠5mg「日医工」 | 日医工 | 226 |
| $n$　174 | ゾルピデム酒石酸塩錠5mg「日医工」 | 日医工 | 168 |
| $n$　175 | ゾルピデム酒石酸塩錠10mg「日医工」 | 日医工 | 168 |
| $n$　180/5 | ゾルピデム酒石酸塩OD錠5mg「日医工」 | 日医工 | 168 |
| $n$　181/10 | ゾルピデム酒石酸塩OD錠10mg「日医工」 | 日医工 | 168 |
| $n$　243/25 | クエチアピン錠25mg「日医工」 | 日医工 | 12 |
| $n$　244/100 | クエチアピン錠100mg「日医工」 | 日医工 | 12 |
| $n$　245/200 | クエチアピン錠200mg「日医工」 | 日医工 | 12 |
| $n$　322/3 | ドネペジル塩酸塩錠3mg「日医工」 | 日医工 | 212 |
| $n$　323/5 | ドネペジル塩酸塩錠5mg「日医工」 | 日医工 | 212 |
| $n$　324/10 | ドネペジル塩酸塩錠10mg「日医工」 | 日医工 | 212 |
| $n$　335/3 | リスペリドン錠3mg「日医工」 | 日医工 | 58 |
| $n$　370/3 | ドネペジル塩酸塩OD錠3mg「日医工」 | 日医工 | 212 |
| $n$　371/5 | ドネペジル塩酸塩OD錠5mg「日医工」 | 日医工 | 212 |
| $n$　372/10 | ドネペジル塩酸塩OD錠10mg「日医工」 | 日医工 | 212 |
| $n$　404/25 | ラモトリギン錠25mg「日医工」 | 日医工 | 118, 258 |
| $n$　405/100 | ラモトリギン錠100mg「日医工」 | 日医工 | 118, 258 |
| $n$　406/2 | ラモトリギン錠小児用2mg「日医工」 | 日医工 | 118, 258 |
| $n$ 407/5 | ラモトリギン錠小児用5mg「日医工」 | 日医工 | 118, 258 |
| $n$　421 | チアプリド錠25mg「日医工」 | 日医工／日医工ファーマ | 224 |

374

| 識別コード | 薬品名 | 製薬会社 | ページ |
|---|---|---|---|
| n 429 | チアプリド錠50mg「日医工」 | 日医工／日医工ファーマ | 224 |
| n 456 | グラマリール錠25mg | 日医工／SANOFI | 224 |
| n 457 | グラマリール錠50mg | 日医工／SANOFI | 224 |
| n 542 | トリプタノール錠10mg | 日医工 | 66 |
| n 543 | トリプタノール錠25mg | 日医工 | 66 |
| n 627/5 | パロキセチン錠5mg「日医工」 | 日医工 | 90 |
| n 638 | プラミペキソール塩酸塩錠0.125mg「日医工」 | 日医工 | 278 |
| n 639/裏面同じ | プラミペキソール塩酸塩錠0.5mg「日医工」 | 日医工 | 278 |
| n 693 | ブロチゾラム錠0.25mg「日医工」 | 日医工 | 178 |
| n 707/0.25 | エチゾラム錠0.25mg「日医工」 | 日医工 | 124, 160 |
| n 710 | トリアゾラム0.125mg「日医工」 | 日医工 | 170 |
| n 711 | トリアゾラム0.25mg「日医工」 | 日医工 | 170 |
| n 828 | パロキセチン錠10mg「日医工」 | 日医工 | 90 |
| n 829 | パロキセチン錠20mg「日医工」 | 日医工 | 90 |
| n 894 | フルボキサミンマレイン酸塩錠25mg「日医工」 | 日医工 | 94 |
| n 895 | フルボキサミンマレイン酸塩錠50mg「日医工」 | 日医工 | 94 |
| n 896 | フルボキサミンマレイン酸塩錠75mg「日医工」 | 日医工 | 94 |
| n 931 | リスペリドン錠1mg「日医工」 | 日医工 | 58, 200 |
| n 933 | リスペリドン錠2mg「日医工」 | 日医工 | 58, 200 |
| NC D/3 | ドネペジル塩酸塩錠3mg「ケミファ」 | 日本薬品／日本ケミファ | 212 |
| NC D3/3 | ドネペジル塩酸塩OD錠3mg「ケミファ」 | 日本薬品／日本ケミファ | 212 |
| NC D5/5 | ドネペジル塩酸塩OD錠5mg「ケミファ」 | 日本薬品／日本ケミファ | 212 |
| NC D10/D10 | ドネペジル塩酸塩OD錠10mg「ケミファ」 | 日本薬品／日本ケミファ | 212 |
| NC D11/5 | ドネペジル塩酸塩錠5mg「ケミファ」 | 日本薬品／日本ケミファ | 212 |
| NCD 119/10 | ドネペジル塩酸塩錠10mg「ケミファ」 | 日本ケミファ | 212 |
| NC PRX/20 | パロキセチン錠20mg「ケミファ」 | 日本薬品／日本ケミファ | 90 |
| NC PX/10 | パロキセチン錠10mg「ケミファ」 | 日本薬品／日本ケミファ | 90 |
| NC X/5 | パロキセチン錠5mg「ケミファ」 | 日本薬品／日本ケミファ | 90 |
| NC Z5 | ゾルピデム酒石酸塩錠5mg「ケミファ」 | 日本薬品／日本ケミファ | 168 |
| NC Z10 | ゾルピデム酒石酸塩錠10mg「ケミファ」 | 日本薬品／日本ケミファ | 168 |
| NF 106 | セレナール錠5mg | アルフレッサファーマ | 126 |
| NF 107 | セレナール錠10mg | アルフレッサファーマ | 126 |
| NF 111/5 | ネルボン錠5mg | アルフレッサファーマ | 172 |
| NF 112/10 | ネルボン錠10mg | アルフレッサファーマ | 172 |
| NF 113 | ホーリット錠40mg | アルフレッサファーマ | 8 |
| NF 114 | ホーリット錠20mg | アルフレッサファーマ | 8 |
| NF 119 | ネオドパゾール配合錠 | アルフレッサファーマ | 290 |
| NF 125/1 | セパゾン錠1mg | アルフレッサファーマ | 128 |
| NF 126/2 | セパゾン錠2mg | アルフレッサファーマ | 128 |
| NF 131 | ブロチゾラム錠0.25mg | アルフレッサファーマ | 178 |
| NF 152 | モディオダール錠100mg | アルフレッサファーマ／Cephalon／田辺三菱 | 306 |
| NF 222/5 | ゾルピデム酒石酸塩錠5mg「AFP」 | アルフレッサ ファーマ | 168 |
| NF 223/10 | ゾルピデム酒石酸塩錠10mg「AFP」 | アルフレッサ ファーマ | 168 |
| NF 326 | アナフラニール錠10mg | アルフレッサファーマ | 74 |
| NF 327 | アナフラニール錠25mg | アルフレッサファーマ | 74 |
| NF 332 | トフラニール錠10mg | アルフレッサファーマ | 70 |
| NF 333 | トフラニール錠25mg | アルフレッサファーマ | 70 |
| NF 604 | ドパゾール錠200mg | アルフレッサファーマ | 286 |
| NF 713/0.5 | トロペロン錠0.5mg | アルフレッサファーマ／田辺三菱／吉富 | 26 |
| NF 715/1 | トロペロン錠1mg | アルフレッサファーマ／田辺三菱／吉富 | 26 |

| 識別コード | 薬品名 | 製薬会社 | ページ |
|---|---|---|---|
| NF　717/3 | トロペロン錠 3mg | アルフレッサファーマ／田辺三菱／吉富 | 26 |
| NMB　647 | メネシット配合錠 100 | オルガノン | 288 |
| NMB　654 | メネシット配合錠 250 | オルガノン | 288 |
| NP　003 | ミルナシプラン塩酸塩錠 15mg「NP」 | ニプロ | 106 |
| NP　013 | ミルナシプラン塩酸塩錠 25mg「NP」 | ニプロ | 106 |
| NP　022 | ミルナシプラン塩酸塩錠 12.5mg「NP」 | ニプロ | 106 |
| NP　023 | ミルナシプラン塩酸塩錠 50mg「NP」 | ニプロ | 106 |
| NP　25 | フルボキサミンマレイン酸塩錠 25mg「NP」 | ニプロ | 94 |
| NP　50 | フルボキサミンマレイン酸塩錠 50mg「NP」 | ニプロ | 94 |
| NP　75 | フルボキサミンマレイン酸塩錠 75mg「NP」 | ニプロ | 94 |
| NP　125 | トリヘキシフェニジル塩酸塩錠 2mg「ニプロ」 | ニプロ | 272 |
| NP　155/3 | リスペリドン錠 3mg「NP」 | ニプロ | 58 |
| NP　257/5 | パロキセチン錠 5mg「NP」 | ニプロ | 90 |
| NP　271/10 | パロキセチン錠 10mg「NP」 | ニプロ | 90 |
| NP　272/20 | パロキセチン錠 20mg「NP」 | ニプロ | 90 |
| NP　321/5 | ゾルピデム酒石酸塩錠 5mg「NP」 | ニプロ | 168 |
| NP　325/10 | ゾルピデム酒石酸塩錠 10mg「NP」 | ニプロ | 168 |
| NP　351/0.5 | リスペリドン錠 0.5mg「NP」 | ニプロ | 58, 200 |
| NP　352/1 | リスペリドン錠 1mg「NP」 | ニプロ | 58, 200 |
| NP　353/2 | リスペリドン錠 2mg「NP」 | ニプロ | 58, 200 |
| NP　547/0.25 | エチゾラム錠 0.25mg「NP」 | ニプロ | 124, 160 |
| NP　557 | エチゾラム錠 0.5mg「NP」 | ニプロ | 124, 160 |
| NP　577 | エチゾラム錠 1mg「NP」 | ニプロ | 124, 160 |
| NP　773/3 | ドネペジル塩酸塩OD錠 3mg「NP」 | ニプロ | 212 |
| NP　775/5 | ドネペジル塩酸塩OD錠 5mg「NP」 | ニプロ | 212 |
| NP　777/10 | ドネペジル塩酸塩OD錠 10mg「NP」 | ニプロ | 212 |
| NPI　142/3 | ドネペジル塩酸塩錠 3mg「NPI」 | 日本薬品 | 212 |
| NPI　143/5 | ドネペジル塩酸塩錠 5mg「NPI」 | 日本薬品 | 212 |
| NPI　144/10 | ドネペジル塩酸塩錠 10mg「NPI」 | 日本薬品 | 212 |
| NPI　145/D3 | ドネペジル塩酸塩OD錠 3mg「NPI」 | 日本薬品 | 212 |
| NPI　146/D5 | ドネペジル塩酸塩OD錠 5mg「NPI」 | 日本薬品 | 212 |
| NPI　147/D10 | ドネペジル塩酸塩OD錠 10mg「NPI」 | 日本薬品 | 212 |
| NPI　151/5 | パロキセチン錠 5mg「NPI」 | 日本薬品 | 90 |
| NPI　152/10 | パロキセチン錠 10mg「NPI」 | 日本薬品 | 90 |
| NPI　153/20 | パロキセチン錠 20mg「NPI」 | 日本薬品 | 90 |
| NS/0.5 | エチゾラム錠 0.5mg「日新」 | 日新 | 124, 160 |
| NS/5 | ニセルゴリン錠 5mg「日新」 | 日新／第一三共エスファ／第一三共 | 226 |
| NS　13 | ヒドロキシジンパモ酸塩錠 25mg「日新」 | 日新 | 140 |
| NS　100/5 | パロキセチン錠 5mg「日新」 | 日新 | 90 |
| NS　104/10 | パロキセチン錠 10mg「日新」 | 日新 | 90 |
| NS　105/20 | パロキセチン錠 20mg「日新」 | 日新 | 90 |
| NS　112 | トリアゾラム錠 0.25mg「日新」 | 日新 | 170 |
| NS116 | ブロチゾラム錠 0.25mg「日新」 | 日新／第一三共エスファ／第一三共 | 178 |
| NS　140/0.25 | エチゾラム錠 0.25mg「日新」 | 日新 | 124, 160 |
| NS　145/0.125 | プラミペキソール塩酸塩錠 0.125mg「日新」 | 日新 | 278 |
| NS　146/0.5 | プラミペキソール塩酸塩錠 0.5mg「日新」 | 日新 | 278 |
| NS　153/5 | ゾルピデム酒石酸塩錠 5mg「日新」 | 日新／科研 | 168 |
| NS　154/10 | ゾルピデム酒石酸塩錠 10mg「日新」 | 日新／科研 | 168 |
| NS　156/3 | ドネペジル塩酸塩OD錠 3mg「日新」 | 日新 | 212 |
| NS　157/5 | ドネペジル塩酸塩OD錠 5mg「日新」 | 日新 | 212 |

| 識別コード | 薬品名 | 製薬会社 | ページ |
|---|---|---|---|
| NS　158/10 | ドネペジル塩酸塩OD錠 10mg「日新」 | 日新 | 212 |
| NS　161/3 | ドネペジル塩酸塩錠 3mg「日新」 | 日新 | 212 |
| NS　162/5 | ドネペジル塩酸塩錠 5mg「日新」 | 日新 | 212 |
| NS　163/10 | ドネペジル塩酸塩錠 10mg「日新」 | 日新 | 212 |
| NS　165 | チアプリド錠 50mg「日新」 | 日新 | 224 |
| NS173/0125 | トリアゾラム錠 0.125mg「日新」 | 日新 | 170 |
| NS　175/100 | クエチアピン錠 100mg「日新」 | 日新 | 12 |
| NS　176/200 | クエチアピン錠 200mg「日新」 | 日新 | 12 |
| NS　179/25 | クエチアピン錠 25mg「日新」 | 日新 | 12 |
| NS　194/1 | エチゾラム錠 1mg「日新」 | 日新 | 124, 160 |
| OG/15 | ミケラン錠 5mg | 大塚 | 296 |
| OG16/OG16 | ミケランLAカプセル 15mg | 大塚 | 296 |
| OG　70 | エビリファイ錠 12mg | 大塚 | 4, 108, 192 |
| OG　71 | エビリファイ錠 6mg | 大塚 | 4, 108, 192 |
| OG　72 | エビリファイ錠 3mg | 大塚 | 4, 108, 192 |
| OG　74 | エビリファイ錠 1mg | 大塚 | 4, 108, 192 |
| OH　50/0.25 | エチゾラム錠 0.25mg「オーハラ」 | 大原 | 124, 160 |
| OH　51/0.5 | エチゾラム錠 0.5mg「オーハラ」 | 大原 | 124, 160 |
| OH　52/1 | エチゾラム錠 1mg「オーハラ」 | 大原 | 124, 160 |
| OH　54 | ブロチゾラム錠 0.25mg「オーハラ」 | 大原 | 178 |
| OH57　5mg/裏面同じ | パロキセチン錠 5mg「オーハラ」 | 大原 | 90 |
| OH58　10mg/裏面同じ | パロキセチン錠 10mg「オーハラ」 | エッセンシャル／大原 | 90 |
| OH59　20mg/裏面同じ | パロキセチン錠 20mg「オーハラ」 | エッセンシャル／大原 | 90 |
| OH　60/1 | リスペリドン錠 1mg「オーハラ」 | 大原 | 58, 200 |
| OH　61/2 | リスペリドン錠 2mg「オーハラ」 | 大原 | 58, 200 |
| OH　62/3 | リスペリドン錠 3mg「オーハラ」 | 大原 | 58 |
| OHARA　100 | ネオドパストン配合錠 L100 | 大原 | 288 |
| OHARA　250 | ネオドパストン配合錠 L250 | 大原 | 288 |
| OLZ　1.25/アメル　OLZ | オランザピン錠 1.25mg「アメル」 | 共和 | 10, 110 |
| OLZアメル　2.5/2.5　OLZアメル | オランザピン錠 2.5mg「アメル」 | 共和 | 10, 110 |
| OLZアメル　5/5　OLZアメル | オランザピン錠 5mg「アメル」 | 共和 | 10, 110 |
| OLZアメル　10/10　OLZアメル | オランザピン錠 10mg「アメル」 | 共和 | 10, 110 |
| OLZアメル　20/20　OLZアメル | オランザピン錠 20mg「アメル」 | 共和 | 10, 110 |
| O.S　A0.5 | エチゾラム錠 0.5mg「日医工」 | 日医工 | 124, 160 |
| O.S　A1.0 | エチゾラム錠 1.0mg「日医工」 | 日医工 | 124, 160 |
| P1 /♨ | ミラペックスLA錠 0.375mg | 日本ベーリンガーインゲルハイム | 278 |
| P3 /♨ | ミラペックスLA錠 1.5mg | 日本ベーリンガーインゲルハイム | 278 |
| P6 /♨ | ビ・シフロール錠 0.125mg | 日本ベーリンガーインゲルハイム | 278 |
| P8　P8/♨　♨ | ビ・シフロール錠 0.5mg | 日本ベーリンガーインゲルハイム | 278 |
| ℗　132 | エクセグラン錠 100mg | 住友ファーマ | 240 |
| ℗　135 | アキネトン錠 1mg | 住友ファーマ | 276 |
| ℗　171/25 | アレビアチン錠 25mg | 住友ファーマ | 248 |
| ℗　172 | アレビアチン錠 100mg | 住友ファーマ | 248 |
| ℗　312/0.75 | セレネース錠 0.75mg | 住友ファーマ | 38 |
| ℗　313/1.5 | セレネース錠 1.5mg | 住友ファーマ | 38 |
| ℗　317/1 | セレネース錠 1mg | 住友ファーマ | 38 |
| ℗　318/3 | セレネース錠 3mg | 住友ファーマ | 38 |
| ℗　502 | ノリトレン錠 10mg | 住友ファーマ／H.ルンドベック社 | 88 |
| ℗503　25 | ノリトレン錠 25mg | 住友ファーマ／H.ルンドベック社 | 88 |
| ℗　721 | バルプロ酸ナトリウム錠 100mg「DSP」 | 住友ファーマ | 116, 244 |

| 識別コード | 薬品名 | 製薬会社 | ページ |
|---|---|---|---|
| Ⓟ　721 | バレリン錠 100mg | 住友ファーマ | 116, 244 |
| Ⓟ　722 | バルプロ酸ナトリウム錠 200mg「DSP」 | 住友ファーマ | 116, 244 |
| Ⓟ　722 | バレリン錠 200mg | 住友ファーマ | 116, 244 |
| Ⓟ　771/5 | マイスタン錠 5mg | アルフレッサファーマ／住友ファーマ | 238 |
| Ⓟ　772/10 | マイスタン錠 10mg | アルフレッサファーマ／住友ファーマ | 238 |
| PAL3 | インヴェガ錠 3mg | ヤンセン | 34 |
| PAL6 | インヴェガ錠 6mg | ヤンセン | 34 |
| PAL9 | インヴェガ錠 9mg | ヤンセン | 34 |
| Ⓟ541/裏面同じ | アタラックスPカプセル 25mg | ファイザー | 140 |
| Ⓟ542/裏面同じ | アタラックスPカプセル 50mg | ファイザー | 140 |
| PH　108 | トリヘキシフェニジル塩酸塩錠 2mg「杏林」 | 杏林／キョーリンリメディオ | 272 |
| PH　124 | ゾピクロン錠 7.5mg「杏林」 | 杏林／キョーリンリメディオ | 166 |
| PH　125 | ゾピクロン錠 10mg「杏林」 | 杏林／キョーリンリメディオ | 166 |
| PP | ブロモクリプチン錠 2.5mg「KO」 | 寿 | 282 |
| PPX　EP/0.5 | プラミペキソール塩酸塩錠 0.5mg「DSEP」 | 第一三共エスファ／第一三共 | 278 |
| PPX　EP/PPX　0.125 | プラミペキソール塩酸塩錠 0.125mg「DSEP」 | 第一三共エスファ／第一三共 | 278 |
| PT　A11 | アタラックス錠 10mg | ファイザー | 140 |
| PT　A12/25 | アタラックス錠 25mg | ファイザー | 140 |
| PX　5/VLE | パロキセチン錠 5mg「VTRS」 | ヴィアトリス・ヘルスケア／ヴィアトリス | 90 |
| PX　10/VLE | パロキセチン錠 10mg「VTRS」 | ヴィアトリス・ヘルスケア／ヴィアトリス | 90 |
| PX　20/VLE | パロキセチン錠 20mg「VTRS」 | ヴィアトリス・ヘルスケア／ヴィアトリス | 90 |
| QQ406（PTPシート） | ゾルピデム酒石酸塩ODフィルム 5mg「モチダ」 | 持田／救急薬品 | 168 |
| QQ407（PTPシート） | ゾルピデム酒石酸塩ODフィルム 10mg「モチダ」 | 持田／救急薬品 | 168 |
| Queアメル　12.5 | クエチアピン錠 12.5mg「アメル」 | 共和 | 12 |
| Queアメル　25 | クエチアピン錠 25mg「アメル」 | 共和 | 12 |
| Queアメル　50 | クエチアピン錠 50mg「アメル」 | 共和 | 12 |
| Queアメル　100 | クエチアピン錠 100mg「アメル」 | 共和 | 12 |
| Queアメル　200 | クエチアピン錠 200mg「アメル」 | 共和 | 12 |
| RL　1 | ロフラゼプ酸エチル錠 1mg「SN」 | 武田／日医工／ヴィアトリス／シオノケミカル | 152 |
| RL　2 | ロフラゼプ酸エチル錠 2mg「SN」 | 武田／日医工／ヴィアトリス／シオノケミカル | 152 |
| RY | アモバン錠 7.5mg | サノフィ／日医工 | 166 |
| S | セドリーナ錠 2mg | アルフレッサファーマ | 272 |
| S/10 | セリンクロ錠 10mg | 大塚／ルンドベック・ジャパン | 208 |
| S　25 | ゾテピン錠 25mg「タカタ」 | 高田 | 24 |
| S　50 | ゾテピン錠 50mg「タカタ」 | 高田 | 24 |
| S　100 | ゾテピン錠 100mg「タカタ」 | 高田 | 24 |
| S489/20mg | ビバンセカプセル 20mg | 武田 | 198 |
| S489/30mg | ビバンセカプセル 30mg | 武田 | 198 |
| SANKYO　131/0.5 | メレックス錠 0.5mg | アルフレッサファーマ | 148 |
| SANKYO　132/1 | メレックス錠 1mg | アルフレッサファーマ | 148 |
| SB/4890 | レキップ錠 0.25mg | グラクソ・スミスクライン | 292 |
| SB/4892 | レキップ錠 1mg | グラクソ・スミスクライン | 292 |
| SB/4893 | レキップ錠 2mg | グラクソ・スミスクライン | 292 |
| SEL　2.5/Kw | セレギリン塩酸塩錠 2.5mg「アメル」 | 共和 | 270 |
| SEROQUEL　25 | セロクエル錠 25mg | アステラス／AstraZeneca | 12 |
| SEROQUEL　100 | セロクエル錠 100mg | アステラス／AstraZeneca | 12 |
| SEROQUEL　200 | セロクエル錠 200mg | アステラス／AstraZeneca | 12 |
| SJ/203 | ルジオミール錠 10mg | サンファーマ | 100 |
| SJ/204 | ルジオミール錠 25mg | サンファーマ | 100 |
| SJ　211 | シンメトレル錠 50mg | サンファーマ | 264 |

378

| 識別コード | 薬品名 | 製薬会社 | ページ |
|---|---|---|---|
| SJ 212 | シンメトレル錠 100mg | サンファーマ | 264 |
| SJ 213 | テグレトール錠 100mg | サンファーマ | 234 |
| SJ 214 | テグレトール錠 200mg | サンファーマ | 234 |
| SJ/X C | パーロデル錠 2.5mg | サンファーマ | 282 |
| SP/50 | ビムパット錠 50mg | ユーシービージャパン／第一三共 | 256 |
| SP/100 | ビムパット錠 100mg | ユーシービージャパン／第一三共 | 256 |
| SS 515 | ドラール錠 15mg | 久光 | 162 |
| SS 520 | ドラール錠 20mg | 久光 | 162 |
| SW 001 | チアプリド錠 25mg「サワイ」 | 沢井 | 224 |
| SW 002 | チアプリド錠 50mg「サワイ」 | 沢井 | 224 |
| SW 021 | ジアゼパム錠 2mg「サワイ」 | 沢井 | 134 |
| SW 025/0.8 | アルプラゾラム錠 0.8mg「サワイ」 | 沢井／メディサ | 122 |
| SW 026 | アルプラゾラム錠 0.4mg「サワイ」 | 沢井／メディサ | 122 |
| SW 027 | アミトリプチリン塩酸塩錠 10mg「サワイ」 | 沢井 | 66 |
| SW 028 | アミトリプチリン塩酸塩錠 25mg「サワイ」 | 沢井 | 66 |
| SW 036/0.25 | エチゾラム錠 0.25mg「SW」 | 沢井／メディサ | 124, 160 |
| SW 037 | エチゾラム錠 0.5mg「SW」 | 沢井／メディサ | 124, 160 |
| SW 038 | エチゾラム錠 1mg「SW」 | 沢井／メディサ | 124, 160 |
| SW 57 | ミルナシプラン塩酸塩錠 12.5mg「サワイ」 | 沢井 | 106 |
| SW 73 | リスペリドンOD錠 0.5mg「サワイ」 | 沢井 | 58, 200 |
| SW 212 | ロフラゼプ酸エチル錠 1mg「サワイ」 | 沢井 | 152 |
| SW 213 | ロフラゼプ酸エチル錠 2mg「サワイ」 | 沢井 | 152 |
| SW 352 | トフィソパム錠 50mg「サワイ」 | 沢井 | 138 |
| SW 385 | アマンタジン塩酸塩錠 50mg「サワイ」 | 沢井 | 264 |
| SW 386 | アマンタジン塩酸塩錠 100mg「サワイ」 | 沢井 | 264 |
| SW 391/10 | クロチアゼパム錠 10mg「サワイ」 | 沢井 | 130 |
| SW 396 | ロラゼパム錠 0.5mg「サワイ」 | 日本ジェネリック／沢井 | 154 |
| SW 397 | ロラゼパム錠 1.0mg「サワイ」 | 沢井 | 154 |
| SW 398 | スルピリド錠 200mg「サワイ」 | 沢井 | 22 |
| SW 399 | スルピリド錠 100mg「サワイ」 | 沢井 | 22 |
| SW 410 | スルピリド錠 50mg「サワイ」 | 沢井 | 22 |
| SW 528 | ニセルゴリン錠 5mg「サワイ」 | 沢井 | 226 |
| SW 698 | カルテオロール塩酸塩錠 5mg「サワイ」 | 沢井 | 296 |
| SW 711 | セチプチリンマレイン酸塩錠 1mg「サワイ」 | 沢井 | 76 |
| SW 731 | ゾピクロン錠 7.5mg「サワイ」 | 沢井 | 166 |
| SW 732 | ゾピクロン錠 10mg「サワイ」 | 沢井 | 166 |
| SW 733 | ブロチゾラム錠 0.25mg「サワイ」 | 沢井／メディサ | 178 |
| SW736 | ペルゴリド錠 50μg「サワイ」 | 沢井 | 284 |
| SW737 | ペルゴリド錠 250μg「サワイ」 | 沢井 | 284 |
| SW 751/15 | クアゼパム錠 15mg「サワイ」 | 沢井 | 162 |
| SW 752/20 | クアゼパム錠 20mg「サワイ」 | 沢井 | 162 |
| SW 960 /1 | ブロムペリドール錠 1mg「サワイ」 | 沢井 | 50 |
| SW 961 | ブロムペリドール錠 3mg「サワイ」 | 沢井 | 50 |
| SW 962 | ブロムペリドール錠 6mg「サワイ」 | 沢井 | 50 |
| SW BD/2 | ビペリデン塩酸塩錠 2mg「サワイ」 | 沢井 | 276 |
| SW CG/.25 | カベルゴリン錠 0.25mg「サワイ」 | 沢井 | 268 |
| SW CG/1 | カベルゴリン錠 1.0mg「サワイ」 | 沢井 | 268 |
| SW COM/4 | コレミナール錠 4mg | 田辺三菱／沢井 | 144 |
| SW CT5 | クロチアゼパム錠 5mg「サワイ」 | 沢井 | 130 |
| SW FV1 | フルボキサミンマレイン酸塩錠 25mg「サワイ」 | 沢井 | 94 |

| 識別コード | 薬品名 | 製薬会社 | ページ |
|---|---|---|---|
| SW　FV2 | フルボキサミンマレイン酸錠 50mg「サワイ」 | 沢井 | 94 |
| SW　FV3 | フルボキサミンマレイン酸錠 75mg「サワイ」 | 沢井 | 94 |
| SW　L2 | ラモトリギン錠小児用 2mg「サワイ」 | 沢井 | 118, 258 |
| SWL5 | ラモトリギン錠小児用 5mg「サワイ」 | 沢井 | 118, 258 |
| SW　L /25 | ラモトリギン錠 25mg「サワイ」 | 沢井 | 118, 258 |
| SW　L /100 | ラモトリギン錠 100mg「サワイ」 | 沢井 | 118, 258 |
| SW　LND/0.25 | ブロチゾラムOD錠 0.25mg「サワイ」 | 沢井／メディサ | 178 |
| SW　ML15 | ミルナシプラン塩酸錠 15mg「サワイ」 | 沢井 | 106 |
| SW　ML25 | ミルナシプラン塩酸錠 25mg「サワイ」 | 沢井 | 106 |
| SW　ML50/50 | ミルナシプラン塩酸錠 50mg「サワイ」 | 沢井 | 106 |
| SW　PM1/0.125 | プラミペキソール塩酸塩錠 0.125mg「サワイ」 | 沢井 | 278 |
| SW　PM2/0.5 | プラミペキソール塩酸塩錠 0.5mg「サワイ」 | 沢井 | 278 |
| SWPM　LA1 /0.375 | プラミペキソール塩酸塩LA錠 0.375mgMI「サワイ」 | 沢井 | 278 |
| SWPM　LA2 /1.5 | プラミペキソール塩酸塩LA錠 1.5mgMI「サワイ」 | 沢井 | 278 |
| SW　PX5/5 | パロキセチン錠 5mg「サワイ」 | 沢井 | 90 |
| SW　PX10 | パロキセチン錠 10mg「サワイ」 | 沢井 | 90 |
| SW　PX20 | パロキセチン錠 20mg「サワイ」 | 沢井 | 90 |
| SW　QT/25 | クエチアピン錠 25mg「サワイ」 | 沢井 | 12 |
| SW　QT50/50 | クエチアピン錠 50mg「サワイ」 | 沢井 | 12 |
| SW　QT100/100 | クエチアピン錠 100mg「サワイ」 | 沢井 | 12 |
| SW　QT200/200 | クエチアピン錠 200mg「サワイ」 | 沢井 | 12 |
| SW　RP1 | リスペリドン錠 1mg「サワイ」 | 沢井 | 58, 200 |
| SW　RP2 | リスペリドン錠 2mg「サワイ」 | 沢井 | 58, 200 |
| SW　RP3 | リスペリドン錠 3mg「サワイ」 | 沢井 | 58 |
| SW　RP5 | リスペリドンOD錠 1mg「サワイ」 | 日本ジェネリック／沢井 | 58, 200 |
| SW　RP6 | リスペリドンOD錠 2mg「サワイ」 | 沢井 | 58, 200 |
| SW　RP7 | リスペリドンOD錠 3mg「サワイ」 | 沢井 | 58 |
| SWRR2/2 | ロピニロール徐放錠 2mg「サワイ」 | 沢井 | 292 |
| SWRR8/8 | ロピニロール徐放錠 8mg「サワイ」 | 沢井 | 292 |
| SWTDS　5 | タンドスピロンクエン酸錠 5mg「サワイ」 | 沢井 | 136 |
| SWTDS　10 | タンドスピロンクエン酸錠 10mg「サワイ」 | 沢井 | 136 |
| SW　TDS/20 | タンドスピロンクエン酸錠 20mg「サワイ」 | 沢井 | 136 |
| SW　Z1/5 | ゾルピデム酒石酸塩錠 5mg「サワイ」 | 沢井 | 168 |
| SW　Z2/10 | ゾルピデム酒石酸塩錠 10mg「サワイ」 | 沢井 | 168 |
| SW　ZL1/5 | ゾルピデム酒石酸塩OD錠 5mg「サワイ」 | 沢井 | 168 |
| SW　ZL2/10 | ゾルピデム酒石酸塩OD錠 10mg「サワイ」 | 沢井 | 168 |
| SW　アリピプラゾール　3/裏面同じ | アリピプラゾール錠 3mg「サワイ」 | 沢井 | 4, 108, 192 |
| SW　アリピプラゾール　6/裏面同じ | アリピプラゾール錠 6mg「サワイ」 | 沢井 | 4, 108, 192 |
| SW　アリピプラゾール　12/裏面同じ | アリピプラゾール錠 12mg「サワイ」 | 沢井 | 4, 108, 192 |
| SW　アリピプラゾール　24/裏面同じ | アリピプラゾール錠 24mg「サワイ」 | 沢井 | 4, 108, 192 |
| SW　オランザピン　2.5/裏面同じ | オランザピン錠 2.5mg「サワイ」 | 沢井 | 10, 110 |
| SW　オランザピン　5/裏面同じ | オランザピン錠 5mg「サワイ」 | 沢井 | 10, 110 |
| SW　オランザピン　10/裏面同じ | オランザピン錠 10mg「サワイ」 | 沢井 | 10, 110 |
| SW　セルトラリン　50/裏面同じ | セルトラリン錠 50mg「サワイ」 | 沢井 | 78 |
| SW　ドネペジル　3 | ドネペジル塩酸錠 3mg「サワイ」 | 沢井 | 212 |
| SW　ドネペジル　5 | ドネペジル塩酸錠 5mg「サワイ」 | 沢井 | 212 |
| SW　ドネペジル　10 | ドネペジル塩酸錠 10mg「サワイ」 | 沢井 | 212 |
| SZ　3 | ドネペジル塩酸塩錠 3mg「サンド」 | サンド | 212 |
| SZ　5 | ドネペジル塩酸塩錠 5mg「サンド」 | サンド | 212 |
| SZ　011/5 | パロキセチン錠 5mg「サンド」 | サンド | 90 |

| 識別コード | 薬品名 | 製薬会社 | ページ |
|---|---|---|---|
| TSU　301 | ジアゼパム錠 2mg「ツルハラ」 | 鶴原 | 134 |
| TSU　302 | ジアゼパム錠 5mg「ツルハラ」 | 鶴原 | 134 |
| TSU　303 | ジアゼパム錠 10mg「ツルハラ」 | 鶴原 | 134 |
| TSU　315/25 | セルトラリン錠 25mg「ツルハラ」 | 鶴原 | 78 |
| TSU　316/50 | セルトラリン錠 50mg「ツルハラ」 | 鶴原 | 78 |
| TSU　317/100 | セルトラリン錠 100mg「ツルハラ」 | 鶴原 | 78 |
| TSU　367 | ニトラゼパム錠 5mg「ツルハラ」 | 鶴原 | 172 |
| TSU　368 | ニトラゼパム錠 10mg「ツルハラ」 | 鶴原 | 172 |
| TSU　379 | カルテオロール塩酸塩錠 5mg「ツルハラ」 | 鶴原 | 296 |
| TSU　569 | ハロペリドール錠 1.5mg「ツルハラ」 | 鶴原 | 38 |
| TSU　913/25 | レボメプロマジン錠 25mg「ツルハラ」 | 鶴原 | 64 |
| TT　ラメ | ラメルテオン錠 8mg「武田テバ」 | 武田／武田テバファーマ | 182 |
| TTS　051/1 | ハロペリドール錠 1mg「タカタ」 | 高田 | 38 |
| TTS　052/2 | ハロペリドール錠 2mg「タカタ」 | 高田 | 38 |
| TTS　105/2 | トリヘキシフェニジル塩酸塩錠 2mg「タカタ」 | 高田 | 272 |
| TTS　176/1 | リスペリドン錠 1mg「タカタ」 | 高田 | 58, 200 |
| TTS　177/2 | リスペリドン錠 2mg「タカタ」 | 高田 | 58, 200 |
| TTS　178/3 | リスペリドン錠 3mg「タカタ」 | 高田 | 58 |
| TTS　252/25 | クエチアピン錠 25mg「タカタ」 | 高田 | 12 |
| TTS　253/50 | クエチアピン錠 50mg「タカタ」 | 高田 | 12 |
| TTS　254/100 | クエチアピン錠 100mg「タカタ」 | 高田 | 12 |
| TTS　255/200 | クエチアピン錠 200mg「タカタ」 | 高田 | 12 |
| TTS　302/0.125 | プラミペキソール塩酸塩錠 0.125mg「タカタ」 | 高田 | 278 |
| TTS　303/0.5 | プラミペキソール塩酸塩錠 0.5mg「タカタ」 | 高田 | 278 |
| TTS　520 | リスペリドンOD錠 1mg「タカタ」 | 高田 | 58, 200 |
| TTS　521 | リスペリドンOD錠 2mg「タカタ」 | 高田 | 58, 200 |
| TTS　522 | リスペリドンOD錠 3mg「タカタ」 | 高田 | 58 |
| TTS　523/0.5 | リスペリドンOD錠 0.5mg「タカタ」 | 高田 | 58, 200 |
| TTS　645/3 | ドネペジル塩酸塩錠 3mg「タカタ」 | 高田 | 212 |
| TTS　646/5 | ドネペジル塩酸塩錠 5mg「タカタ」 | 高田 | 212 |
| TTS　647/10 | ドネペジル塩酸塩錠 10mg「タカタ」 | 高田 | 212 |
| TTS　720/3 | ドネペジル塩酸塩OD錠 3mg「タカタ」 | 高田 | 212 |
| TTS　721/5 | ドネペジル塩酸塩OD錠 5mg「タカタ」 | 高田 | 212 |
| TTS　722/10 | ドネペジル塩酸塩OD錠 10mg「タカタ」 | 高田 | 212 |
| TTS　730/5 | ゾルピデム酒石酸塩錠 5mg「タカタ」 | 高田 | 168 |
| TTS　731/10 | ゾルピデム酒石酸塩錠 10mg「タカタ」 | 高田 | 168 |
| TTS　770/5 | パロキセチン錠 5mg「タカタ」 | 高田 | 90 |
| TTS　771/10 | パロキセチン錠 10mg「タカタ」 | 高田 | 90 |
| TTS　772/20 | パロキセチン錠 20mg「タカタ」 | 高田 | 90 |
| Tu　005 | ニトラゼパム錠 5mg「TCK」 | 辰巳 | 172 |
| Tu　010 | ニトラゼパム錠 10mg「TCK」 | 辰巳 | 172 |
| TU　103 | ゾルピデム酒石酸塩錠 5mg「TCK」 | 辰巳 | 168 |
| TU　105 | ゾルピデム酒石酸塩錠 10mg「TCK」 | 辰巳 | 168 |
| TU　112/1 | フルニトラゼパム錠 1mg「TCK」 | 辰巳 | 174 |
| TU　113/2 | フルニトラゼパム錠 2mg「TCK」 | 辰巳 | 174 |
| Tu　117/025 | エチゾラム錠 0.25mg「TCK」 | 辰巳 | 124, 160 |
| TU　124 | ドネペジル塩酸塩OD錠 3mg「TCK」 | 辰巳 | 212 |
| TU　125 | ドネペジル塩酸塩OD錠 5mg「TCK」 | 辰巳 | 212 |
| TU　126 | ドネペジル塩酸塩OD錠 10mg「TCK」 | 辰巳 | 212 |
| TU　131/5 | パロキセチン錠 5mg「TCK」 | 辰巳 | 90 |

| 識別コード | 薬品名 | 製薬会社 | ページ |
|---|---|---|---|
| TU 132/10 | パロキセチン錠 10mg「TCK」 | 辰巳 | 90 |
| TU 133/20 | パロキセチン錠 20mg「TCK」 | 辰巳 | 90 |
| TU174/25 | セルトラリン錠 25mg「TCK」 | 辰巳／フェルゼンファーマ | 78 |
| TU 175/50 | セルトラリン錠 50mg「TCK」 | 辰巳／フェルゼンファーマ | 78 |
| TU177/100 | セルトラリン錠 100mg「TCK」 | 辰巳 | 78 |
| Tu-LP 100 | レプリントン配合錠 L 100 | 日本ジェネリック／ヴィアトリス／辰巳 | 288 |
| Tu-LP 250 | レプリントン配合錠 L 250 | 辰巳 | 288 |
| Tu-MZ 050 | エチゾラム錠 0.5m g「TCK」 | 辰巳 | 124, 160 |
| Tu-MZ 100 | エチゾラム錠 1mg「TCK」 | 辰巳 | 124, 160 |
| Tu-NS/0125 | トリアゾラム錠 0.125mg「TCK」 | 辰巳 | 170 |
| Tu-NS/0 25 | トリアゾラム錠 0.25mg「TCK」 | 辰巳 | 170 |
| TU-SN 100 | バルプロ酸Na錠 100mg「TCK」 | 辰巳 | 116, 244 |
| TU-SN 200 | バルプロ酸Na錠 200mg「TCK」 | 日本ジェネリック／辰巳 | 116, 244 |
| TV O1/2.5 | オランザピンOD錠 2.5mg「NIG」 | 武田/日医工／日医工岐阜工場 | 10, 110 |
| T V O 2/5 | オランザピンOD錠 5mg「NIG」 | 武田/日医工／日医工岐阜工場 | 10, 110 |
| TV O3/10 | オランザピンOD錠 10mg「NIG」 | 武田/日医工／日医工岐阜工場 | 10, 110 |
| Tw 001 | パーキネス錠 2mg | 東和 | 272 |
| Tw 013/1 | リスペリドン錠 1mg「トーワ」 | 東和 | 58, 200 |
| Tw 014/2 | リスペリドン錠 2mg「トーワ」 | 東和 | 58, 200 |
| Tw 015/3 | リスペリドン錠 3mg「トーワ」 | 東和 | 58 |
| Tw 030/12.5 | ミルナシプラン塩酸塩錠 12.5mg「トーワ」 | 東和 | 106 |
| Tw 031/15 | ミルナシプラン塩酸塩錠 15mg「トーワ」 | 東和 | 106 |
| Tw 032/25 | ミルナシプラン塩酸塩錠 25mg「トーワ」 | 東和 | 106 |
| Tw 037/50 | ミルナシプラン塩酸塩錠 50mg「トーワ」 | 東和 | 106 |
| Tw 103 | アルプラゾラム錠 0.4mg「トーワ」 | 東和 | 122 |
| Tw 116 | ロフラゼプ酸エチル錠 1mg「トーワ」 | 東和 | 152 |
| Tw 118 | ブロチゾラム錠 0.25mg「トーワ」 | 東和 | 178 |
| Tw 147 | クアゼパム錠 15mg「トーワ」 | 東和 | 162 |
| Tw 148 | ロフラゼプ酸エチル錠 2mg「トーワ」 | 東和 | 152 |
| Tw 149/0.8 | アルプラゾラム錠 0.8mg「トーワ」 | 東和 | 122 |
| Tw 170 | クアゼパム錠 20mg「トーワ」 | 東和 | 162 |
| Tw 240/7.5 | ゾピクロン錠 7.5mg「トーワ」 | 東和 | 166 |
| Tw 242/10 | クロチアゼパム錠 10mg「トーワ」 | 東和 | 130 |
| Tw 324/5 | ゾルピデム塩酸塩錠 5mg「トーワ」 | 東和 | 168 |
| Tw 325/10 | ゾルピデム塩酸塩錠 10mg「トーワ」 | 東和 | 168 |
| Tw 327 | ゾピクロン錠 10mg「トーワ」 | 東和 | 166 |
| Tw 350/0.5 | リスペリドンOD錠 0.5mg「トーワ」 | 東和 | 58, 200 |
| Tw 352/3 | リスペリドンOD錠 3mg「トーワ」 | 東和 | 58 |
| Tw 355/1 | リスペリドンOD錠 1mg「トーワ」 | 東和 | 58, 200 |
| Tw 357/2 | リスペリドンOD錠 2mg「トーワ」 | 東和 | 58, 200 |
| Tw 371 | フルボキサミンマイレン酸塩錠 25mg「トーワ」 | 東和 | 94 |
| Tw 372 | フルボキサミンマイレン酸塩錠 50mg「トーワ」 | 東和 | 94 |
| Tw 373 | フルボキサミンマイレン酸塩錠 75mg「トーワ」 | 東和 | 94 |
| Tw 398 | スルピリド錠 200mg「トーワ」 | 東和 | 22 |
| Tw 399 | スルピリド錠 100mg「トーワ」 | 東和 | 22 |
| Tw 570/0.125 | プラミペキソール塩酸塩OD錠 0.125mg「トーワ」 | 東和 | 278 |
| Tw 577/0.5 | プラミペキソール塩酸塩OD錠 0.5mg「トーワ」 | 東和 | 278 |
| Tw 705/25 | クエチアピン錠 25mg「トーワ」 | 東和 | 12 |
| Tw 706/100 | クエチアピン錠 100mg「トーワ」 | 東和 | 12 |
| Tw 707/200 | クエチアピン錠 200mg「トーワ」 | 東和 | 12 |

| 識別コード | 薬品名 | 製薬会社 | ページ |
|---|---|---|---|
| Tw　725/5 | タンドスピロンクエン酸塩錠 5mg「トーワ」 | 東和 | 136 |
| Tw　727/10 | タンドスピロンクエン酸塩錠 10mg「トーワ」 | 東和 | 136 |
| Tw　730/20 | タンドスピロンクエン酸塩錠 20mg「トーワ」 | 東和 | 136 |
| Tw　747/5 | パロキセチン錠 5mg「トーワ」 | 東和 | 90 |
| Tw　750/5 | パロキセチンOD錠 5mg「トーワ」 | 東和 | 90 |
| Tw　752/10 | パロキセチンOD錠 10mg「トーワ」 | 東和 | 90 |
| Tw　753/20 | パロキセチンOD錠 20mg「トーワ」 | 東和 | 90 |
| Tw　754/10 | パロキセチン錠 10mg「トーワ」 | 東和 | 90 |
| Tw　755/20 | パロキセチン錠 20mg「トーワ」 | 東和 | 90 |
| Tw　771/0.5 | エチゾラム錠 0.5mg「トーワ」 | 東和 | 124, 160 |
| Tw　772/1 | エチゾラム錠 1mg「トーワ」 | 東和 | 124, 160 |
| Tw　776/0.25 | エチゾラム錠 0.25mg「トーワ」 | 東和 | 124, 160 |
| Tw　CE | ニセルゴリン錠 5mg「トーワ」 | 東和 | 226 |
| Tw　DP2 | ジアゼパム錠 2mg「トーワ」 | 東和 | 134 |
| Tw　DP5 | ジアゼパム錠 5mg「トーワ」 | 東和 | 134 |
| Tw　DR | ブロモクリプチン錠 2.5mg「トーワ」 | 東和 | 282 |
| Tw　G P | トフィソパム錠 50mg「トーワ」 | 東和 | 138 |
| Tw　LO | クロチアゼパム錠 5mg「トーワ」 | 東和 | 130 |
| Tw　NT | ニトラゼパム錠 5mg「トーワ」 | 東和 | 172 |
| TwSPC/裏面同じ | スルピリドカプセル 50mg「トーワ」 | 東和 | 22 |
| Tw　TG | カルテオロール塩酸塩錠 5mg「トーワ」 | 東和 | 296 |
| T X | トリヘキシフェニジル塩酸塩錠 2mg「NIG」 | 武田／日医工／日医工岐阜工場 | 272 |
| TYP　0.5/DU | リボトリール錠 0.5mg | 太陽ファルマ | 236 |
| TYP　・1・/F T | リボトリール錠 1mg | 太陽ファルマ | 236 |
| TYP　・2・/D V | リボトリール錠 2mg | 太陽ファルマ | 236 |
| TYP/F　R | マドパー配合錠 | 太陽ファルマ | 290 |
| U　041 | デジレル錠 25mg | ファイザー | 84 |
| U　042 | デジレル錠 50mg | ファイザー | 84 |
| ucb　250 | イーケプラ錠 250mg | ユーシービージャパン | 262 |
| ucb　500 | イーケプラ錠 500mg | ユーシービージャパン | 262 |
| UPJOHN　10 | ハルシオン 0.125mg | ファイザー | 170 |
| UPJOHN　17 | ハルシオン 0.25mg | ファイザー | 170 |
| UPJOHN　72 | ソラナックス錠 0.4mg | ヴィアトリス | 122 |
| UPJOHN　91 | ソラナックス錠 0.8mg | ヴィアトリス | 122 |
| VBZ　40/裏面同じ | ジスバルカプセル 40mg | 田辺三菱／ヤンセン／吉富 | 300 |
| W　37.5 | イフェクサーSRカプセル 37.5mg | ヴィアトリス／住友ファーマ | 96 |
| W　75 | イフェクサーSRカプセル 75mg | ヴィアトリス／住友ファーマ | 96 |
| XD　1 | レスリン錠 25mg | オルガノン | 84 |
| XD　2 | レスリン錠 50mg | オルガノン | 84 |
| XR　50 | ビプレッソ徐放錠 50mg | 共和／AstraZenecaUKLtd | 112 |
| XR　150 | ビプレッソ徐放錠 150mg | 共和／AstraZenecaUKLtd | 112 |
| Y　CF10 | クロフェクトン錠 10mg | 田辺三菱／吉富 | 14 |
| Y　CF25 | クロフェクトン錠 25mg | 田辺三菱／吉富 | 14 |
| Y　CF50 | クロフェクトン錠 50mg | 田辺三菱／吉富 | 14 |
| Y/CO　12.5 | コントミン糖衣錠 12.5mg | 田辺三菱／吉富 | 18 |
| Y　CO25 | コントミン糖衣錠 25mg | 田辺三菱／吉富 | 18 |
| Y　CO50 | コントミン糖衣錠 50mg | 田辺三菱／吉富 | 18 |
| Y　CO100 | コントミン糖衣錠 100mg | 田辺三菱／吉富 | 18 |
| Y　CR10 | クレミン錠 10mg | 田辺三菱／吉富 | 56 |
| Y　CR25 | クレミン錠 25mg | 田辺三菱／吉富 | 56 |

| 識別コード | 薬品名 | 製薬会社 | ページ |
|---|---|---|---|
| Y　CR50 | クレミン錠 50mg | 田辺三菱／吉富 | 56 |
| YD　176/0.125 | プラミペキソール塩酸塩錠 0.125mg「YD」 | 陽進堂 | 278 |
| YD　177/0.5 | プラミペキソール塩酸塩錠 0.5mg「YD」 | 陽進堂 | 278 |
| YD　271 | ゾルピデム酒石酸塩錠 5mg「YD」 | 陽進堂 | 168 |
| YD　272 | ゾルピデム酒石酸塩錠 10mg「YD」 | 陽進堂 | 168 |
| YD274/25mg | セルトラリン錠 25mg「YD」 | 陽進堂 | 78 |
| YD　275/50 | セルトラリン錠 50mg「YD」 | 陽進堂 | 78 |
| YD　276/100 | セルトラリン錠 100mg「YD」 | 陽進堂 | 78 |
| YD　347/5 | パロキセチン錠 5mg「YD」 | 陽進堂 | 90 |
| YD　348/10 | パロキセチン錠 10mg「YD」 | 陽進堂 | 90 |
| YD　349/20 | パロキセチン錠 20mg「YD」 | 陽進堂 | 90 |
| YD　528 | ブロチゾラム錠 0.25mg「YD」 | 陽進堂 | 178 |
| YD　550 | クアゼパム錠 15mg「YD」 | 日本ジェネリック／陽進堂 | 162 |
| YD　551 | クアゼパム錠 20mg「YD」 | 日本ジェネリック／陽進堂 | 162 |
| YD　605 | ドネペジル塩酸塩OD錠 3mg「YD」 | 陽進堂／第一三共エスファ／第一三共 | 212 |
| YD　606 | ドネペジル塩酸塩OD錠 5mg「YD」 | 陽進堂／第一三共エスファ／第一三共 | 212 |
| YD　607 | ドネペジル塩酸塩OD錠 10mg「YD」 | 陽進堂／第一三共エスファ／第一三共 | 212 |
| YD　840/3 | ドネペジル塩酸塩錠 3mg「YD」 | 陽進堂 | 212 |
| YD　841/5 | ドネペジル塩酸塩錠 5mg「YD」 | 陽進堂 | 212 |
| YD　842/10 | ドネペジル塩酸塩錠 10mg「YD」 | 陽進堂 | 212 |
| Y　DP/025 | デパス錠 0.25mg | 田辺三菱／吉富 | 124, 160 |
| Y　DP/0.5 | デパス錠 0.5mg | 田辺三菱／吉富 | 124, 160 |
| Y　DP/1 | デパス錠 1mg | 田辺三菱／吉富 | 124, 160 |
| Y/FL　0.25 | フルメジン糖衣錠 0.25mg | 田辺三菱／吉富 | 40 |
| Y/FL　0.5 | フルメジン糖衣錠 0.5mg | 田辺三菱／吉富 | 40 |
| Y　FL1 | フルメジン糖衣錠 1mg | 田辺三菱／吉富 | 40 |
| Y　GD | ブロチゾラム錠 0.25mg「ヨシトミ」 | 田辺三菱／吉富 | 178 |
| Y　HB5 | ヒベルナ糖衣錠 5mg | 田辺三菱／吉富 | 280 |
| Y　HB25 | ヒベルナ糖衣錠 25mg | 田辺三菱／吉富 | 280 |
| Y　IM10 | イミドール糖衣錠 10mg | 田辺三菱／吉富 | 70 |
| Y　IM25 | イミドール糖衣錠 25mg | 田辺三菱／吉富 | 70 |
| Y/LI　100 | 炭酸リチウム錠 100mg「ヨシトミ」 | 田辺三菱／吉富／全星 | 114 |
| Y/LI　200 | 炭酸リチウム錠 200mg「ヨシトミ」 | 田辺三菱／吉富／全星 | 114 |
| Y　LT/0.75 | ハロペリドール錠 0.75mg「ヨシトミ」 | 田辺三菱／吉富 | 38 |
| Y　LT/1.5 | ハロペリドール錠 1.5mg「ヨシトミ」 | 田辺三菱／吉富 | 38 |
| Y　LT/2 | ハロペリドール錠 2mg「ヨシトミ」 | 田辺三菱／吉富 | 38 |
| Y　LT/3 | ハロペリドール錠 3mg「ヨシトミ」 | 田辺三菱／吉富 | 38 |
| Y　LV5/5 | レボトミン錠 5mg | 田辺三菱／吉富 | 64 |
| Y　LV25/25 | レボトミン錠 25mg | 田辺三菱／吉富 | 64 |
| Y　LV50/50 | レボトミン錠 50mg | 田辺三菱／吉富 | 64 |
| Y　PZ2 | ピーゼットシー糖衣錠 2mg | 田辺三菱／吉富 | 52 |
| Y　PZ4 | ピーゼットシー糖衣錠 4mg | 田辺三菱／吉富 | 52 |
| Y　PZ8 | ピーゼットシー糖衣錠 8mg | 田辺三菱／吉富 | 52 |
| Y　Q25/25 | クエチアピン錠 25mg「ヨシトミ」 | ニプロES／ニプロ | 12 |
| Y　Q100/100 | クエチアピン錠 100mg「ヨシトミ」 | ニプロES／ニプロ | 12 |
| Y　Q200/200 | クエチアピン錠 200mg「ヨシトミ」 | ニプロES／ニプロ | 12 |
| Y　R05/0.5 | リスペリドン錠 0.5mg「ヨシトミ」 | 田辺三菱／吉富／全星薬品工業 | 58, 200 |
| Y　R1 | リスペリドン錠 1mg「ヨシトミ」 | 田辺三菱／吉富／全星薬品工業 | 58, 200 |
| Y　R2/2 | リスペリドン錠 2mg「ヨシトミ」 | 田辺三菱／吉富／全星薬品工業 | 58, 200 |
| Y　R3/3 | リスペリドン錠 3mg「ヨシトミ」 | 田辺三菱／吉富／全星薬品工業 | 60 |

| 識別コード | 薬品名 | 製薬会社 | ページ |
|---|---|---|---|
| Y　RD/0.5 | リスペリドンOD錠 0.5mg「ヨシトミ」 | 田辺三菱／吉富／全星薬品工業 | 58, 200 |
| Y　RD1 | リスペリドンOD錠 1mg「ヨシトミ」 | 田辺三菱／吉富／全星薬品工業 | 58, 200 |
| Y　RD2/2 | リスペリドンOD錠 2mg「ヨシトミ」 | 田辺三菱／吉富／全星薬品工業 | 58, 200 |
| Y　RD3/3 | リスペリドンOD錠 3mg「ヨシトミ」 | 田辺三菱／吉富／全星薬品工業 | 58 |
| Y　RZ5 | リーゼ錠 5mg | 田辺三菱／吉富 | 130 |
| Y　RZ10 | リーゼ錠 10mg | 田辺三菱／吉富 | 130 |
| Y　TA1 | ビペリデン塩酸塩錠 1mg「ヨシトミ」 | 田辺三菱／吉富 | 276 |
| Z | ジプレキサザイディス錠 2.5mg | 日本イーライリリー | 10, 110 |
| ZC | アモバン錠 10mg | 日医工 | 166 |
| ZE　43/3 | ドネペジル塩酸塩OD錠 3mg「ZE」 | 全星薬品／全星薬品工業 | 212 |
| ZE　44/5 | ドネペジル塩酸塩OD錠 5mg「ZE」 | 全星薬品／全星薬品工業 | 212 |
| ZE　45/10 | ドネペジル塩酸塩OD錠 10mg「ZE」 | 全星薬品／全星薬品工業 | 212 |
| ZE　54/5 | ゾルピデム酒石酸塩錠 5mg「ZE」 | 全星薬品／全星薬品工業 | 168 |
| ZE　55/10 | ゾルピデム酒石酸塩錠 10mg「ZE」 | 全星薬品／全星薬品工業 | 168 |
| ZLP　5 | ゾルピデム酒石酸塩錠 5mg「サンド」 | サンド | 168 |
| ZLP　10 | ゾルピデム酒石酸塩錠 10mg「サンド」 | サンド | 168 |
| ZO　5/PF | ゾルピデム酒石酸塩錠 5mg「ファイザー」 | ファイザー／マイラン | 168 |
| ZO　10/PF | ゾルピデム酒石酸塩錠 10mg「ファイザー」 | ファイザー／マイラン | 168 |
| △　107/5 | コントール錠 5mg | 武田／武田テバ | 132 |
| △　108/10 | コントール錠 10mg | 武田／武田テバ | 132 |
| △　110/2 | セルシン錠 2mg | 武田／武田テバ | 134 |
| △　111/5 | セルシン錠 5mg | 武田／武田テバ | 134 |
| △　112/10 | セルシン錠 10mg | 武田／武田テバ | 134 |
| △　114/10 | トリンテリックス錠 10mg | 武田／ルンドベック・ジャパン | 98 |
| △　115/20 | トリンテリックス錠 20mg | 武田／ルンドベック・ジャパン | 98 |
| △　141/1 | ユーロジン錠 1mg | 武田／武田テバ | 158 |
| △　142/2 | ユーロジン錠 2mg | 武田／武田テバ | 158 |
| △　147/0.4 | コンスタン錠 0.4mg | 武田／武田テバ | 122 |
| △　148/0.8 | コンスタン錠 0.8mg | 武田／武田テバ | 122 |
| △　157 | ロゼレム錠 8mg | 武田 | 182 |
| ⓛ031　20/Lilly | サインバルタカプセル 20mg | 日本イーライリリー／塩野義 | 80 |
| ⓛ032　30/Lilly | サインバルタカプセル 30mg | 日本イーライリリー／塩野義 | 80 |
| ◆　017 | エリスパン錠 0.25mg | 住友ファーマ | 142 |
| ◆　034 | セディール錠 5mg | 住友ファーマ | 136 |
| ◆　044/10 | セディール錠 10mg | 住友ファーマ | 136 |
| ◆　057 | ルーラン錠 4mg | 住友ファーマ | 54 |
| ◆　058 | ルーラン錠 8mg | 住友ファーマ | 54 |
| ◤◤　WPX/0.5 | ワイパックス錠 0.5mg | ファイザー | 154 |
| ◤◤　WPX/1.0 | ワイパックス錠 1mg | ファイザー | 154 |
| ⊕130 | レグテクト錠 333mg | 日本新薬 | 202 |
| ◇　H25 | ヒダントール錠 25mg | 藤永／第一三共 | 248 |
| ◇　H100 | ヒダントール錠 100mg | 藤永／第一三共 | 248 |
| ◇　L1 | 炭酸リチウム錠 100mg「フジナガ」 | 藤永／第一三共 | 114 |
| ◇　L2 | 炭酸リチウム錠 200mg「フジナガ」 | 藤永／第一三共 | 114 |
| ◇　L100 | カルバマゼピン錠 100mg「フジナガ」 | 藤永／第一三共 | 234 |
| ◇　L200 | カルバマゼピン錠 200mg「フジナガ」 | 藤永／第一三共 | 234 |
| ◇　P3 | フェノバール錠 30mg | 藤永／第一三共 | 250 |
| ◇　PG/0.25 | エチゾラム錠 0.25mg「フジナガ」 | 藤永／第一三共 | 124, 160 |
| ◇　PG/0.5 | エチゾラム錠 0.5mg「フジナガ」 | 藤永／第一三共 | 124, 160 |
| ◇　PG/1 | エチゾラム錠 1mg「フジナガ」 | 藤永／第一三共 | 124, 160 |

**386**

| 識別コード | 薬品名 | 製薬会社 | ページ |
|---|---|---|---|
| ⊃ 11L | クロチアゼパム錠 5mg「日医工」 | 日医工 | 130 |
| ⊃ 11T | トフィソパム錠 50mg「日医工」 | 日医工 | 138 |
| ⊃ 11X | ロフラゼプ酸エチル錠 1mg「日医工」 | 日医工 | 152 |
| ⊃ 11Y | ロフラゼプ酸エチル錠 2mg「日医工」 | 日医工 | 152 |
| ⊃ 1CL/10 | クロチアゼパム錠 10mg「日医工」 | 日医工 | 130 |
| ⊃ 2CI | カルテオロール塩酸塩錠 5mg「日医工」 | 日医工 | 296 |
| ✸731 | レグナイト錠 300mg | アステラス | 294 |
| ⊕ /325 | ベルソムラ錠 15mg | MSD | 164 |
| ⊕ 335 | ベルソムラ錠 20mg | MSD | 164 |
| アトモ5 キセチン JG/裏面同じ | アトモキセチン錠 5mg「JG」 | 日本ジェネリック | 190 |
| アトモ5 キセチン トーワ/裏面同じ | アトモキセチン錠 5mg「トーワ」 | 東和 | 190 |
| アトモ5 キセチン ニプロ/裏面同じ | アトモキセチン錠 5mg「ニプロ」 | ニプロ | 190 |
| アトモ10 キセチン JG/裏面同じ | アトモキセチン錠 10mg「JG」 | 日本ジェネリック | 190 |
| アトモ10 キセチン トーワ/裏面同じ | アトモキセチン錠 10mg「トーワ」 | 東和 | 190 |
| アトモ10 キセチン ニプロ/裏面同じ | アトモキセチン錠 10mg「ニプロ」 | ニプロ | 190 |
| アトモ25 キセチン JG/裏面同じ | アトモキセチン錠 25mg「JG」 | 日本ジェネリック | 190 |
| アトモ25 キセチン トーワ/裏面同じ | アトモキセチン錠 25mg「トーワ」 | 東和 | 190 |
| アトモ25 キセチン ニプロ/裏面同じ | アトモキセチン錠 25mg「ニプロ」 | ニプロ | 190 |
| アトモ40 キセチン JG/裏面同じ | アトモキセチン錠 40mg「JG」 | 日本ジェネリック | 190 |
| アトモ40 キセチン トーワ/裏面同じ | アトモキセチン錠 40mg「トーワ」 | 東和 | 190 |
| アトモ40 キセチン ニプロ/裏面同じ | アトモキセチン錠 40mg「ニプロ」 | ニプロ | 190 |
| アトモ キセチン 5 DSEP/裏面同じ | アトモキセチン錠 5mg「DSEP」 | 第一三共エスファ／第一三共 | 190 |
| アトモキセチン 5mg/サワイ | アトモキセチンカプセル 5mg「サワイ」 | 沢井 | 190 |
| アトモキセチン 5mg/日医工 | アトモキセチンカプセル 5mg「日医工」 | 日医工 | 190 |
| アトモキセチン 5mg/VTRS | アトモキセチンカプセル 5mg「VTRS」 | ヴィアトリス・ヘルスケア／ヴィアトリス | 190 |
| アトモキセチン 5 タカタ/裏面同じ | アトモキセチン錠 5mg「タカタ」 | 高田 | 190 |
| アトモ キセチン 10 DSEP/裏面同じ | アトモキセチン錠 10mg「DSEP」 | 第一三共エスファ／第一三共 | 190 |
| アトモキセチン 10mg/サワイ | アトモキセチンカプセル 10mg「サワイ」 | 沢井 | 190 |
| アトモキセチン 10mg/日医工 | アトモキセチンカプセル 10mg「日医工」 | 日医工 | 190 |
| アトモキセチン 10mg/VTRS | アトモキセチンカプセル 10mg「VTRS」 | ヴィアトリス・ヘルスケア／ヴィアトリス | 190 |
| アトモキセチン 10 タカタ/裏面同じ | アトモキセチン錠 10mg「タカタ」 | 高田 | 190 |
| アトモ キセチン 25 DSEP/裏面同じ | アトモキセチン錠 25mg「DSEP」 | 第一三共エスファ／第一三共 | 190 |
| アトモキセチン 25mg/サワイ | アトモキセチンカプセル 25mg「サワイ」 | 沢井 | 190 |
| アトモキセチン 25mg/日医工 | アトモキセチンカプセル 25mg「日医工」 | 日医工 | 190 |
| アトモキセチン 25mg/VTRS | アトモキセチンカプセル 25mg「VTRS」 | ヴィアトリス・ヘルスケア／ヴィアトリス | 190 |
| アトモキセチン 25 タカタ/裏面同じ | アトモキセチン錠 25mg「タカタ」 | 高田 | 190 |
| アトモ キセチン 40 DSEP/裏面同じ | アトモキセチン錠 40mg「DSEP」 | 第一三共エスファ／第一三共 | 190 |
| アトモキセチン 40mg/サワイ | アトモキセチンカプセル 40mg「サワイ」 | 沢井 | 190 |
| アトモキセチン 40mg/日医工 | アトモキセチンカプセル 40mg「日医工」 | 日医工 | 190 |
| アトモキセチン 40mg/VTRS | アトモキセチンカプセル 40mg「VTRS」 | ヴィアトリス・ヘルスケア／ヴィアトリス | 190 |
| アトモキセチン 40タカタ/裏面同じ | アトモキセチン錠 40mg「タカタ」 | 高田 | 190 |
| アトモキセチン アメル 5mg | アトモキセチンカプセル 5mg「アメル」 | 共和 | 190 |
| アトモキセチン アメル 10mg | アトモキセチンカプセル 10mg「アメル」 | 共和 | 190 |
| アトモキセチン アメル 25mg | アトモキセチンカプセル 25mg「アメル」 | 共和 | 190 |
| アトモキセチン アメル 40mg | アトモキセチンカプセル 40mg「アメル」 | 共和 | 190 |
| アメル2 エスゾピクロン/エスゾピクロン アメル2 | エスゾピクロン錠 2mg「アメル」 | 共和 | 156 |
| アリドネパッチ 27.5mg 月 日 時 | アリドネパッチ 27.5mg | 帝國／興和 | 214 |
| アリドネパッチ 55mg 月 日 時 | アリドネパッチ 55mg | 帝國／興和 | 214 |
| アリピ3 アメル/裏面同じ | アリピプラゾール錠 3mg「アメル」 | 共和 | 4, 108 |
| アリピ3 アリピ3/アリピプラゾール 3 ODトーワ | アリピプラゾールOD錠 3mg「トーワ」 | 東和 | 4, 108 |

| 識別コード | 薬品名 | 製薬会社 | ページ |
|---|---|---|---|
| アリピ3 アリピ3/アリピプラゾール 3 トーワ | アリピプラゾール錠 3mg「トーワ」 | 東和 | 4, 108 |
| アリピ6 アリピ6/アリピプラゾール 6 ODトーワ | アリピプラゾールOD錠6mg「トーワ」 | 東和 | 4, 108 |
| アリピ6 アリピ6/アリピプラゾール 6 トーワ | アリピプラゾール錠 6mg「トーワ」 | 東和 | 4, 108 |
| アリピ12 アリピ12/アリピプラゾール 12 ODトーワ | アリピプラゾールOD錠12mg「トーワ」 | 東和 | 4, 108 |
| アリピ12 アリピ12/アリピプラゾール 12 トーワ | アリピプラゾール錠 12mg「トーワ」 | 東和 | 4, 108 |
| アリピ24 アリピ24/アリピプラゾール 24 ODトーワ | アリピプラゾールOD錠24mg「トーワ」 | 東和 | 4, 108 |
| アリピ24 アリピ24/アリピプラゾール 24 トーワ | アリピプラゾール錠 24mg「トーワ」 | 東和 | 4, 108 |
| アリピOD 3 アメル/裏面同じ | アリピプラゾールOD錠3mg「アメル」 | 共和 | 4, 108 |
| アリピプラゾール 1サワイ/裏面同じ | アリピプラゾール錠 1mg「サワイ」 | 沢井 | 4, 108, 192 |
| アリピプラゾール 3/3 ニプロ | アリピプラゾール錠 3mg「ニプロ」 | ニプロ | 4, 108 |
| アリピプラゾール 3 Y-A/裏面同じ | アリピプラゾール錠 3mg「ヨシトミ」 | ニプロES | 4, 108 |
| アリピプラゾール 3 オーハラ/裏面同じ | アリピプラゾール錠 3mg「オーハラ」 | 大原/共創未来 | 4 |
| アリピ プラゾール 3タカタ/裏面同じ | アリピプラゾール錠 3mg「タカタ」 | 高田 | 4 |
| アリピ プラゾール/3 日医工 | アリピプラゾール錠 3mg「日医工」 | 日医工 | 4, 108 |
| アリピプラゾール 3 明治/裏面同じ | アリピプラゾール錠 3mg「明治」 | Meiji Seika ファルマ | 4, 108 |
| アリピプラゾール 6 OD/アリピOD 6 アメル | アリピプラゾールOD錠6mg「アメル」 | 共和 | 4, 108 |
| アリピプラゾール 6 Y-A/裏面同じ | アリピプラゾール錠 6mg「ヨシトミ」 | ニプロES | 4, 108 |
| アリピプラゾール 6/アメル アリピ6 | アリピプラゾール錠 6mg「アメル」 | 共和 | 4, 108 |
| アリピプラゾール 6 オーハラ/裏面同じ | アリピプラゾール錠 6mg「オーハラ」 | 大原/共創未来 | 4 |
| アリピ プラゾール 6タカタ/裏面同じ | アリピプラゾール錠 6mg「タカタ」 | 高田 | 4 |
| アリピ プラゾール/6 日医工 | アリピプラゾール錠 6mg「日医工」 | 日医工 | 4, 108 |
| アリピプラゾール 6 ニプロ/裏面同じ | アリピプラゾール錠 6mg「ニプロ」 | ニプロ | 4, 108 |
| アリピプラゾール 6 明治/裏面同じ | アリピプラゾール錠 6mg「明治」 | Meiji Seika ファルマ | 4, 108 |
| アリピプラゾール 12 OD/アリピOD 12 アメル | アリピプラゾールOD錠12mg「アメル」 | 共和 | 4, 108 |
| アリピプラゾール 12 Y-A/裏面同じ | アリピプラゾール錠 12mg「ヨシトミ」 | ニプロES | 4, 108 |
| アリピプラゾール 12/アメル アリピ12 | アリピプラゾール錠 12mg「アメル」 | 共和 | 4, 108 |
| アリピプラゾール 12 オーハラ/裏面同じ | アリピプラゾール錠 12mg「オーハラ」 | 大原/共創未来 | 4 |
| アリピ プラゾール/12タカタ/裏面同じ | アリピプラゾール錠 12mg「タカタ」 | 高田 | 4 |
| アリピ プラゾール/12 日医工 | アリピプラゾール錠 12mg「日医工」 | 日医工 | 4, 108 |
| アリピプラゾール 12 ニプロ/裏面同じ | アリピプラゾール錠 12mg「ニプロ」 | ニプロ | 4, 108 |
| アリピプラゾール 12 明治/裏面同じ | アリピプラゾール錠 12mg「明治」 | Meiji Seika ファルマ | 4, 108 |
| アリピプラゾール 24 OD/アリピOD 24 アメル | アリピプラゾールOD錠24mg「アメル」 | 共和 | 4, 108 |
| アリピプラゾール 24/アメル アリピ24 | アリピプラゾール錠 24mg「アメル」 | 共和 | 4, 108 |
| アリピ ラゾール 24 明治/裏面同じ | アリピプラゾール錠 24mg「明治」 | Meiji Seika ファルマ | 4, 108 |
| アリピプラゾール OD3 JG/裏面同じ | アリピプラゾールOD錠3mg「JG」 | 日本ジェネリック | 4, 108 |
| アリピプラゾール OD 3/OD3 ニプロ | アリピプラゾールOD錠3mg「ニプロ」 | ニプロ | 4, 108 |
| アリピプラゾール OD3 Y-A/裏面同じ | アリピプラゾールOD錠3mg「ヨシトミ」 | ニプロES | 4, 108 |
| アリピプラゾール OD3 オーハラ/裏面同じ | アリピプラゾールOD錠3mg「オーハラ」 | 大原/共創未来 | 4 |
| アリピプラゾール OD 3 杏林/裏面同じ | アリピプラゾールOD錠3mg「杏林」 | キョーリンリメディオ/杏林/陽進堂 | 4, 108 |
| アリピ プラゾール OD3 タカタ/裏面同じ | アリピプラゾールOD錠3mg「タカタ」 | 高田 | 4 |
| アリピ プラゾール OD/3 日医工 | アリピプラゾールOD錠3mg「日医工」 | 日医工 | 4, 108 |
| アリピプラゾール OD 3/アリピプラゾール OD 明治 | アリピプラゾールOD錠3mg「明治」 | Meiji Seika ファルマ | 4, 108 |
| アリピプラゾール OD6 JG/裏面同じ | アリピプラゾールOD錠6mg「JG」 | 日本ジェネリック | 4, 108 |
| アリピプラゾール OD6 Y-A/裏面同じ | アリピプラゾールOD錠6mg「ヨシトミ」 | ニプロES | 4, 108 |
| アリピプラゾール OD6 オーハラ/裏面同じ | アリピプラゾールOD錠6mg「オーハラ」 | 大原/共創未来 | 4 |
| アリピプラゾール OD 6 杏林/裏面同じ | アリピプラゾールOD錠6mg「杏林」 | キョーリンリメディオ/杏林/陽進堂 | 4, 108 |
| アリピ プラゾール OD6 タカタ/裏面同じ | アリピプラゾールOD錠6mg「タカタ」 | 高田 | 4 |
| アリピ プラゾール OD/6 日医工 | アリピプラゾールOD錠6mg「日医工」 | 日医工 | 4, 108 |
| アリピ プラゾール OD 6 ニプロ/裏面同じ | アリピプラゾールOD錠6mg「ニプロ」 | ニプロ | 4, 108 |
| アリピ プラゾール OD 6 明治/裏面同じ | アリピプラゾールOD錠6mg「明治」 | Meiji Seika ファルマ | 4, 108 |

| 識別コード | 薬品名 | 製薬会社 | ページ |
|---|---|---|---|
| アリピプラゾール OD12 JG/裏面同じ | アリピプラゾールOD錠12mg「JG」 | 日本ジェネリック | 4, 108 |
| アリピプラゾール OD12 Y-A/裏面同じ | アリピプラゾールOD錠12mg「ヨシトミ」 | ニプロES | 4, 108 |
| アリピプラゾール OD12 オーハラ/裏面同じ | アリピプラゾールOD錠12mg「オーハラ」 | 大原／共創未来 | 4 |
| アリピプラゾール OD 12 杏林/裏面同じ | アリピプラゾールOD錠12mg「杏林」 | キョーリンリメディオ／杏林／陽進堂 | 4, 108 |
| アリピ プラゾール OD12 タカダ/裏面同じ | アリピプラゾールOD錠12mg「タカタ」 | 高田 | 4 |
| アリピプラゾール OD 12 日医工/裏面同じ | アリピプラゾールOD錠12mg「日医工」 | 日医工 | 4, 108 |
| アリピプラゾール OD 12 ニプロ/裏面同じ | アリピプラゾールOD錠12mg「ニプロ」 | ニプロ | 4, 108 |
| アリピプラゾール OD 12 明治/裏面同じ | アリピプラゾールOD錠12mg「明治」 | Meiji Seika ファルマ | 4, 108 |
| アリピプラゾール OD24 JG/裏面同じ | アリピプラゾールOD錠24mg「JG」 | 日本ジェネリック | 4, 108 |
| アリピプラゾール OD24 Y-A/裏面同じ | アリピプラゾールOD錠24mg「ヨシトミ」 | ニプロES | 4, 108 |
| アリピ ラゾール OD24 オーハラ/裏面同じ | アリピプラゾールOD錠24mg「オーハラ」 | 大原／共創未来 | 4 |
| アピプラゾール OD 24 杏林/裏面同じ | アリピプラゾールOD錠24mg「杏林」 | キョーリンリメディオ／杏林／陽進堂 | 4, 108 |
| アリピ プラゾール OD24 タカダ/裏面同じ | アリピプラゾールOD錠24mg「タカタ」 | 高田 | 4 |
| アリピプラゾール OD 24 日医工/裏面同じ | アリピプラゾールOD錠24mg「日医工」 | 日医工 | 4, 108 |
| アリピプラゾール OD 24 ニプロ/裏面同じ | アリピプラゾールOD錠24mg「ニプロ」 | ニプロ | 4, 108 |
| アリピプ ラゾール OD 24 明治/裏面同じ | アリピプラゾールOD錠24mg「明治」 | Meiji Seika ファルマ | 4, 108 |
| アリピプラゾール YD 3/裏面同じ | アリピプラゾール錠3mg「YD」 | 陽進堂 | 4, 108 |
| アリピプラゾール YD 6/裏面同じ | アリピプラゾール錠6mg「YD」 | 陽進堂 | 4, 108 |
| アリピプラゾール YD 12/裏面同じ | アリピプラゾール錠12mg「YD」 | 陽進堂 | 4, 108 |
| アリピプラゾール YD 24/裏面同じ | アリピプラゾール錠24mg「YD」 | 陽進堂 | 4, 108 |
| エクフィナ/裏面同じ | エクフィナ錠50mg | エーザイ | 335 |
| エスシタ 10/エスシタ 10 ロブラム 明治 | エスシタロプラム錠10mg「明治」 | Meiji Seika ファルマ／フェルゼンファーマ | 72 |
| エスシタ 10 ロブラム JG/エスシタロプラム 10 JG | エスシタロプラム錠10mg「JG」 | 日本ジェネリック | 72 |
| エスシタ 20/エスシタ 20 ロブラム 明治 | エスシタロプラム錠20mg「明治」 | Meiji Seika ファルマ／フェルゼンファーマ | 72 |
| エスシタ 20 ロブラム JG/エスシタロプラム 20 JG | エスシタロプラム錠20mg「JG」 | 日本ジェネリック | 72 |
| エス シタロ 100D DSEP/裏面同じ | エスシタロプラムOD錠10mg「DSEP」 | 第一三共エスファ／第一三共 | 72 |
| エス シタロ 200D DSEP/裏面同じ | エスシタロプラムOD錠20mg「DSEP」 | 第一三共エスファ／第一三共 | 72 |
| エス シタロプラム OD 10 サワイ/裏面同じ | エスシタロプラムOD錠10mg「サワイ」 | 沢井 | 72 |
| エス シタロプラム OD 20 サワイ/裏面同じ | エスシタロプラムOD錠20mg「サワイ」 | 沢井 | 72 |
| エスシタロプラム 10 VTRS/裏面同じ | エスシタロプラム錠10mg「VTRS」 | ヴィアトリス・ヘルスケア／ヴィアトリス | 72 |
| エスシタロプラム 10 サワイ/裏面同じ | エスシタロプラム錠10mg「サワイ」 | 沢井 | 72 |
| エスシタロプラム 10カタ/エスシタロプラム 10 エスシタロプラム 10 | エスシタロプラム錠10mg「タカタ」 | 高田 | 72 |
| エスシタ ロプラム 10 日医工/裏面同じ | エスシタロプラム錠10mg「日医工」 | 日医工 | 72 |
| エスシタ ロプラム 10 ニプロ/裏面同じ | エスシタロプラム錠10mg「ニプロ」 | ニプロ | 72 |
| エスシタ ロプラム 20 VTRS/裏面同じ | エスシタロプラム錠20mg「VTRS」 | ヴィアトリス・ヘルスケア／ヴィアトリス | 72 |
| エスシタロプラム 20 サワイ/裏面同じ | エスシタロプラム錠20mg「サワイ」 | 沢井 | 72 |
| エスシタロプラム 20カタ/エスシタロプラム 20 エスシタロプラム 20 | エスシタロプラム錠20mg「タカタ」 | 高田 | 72 |
| エスシタ ロプラム 20 日医工/裏面同じ | エスシタロプラム錠20mg「日医工」 | 日医工 | 72 |
| エスシタ ロプラム 20 ニプロ/裏面同じ | エスシタロプラム錠20mg「ニプロ」 | ニプロ | 72 |
| エスゾピ2 エスゾピ2/2 エスゾピ クロン トーワ | エスゾピクロン錠2mg「トーワ」 | 東和 | 156 |
| エスゾピクロン 1/1 NPI | エスゾピクロン錠1mg「NPI」 | フェルゼンファーマ／日本薬品 | 156 |
| エス ゾピクロン 1/1 ケミファ | エスゾピクロン錠1mg「ケミファ」 | 日本薬品／日本ケミファ | 156 |
| エス ゾピクロン 2/2 NPI | エスゾピクロン錠2mg「NPI」 | フェルゼンファーマ／日本薬品 | 156 |
| エス ゾピクロン 2/2 ケミファ | エスゾピクロン錠2mg「ケミファ」 | 日本薬品／日本ケミファ | 156 |
| エスゾピクロン 3/3 NPI | エスゾピクロン錠3mg「NPI」 | フェルゼンファーマ／日本薬品 | 156 |
| エス ゾピクロン 3/3 ケミファ | エスゾピクロン錠3mg「ケミファ」 | 日本薬品／日本ケミファ | 156 |
| エスゾピクロン 1 DSEP/裏面同じ | エスゾピクロン錠1mg「DSEP」 | 第一三共エスファ／第一三共 | 156 |
| エスゾピクロン 1KMP/裏面同じ | エスゾピクロン錠1mg「KMP」 | 三和化学／共創未来 | 156 |
| エスゾピクロン 1 NS/裏面同じ | エスゾピクロン錠1mg「日新」 | 日新 | 156 |
| エスゾピクロン 1 TCK/裏面同じ | エスゾピクロン錠1mg「TCK」 | 辰巳 | 156 |

| 識別コード | 薬品名 | 製薬会社 | ページ |
|---|---|---|---|
| エスゾピクロン 1 杏林/裏面同じ | エスゾピクロン錠1mg「杏林」 | 杏林/キョーリンリメディオ | 156 |
| エスゾピクロン 1サワイ/裏面同じ | エスゾピクロン錠1mg「サワイ」 | 沢井 | 156 |
| エスゾピクロン 1 日医工/裏面同じ | エスゾピクロン錠1mg「日医工」 | 日医工 | 156 |
| エスゾピクロン 1 明治/裏面同じ | エスゾピクロン錠1mg「明治」 | Meiji Seika ファルマ | 156 |
| エスゾピクロン 2 DSEP/裏面同じ | エスゾピクロン錠2mg「DSEP」 | 第一三共エスファ/第一三共 | 156 |
| エスゾピクロン 2KMP/裏面同じ | エスゾピクロン錠2mg「KMP」 | 三和化学/共創未来 | 156 |
| エスゾピクロン 2 TCK/裏面同じ | エスゾピクロン錠2mg「TCK」 | 辰巳 | 156 |
| エスゾピクロン 2 杏林/裏面同じ | エスゾピクロン錠2mg「杏林」 | 杏林/キョーリンリメディオ | 156 |
| エスゾピクロン 2サワイ/裏面同じ | エスゾピクロン錠2mg「サワイ」 | 沢井 | 156 |
| エスゾピクロン 2 日医工/エスゾピ クロン2 | エスゾピクロン錠2mg「日医工」 | 日医工 | 156 |
| エスゾピクロン 3 DSEP/裏面同じ | エスゾピクロン錠3mg「DSEP」 | 第一三共エスファ/第一三共 | 156 |
| エスゾピクロン 3KMP/裏面同じ | エスゾピクロン錠3mg「KMP」 | 三和化学/共創未来 | 156 |
| エスゾピクロン 3 NS/裏面同じ | エスゾピクロン錠3mg「日新」 | 日新 | 156 |
| エスゾピクロン 3 TCK/裏面同じ | エスゾピクロン錠3mg「TCK」 | 辰巳 | 156 |
| エスゾピクロン 3 杏林/裏面同じ | エスゾピクロン錠3mg「杏林」 | 杏林/キョーリンリメディオ | 156 |
| エスゾピクロン 3サワイ/裏面同じ | エスゾピクロン錠3mg「サワイ」 | 沢井 | 156 |
| エスゾピクロン 3 日医工/裏面同じ | エスゾピクロン錠3mg「日医工」 | 日医工 | 156 |
| エスゾピクロン 3 明治/裏面同じ | エスゾピクロン錠3mg「明治」 | Meiji Seika ファルマ | 156 |
| エスゾピクロン YD 1/裏面同じ | エスゾピクロン錠1mg「YD」 | 陽進堂 | 156 |
| エスゾピクロン YD2/エスゾピクロン YD 2 | エスゾピクロン錠2mg「YD」 | 陽進堂 | 156 |
| エスゾピクロン YD 3/裏面同じ | エスゾピクロン錠3mg「YD」 | 陽進堂 | 156 |
| エスゾピクロン アメル1/裏面同じ | エスゾピクロン錠1mg「アメル」 | 共和 | 156 |
| エスゾピクロン アメル3/裏面同じ | エスゾピクロン錠3mg「アメル」 | 共和 | 156 |
| エスゾピクロン エスゾピクロン/エスゾピクロン 2 NS | エスゾピクロン錠2mg「日新」 | 日新 | 156 |
| エスゾピクロン エスゾピクロン/エスゾピクロン 2 明治 | エスゾピクロン錠2mg「明治」 | Meiji Seika ファルマ | 156 |
| エチゾラム 0.5 アメル/裏面同じ | エチゾラム錠0.5mg「アメル」 | 共和 | 124, 160 |
| エチゾラム 1 アメル/裏面同じ | エチゾラム錠1mg「アメル」 | 共和 | 124, 160 |
| エンタカポン 100JG | エンタカポン100mg「JG」 | 日本ジェネリック | 266 |
| エンタカポン 100「アメル」 | エンタカポン100mg「アメル」 | 共和 | 266 |
| エンタカポン 100トーワ/裏面同じ | エンタカポン100mg「トーワ」 | 東和 | 266 |
| オランザ25 オランザ25/オランザピン 25 トーワ | オランザピン錠2.5mg「トーワ」 | 東和 | 10, 110 |
| オランザ25 オランザ25/オランザピン OD 25 トーワ | オランザピンOD錠2.5mg「トーワ」 | 東和 | 10, 110 |
| オランザ5 オランザ5/オランザピン 5 トーワ | オランザピン錠5mg「トーワ」 | 東和 | 10, 110 |
| オランザ5 オランザ5/オランザピン OD 5 トーワ | オランザピンOD錠5mg「トーワ」 | 東和 | 10, 110 |
| オランザ10 オランザ10/オランザピン 10 トーワ | オランザピン錠10mg「トーワ」 | 東和 | 10, 110 |
| オランザ10 オランザ10/オランザピン OD 10 トーワ | オランザピンOD錠10mg「トーワ」 | 東和 | 10, 110 |
| オランザピン 2.5 DSEP/裏面同じ | オランザピン錠2.5mg「DSEP」 | 第一三共エスファ/第一三共 | 10, 110 |
| オランザピン 2.5 JG/裏面同じ | オランザピン錠2.5mg「JG」 | 日本ジェネリック | 10, 110 |
| オランザピン 2.5 ODアメル/ODアメル 25 オランザピン | オランザピンOD錠2.5mg「アメル」 | 共和 | 10, 110 |
| オランザピン 2.5 OD/オランザピン 明治 | オランザピンOD錠2.5mg「明治」 | Meiji Seika ファルマ | 10, 110 |
| オランザピン 2.5 TV/裏面同じ | オランザピン錠2.5mg「NIG」 | 武田/日医工/日医工岐阜工場 | 10, 110 |
| オランザピン 2.5 VTRS/裏面同じ | オランザピン錠2.5mg「VTRS」 | ヴィアトリス・ヘルスケア/ヴィアトリス | 10, 110 |
| オランザピン 2.5/オランザピン 明治 | オランザピン錠2.5mg「明治」 | Meiji Seika ファルマ | 10, 110 |
| オランザピン 2.5 杏林/裏面同じ | オランザピン錠2.5mg「杏林」 | 杏林/キョーリンリメディオ | 10, 110 |
| オランザピン 2.5 三和/裏面同じ | オランザピン錠2.5mg「三和」 | 三和化学 | 10, 110 |
| オランザピン 2.5 日医工/裏面同じ | オランザピン錠2.5mg「日医工」 | 日医工 | 10, 110 |
| オランザピン 2.5 日新/裏面同じ | オランザピン錠2.5mg「日新」 | 日新 | 10, 110 |
| オランザピン 2.5 ニプロ/裏面同じ | オランザピン錠2.5mg「ニプロ」 | ニプロ | 10, 110 |
| オランザピン 5 DSEP/裏面同じ | オランザピン錠5mg「DSEP」 | 第一三共エスファ/第一三共 | 10, 110 |
| オランザピン 5 JG/裏面同じ | オランザピン錠5mg「JG」 | 日本ジェネリック | 10, 110 |

| 識別コード | 薬品名 | 製薬会社 | ページ |
|---|---|---|---|
| オランザピン 5 OD7メル/OD7メル 5 オランザピン | オランザピンOD錠 5mg「アメル」 | 共和 | 10, 110 |
| オランザピン 5 OD/オランザピン OD 明治 | オランザピンOD錠 5mg「明治」 | Meiji Seika ファルマ | 10, 110 |
| オランザピン 5 TV/裏面同じ | オランザピン錠 5mg「NIG」 | 武田/日医工／日医工岐阜工場 | 10, 110 |
| オランザピン 5 VTRS/裏面同じ | オランザピン錠 5mg「VTRS」 | ヴィアトリス・ヘルスケア/ヴィアトリス | 10, 110 |
| オランザピン 5 Y-Z/裏面同じ | オランザピン錠 5mg「NP」 | ニプロES | 10, 110 |
| オランザピン 5 Y-Z/裏面同じ | オランザピンOD錠 5mg「NP」 | ニプロES | 10, 110 |
| オランザピン 5 Y-Z/裏面同じ | オランザピン錠 5mg「ヨシトミ」 | ニプロES | 10, 110 |
| オランザピン 5 Y-Z/裏面同じ | オランザピンOD錠 5mg「ヨシトミ」 | ニプロES | 10, 110 |
| オランザピン 5/オランザピン 明治 | オランザピン錠 5mg「明治」 | Meiji Seika ファルマ | 10, 110 |
| オランザピン 5 杏林/裏面同じ | オランザピン錠 5mg「杏林」 | 杏林/キョーリンリメディオ | 10, 110 |
| オランザピン 5 三和/裏面同じ | オランザピン錠 5mg「三和」 | 三和化学 | 10, 110 |
| オランザピン 5 日医工/裏面同じ | オランザピン錠 5mg「日医工」 | 日医工 | 10, 110 |
| オランザピン 5 日新/裏面同じ | オランザピン錠 5mg「日新」 | 日新 | 10, 110 |
| オランザピン 5 ニプロ/裏面同じ | オランザピン錠 5mg「ニプロ」 | ニプロ | 10, 110 |
| オランザピン 10 DSEP/裏面同じ | オランザピン錠 10mg「DSEP」 | 第一三共エスファ／第一三共 | 10, 110 |
| オランザピン 10 JG/裏面同じ | オランザピン錠 10mg「JG」 | 日本ジェネリック | 10, 110 |
| オランザピン 10 OD7メル/OD7メル 10 オランザピン | オランザピンOD錠 10mg「アメル」 | 共和 | 10, 110 |
| オランザピン 10 OD/オランザピン OD 明治 | オランザピンOD錠 10mg「明治」 | Meiji Seika ファルマ | 10, 110 |
| オランザピン 10 TV/裏面同じ | オランザピン錠 10mg「NIG」 | 武田/日医工／日医工岐阜工場 | 10, 110 |
| オランザピン 10 VTRS/裏面同じ | オランザピン錠 10mg「VTRS」 | ヴィアトリス・ヘルスケア/ヴィアトリス | 10, 110 |
| オランザピン 10 Y-Z/裏面同じ | オランザピン錠 10mg「NP」 | ニプロES | 10, 110 |
| オランザピン 10 Y-Z/裏面同じ | オランザピンOD錠 10mg「NP」 | ニプロES | 10, 110 |
| オランザピン 10 Y-Z/裏面同じ | オランザピン錠 10mg「ヨシトミ」 | ニプロES | 10, 110 |
| オランザピン 10 Y-Z/裏面同じ | オランザピンOD錠 10mg「ヨシトミ」 | ニプロES | 10, 110 |
| オランザピン 10/オランザピン 10 三和 | オランザピン錠 10mg「三和」 | 三和化学 | 10, 110 |
| オランザピン 10/オランザピン 明治 | オランザピン錠 10mg「明治」 | Meiji Seika ファルマ | 10, 110 |
| オランザピン 10 杏林/裏面同じ | オランザピン錠 10mg「杏林」 | 杏林/キョーリンリメディオ | 10, 110 |
| オランザピン 10 日医工/裏面同じ | オランザピン錠 10mg「日医工」 | 日医工 | 10, 110 |
| オランザピン 10 日新/裏面同じ | オランザピン錠 10mg「日新」 | 日新 | 10, 110 |
| オランザピン 10 ニプロ/裏面同じ | オランザピン錠 10mg「ニプロ」 | ニプロ | 10, 110 |
| オランザピン OD2.5 DSEP/裏面同じ | オランザピンOD錠 2.5mg「DSEP」 | 第一三共エスファ／第一三共 | 10, 110 |
| オランザピン OD 2.5/TCK | オランザピンOD錠 2.5mg「TCK」 | 辰巳 | 10, 110 |
| オランザピン OD 2.5/オランザピン VTRS | オランザピンOD錠 2.5mg「VTRS」 | ヴィアトリス・ヘルスケア/ヴィアトリス | 10, 110 |
| オランザピン OD2.5/オランザピン タカタ OD2.5 | オランザピンOD錠 2.5mg「タカタ」 | 高田 | 10, 110 |
| オランザピン OD 2.5 杏林/裏面同じ | オランザピンOD錠 2.5mg「杏林」 | 杏林/キョーリンリメディオ | 10, 110 |
| オランザピン OD 2.5 日医工/裏面同じ | オランザピンOD錠 2.5mg「日医工」 | 日医工 | 10, 110 |
| オランザピン OD2.5ニプロ/裏面同じ | オランザピン錠 2.5mg「ニプロ」 | ニプロ | 10, 110 |
| オランザピン OD5 DSEP/裏面同じ | オランザピンOD錠 5g「DSEP」 | 第一三共エスファ／第一三共 | 10, 110 |
| オランザピン OD 5 TCK/裏面同じ | オランザピンOD錠 5mg「TCK」 | 辰巳 | 10, 110 |
| オランザピン OD 5 VTRS/裏面同じ | オランザピンOD錠 5mg「VTRS」 | ヴィアトリス・ヘルスケア/ヴィアトリス | 10, 110 |
| オランザピン OD5/オランザピン タカタ OD5 | オランザピンOD錠 5mg「タカタ」 | 高田 | 10, 110 |
| オランザピン OD 5 杏林/裏面同じ | オランザピンOD錠 5mg「杏林」 | 杏林/キョーリンリメディオ | 10, 110 |
| オランザピン OD 5 日医工/裏面同じ | オランザピンOD錠 5mg「日医工」 | 日医工 | 10, 110 |
| オランザピン OD 5 ニプロ/裏面同じ | オランザピンOD錠 5mg「ニプロ」 | ニプロ | 10, 110 |
| オランザピン OD10 DSEP/裏面同じ | オランザピンOD錠 10mg「DSEP」 | 第一三共エスファ／第一三共 | 10, 110 |
| オランザピン OD 10 TCK/裏面同じ | オランザピンOD錠 10m「TCK」 | 辰巳 | 10, 110 |
| オランザピン OD 10 VTRS/裏面同じ | オランザピンOD錠 10mg「VTRS」 | ヴィアトリス・ヘルスケア/ヴィアトリス | 10, 110 |
| オランザピン OD10/オランザピン タカタ OD10 | オランザピンOD錠 10mg「タカタ」 | 高田 | 10, 110 |
| オランザピンOD 10 杏林/裏面同じ | オランザピンOD錠 10mg「杏林」 | 杏林/キョーリンリメディオ | 10, 110 |
| オランザピン OD 10 日医工/裏面同じ | オランザピンOD錠 10mg「日医工」 | 日医工 | 10, 110 |

| 識別コード | 薬品名 | 製薬会社 | ページ |
|---|---|---|---|
| オランザピン OD 10 ニプロ/裏面同じ | オランザピンOD錠 10mg「ニプロ」 | ニプロ | 10, 110 |
| オランザピン Y-Z2.5/Y-Z2.5 Y-Z2.5 | オランザピン錠 2.5mg「ヨシトミ」 | ニプロES | 10, 110 |
| オランザピン Y-Z2.5/裏面同じ | オランザピン錠 2.5mg「NP」 | ニプロES | 10, 110 |
| オランザピン YD 2.5/裏面同じ | オランザピン錠 2.5mg「YD」 | 陽進堂／アルフレッサファーマ | 10, 110 |
| オランザピン YD 5/裏面同じ | オランザピン錠 5mg「YD」 | 陽進堂／アルフレッサファーマ | 10, 110 |
| オランザピン YD 10/裏面同じ | オランザピン錠 10mg「YD」 | 陽進堂／アルフレッサファーマ | 10, 110 |
| オンジェンティス25/裏面同じ | オンジェンティス錠 25mg | 小野薬品 | 335 |
| ガランタ8 ガランタ8/8 ガランタミン ODトーワ | ガランタミンOD錠 8mg「トーワ」 | 三和化学／東和／共創未来 | 210 |
| ガランタミン OD4 DSEP/裏面同じ | ガランタミンOD錠 4mg「DSEP」 | 第一三共エスファ／第一三共 | 210 |
| ガランタミン OD 4 JG/裏面同じ | ガランタミンOD錠 4mg「JG」 | 日本ジェネリック | 210 |
| ガランタミンOD 4 アメル/裏面同じ | ガランタミンOD錠 4mg「アメル」 | 共和 | 210 |
| ガラン タミン OD 4 サワイ/裏面同じ | ガランタミンOD錠 4mg「サワイ」 | 沢井 | 210 |
| ガランタミン OD 4 日医工/裏面同じ | ガランタミンOD錠 4mg「日医工」 | エルメッド／日医工 | 210 |
| ガランタミン OD4 ニプロ/裏面同じ | ガランタミンOD錠 4mg「ニプロ」 | ニプロ | 210 |
| ガランタミン OD8 DSEP/裏面同じ | ガランタミンOD錠 8mg「DSEP」 | 第一三共エスファ／第一三共 | 210 |
| ガランタミンOD 8 JG/裏面同じ | ガランタミンOD錠 8mg「JG」 | 日本ジェネリック | 210 |
| ガランタミンOD 8 アメル/裏面同じ | ガランタミンOD錠 8mg「アメル」 | 共和 | 210 |
| ガラン タミン OD 8 サワイ/裏面同じ | ガランタミンOD錠 8mg「サワイ」 | 沢井 | 210 |
| ガランタミン OD 8 日医工/裏面同じ | ガランタミンOD錠 8mg「日医工」 | エルメッド／日医工 | 210 |
| ガランタミン OD8 ニプロ/裏面同じ | ガランタミンOD錠 8mg「ニプロ」 | ニプロ | 210 |
| ガランタミン OD12 DSEP/裏面同じ | ガランタミンOD錠 12mg「DSEP」 | 第一三共エスファ／第一三共 | 210 |
| ガランタミンOD 12 JG/裏面同じ | ガランタミンOD錠 12mg「JG」 | 日本ジェネリック | 210 |
| ガランタミンOD 12 アメル/裏面同じ | ガランタミンOD錠 12mg「アメル」 | 共和 | 210 |
| ガラン タミン OD12 サワイ/裏面同じ | ガランタミンOD錠 12mg「サワイ」 | 沢井 | 210 |
| ガランタミン OD 12 日医工/裏面同じ | ガランタミンOD錠 12mg「日医工」 | エルメッド／日医工 | 210 |
| ガランタミン OD12 ニプロ/裏面同じ | ガランタミンOD錠 12mg「ニプロ」 | ニプロ | 210 |
| ガランタミン YD OD4/裏面同じ | ガランタミンOD錠 4mg「YD」 | 陽進堂 | 210 |
| ガランタミン YD OD8/裏面同じ | ガランタミンOD錠 8mg「YD」 | 陽進堂 | 210 |
| ガランタミン YD OD12/裏面同じ | ガランタミンOD錠 12mg「YD」 | 陽進堂 | 210 |
| クエチアピン 25 DSEP/クエチアピン 25 第一三共エスファ | クエチアピン錠 25mg「DSEP」 | 第一三共エスファ／第一三共 | 12 |
| クエチアピン 25 三和 | クエチアピン錠 25mg「三和」 | 三和／シオノケミカル | 12 |
| クエチアピン 25 ニプロ/裏面同じ | クエチアピン錠 25mg「ニプロ」 | ニプロES／ニプロ | 12 |
| クエチアピン 100 DSEP/クエチアピン 100 第一三共エスファ | クエチアピン錠 100mg「DSEP」 | 第一三共エスファ／第一三共 | 12 |
| クエチアピン 100 三和 | クエチアピン錠 100mg「三和」 | 三和／シオノケミカル | 12 |
| クエチアピン 100 ニプロ/裏面同じ | クエチアピン錠 100mg「ニプロ」 | ニプロES／ニプロ | 12 |
| クエチアピン 200 DSEP/クエチアピン 200 第一三共エスファ | クエチアピン錠 200mg「DSEP」 | 第一三共エスファ／第一三共 | 12 |
| クエチアピン 200 三和 | クエチアピン錠 200mg「三和」 | 三和／シオノケミカル | 12 |
| クエチアピン 200 ニプロ/裏面同じ | クエチアピン錠 200mg「ニプロ」 | ニプロES／ニプロ | 12 |
| クラシエ メマンチン OD10/裏面同じ | メマンチン塩酸塩OD錠 10mg「クラシエ」 | クラシエ／日本薬品 | 216 |
| クラシエ メマンチン OD15/裏面同じ | メマンチン塩酸塩OD錠 15mg「クラシエ」 | クラシエ／日本薬品 | 216 |
| クラシエ メマンチン OD20/裏面同じ | メマンチン塩酸塩OD錠 20mg「クラシエ」 | クラシエ／日本薬品 | 216 |
| サワイ ドネペジル OD3/裏面同じ | ドネペジル塩酸塩OD錠 3mg「サワイ」 | 沢井 | 212 |
| サワイ ドネペジル OD5/裏面同じ | ドネペジル塩酸塩OD錠 5mg「サワイ」 | 沢井 | 212 |
| サワイ ドネペジル OD10/裏面同じ | ドネペジル塩酸塩OD錠 10mg「サワイ」 | 沢井 | 212 |
| ジェイゾロフト 25/裏面同じ | ジェイゾロフト錠 25mg | ヴィアトリス | 78 |
| ジェイゾロフト 50/裏面同じ | ジェイゾロフト錠 50mg | ヴィアトリス | 78 |
| ジェイゾロフト 100/裏面同じ | ジェイゾロフト錠 100mg | ヴィアトリス | 78 |
| ジェイゾロフト OD25/裏面同じ | ジェイゾロフトOD錠 25mg | ヴィアトリス | 78 |
| ジェイゾロフト OD50/裏面同じ | ジェイゾロフトOD錠 50mg | ヴィアトリス | 78 |
| ジェイゾロフト OD100/裏面同じ | ジェイゾロフトOD錠 100mg | ヴィアトリス | 78 |

| 識別コード | 薬品名 | 製薬会社 | ページ |
|---|---|---|---|
| スルピリド 50 ch/裏面同じ | スルピリド錠 50mg「CH」 | 日本ジェネリック／長生堂 | 22 |
| セルトラリン 25/25 ニプロ | セルトラリン錠 25mg「ニプロ」 | ニプロ | 78 |
| セルトラリン25 DSEP/裏面同じ | セルトラリン錠 25mg「DSEP」 | 第一三共エスファ／第一三共 | 78 |
| セルトラリン 25NP/裏面同じ | セルトラリン錠 25mg「NP」 | ニプロES | 78 |
| セルトラリン 25SW/裏面同じ | セルトラリン錠 25mg「サワイ」 | 沢井 | 78 |
| セルトラリン25 アメル/裏面同じ | セルトラリン錠 25mg「アメル」 | 共和 | 78 |
| セルトラリン 25/科研 | セルトラリン錠 25mg「科研」 | 科研／ダイト | 78 |
| セルトラリン 25 杏林/裏面同じ | セルトラリン錠 25mg「杏林」 | 杏林／キョーリンリメディオ | 78 |
| セルトラリン25 ケミファ/裏面同じ | セルトラリン錠 25mg「ケミファ」 | 日本ケミファ | 78 |
| セルトラリン 25/サンド | セルトラリン錠 25mg「サンド」 | サンド | 78 |
| セルトラリン 25/裏面同じ | セルトラリン錠 25mg「タナベ」 | ニプロES | 78 |
| セルトラリン 25トーワ/裏面同じ | セルトラリン錠 25mg「トーワ」 | 東和 | 78 |
| セルトラリン25 日医工/裏面同じ | セルトラリン錠 25mg「日医工」 | 日医工 | 78 |
| セルトラリン 25 明治/裏面同じ | セルトラリン錠 25mg「明治」 | Meiji Seika ファルマ | 78 |
| セルトラリン OD 25 トーワ/裏面同じ | セルトラリンOD錠 25mg「トーワ」 | 東和 | 78 |
| セルトラリン 50 DSEP/裏面同じ | セルトラリン錠 50mg「DSEP」 | 第一三共エスファ／第一三共 | 78 |
| セルトラリン 50アメル/50アメル セルトラリン | セルトラリン錠 50mg「アメル」 | 共和 | 78 |
| セルトラリン 50 科研 | セルトラリン錠 50mg「科研」 | 科研／ダイト | 78 |
| セルトラリン 50 杏林/裏面同じ | セルトラリン錠 50mg「杏林」 | 杏林／キョーリンリメディオ | 78 |
| セルトラリン 50 ケミファ/裏面同じ | セルトラリン錠 50mg「ケミファ」 | 日本ケミファ | 78 |
| セルトラリン 50 サンド | セルトラリン錠 50mg「サンド」 | サンド | 78 |
| セルトラリン 50/裏面同じ | セルトラリン錠 50mg「タナベ」 | ニプロES | 78 |
| セルトラリン 50/セルトラリン 50 NP | セルトラリン錠 50mg「NP」 | ニプロES | 78 |
| セルトラリン 50/セルトラリン 50 ニプロ | セルトラリン錠 50mg「ニプロ」 | ニプロ | 78 |
| セルトラリン 50 トーワ/裏面同じ | セルトラリン錠 50mg「トーワ」 | 東和 | 78 |
| セルトラリン 50 日医工/裏面同じ | セルトラリン錠 50mg「日医工」 | 日医工 | 78 |
| セルトラリン 50 明治/裏面同じ | セルトラリン錠 50mg「明治」 | Meiji Seika ファルマ | 78 |
| セルトラリン OD 50 トーワ/裏面同じ | セルトラリンOD錠 50mg「トーワ」 | 東和 | 78 |
| セルトラリン 100 DSEP/裏面同じ | セルトラリン錠 100mg「DSEP」 | 第一三共エスファ／第一三共 | 78 |
| セルトラリン 100 NP/裏面同じ | セルトラリン錠 100mg「NP」 | ニプロES | 78 |
| セルトラリン 100SW/裏面同じ | セルトラリン錠 100mg「サワイ」 | 沢井 | 78 |
| セルトラリン 100アメル/100アメル セルトラリン | セルトラリン錠 100mg「アメル」 | 共和 | 78 |
| セルトラリン 100 科研 | セルトラリン錠 100mg「科研」 | 科研／ダイト | 78 |
| セルトラリン 100 ケミファ/裏面同じ | セルトラリン錠 100mg「ケミファ」 | 日本ケミファ | 78 |
| セルトラリン 100 サンド | セルトラリン錠 100mg「サンド」 | サンド | 78 |
| セルトラリン 100/セルトラリン 100 ニプロ | セルトラリン錠 100mg「ニプロ」 | ニプロ | 78 |
| セルトラリン 100 タナベ/裏面同じ | セルトラリン錠 100mg「タナベ」 | ニプロES | 78 |
| セルトラリン 100 トーワ/裏面同じ | セルトラリン錠 100mg「トーワ」 | 東和 | 78 |
| セルトラリン 100 日医工/裏面同じ | セルトラリン錠 100mg「日医工」 | 日医工 | 78 |
| セルトラリン 100 明治/裏面同じ | セルトラリン錠 100mg「明治」 | Meiji Seika ファルマ | 78 |
| セルトラリン OD 100 トーワ/裏面同じ | セルトラリンOD錠 100mg「トーワ」 | 東和 | 78 |
| ゾニサミド OD25/ゾニサミド SMPP | ゾニサミドOD錠 25mgTRE「SMPP」 | 住友ファーマプロモ／住友ファーマ | 240 |
| ゾニサミド OD50/ゾニサミド SMPP | ゾニサミドOD錠 50mgTRE「SMPP」 | 住友ファーマプロモ／住友ファーマ | 240 |
| ゾルピ5 ゾルピ5/ゾルピデム OD 5 トーワ | ゾルピデム酒石酸塩OD錠 5mg「トーワ」 | 東和 | 168 |
| ゾルピ10 ゾルピ10/ゾルピデム OD 10 トーワ | ゾルピデム酒石酸塩OD錠 10mg「トーワ」 | 東和 | 168 |
| ゾルピデム 5 オーハラ/裏面同じ | ゾルピデム酒石酸塩錠 5mg「オーハラ」 | エッセンシャル／大原 | 168 |
| ゾルピデム 5/ゾルピデム 5 KMP | ゾルピデム酒石酸塩錠 5mg「KMP」 | 共創未来 | 168 |
| ゾルピデム 10 オーハラ/裏面同じ | ゾルピデム酒石酸塩錠 10mg「オーハラ」 | エッセンシャル／大原 | 168 |
| ゾルピデム 10/ゾルピデム 10 KMP | ゾルピデム酒石酸塩錠 10mg「KMP」 | 共創未来 | 168 |
| ダントリウム/25mg ✶ | ダントリウムカプセル 25mg | オーファンパシフィック | 298 |

| 識別コード | 薬品名 | 製薬会社 | ページ |
|---|---|---|---|
| チアプリド　25　JG／裏面同じ | チアプリド錠25mg「JG」 | 日本ジェネリック／長生堂 | 224 |
| チアプリド　50　JG／裏面同じ | チアプリド錠50mg「JG」 | 日本ジェネリック／長生堂 | 224 |
| デュロ20　キセチン　トーワ／裏面同じ | デュロキセチン錠20mg「トーワ」 | 東和 | 80 |
| デュロ30　キセチン　トーワ／裏面同じ | デュロキセチン錠30mg「トーワ」 | 東和 | 80 |
| デュロキセチン　20mg／JG | デュロキセチンカプセル20mg「JG」 | 長生堂／日本ジェネリック | 80 |
| デュロキセチン　20mg/KMP | デュロキセチンカプセル20mg「KMP」 | 共創未来 | 80 |
| デュロキセチン　20mg/NS | デュロキセチンカプセル20mg「日新」 | 日新 | 80 |
| デュロキセチン　20mg/YD | デュロキセチンカプセル20mg「YD」 | 陽進堂 | 80 |
| デュロキセチン　20mg/⦿ | デュロキセチンカプセル20mg「日医工G」 | 日医工岐阜工場／日医工／武田 | 80 |
| デュロキセチン　20mg/アメル | デュロキセチンカプセル20mg「アメル」 | 共和 | 80 |
| デュロキセチン　20mg/杏林 | デュロキセチンカプセル20mg「杏林」 | キョーリンリメディオ／杏林 | 80 |
| デュロキセチン　20mg/サワイ | デュロキセチンカプセル20mg「サワイ」 | 沢井 | 80 |
| デュロキセチン／20mg　タカタ | デュロキセチンカプセル20mg「タカタ」 | 高田 | 80 |
| デュロキセチン　20mg/フェルゼン | デュロキセチンカプセル20mg「フェルゼン」 | ダイト／フェルゼンファーマ | 80 |
| デュロキセチン　20mg/三笠 | デュロキセチンカプセル20mg「三笠」 | 三笠 | 80 |
| デュロキセチン　20mg/明治 | デュロキセチンカプセル20mg「明治」 | Meiji Seika ファルマ | 80 |
| デュロ　キセチン/20　オーハラ | デュロキセチンカプセル20mg「オーハラ」 | 大原／エッセンシャルファーマ | 80 |
| デュロキセチン　20 ケミファ／裏面同じ | デュロキセチン錠20mg「ケミファ」 | 富士化学工業／日本ケミファ | 80 |
| デュロキセチン　20トーワ | デュロキセチンカプセル20mg「トーワ」 | 東和 | 80 |
| デュロキセチン　20ニプロ | デュロキセチンカプセル20mg「ニプロ」 | ニプロ | 80 |
| デュロキセチン　30mg/JG | デュロキセチンカプセル30mg「JG」 | 長生堂／日本ジェネリック | 80 |
| デュロキセチン　30mg/KMP | デュロキセチンカプセル30mg「KMP」 | 共創未来 | 80 |
| デュロキセチン　30mg/NS | デュロキセチンカプセル30mg「日新」 | 日新 | 80 |
| デュロキセチン　30mg/YD | デュロキセチンカプセル30mg「YD」 | 陽進堂 | 80 |
| デュロキセチン　30mg/⦿ | デュロキセチンカプセル30mg「日医工G」 | 日医工岐阜工場／日医工／武田 | 80 |
| デュロキセチン　30mg/アメル | デュロキセチンカプセル30mg「アメル」 | 共和 | 80 |
| デュロキセチン　30mg/杏林 | デュロキセチンカプセル30mg「杏林」 | キョーリンリメディオ／杏林 | 80 |
| デュロキセチン　30mg/サワイ | デュロキセチンカプセル30mg「サワイ」 | 沢井 | 80 |
| デュロキセチン／30mg　タカタ | デュロキセチンカプセル30mg「タカタ」 | 高田 | 80 |
| デュロキセチン　30mg/フェルゼン | デュロキセチンカプセル30mg「フェルゼン」 | ダイト／フェルゼンファーマ | 80 |
| デュロキセチン　30mg/三笠 | デュロキセチンカプセル30mg「三笠」 | 三笠 | 80 |
| デュロキセチン　30mg/明治 | デュロキセチンカプセル30mg「明治」 | Meiji Seika ファルマ | 80 |
| デュロ　キセチン/30　オーハラ | デュロキセチンカプセル30mg「オーハラ」 | 大原／エッセンシャルファーマ | 80 |
| デュロキセチン　30 ケミファ／裏面同じ | デュロキセチン錠30mg「ケミファ」 | 富士化学工業／日本ケミファ | 80 |
| デュロキセチン　30トーワ | デュロキセチンカプセル30mg「トーワ」 | 東和 | 80 |
| デュロキセチン　30ニプロ | デュロキセチンカプセル30mg「ニプロ」 | ニプロ | 80 |
| デュロキセチン　OD20mg/明治 | デュロキセチンOD錠20mg「明治」 | Meiji Seika ファルマ | 80 |
| デュロキセチン　OD20／裏面同じ | デュロキセチンOD錠20mg「ニプロ」 | ニプロ | 80 |
| デュロキセチン　OD30mg/明治 | デュロキセチンOD錠30mg「明治」 | Meiji Seika ファルマ | 80 |
| デュロキセチン　OD30 ニプロ／裏面同じ | デュロキセチンOD錠30mg「ニプロ」 | ニプロ | 80 |
| ドグマチール/50mg | ドグマチールカプセル50mg | 日医工／SANOFI | 22 |
| ドグマチール　50/裏面同じ | ドグマチール錠50mg | 日医工／SANOFI | 22 |
| ドグマチール　100/裏面同じ | ドグマチール錠100mg | 日医工／SANOFI | 22 |
| ドグマチール　200/裏面同じ | ドグマチール錠200mg | 日医工／SANOFI | 22 |
| ドネペ3 ドネペジル3/ドネペジル OD 3 トーワ | ドネペジル塩酸塩錠3mg「トーワ」 | 東和 | 212 |
| ドネペ5 ドネペジル5/ドネペジル OD 5 トーワ | ドネペジル塩酸塩OD錠5mg「トーワ」 | 東和 | 212 |
| ドネペ10 ドネペジル10/ドネペジル 10 262 トーワ | ドネペジル塩酸塩錠10mg「トーワ」 | 東和 | 212 |
| ドネペ10 ドネペジル10/ドネペジル OD 10 トーワ | ドネペジル塩酸塩OD錠10mg「トーワ」 | 東和 | 212 |
| ドネペジル 3 DSEP/ドネペジル 3 第一三共エスファ | ドネペジル塩酸塩錠3mg「DSEP」 | 第一三共エスファ／第一三共 | 212 |
| ドネペジル　3　オーハラ／裏面同じ | ドネペジル塩酸塩錠3mg「オーハラ」 | 大原 | 212 |

| 識別コード | 薬品名 | 製薬会社 | ページ |
|---|---|---|---|
| ドネペジル 3 トーワ/裏面同じ | ドネペジル塩酸塩錠 3mg「トーワ」 | 東和 | 212 |
| ドネペジル 3/ドネペジル 明治 | ドネペジル塩酸塩錠 3mg「明治」 | Meiji Seika ファルマ | 212 |
| ドネペジル 3 ニプロ/裏面同じ | ドネペジル塩酸塩錠 3mg「NP」 | ニプロ | 212 |
| ドネペジル 5 DSEP/ドネペジル 5 第一三共エスファ | ドネペジル塩酸塩錠 5mg「DSEP」 | 第一三共エスファ／第一三共 | 212 |
| ドネペジル 5 オーハラ/裏面同じ | ドネペジル塩酸塩錠 5mg「オーハラ」 | 大原 | 212 |
| ドネペジル 5 トーワ/裏面同じ | ドネペジル塩酸塩錠 5mg「トーワ」 | 東和 | 212 |
| ドネペジル 5/ドネペジル 明治 | ドネペジル塩酸塩錠 5mg「明治」 | Meiji Seika ファルマ | 212 |
| ドネペジル 5 ニプロ/裏面同じ | ドネペジル塩酸塩錠 5mg「NP」 | ニプロ | 212 |
| ドネペジル 10 DSEP/ドネペジル 10 第一三共エスファ | ドネペジル塩酸塩錠 10mg「DSEP」 | 第一三共エスファ／第一三共 | 212 |
| ドネペジル 10 オーハラ/裏面同じ | ドネペジル塩酸塩錠 10mg「オーハラ」 | 大原 | 212 |
| ドネペジル 10/ドネペジル 明治 | ドネペジル塩酸塩錠 10mg「明治」 | Meiji Seika ファルマ | 212 |
| ドネペジル 10 ニプロ/裏面同じ | ドネペジル塩酸塩錠 10mg「NP」 | ニプロ | 212 |
| ドネペジル OD3 DSEP/ドネペジル OD3 第一三共エスファ | ドネペジル塩酸塩OD錠 3mg「DSEP」 | 第一三共エスファ／第一三共 | 212 |
| ドネペジル OD3 オーハラ/裏面同じ | ドネペジル塩酸塩OD錠 3mg「オーハラ」 | 大原／日本ジェネリック | 212 |
| ドネペジル OD3 明治/裏面同じ | ドネペジル塩酸塩OD錠 3mg「明治」 | Meiji Seika ファルマ | 212 |
| ドネペジル OD5 DSEP/ドネペジル OD5 第一三共エスファ | ドネペジル塩酸塩OD錠 5mg「DSEP」 | 第一三共エスファ／第一三共 | 212 |
| ドネペジル OD5 オーハラ/裏面同じ | ドネペジル塩酸塩OD錠 5mg「オーハラ」 | 大原／日本ジェネリック | 212 |
| ドネペジル OD5 明治/裏面同じ | ドネペジル塩酸塩OD錠 5mg「明治」 | Meiji Seika ファルマ | 212 |
| ドネペジル OD10 DSEP/ドネペジル OD10 第一三共エスファ | ドネペジル塩酸塩OD錠 10mg「DSEP」 | 第一三共エスファ／第一三共 | 212 |
| ドネペジル OD10 オーハラ/裏面同じ | ドネペジル塩酸塩OD錠 10mg「オーハラ」 | 大原／日本ジェネリック | 212 |
| ドネペジル OD10 明治/裏面同じ | ドネペジル塩酸塩OD錠 10mg「明治」 | Meiji Seika ファルマ | 212 |
| ドパストン/250 オーハラ | ドパストンカプセル 250mg | 大原 | 286 |
| トレリーフ OD25/裏面同じ | トレリーフOD錠 25mg | 住友ファーマ | 240 |
| トレリーフ OD50/裏面同じ | トレリーフOD錠 50mg | 住友ファーマ | 240 |
| ニュープロ 2.25mg AED使用時 はがす | ニュープロパッチ 2.25mg (旧製品：支持体にアルミを含む製品) | 大塚 | 339 |
| ニュープロ 4.5mg AED使用時 はがす | ニュープロパッチ 4.5mg (旧製品：支持体にアルミを含む製品) | 大塚 | 339 |
| ニュープロ 9mg AED使用時 はがす | ニュープロパッチ 9mg (旧製品：支持体にアルミを含む製品) | 大塚 | 339 |
| ニュープロ 13.5mg AED使用時 はがす | ニュープロパッチ 13.5mg (旧製品：支持体にアルミを含む製品) | 大塚 | 339 |
| ニュープロ 18mg AED使用時 はがす | ニュープロパッチ 18mg (旧製品：支持体にアルミを含む製品) | 大塚 | 339 |
| ニュープロ 2.25mg (/) | ニュープロパッチ 2.25mg | 大塚 | 339 |
| ニュープロ 4.5mg (/) | ニュープロパッチ 4.5mg | 大塚 | 339 |
| ニュープロ 9mg (/) | ニュープロパッチ 9mg | 大塚 | 339 |
| ニュープロ 13.5mg (/) | ニュープロパッチ 13.5mg | 大塚 | 339 |
| ニュープロ 18mg (/) | ニュープロパッチ 18mg | 大塚 | 339 |
| バルネチール 50/裏面同じ | バルネチール錠 50mg | 共和 | 20 |
| バルネチール 100/裏面同じ | バルネチール錠 100mg | 共和 | 20 |
| バルネチール 200/裏面同じ | バルネチール錠 200mg | 共和 | 20 |
| バルプロ A100 トーワ | バルプロ酸Na徐放A錠 100mg「トーワ」 | 東和 | 116, 244 |
| バルプロ A200 トーワ | バルプロ酸Na徐放A錠 200mg「トーワ」 | 東和 | 116, 244 |
| パロキセチン 5 DSEP/パロキセチン 5 第一三共エスファ | パロキセチン錠 5mg「DSEP」 | 第一三共エスファ／第一三共 | 90 |
| パロキセチン 5 アメル | パロキセチン錠 5mg「アメル」 | 共和 | 90 |
| パロキセチン 5/明治 | パロキセチン錠 5mg「明治」 | Meiji Seika ファルマ | 90 |
| パロキセチン 10 DSEP/パロキセチン 10 第一三共エスファ | パロキセチン錠 10mg「DSEP」 | 第一三共エスファ／第一三共 | 90 |
| パロキセチン 10 アメル | パロキセチン錠 10mg「アメル」 | 共和 | 90 |
| パロキセチン 10/明治 | パロキセチン錠 10mg「明治」 | Meiji Seika ファルマ | 90 |
| パロキセチン 20 DSEP/パロキセチン 20 第一三共エスファ | パロキセチン錠 20mg「DSEP」 | 第一三共エスファ／第一三共 | 90 |
| パロキセチン 20 アメル | パロキセチン錠 20mg「アメル」 | 共和 | 90 |
| パロキセチン 20 明治/裏面同じ | パロキセチン錠 20mg「明治」 | Meiji Seika ファルマ | 90 |
| プラミペキソール LA 0.375JG/裏面同じ | プラミペキソール塩酸塩LA錠 0.375mgMI「JG」 | 日本ジェネリック | 278 |
| プラミペキソール LA 0.375MI/裏面同じ | プラミペキソール塩酸塩LA錠 0.375mgMI「DSEP」 | 第一三共エスファ／第一三共 | 278 |

| 識別コード | 薬品名 | 製薬会社 | ページ |
|---|---|---|---|
| プラミペキソールLA 0.375 MI アメル/裏面同じ | プラミペキソール塩酸塩LA錠 0.375mgMI「アメル」 | 共和 | 278 |
| プラミペキソール LA 0.375 オーハラ/裏面同じ | プラミペキソール塩酸塩LA錠 0.375mgMI「オーハラ」 | 大原/共創未来 | 278 |
| プラミペキソール LA 0.375 MIトーワ/裏面同じ | プラミペキソール塩酸塩LA錠 0.375mgMI「トーワ」 | 東和 | 278 |
| プラミペキソール LA1.5JG/裏面同じ | プラミペキソール塩酸塩LA錠 1.5mgMI「JG」 | 日本ジェネリック | 278 |
| プラミペキソール LA1.5MIDSEP/裏面同じ | プラミペキソール塩酸塩LA錠 1.5mgMI「DSEP」 | 第一三共エスファ/第一三共 | 278 |
| プラミペキソールLA 1.5MIアメル/ブ裏面同じ | プラミペキソール塩酸塩LA錠 1.5mgMI「アメル」 | 共和 | 278 |
| プラミペキソール LA1.5MIトーワ/裏面同じ | プラミペキソール塩酸塩LA錠 1.5mgMI「トーワ」 | 東和 | 278 |
| プラミペキソール LA 1.5 オーハラ/裏面同じ | プラミペキソール塩酸塩LA錠 1.5mgMI「オーハラ」 | 大原/共創未来 | 278 |
| ブロナン 4タカタ/ブロナン セリン4 | ブロナンセリン錠4mg「タカタ」 | 高田 | 44 |
| ブロナン4 ブロナン4/4 トーワ ブロナン セリン | ブロナンセリン錠4mg「トーワ」 | 東和 | 44 |
| ブロナン8 ブロナン8/ブロナン セリン8 トーワ | ブロナンセリン錠8mg「トーワ」 | 東和 | 44 |
| ブロナンセリン 2/2 DSPB | ブロナンセリン錠2mg「DSPB」 | 住友ファーマプロモ/住友ファーマ | 44 |
| ブロナン セリン 2 DSEP | ブロナンセリン錠2mg「DSEP」 | 第一三共エスファ/第一三共 | 44 |
| ブロナンセリン 2 アメル/裏面同じ | ブロナンセリン錠2mg「アメル」 | 共和 | 44 |
| ブロナンセリン 2 サワイ/裏面同じ | ブロナンセリン錠2mg「サワイ」 | 沢井 | 44 |
| ブロナンセリン 2 タカタ/裏面同じ | ブロナンセリン錠2mg「タカタ」 | 高田 | 44 |
| ブロナン セリン2 トーワ/裏面同じ | ブロナンセリン錠2mg「トーワ」 | 東和 | 44 |
| ブロナンセリン 2 日医工/裏面同じ | ブロナンセリン錠2mg「日医工」 | 日医工 | 44 |
| ブロナン セリン 4 DSEP/裏面同じ | ブロナンセリン錠4mg「DSEP」 | 第一三共エスファ/第一三共 | 44 |
| ブロナンセリン 4 DSPB/ブロナン セリン4 | ブロナンセリン錠4mg「DSPB」 | 住友ファーマプロモ/住友ファーマ | 44 |
| ブロナン セリン 4 アメル/4 アメル ブロナン セリン | ブロナンセリン錠4mg「アメル」 | 共和 | 44 |
| ブロナンセリン 4 サワイ/裏面同じ | ブロナンセリン錠4mg「サワイ」 | 沢井 | 44 |
| ブロナンセリン 4 日医工/裏面同じ | ブロナンセリン錠4mg「日医工」 | 日医工 | 44 |
| ブロナンセリン 4/ブロナンセリン 4ニブロ | ブロナンセリン錠4mg「ニプロ」 | ニプロ | 44 |
| ブロナンセリン 8/8 ブロナンセリン ニブロ | ブロナンセリン錠8mg「ニプロ」 | ニプロ | 44 |
| ブロナン セリン 8 DSEP/裏面同じ | ブロナンセリン錠8mg「DSEP」 | 第一三共エスファ/第一三共 | 44 |
| ブロナンセリン 8 DSPB/ブロナン セリン8 | ブロナンセリン錠8mg「DSPB」 | 住友ファーマプロモ/住友ファーマ | 44 |
| ブロナン セリン 8 アメル/8 アメル ブロナン セリン | ブロナンセリン錠8mg「アメル」 | 共和 | 44 |
| ブロナンセリン 8 サワイ/裏面同じ | ブロナンセリン錠8mg「サワイ」 | 沢井 | 44 |
| ブロナンセリン 8 タカタ ブロナンセリン/ブロナンセリン 8 タカタ | ブロナンセリン錠8mg「タカタ」 | 高田 | 44 |
| ブロナンセリン 8 日医工/裏面同じ | ブロナンセリン錠8mg「日医工」 | 日医工 | 44 |
| ブロナンセリン YD 2/裏面同じ | ブロナンセリン錠2mg「YD」 | アルフレッサ ファーマ/日本ジェネリック/陽進堂 | 44 |
| ブロナンセリン YD 4/裏面同じ | ブロナンセリン錠4mg「YD」 | アルフレッサ ファーマ/日本ジェネリック/陽進堂 | 44 |
| ブロナンセリン YD 8/裏面同じ | ブロナンセリン錠8mg「YD」 | アルフレッサ ファーマ/日本ジェネリック/陽進堂 | 44 |
| ミルタザ15 ミルタザ15/ミルタザ ビン 15 ODトーワ | ミルタザピンOD錠 15mg「トーワ」 | 東和 | 104 |
| ミルタザ30 ミルタザ30/ミルタザ ビン 30 ODトーワ | ミルタザピンOD錠 30mg「トーワ」 | 東和 | 104 |
| ミルタザOD 30 ミルタザOD 30/ミルタザ ビン OD30 ニブロ | ミルタザピンOD錠 30mg「ニプロ」 | ニプロ | 104 |
| ミルタ ザビン 15 EE/裏面同じ | ミルタザピン錠 15mg「EE」 | エルメッド/日医工 | 104 |
| ミルタ ザビン 15 JG/裏面同じ | ミルタザピン錠 15mg「JG」 | 日本ジェネリック/長生堂 | 104 |
| ミルタザビン 15 KMP/裏面同じ | ミルタザピン錠 15mg「共創未来」 | 共創未来 | 104 |
| ミルタザビン 15 OD アメル/裏面同じ | ミルタザピンOD錠 15mg「アメル」 | 高田/共和 | 104 |
| ミルタザビン 15 TCK/裏面同じ | ミルタザピン錠 15mg「TCK」 | 辰巳化学 | 104 |
| ミルタザビン 15 VTRS/裏面同じ | ミルタザピン錠 15mg「VTRS」 | ダイト/ヴィアトリス | 104 |
| ミルタ ザビン 15 YD/裏面同じ | ミルタザピン錠 15mg「YD」 | アルフレッサファーマ/陽進堂 | 104 |
| ミルタザビン 15 アメル/裏面同じ | ミルタザピン錠 15mg「アメル」 | 共和 | 104 |
| ミルタザビン 15 杏林/裏面同じ | ミルタザピン錠 15mg「杏林」 | 杏林/キョーリンリメディオ | 104 |
| ミルタ ザビン 15 ケミファ/裏面同じ | ミルタザピン錠 15mg「ケミファ」 | 日本薬品/日本ケミファ | 104 |
| ミルタ ザビン 15 サワイ/裏面同じ | ミルタザピン錠 15mg「サワイ」 | 沢井 | 104 |
| ミルタ ザビン 15 トーワ/裏面同じ | ミルタザピン錠 15mg「トーワ」 | 東和 | 104 |
| ミルタ ザビン 15 日医工/裏面同じ | ミルタザピン錠 15mg「日医工」 | 日医工 | 104 |

| 識別コード | 薬品名 | 製薬会社 | ページ |
|---|---|---|---|
| ミルタザピン 15 日新/裏面同じ | ミルタザピン錠15mg「日新」 | 日新 | 104 |
| ミルタザピン 15 ニプロ/裏面同じ | ミルタザピン錠15mg「ニプロ」 | ニプロ | 104 |
| ミルタザピン 15 ファイザー/裏面同じ | ミルタザピン錠15mg「ファイザー」 | ダイト／ヴィアトリス | 104 |
| ミルタザピン 15 フェルゼン/裏面同じ | ミルタザピン錠15mg「フェルゼン」 | フェルゼン | 104 |
| ミルタザピン 30 EE/裏面同じ | ミルタザピン錠30mg「EE」 | エルメッド／日医工 | 104 |
| ミルタザピン 30 JG/裏面同じ | ミルタザピン錠30mg「JG」 | 日本ジェネリック／長生堂 | 104 |
| ミルタザピン 30 KMP/裏面同じ | ミルタザピン錠30mg「共創未来」 | 共創未来 | 104 |
| ミルタザピン 30 OD アメル/OD アメル 30 ミルタザピン | ミルタザピンOD錠30mg「アメル」 | 高田／共和 | 104 |
| ミルタザピン 30 TCK/裏面同じ | ミルタザピン錠30mg「TCK」 | 辰巳化学 | 104 |
| ミルタザピン 30 VTRS/裏面同じ | ミルタザピン錠30mg「VTRS」 | ダイト／ヴィアトリス | 104 |
| ミルタザピン 30 YD/裏面同じ | ミルタザピン錠30mg「YD」 | アルフレッサファーマ／陽進堂 | 104 |
| ミルタザピン 30 アメル/裏面同じ | ミルタザピン錠30mg「アメル」 | 共和 | 104 |
| ミルタザピン 30 杏林/裏面同じ | ミルタザピン錠30mg「杏林」 | 杏林／キョーリンリメディオ | 104 |
| ミルタザピン 30 ケミファ/裏面同じ | ミルタザピン錠30mg「ケミファ」 | 日本ケミファ | 104 |
| ミルタザピン 30 サワイ/裏面同じ | ミルタザピン錠30mg「サワイ」 | 沢井 | 104 |
| ミルタザピン 30 トーワ/裏面同じ | ミルタザピン錠30mg「トーワ」 | 東和 | 104 |
| ミルタザピン 30 日医工/裏面同じ | ミルタザピン錠30mg「日医工」 | 日医工 | 104 |
| ミルタザピン 30 日新/裏面同じ | ミルタザピン錠30mg「日新」 | 日新 | 104 |
| ミルタザピン 30 ニプロ/裏面同じ | ミルタザピン錠30mg「ニプロ」 | ニプロ | 104 |
| ミルタザピン 30 ファイザー/裏面同じ | ミルタザピン錠30mg「ファイザー」 | ダイト／ヴィアトリス | 104 |
| ミルタザピン 30 フェルゼン/裏面同じ | ミルタザピン錠30mg「フェルゼン」 | フェルゼン | 104 |
| ミルタザピン OD15 DSEP/裏面同じ | ミルタザピンOD錠15mg「DSEP」 | ジェイドルフ／第一三共エスファ／第一三共 | 104 |
| ミルタザピン OD15 サワイ/裏面同じ | ミルタザピンOD錠15mg「サワイ」 | 沢井 | 104 |
| ミルタザピン OD15 ニプロ/裏面同じ | ミルタザピンOD錠15mg「ニプロ」 | ニプロ | 104 |
| ミルタザピン OD30 DSEP/裏面同じ | ミルタザピンOD錠30mg「DSEP」 | ジェイドルフ／第一三共エスファ／第一三共 | 104 |
| ミルタザピン OD30 サワイ/裏面同じ | ミルタザピンOD錠30mg「サワイ」 | 沢井 | 104 |
| メマリー 5/裏面同じ | メマリー錠5mg | 第一三共／メルツファーマシューティカルズ | 216 |
| メマリー 10/裏面同じ | メマリー錠10mg | 第一三共／メルツファーマシューティカルズ | 216 |
| メマリー 20/裏面同じ | メマリー錠20mg | 第一三共／メルツファーマシューティカルズ | 216 |
| メマリー OD5/裏面同じ | メマリーOD錠5mg | 第一三共／メルツファーマシューティカルズ | 216 |
| メマリー OD10/裏面同じ | メマリーOD錠10mg | 第一三共／メルツファーマシューティカルズ | 216 |
| メマリー OD20/裏面同じ | メマリーOD錠20mg | 第一三共／メルツファーマシューティカルズ | 216 |
| メマンチン 5 DSEP/裏面同じ | メマンチン塩酸塩錠5mg「DSEP」 | 第一三共エスファ／第一三共 | 216 |
| メマンチン 5 アメル/裏面同じ | メマンチン塩酸塩錠5mg「アメル」 | 共和 | 216 |
| メマンチン 5 オーハラ/裏面同じ | メマンチン塩酸塩錠5mg「オーハラ」 | 大原 | 216 |
| メマンチン 5 サワイ/裏面同じ | メマンチン塩酸塩錠5mg「サワイ」 | 沢井 | 216 |
| メマンチン 5 日医工/メマンチン 5 OD | メマンチン塩酸塩OD錠5mg「日医工」 | エルメッド／日医工 | 216 |
| メマンチン 5 ニプロ/裏面同じ | メマンチン塩酸塩錠5mg「ニプロ」 | 吉富／ニプロ | 216 |
| メマンチン 5 明治/裏面同じ | メマンチン塩酸塩錠5mg「明治」 | Meiji Seika ファルマ | 216 |
| メマンチン 5 明治/メマンチン 5 OD | メマンチン塩酸塩OD錠5mg「明治」 | Meiji Seika ファルマ | 216 |
| メマンチン 10 DSEP/裏面同じ | メマンチン塩酸塩錠10mg「DSEP」 | 第一三共エスファ／第一三共 | 216 |
| メマンチン 10 アメル/裏面同じ | メマンチン塩酸塩錠10mg「アメル」 | 共和 | 216 |
| メマンチン 10 オーハラ/裏面同じ | メマンチン塩酸塩錠10mg「オーハラ」 | 大原 | 216 |
| メマンチン 10 サワイ/裏面同じ | メマンチン塩酸塩錠10mg「サワイ」 | 沢井 | 216 |
| メマンチン 10 ニプロ/裏面同じ | メマンチン塩酸塩錠10mg「ニプロ」 | 吉富／ニプロ | 216 |
| メマンチン 10 メマンチン 10/10 メマンチン OD トーワ | メマンチン塩酸塩OD錠10mg「トーワ」 | 東和／共創未来 | 216 |
| メマンチン 10 メマンチン 10/10 メマンチン トーワ | メマンチン塩酸塩錠10mg「トーワ」 | 東和／共創未来 | 216 |
| メマンチン 20 アメル/20 アメル メマンチン 20 | メマンチン塩酸塩錠20mg「アメル」 | 共和 | 216 |
| メマン チン 20 DSEP/裏面同じ | メマンチン塩酸塩錠20mg「DSEP」 | 第一三共エスファ／第一三共 | 216 |
| メマンチン 20 オーハラ/裏面同じ | メマンチン塩酸塩錠20mg「オーハラ」 | 大原 | 216 |

| 識別コード | 薬品名 | 製薬会社 | ページ |
|---|---|---|---|
| メマン チン 20 サワイ/裏面同じ | メマンチン塩酸塩錠 20mg「サワイ」 | 沢井 | 216 |
| メマンチン 20 ニプロ/メマンチン 20 | メマンチン塩酸塩錠 20mg「ニプロ」 | 吉富／ニプロ | 216 |
| メマンチン20 メマンチン20/20 メマンチン ODトーワ | メマンチン塩酸塩OD錠 20mg「トーワ」 | 東和／共創未来 | 216 |
| メマンチンOD 5/5 フェルゼン | メマンチン塩酸塩OD錠 5mg「フェルゼン」 | フェルゼン／ダイト | 216 |
| メマンチン OD5 DSEP/裏面同じ | メマンチン塩酸塩OD錠 5mg「DSEP」 | 第一三共エスファ／第一三共 | 216 |
| メマンチンOD 5 JG/裏面同じ | メマンチン塩酸塩OD錠 5mg「JG」 | 日本ジェネリック | 216 |
| メマンチン OD/5 NIG | メマンチン塩酸塩OD錠 5mg「NIG」 | 日医工／日医工岐阜工場 | 216 |
| メマンチン OD5/TCK | メマンチン塩酸塩OD錠 5mg「TCK」 | 辰巳 | 216 |
| メマンチン OD5 ZE/裏面同じ | メマンチン塩酸塩OD錠 5mg「ZE」 | 全星薬品／全星薬品工業 | 216 |
| メマンチン OD5 アメル/裏面同じ | メマンチン塩酸塩OD錠 5mg「アメル」 | 共和 | 216 |
| メマンチン OD5 オーハラ/裏面同じ | メマンチン塩酸塩OD錠 5mg「オーハラ」 | 大原 | 216 |
| メマンチン OD5 杏林/裏面同じ | メマンチン塩酸塩OD錠 5mg「杏林」 | 杏林／キョーリンリメディオ | 216 |
| メマンチン OD/5 ケミファ | メマンチン塩酸塩OD錠 5mg「ケミファ」 | 日本薬品／日本ケミファ | 216 |
| メマンチン OD5 サワイ/裏面同じ | メマンチン塩酸塩OD錠 5mg「サワイ」 | 沢井 | 216 |
| メマンチンOD 5/5 サンド | メマンチン塩酸塩OD錠 5mg「サンド」 | サンド | 216 |
| メマンチン OD5 ニプロ/裏面同じ | メマンチン塩酸塩OD錠 5mg「ニプロ」 | 吉富／ニプロ | 216 |
| メマンチン OD5/メマンチン NS5 | メマンチン塩酸塩OD錠 5mg「日新」 | 日新 | 216 |
| メマンチン OD5/メマンチン クラシエ | メマンチン塩酸塩OD錠 5mg「クラシエ」 | クラシエ／日本薬品 | 216 |
| メマンチン OD 10/10 NIG | メマンチン塩酸塩OD錠 10mg「NIG」 | 日医工／日医工岐阜工場 | 216 |
| メマンチン OD10 DSEP/裏面同じ | メマンチン塩酸塩OD錠 10mg「DSEP」 | 第一三共エスファ／第一三共 | 216 |
| メマンチンOD 10 JG/裏面同じ | メマンチン塩酸塩OD錠 10mg「JG」 | 日本ジェネリック | 216 |
| メマンチン OD10 NS/裏面同じ | メマンチン塩酸塩OD錠 10mg「日新」 | 日新 | 216 |
| メマンチンOD 10 TCK/裏面同じ | メマンチン塩酸塩OD錠 10mg「TCK」 | 辰巳 | 216 |
| メマンチン OD10 ZE/裏面同じ | メマンチン塩酸塩OD錠 10mg「ZE」 | 全星薬品／全星薬品工業 | 216 |
| メマンチン OD10 アメル/裏面同じ | メマンチン塩酸塩OD錠 10mg「アメル」 | 共和 | 216 |
| メマンチン OD10 オーハラ/裏面同じ | メマンチン塩酸塩OD錠 10mg「オーハラ」 | 大原 | 216 |
| メマンチン OD10 杏林/裏面同じ | メマンチン塩酸塩OD錠 10mg「杏林」 | 杏林／キョーリンリメディオ | 216 |
| メマンチンOD 10 ケミファ/裏面同じ | メマンチン塩酸塩OD錠 10mg「ケミファ」 | 日本薬品／日本ケミファ | 216 |
| メマンチン OD10 サワイ/裏面同じ | メマンチン塩酸塩OD錠 10mg「サワイ」 | 沢井 | 216 |
| メマンチンOD 10 サンド/裏面同じ | メマンチン塩酸塩OD錠 10mg「サンド」 | サンド | 216 |
| メマンチン OD 10 日医工/裏面同じ | メマンチン塩酸塩OD錠 10mg「日医工」 | エルメッド／日医工 | 216 |
| メマンチン OD10 ニプロ/裏面同じ | メマンチン塩酸塩OD錠 10mg「ニプロ」 | 吉富／ニプロ | 216 |
| メマンチンOD 10 フェルゼン/裏面同じ | メマンチン塩酸塩OD錠 10mg「フェルゼン」 | フェルゼン／ダイト | 216 |
| メマンチン OD15 NS/裏面同じ | メマンチン塩酸塩OD錠 15mg「日新」 | 日新 | 216 |
| メマンチンOD 15 TCK/裏面同じ | メマンチン塩酸塩OD錠 15mg「TCK」 | 辰巳 | 216 |
| メマンチンOD 15 ケミファ/裏面同じ | メマンチン塩酸塩OD錠 15mg「ケミファ」 | 日本薬品／日本ケミファ | 216 |
| メマンチンOD 15 サンド/裏面同じ | メマンチン塩酸塩OD錠 15mg「サンド」 | サンド | 216 |
| メマンチン OD20 DSEP/裏面同じ | メマンチン塩酸塩OD錠 20mg「DSEP」 | 第一三共エスファ／第一三共 | 216 |
| メマンチン OD20 NS/裏面同じ | メマンチン塩酸塩OD錠 20mg「日新」 | 日新 | 216 |
| メマンチンOD 20 TCK/裏面同じ | メマンチン塩酸塩OD錠 20mg「TCK」 | 辰巳 | 216 |
| メマンチン OD20 ZE/裏面同じ | メマンチン塩酸塩OD錠 20mg「ZE」 | 全星薬品／全星薬品工業 | 216 |
| メマンチン OD20 オーハラ/裏面同じ | メマンチン塩酸塩OD錠 20mg「オーハラ」 | 大原 | 216 |
| メマンチン OD20 杏林/裏面同じ | メマンチン塩酸塩OD錠 20mg「杏林」 | 杏林／キョーリンリメディオ | 216 |
| メマンチンOD 20 ケミファ/ケミファ 20 メマンチンOD | メマンチン塩酸塩OD錠 20mg「ケミファ」 | 日本薬品／日本ケミファ | 216 |
| メマンチンOD 20 サワイ/裏面同じ | メマンチン塩酸塩OD錠 20mg「サワイ」 | 沢井 | 216 |
| メマンチンOD 20/サンド 20 | メマンチン塩酸塩OD錠 20mg「サンド」 | サンド | 216 |
| メマンチン OD 20 日医工/裏面同じ | メマンチン塩酸塩OD錠 20mg「日医工」 | エルメッド／日医工 | 216 |
| メマンチンOD 20 フェルゼン/フェルゼン 20 メマンチンOD | メマンチン塩酸塩OD錠 20mg「フェルゼン」 | フェルゼン／ダイト | 216 |
| メマンチン OD20/メマンチン OD20 ニプロ | メマンチン塩酸塩OD錠 20mg「ニプロ」 | 吉富／ニプロ | 216 |
| メマンチン OD20/メマンチン OD20 明治 | メマンチン塩酸塩OD錠 20mg「明治」 | Meiji Seika ファルマ | 216 |

| 識別コード | 薬品名 | 製薬会社 | ページ |
|---|---|---|---|
| メマンチン OD20 メマンチン OD20/メマンチン OD20 アメル | メマンチン塩酸塩OD錠20mg「アメル」 | 共和 | 216 |
| メマンチンOD 20 メマンチンOD JG/裏面同じ | メマンチン塩酸塩OD錠20mg「JG」 | 日本ジェネリック | 216 |
| メマンチン OD 20/メマンチン OD タカタ 20 | メマンチン塩酸塩OD錠20mg「タカタ」 | 高田 | 216 |
| メマンチン OD タカタ 5/裏面同じ | メマンチン塩酸塩OD錠5mg「タカタ」 | 高田 | 216 |
| メマンチン OD タカタ 10/裏面同じ | メマンチン塩酸塩OD錠10mg「タカタ」 | 高田 | 216 |
| メマンチン YD OD5/裏面同じ | メマンチン塩酸塩OD錠5mg「YD」 | 陽進堂 | 216 |
| メマンチン YD OD10/裏面同じ | メマンチン塩酸塩OD錠10mg「YD」 | 陽進堂 | 216 |
| メマンチン YD OD20/裏面同じ | メマンチン塩酸塩OD錠20mg「YD」 | 陽進堂 | 216 |
| メマンチン 明治/メマンチン 10 | メマンチン塩酸塩錠10mg「明治」 | Meiji Seika ファルマ | 216 |
| メマンチン 明治/メマンチン 10 OD | メマンチン塩酸塩OD錠10mg「明治」 | Meiji Seika ファルマ | 216 |
| メマンチン 明治/メマンチン 20 | メマンチン塩酸塩錠20mg「明治」 | Meiji Seika ファルマ | 216 |
| ラツーダ 20/裏面同じ | ラツーダ錠20mg | 住友ファーマ | 62, 120 |
| ラツーダ 40/裏面同じ | ラツーダ錠40mg | 住友ファーマ | 62, 120 |
| ラツーダ60/裏面同じ | ラツーダ錠60mg | 住友ファーマ | 62, 120 |
| ラツーダ 80/ラツーダ80 | ラツーダ錠80mg | 住友ファーマ | 62, 120 |
| ラモトリ 2 ラモトリ 2/ラモトリギン トーワ 2 | ラモトリギン錠小児用 2mg「トーワ」 | 東和 | 118, 258 |
| ラモトリ 5 ラモトリ 5/ラモトリギン トーワ 5 | ラモトリギン錠小児用 5mg「トーワ」 | 東和 | 118, 258 |
| ラモトリ 25 ラモトリ 25/ラモトリギン トーワ 25 | ラモトリギン錠25mg「トーワ」 | 東和 | 118, 258 |
| ラモトリ 100 ラモトリ 100/ラモトリギン トーワ 100 | ラモトリギン錠100mg「トーワ」 | 東和 | 118, 258 |
| ラモトリギン 25 JG/裏面同じ | ラモトリギン錠25mg「JG」 | 日本ジェネリック | 118, 258 |
| ラモトリギン 100 JG/裏面同じ | ラモトリギン錠100mg「JG」 | 日本ジェネリック | 118, 258 |
| リスミー 1/1 | リスミー錠1mg | 共和 | 184 |
| リスミー 2/2 | リスミー錠2mg | 共和 | 184 |
| リバスチグミン 4.5mg (/) | リバスチグミンテープ 4.5mg「ニプロ」 | ニプロ | 218 |
| リバスチグミン 9mg (/) | リバスチグミンテープ 9mg「ニプロ」 | ニプロ | 218 |
| リバスチグミン 13.5mg (/) | リバスチグミンテープ 13.5mg「ニプロ」 | ニプロ | 218 |
| リバスチグミン 18mg (/) | リバスチグミンテープ 18mg「ニプロ」 | ニプロ | 218 |
| ルネスタ 1/裏面同じ | ルネスタ錠1mg | Sunovion Pharmaceuticals /エーザイ | 156 |
| ルネスタ 2/裏面同じ | ルネスタ錠2mg | Sunovion Pharmaceuticals /エーザイ | 156 |
| ルネスタ 3/裏面同じ | ルネスタ錠3mg | Sunovion Pharmaceuticals /エーザイ | 156 |
| レキサルティ OD0.5/裏面同じ | レキサルティ OD錠 0.5mg | 大塚 | 42 |
| レキサルティ OD1/裏面同じ | レキサルティ OD錠 1mg | 大塚 | 42 |
| レキサルティ OD2/裏面同じ | レキサルティ OD錠 2mg | 大塚 | 42 |
| レベチ250 ラセタムサワイ/裏面同じ | レベチラセタム錠250mg「サワイ」 | 沢井 | 262 |
| レベチ500 ラセタムサワイ/裏面同じ | レベチラセタム錠500mg「サワイ」 | 沢井 | 262 |
| レベチラ/250 NS | レベチラセタム錠250mg「日新」 | 日新 | 262 |
| レベチラ250 セタムアメル/裏面同じ | レベチラセタム錠250mg「アメル」 | 共和 | 262 |
| レベチラ250 セタム杏林/裏面同じ | レベチラセタム錠250mg「杏林」 | 杏林／キョーリンリメディオ | 262 |
| レベチラ250 セタム日医工/裏面同じ | レベチラセタム錠250mg「日医工」 | 日医工 | 262 |
| レベチラ250 セタムフェルゼン/裏面同じ | レベチラセタム錠250mg「フェルゼン」 | フェルゼン | 262 |
| レベチラ/250 メイジ | レベチラセタム錠250mg「明治」 | Meiji Seika ファルマ | 262 |
| レベチラ/500 NS | レベチラセタム錠500mg「日新」 | 日新 | 262 |
| レベチラ500 セタムアメル/裏面同じ | レベチラセタム錠500mg「アメル」 | 共和 | 262 |
| レベチラ500 セタム杏林/裏面同じ | レベチラセタム錠500mg「杏林」 | 杏林／キョーリンリメディオ | 262 |
| レベチラ500 セタム日医工/裏面同じ | レベチラセタム錠500mg「日医工」 | 日医工 | 262 |
| レベチラ500 セタムフェルゼン/裏面同じ | レベチラセタム錠500mg「フェルゼン」 | フェルゼン | 262 |
| レベチラ/500 メイジ | レベチラセタム錠500mg「明治」 | Meiji Seika ファルマ | 262 |
| レベチラセタム 250JG/裏面同じ | レベチラセタム錠250mg「JG」 | 日本ジェネリック | 262 |
| レベチラセタム 250/VTRS | レベチラセタム錠250mg「VTRS」 | ダイト／ヴィアトリス | 262 |
| レベチラセタム 250 サンド/裏面同じ | レベチラセタム錠250mg「サンド」 | サンド | 262 |

| 識別コード | 薬品名 | 製薬会社 | ページ |
|---|---|---|---|
| レベチラセタム 250タカタ/裏面同じ | レベチラセタム錠250mg「タカタ」 | 高田 | 262 |
| レベチラセタム 250トーワ/裏面同じ | レベチラセタム錠250mg「トーワ」 | 東和／共創未来／三和化学 | 262 |
| レベチラセタム 500JG/裏面同じ | レベチラセタム錠500mg「JG」 | 日本ジェネリック | 262 |
| レベチラセタム 500/VTRS | レベチラセタム錠500mg「VTRS」 | ダイト／ヴィアトリス | 262 |
| レベチラセタム 500 サンド/裏面同じ | レベチラセタム錠500mg「サンド」 | サンド | 262 |
| レベチラセタム 500タカタ/裏面同じ | レベチラセタム錠500mg「タカタ」 | 高田 | 262 |
| ロナセン 2/裏面同じ | ロナセン錠2mg | 住友ファーマ | 44 |
| ロナセン 4/裏面同じ | ロナセン錠4mg | 住友ファーマ | 44 |
| ロナセン 8/裏面同じ | ロナセン錠8mg | 住友ファーマ | 44 |
| ロナセンテープ20 ロナセンテープ20 | ロナセンテープ20mg | 住友ファーマ | 46 |
| ロナセンテープ30 ロナセンテープ30 | ロナセンテープ30mg | 住友ファーマ | 46 |
| ロナセンテープ40 ロナセンテープ40 | ロナセンテープ40mg | 住友ファーマ | 46 |
| ロビニ 0.25/アメル | ロピニロールOD錠0.25mg「アメル」 | 共和 | 292 |
| ロピニ 1/アメル | ロピニロールOD錠1mg「アメル」 | 共和 | 292 |
| ロピニ 2/アメル | ロピニロールOD錠2mg「アメル」 | 共和 | 292 |
| ロピニロール 徐放2KMP/裏面同じ | ロピニロール徐放2mg「KMP」 | 共創未来 | 292 |
| ロピニロール 徐放2KMP/裏面同じ | ロピニロール徐放2mg「共創未来」 | 共創未来 | 292 |
| ロピニロール 徐放2トーワ/裏面同じ | ロピニロール徐放2mg「トーワ」 | 東和 | 292 |
| ロピニロール 徐放8KMP/裏面同じ | ロピニロール徐放8mg「KMP」 | 共創未来 | 292 |
| ロピニロール 徐放8KMP/裏面同じ | ロピニロール徐放2mg「共創未来」 | 共創未来 | 292 |
| ロピニロール 徐放8トーワ/裏面同じ | ロピニロール徐放8mg「トーワ」 | 東和 | 292 |

※識別コードは各薬剤の本体に直接刻印あるいは印刷されている
　コードを下記の例の要領で記載。

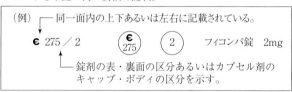

（例）── 同一面内の上下あるいは左右に記載されている。

€ 275 ／ 2　　　　€275　　　2　　　フィコンパ錠　2mg

　　　　── 錠剤の表・裏面の区分あるいはカプセル剤の
　　　　　　キャップ・ボディの区分を示す。

※本書で紹介されている漢方薬のうち以下のものについては、ご
　覧の製薬会社からも製造販売されています。

半夏白朮天麻湯：コタロー、三和
半夏厚朴湯：コタロー、三和、JPS、太虎堂、東洋、本草
柴胡加竜骨牡蠣湯：コタロー、JPS、太虎堂、本草、マツウラ
呉茱萸湯：コタロー、太虎堂
加味逍遙散：コタロー、JPS、太虎堂、東洋、本草、マツウラ
加味帰脾湯：太虎堂、東洋
甘麦大棗湯：コタロー
黄連解毒湯：コタロー、三和、JPS、太虎堂、東洋、本草
抑肝散加陳皮半夏：コタロー
人参養栄湯：コタロー

## ◆編　者

（五十音順）

井上　　猛（東京医科大学精神医学分野）
桑原　　斉（埼玉医科大学病院神経精神科・心療内科）
酒井　　隆（荏原中延クリニック）
鈴木　映二（東北医科薬科大学医学部精神科学教室）
水上　勝義（筑波大学大学院人間総合科学研究科）
宮田　久嗣（東京慈恵会医科大学精神医学講座）
諸川　由実代（大和会西毛病院臨床医学研究センター）
吉尾　　隆（住吉偕成会精神科薬物療法サポートセンター／昭和大学薬学部病院薬剤学講座）
渡邉　博幸（学而会木村病院）

## ◆執筆者

（五十音順）

新井　哲明（筑波大学医学医療系臨床医学域精神医学）
新井　平伊（アルツクリニック東京）
池谷　　和（浜松医科大学児童青年期精神医学講座）
石郷岡　純（CNS薬理研究所）
石関　　圭（大和会西毛病院）
稲垣　　中（青山学院大学教育人間科学部）
井上　　猛（東京医科大学精神医学分野）
井上　雄一（睡眠総合ケアクリニック代々木）
井林　賢志（NTT東日本関東病院脳神経外科）
伊豫　雅臣（千葉大学大学院医学研究院精神医学）
岩佐　博人（木更津病院きさらづてんかんセンター）
岩田　仲生（藤田医科大学精神神経科学講座）
岩波　　明（昭和大学医学部精神医学教室）
上田　　均（もりおか心のクリニック）
宇田川　至（生田病院）
内村　直尚（久留米大学医学部神経精神医学講座）
黄田　常嘉（順天堂大学医学部精神医学教室）
大下　隆司（代々木の森診療所）
太田　共夫（おおた心療内科醫院）
太田　穂高（三重県立総合医療センター小児科）
大谷　義夫（湘南さくら病院）
大矢　一登（藤田医科大学精神神経科学講座）
岡島　由佳（昭和大学医学部精神医学教室）
岡田　　俊（国立精神・神経医療研究センター精神保健研究所知的・発達障害研究部）
岡田　元宏（三重大学大学院生命医科学専攻臨床医学系講座精神神経科学分野）
荻野　　裕（国立病院機構箱根病院）　　　　　　　　　　　　　　（↗）

長田　賢一（こころと痛みクリニック）
小曽根 基裕（久留米大学医学部精神神経医学講座）
加賀美 真人（住吉病院）
加藤　高裕（浜松町メンタルクリニック）
加藤　忠史（順天堂大学医学部精神医学講座）
加藤　正樹（関西医科大学精神神経学教室）
兼子　　直（北東北てんかんセンター）
兼本　浩祐（愛知医科大学精神科学講座）
上條　吉人（埼玉医科大学病院急患センター）
上村　　誠（溝の口メンタルクリニック）
川合　謙介（自治医科大学医学部脳神経外科）
岸　　太郎（藤田医科大学精神神経科学講座）
久保田 正春（日下部記念病院）
倉持　　穣（さくらの木クリニック秋葉原）
桑原　　斉（埼玉医科大学病院神経精神科・心療内科）
元　　圭史（大和会西毛病院）
小平　雅基（総合母子保健センター愛育クリニック小児精神保健科）
近藤　　毅（琉球大学医学部医学科高次機能医科学講座精神病態医学分野）
齊藤　卓弥（北海道大学大学院医学研究院児童思春期精神医学分野）
齋藤　豊和（北里大学名誉教授）
酒井　　隆（荏原中延クリニック）
佐久間 健二（藤田医科大学精神神経科学講座）
佐藤　晋爾（筑波大学医学医療系　茨城県地域臨床教育センター精神科）
澤田　親男（三幸会北山病院）
日域　広昭（日域医院）
柴田　　勲（しばた心身クリニック）
杉山　健志（博文会いわき開成病院）
鈴木　映二（東北医科薬科大学医学部精神科学教室）
高橋 明比古（はたの林間クリニック）
高橋　長秀（名古屋大学医学部附属病院精神科・親と子どもの心療科）
竹内　潤一（心療内科たけうちクリニック）
竹内　啓善（慶應義塾大学医学部精神・神経科学教室）
武田　俊彦（慈圭会慈圭病院）
田中　輝明（KKR 札幌医療センター）
塚田 恵鯉子（つくば心療内科クリニック）
土田　英人（三幸会第二北山病院）
内藤　　寛（伊勢赤十字病院）
中村　　純（北九州古賀病院）

中村　　祐（香川大学医学部精神神経医学講座）
中山　和彦（心和会八千代病院）
西田　拓司（国立病院機構静岡てんかん・神経医療研究センター）
西山　浩介（佐藤会弓削病院）
野村　総一郎（六番町メンタルクリニック）
八田　耕太郎（順天堂大学医学部附属練馬病院メンタルクリニック）
原　広一郎（静和会浅井病院精神科）
樋口　　進（久里浜医療センター）
樋口　輝彦（国立精神・神経医療研究センター）
福居　顯二（京都府立医科大学精神医学教室）
福島　　端（あさひの丘病院）
藤田　明里（藤田医科大学精神神経科学講座）
細川　　清（香川大学名誉教授）
水上　勝義（筑波大学大学院人間総合科学研究科）
宮里　勝政（府の森メンタルクリニック）
宮本　聖也（桜ヶ丘記念病院）
森嶋　友紀子（きしろメンタルクリニック）
諸川　由実代（大和会西毛病院臨床医学研究センター）
柳田　　浩（大倉山はるかぜクリニック）
山口　　登（あさひの丘病院）
山下　裕史朗（久留米大学医学部小児科学講座）
山脇　成人（広島大学脳・こころ・感性科学研究センター）
吉井　文均（平塚医療福祉センター）
吉尾　　隆（住吉偕成会精神科薬物療法サポートセンター／昭和大学薬学部病院薬剤学講座）
吉永　陽子（長谷川病院）
吉村　玲児（産業医科大学精神医学教室）
渡邊　衡一郎（杏林大学医学部精神神経科学教室）
渡部　廣行（諸星クリニック）

**こころの治療薬ハンドブック　第15版**

2024年2月26日　第15版第1刷発行

編　　者　井上　猛　桑原　斉　酒井　隆　鈴木映二　水上勝義
　　　　　宮田久嗣　諸川由実代　吉尾　隆　渡邉博幸
発行者　石澤雄司
発行所　株式会社星和書店
　　　　　〒168-0074　東京都杉並区上高井戸1-2-5
　　　　　電話　03 (3329) 0031 (営業部) ／03 (3329) 0033 (編集部)
　　　　　FAX　03 (5374) 7186 (営業部) ／03 (5374) 7185 (編集部)
　　　　　http://www.seiwa-pb.co.jp
印刷・製本　株式会社 光邦

# 精神科薬物療法に再チャレンジ

## ―豊富な症例と具体的な解説で学ぶ処方の実際―

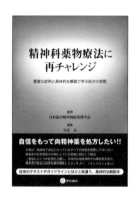

日本臨床精神神経薬理学会 監修
寺尾　岳 編集

A5判　272p
定価：本体 3,600円＋税

本書で精神科薬物療法に自信をつける！　本書の特徴は：
1) すべての薬物を網羅するのではなく、執筆者が自家薬籠中の物にしている薬物に限定して、その使い方や他の薬物との使い分けのコツをわかりやすく解説する。
2) 1薬物に原則 3つの症例を記載し、具体的な増量過程や治療経過を紹介する。
3) 文献の引用は避け、執筆者の豊富な臨床経験を根拠とするエキスパートオピニオンを提示する。
さらに、患者や家族への説明、薬物治療を拒否する患者への対応、薬物変更（中止）に難色を示す患者への対応、投与してはいけない症例や状態、投与終結の考え方など、実際の臨床場面で悩む事柄にまで解説の範囲を広げている。本書は、従来のテキストやガイドラインとはひと味違う、具体的な解説本となっている。

発行：星和書店　http://www.seiwa-pb.co.jp

# 専門医のための
# 臨床精神神経薬理学
# テキスト

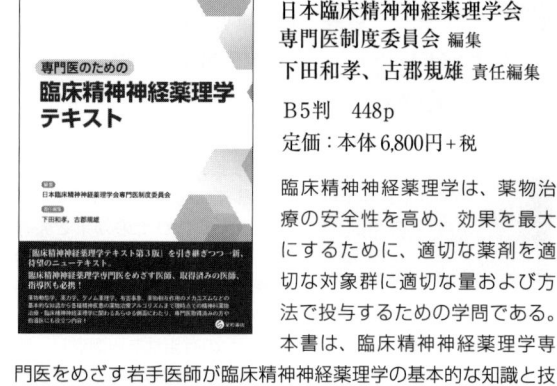

日本臨床精神神経薬理学会
専門医制度委員会 編集

下田和孝、古郡規雄 責任編集

B5判　448p

定価：本体 6,800円＋税

臨床精神神経薬理学は、薬物治療の安全性を高め、効果を最大にするために、適切な薬剤を適切な対象群に適切な量および方法で投与するための学問である。本書は、臨床精神神経薬理学専門医をめざす若手医師が臨床精神神経薬理学の基本的な知識と技術を習得するための教本である。内容は薬物動態学、薬力学、ゲノム薬理学、有害事象、薬物相互作用のメカニズムなどの基本的な知識から各種精神疾患の薬物治療アルゴリズムまで現時点での精神科薬物治療・臨床精神神経薬理学に関わるあらゆる側面にわたっている。すでに専門医を取得している方や指導医にとっても知識の整理に役立つ内容となっている。『臨床精神神経薬理学テキスト 改訂第3版』を引き継ぎながら一新したニューテキスト。

発行：星和書店　http://www.seiwa-pb.co.jp

# クロザピン
## ハンドブック

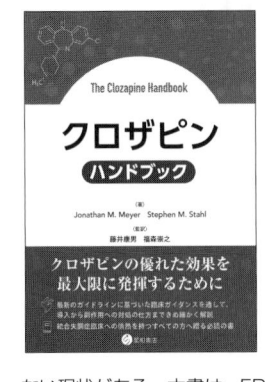

Jonathan M. Meyer,
Stephen M. Stahl 著

藤井康男，福森崇之 監訳

A5判　364p

定価：本体5,000円＋税

クロザピンは統合失調症患者に対する画期的な治療薬として1988年に初めて公表され、30年以上にわたりその効果を発揮してきた。しかし未だに多くの患者がこの治療を受けられていない現状がある。本書は、FDAによる新しいガイドラインや副作用への対応策に焦点を当て、クロザピンの有用性を再評価し、臨床医の教育とサポートの必要性を強調した実践的なハンドブックである。治療抵抗性統合失調症に対するその効果を最大限に活用するための方法を提供する。統合失調症臨床への情熱を持つすべての方へ贈る必読の書。

---

**本書の記載に誤りがありました。**
お詫び申し上げますとともに下記の通り訂正させていただきます。

訂正箇所：223頁　表10.2　3行目の一番右の欄　レベチラセタム（懸念事項）
　　㊤・ミオクローヌス発作には有効性がない
　　㊣・他のてんかん薬と比べて精神症状への悪影響が生じる割合が高い
　　　・クロザピンとの併用のデータは存在しない

---

発行：星和書店　http://www.seiwa-pb.co.jp